全国中医药行业高等教育“十四五”创新教材

多功能套针学枢要

侯国文　杨建宇　侯广智　主编

全国百佳图书出版单位
中国中医药出版社
·北　京·

图书在版编目（CIP）数据

多功能套针学枢要 / 侯国文，杨建宇，侯广智主编 . 北京 : 中国中医药出版社 , 2025. 5. -- (全国中医药行业高等教育“十四五”创新教材).

ISBN 978-7-5132-8848-4

Ⅰ. R245

中国国家版本馆 CIP 数据核字第 20249TT479 号

中国中医药出版社出版

北京经济技术开发区科创十三街 31 号院二区 8 号楼

邮政编码　100176

传真　010-64405721

北京盛通印刷股份有限公司印刷

各地新华书店经销

开本 787 × 1092　1/16　印张 19.5　字数 439 千字

2025 年 5 月第 1 版　2025 年 5 月第 1 次印刷

书号　ISBN 978 – 7 – 5132 – 8848 – 4

定价　88.00 元

网址　www.cptcm.com

服务热线　010-64405510

购书热线　010-89535836

维权打假　010-64405753

微信服务号　zgzyycbs

微商城网址　https://kdt.im/LIdUGr

官方微博　http://e.weibo.com/cptcm

天猫旗舰店网址　https://zgzyycbs.tmall.com

如有印装质量问题请与本社出版部联系（010-64405510）

全国中医药行业高等教育“十四五”创新教材

《多功能套针学枢要》编委会

主　审　石学敏

主　编　侯国文　杨建宇　侯广智

副主编　周　炜　樊金灼　雷大彬

邓同伟　侯雨田　王启才

编　委（以姓氏笔画为序）

王　虹　王文秀　王仲彬（比利时）　田元旭（澳大利亚）

江志秀　朱恪材　刘　琦　李　璟　李全文

李宗民（泰国）　李雪琴　李淑珍　李麒力（马来西亚）

吴继华（俄罗斯）　何　波　宋曼萍　张　萌　张晓阳

陈英华　陈实成（加拿大）　陈艳玲　范津平（美国）

林久怀（澳大利亚）　林好南　迪亚拉（马里共和国）　金远林

赵庆荷（韩国）　胡　慧　钟群玲　晏传忠　郭学军

黄国健（加拿大）　曹　泉　曹丽娟　韩善明　谢　瑞

樊东升　潘勃林　潘瑞康

内容提要

本书为多功能套针学的系统性理论著作。书中从多功能套针的发展源起，到其机制和针灸学理论基础，再从作者团队应用套针治疗多病种的实例入手，从理论与实践两方面展现多功能套针的理论特点与实际应用效果。书中配有大量解剖及操作图片，与内容相得益彰，更方便读者理解和掌握多功能套针的操作。本书内容实用，图文并茂，适合专业读者学习多功能套针使用，亦可做为专业参考著作，供针灸等相关学科临床及科研人员阅读参考。

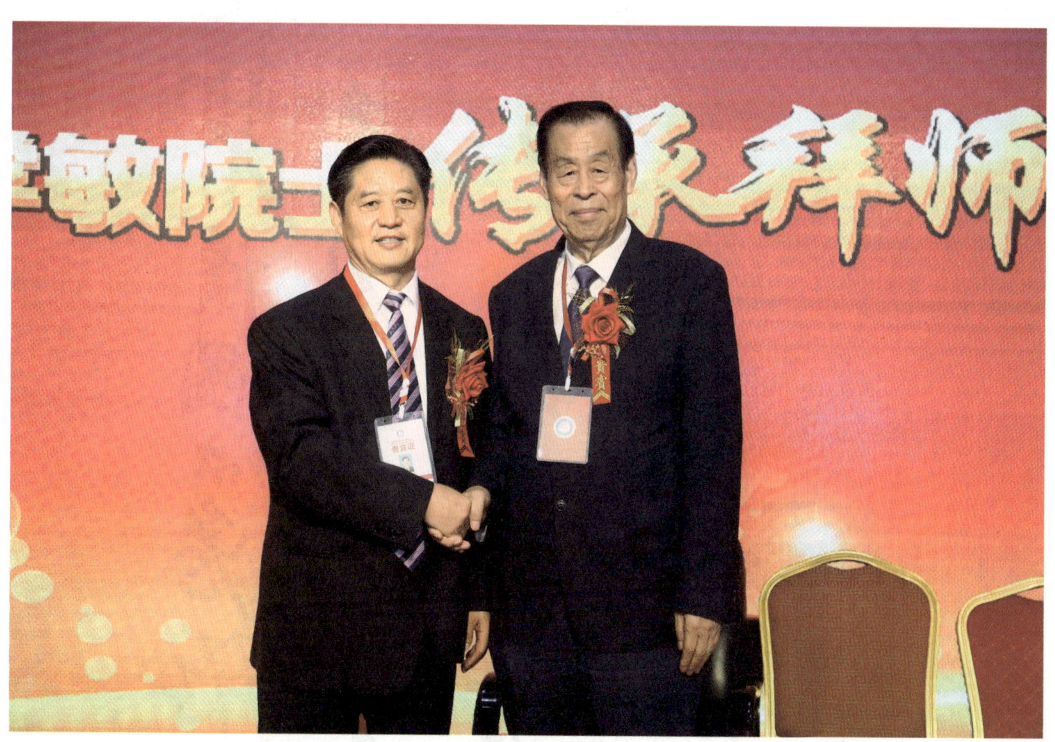

中国工程院院士、国医大师石学敏先生与徒弟侯国文合影

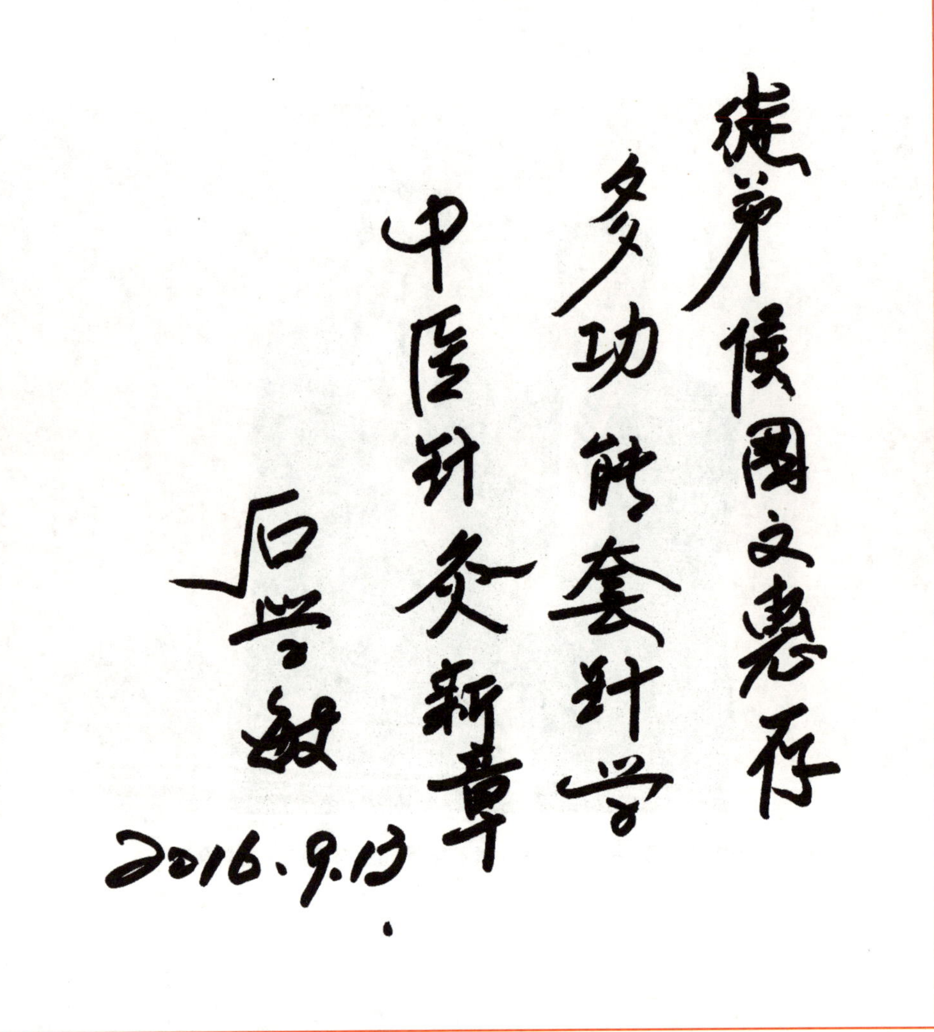

世界著名针灸专家、中国工程院院士、国医大师、世界中医药学会联合会套针专业委员会名誉会长石学敏先生为套针学题词

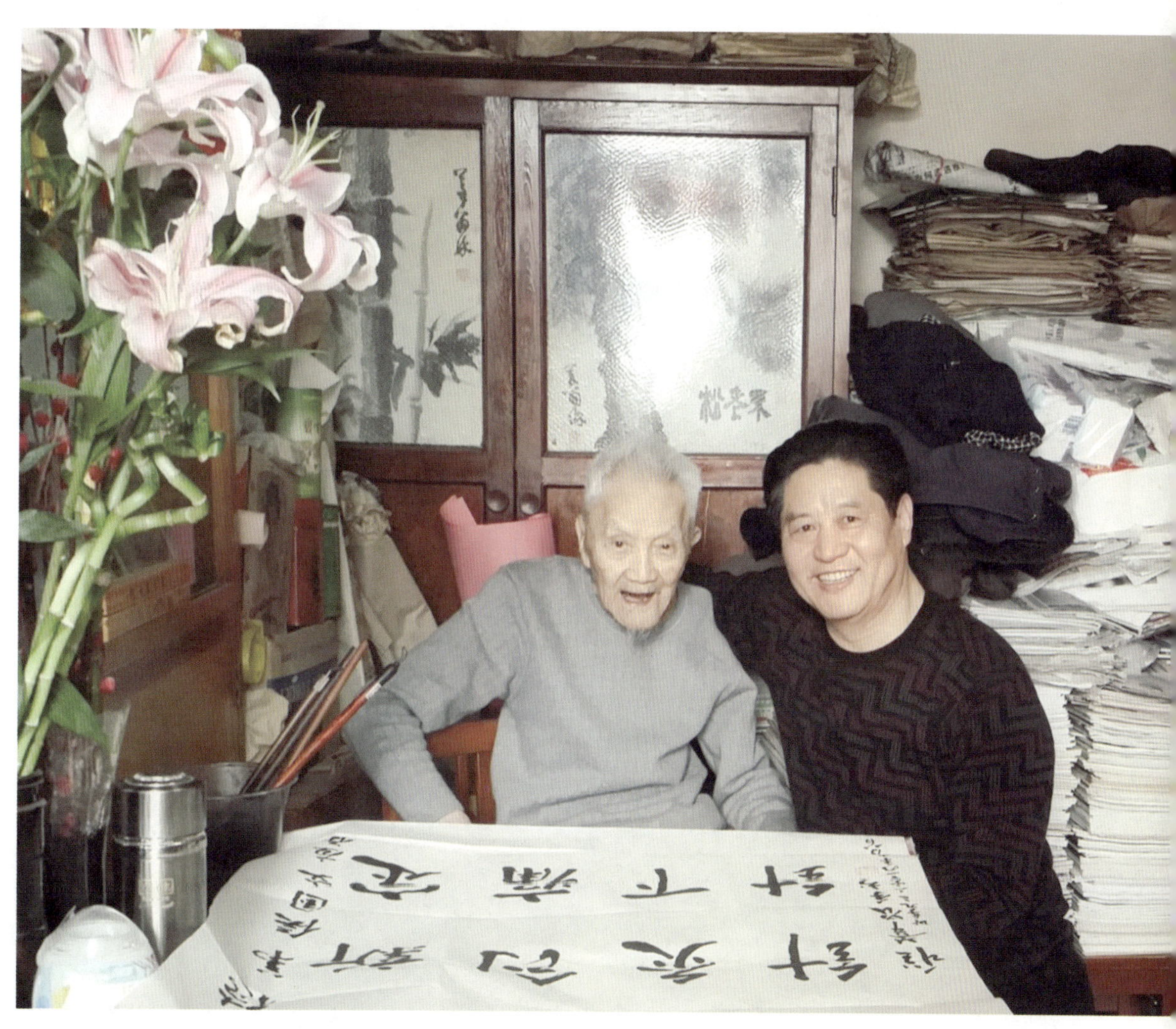

世界非物质文化遗产中国针灸传承人、中国工程院院士、国医大师、恩师程莘农先生与徒弟侯国文合影，并题词：针灸创新，针下痛定

主编简介

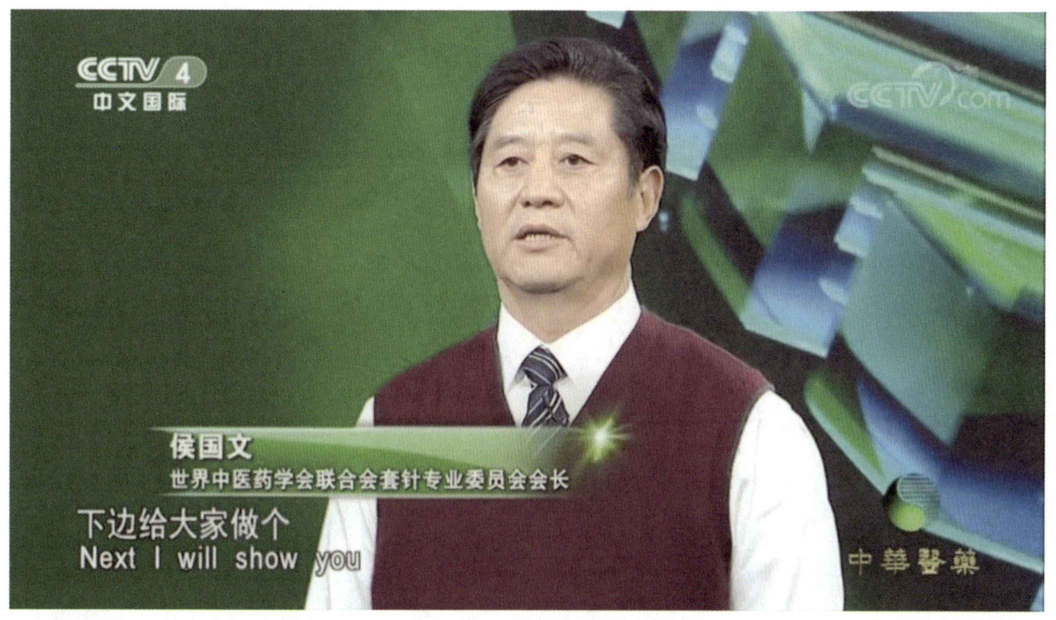

侯国文，教授，中共党员，杰出的中医药学者和针灸专家，师承于两位国医大师——世界非物质文化遗产中医针灸传承人、针灸泰斗程莘农院士及著名针灸专家石学敏院士。担任世界中医药学会联合会常务理事、世界中医药学会联合会套针专业委员会会长、世界针灸学会联合会第六届副秘书长、世界浮刺针灸学会副主席、国家中医药管理局主管的世针针灸交流中心理事、北京世界针灸学会联合会套针中医研究院院长等职务。此外，还担任紫云北京大学博雅产学研基地中心元培商学院中医药研究课题高级研究员和北大博雅健康产业学院套针学院院长，澳台港中医师联合促进会套针治疗研究专业委员会会长，世界针灸学会联合会套针疗法临床示范推广培训中心主任。

侯国文为新型浮针、皮下套管针灸针、新型腕踝套管针、太极神针的发明人。担任央视 CCTV-4《中华医药》栏目特邀嘉宾。担任全国卫生产业企业管理协会健康服务适宜技术分会副会长和治未病分会副秘书长。中国民间中医药开发协会手法与健康专业委员会副理事长，中国医药新闻信息协会中医药临床分会副主任委员，中国民族卫生协会高新技术健康产业专业委员会中医药健康服务适宜技术评审专家委员会专家。

侯国文积极参与国际合作，担任美国国际医药大学亚洲分校客座教授，世界中医药学会联合会美容专业委员会委员，CCTV《中国当代名医》栏目专家组顾问。担任国家中医药管理局主管的中华医学会《光明中医》杂志社编委；担任多个国际学术组织的高级顾问，如美国中国医药导报、加拿大针灸中医学院、加拿大新斯科舍针灸疗法协会、澳大利亚整体医学院、澳大利亚中华国医堂、马来西亚中华特色医药中医科学院等。

侯国文的学术成就得到了广泛认可，荣获“中华传统优秀名医”“世界优秀专家人才”“国际骨科名医”“世界多功能套针优秀技术创新奖”等荣誉称号；荣获中国诚信企业家功勋奖、科技部国家科学技术奖励工作办公室备案的发明奖及中国中医药研究促进会科技进步奖三等奖（“多功能套针及其临床拓展应用研究”项目）等多个奖项。

其研究的多功能套针技术不仅被列入国家卫生健康委流动人口服务中心国家卫生健康技术推广项目，还得到了国家中医药管理局传统医药国际交流中心的高度评价，被列为高新适宜技术推广项目、国家级继续医学教育项目。该技术连续入选国家级继续医学教育项目：2023 年第一批国家级继续医学教育项目［项目名称：多功能套针技术学习班，项目编号：2023-16-01-246（国）］；2024 年度国家级中医药继续教育项目（项目名称：多功能套针技术培训班，项目编号：Z20244321004）。中央电视台、中国中医药报、健康报等诸多权威媒体多次报道多功能套针技术。

侯国文及其套针团队在世界各地已经举办了超过 900 次培训，培训学员超过 4 万人，其弟子 500 余人，遍布世界各地，为广大患者带来了福音；其主编的专著《多功能套针速治疼痛实用图解》于 2017 年 9 月由中国中医药出版社出版。

多功能套针技术不仅在国内备受赞誉，还在国际上获得了广泛认可。国家知识产权局专利评价报告认为该项技术具有新颖性和创造性；国家食品药品监督管理局将多功能套针的通用名定为“一次性使用皮下套管针灸针”，简称“套针”或“多功能套针”。

杨　序

《多功能套针学枢要》要正式出版了，开创了中医针灸器具和治疗方法的新篇章，可喜可贺！

“针灸创新，针下痛定”，这是我的恩师、国医大师程莘农院士为传承弟子侯国文教授发明创新的“多功能套针”写下的题词，是对“多功能套针”这一新器具、新方法的科学评价，也是对“多功能套针”治疗疼痛性疾病疗效的充分肯定。

“多功能套针”是一种特殊的针灸方法，它不同于单纯的针刺、浮针，也不同于现代的穴位注射和埋线治疗，是侯国文教授吸取多种针具和方法的优点，进行功能优化和创新融合的结晶，并且获得国家专利保护和医疗器械注册证，临床应用具有七项功能，特色和优势比较明显，深受海内外针灸界的欢迎。

自“多功能套针”问世以来，参加学习并运用“多功能套针”的学员已有 4 万余人，该技术得到中医针灸行业的普遍认同，套针专业委员会的会员遍及世界各地。2012 年，侯国文教授被聘为世界针灸学会联合会第六届副秘书长，具体负责“多功能套针”在全世界的推广工作。2016 年 10 月，“多功能套针”被国家中医药管理局传统医药国际交流中心列为高新适宜技术推广项目。为了更好地推广应用多功能套针，世界中医药学会联合会于 2016 年成立了套针专业委员会，并推选侯国文教授任会长。

《多功能套针学枢要》是由师弟侯国文教授领衔，多位针灸专业学者共同参与编撰的创新教材。本书从理论探讨和临床实践两个方面进行系统论述，特别介绍了多功能套针的临床实践案列和体会，不仅适合中医药大中专学生们使用，也适合开展多功能套针适宜技术培训之用。国医大师石学敏院士曾欣然题词“多功能套针学，中医针灸新章”。

2019 年，中共中央、国务院出台了《关于促进中医药传承创新发展的意见》，为中医药事业的发展营造了天时、地利、人和的大好环境，相信“多功能套针”一定会再创新的辉煌，为中医针灸事业贡献一份崭新的力量！

逢师弟新著出版，为师门一大幸事，以此为序祝贺！

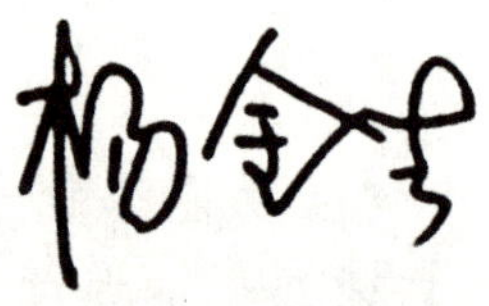

中国中医科学院　博士研究生导师
中国针灸学会　副会长
世界针灸学会联合会　秘书长
2025 年 1 月

编写说明

尊敬的读者和学术界的同仁：

我非常高兴在这里向大家介绍我主编的新书，这是我继《多功能套针速治疼痛实用图解》之后的又一作品，题为《多功能套针学枢要》。在过去的一段时间里，我一直积极致力于中医针灸领域的研究和实践，同时也深受读者和同人的支持和鼓励，这些都激励着我不断前行，创作这本书。

《多功能套针速治疼痛实用图解》是我之前的作品，它受到了广大读者和医学专业人士的欢迎和认可。《多功能套针学枢要》这本新书旨在以图解的方式，简洁明了地介绍多功能套针在疼痛治疗中的应用。新书更深入地探讨这一古老而深奥的针灸疗法，为读者提供更全面的内容，展示更完善的技能。多功能套针一针多用（浮针、埋线、电针、套针通、注药、腕踝针、头针、脐针），综合治疗效果更佳。本书将深入解析多功能套针的历史背景，探讨其与古代经典文献（如《黄帝内经》和《灵枢》）中理论的联系，以及其在现代医学临床实践中的价值。本书详细讲解多功能套针的基本原理和技术，并分享一系列实际临床案例，以帮助读者更好地理解套针的应用。

但这本书不仅仅是一本关于医学技术的书，更是一本可以帮助人们改善生活质量和健康状态的指南。多功能套针能够减轻患者疼痛、提高患者生活品质，不仅适合医学专业人士和针灸师使用，也适合广大疼痛患者和对中医针灸感兴趣的读者研究应用。我相信这本书能够成为您提高生活与健康质量的宝贵参考资料。

感谢您的关注和支持！我期待着与您分享这本新书，希望它能为您提供有益的信息、知识和技能，也请随时与我分享您的意见和想法，我将非常高兴听到您的声音。

再次感谢您的陪伴！

侯国文

2025 年春

目 录

第一章　针灸学发展简述

针灸是中华民族的一项伟大发明，历史悠久，是祖国医学遗产的一部分，最初它只是古代医学体系中的一个重要医疗手段，后来才发展成为专门学科。随着时代的发展，传统的针灸学发展出了不同的针灸方法和器具。

第一节　针灸的起源

针灸是针法与灸法的总称，虽然针、灸都是对人体的腧穴施加刺激，人们也习惯了“针”“灸”并称，但实际上二者之间有着本质的区别。它们的起源方式不同，但在时间上大致都可以追溯到石器时代，并且灸法的出现要早于针法。

针法古称“刺法”，是“针刺疗法”的简称，即采用金属制作的细针刺入人体的某些部位来达到治病目的的方法。针刺会对人体造成一定的创伤，而逃避伤害性刺激是所有动物的本能，因此，与运用灸法治病源自人类的本能不同，针刺疗法的产生最初可能源自偶然的创伤。

在远古时期，环境十分恶劣，荆棘密布，乱石嶙峋，人们在生产生活中被荆棘、石头等刺伤的情况十分普遍，有时在受伤以后可能会出现原来的疼痛减轻甚至消失的现象。随着经验的不断积累，人们开始有意识地用一些尖锐器物叩击身体的某些部位，或人为地刺破身体使之出血，以减轻病痛。在距今8000—4000年的新石器时代，人们已掌握了一些打磨技术，能够制作出比较精致的、适合于刺入身体以治疗疾病的石器，这就是非常古老的医疗工具——砭石。如《左传》记载，公元前550年臧孙氏提到“美疢不如恶石”，这里提到的“石”，就指的是砭石（二世纪服虔注）。《素问・宝命全形论》说：“制砭石小大。”五六世纪的全元起注：“砭石者，是古外治之法，有三名。一针石，二砭石，三鑱（chán）石，其实一也。古来未能铸铁，故用石为针。”最初的砭石，本是刺痈排脓放血的工具，后来发展到用于治疗多种病症。所以东汉许慎的字书《说文解字》说：“砭，以石刺病也。”应用砭石治病，符合原始时代广泛使用石器的特点。

大约在旧石器时代，先民们就懂得了使用尖状器和刮削器之类的打制石器，刺破痈疡，排出脓血，缓解病痛。进入了新石器时代后，由于人们掌握了磨制精巧石针的技术，遂产生了专门的医疗工具——砭石，并进一步拓展了砭石的用途。在我国内蒙古多伦旗头道洼新石器时代遗址中曾出土了一根磨制石针，长4.5cm，一端扁平，有半圆形刃，另一端呈锥体形，中间的手持处为四棱形，略扁；在山东省日照县新石器时代晚期的一个墓葬里也曾出土了两枚锥形砭石，长度分别为8.3cm和9.1cm。这些都为说明针砭的起源提供了有力的证据。

第二节　针灸经验的早期积累

夏、商、西周、春秋时期（前21世纪—前476年），人们积累了越来越多的医药保健知识。据古文字学家考证，甲骨文中的“殷”“伊”“尹”等字，都象形针刺。特别是春秋时期，由于医巫分立，加快了医疗经验的积累。

在这个时期，砭石仍然是治病的主要工具之一，《左传》中就保存着公元前550年提到砭石的文献记录。随着炼铜技术的进步，渐渐出现了青铜医针。关于艾的记载，最早见于《诗经》。春秋时期的名医医缓与医和，均擅长刺灸技术。秦医缓诊断晋景公病入膏肓时就曾指出：“攻之不可，达之不及，药不至焉，不可为也。”据汉、晋时人的解释，这里的“攻”指的是火灸，“达”则指的是针刺。阴阳、五行的哲学思想，在这个时期形成。在医学领域里，对脉、血、气、精、神、五声、五色、五味、六气和八风等有了初步认识，并把人体看成是与天地相应的，表明中医基础理论在萌芽。

除砭石外，许多学者相信古人在使用金属针具治病之前，还可能使用过骨针、竹针、陶针，甚至天然的草木刺。一般观点认为，进入青铜器时代（前3500—前1000年）以后，随着金属冶炼技术和工具制作工艺的提高，金属针具逐渐取代了砭石。但是，这个过程并不是一个简单的过渡，迄今为止，还缺少证明中国在进入青铜器和铁器时代后很快就采用金属针具治病的可靠文献资料。晋代皇甫谧在《帝王世纪》中说，伏羲氏“尝味百草而制九针”，在《针灸甲乙经》中又载“黄帝咨访岐伯、伯高……而针道生焉”。伏羲和黄帝是传说中“三皇五帝”中的人物，生活于前3500—前2500年，这一时期属于青铜器时代的早期。这些传说中提到的伏羲和黄帝，他们都是原始氏族公社制度时期的代表人物。

第三节　针灸基础理论的产生

从战国到西汉（前475—220年），是我国封建社会制度建立与巩固的时期。生产力的提高和社会制度的变革，促进了医药学从经验向理论的高度深化。

《黄帝内经》是由一些医家汇集战国至汉以前各个时期的医学经验，结合当时的医学成就编撰而成的，权威观点认为，该书成书于西汉晚期的可能性更大。在这部我国现存最早且完整的中医经典著作中，记载药物、方剂者甚少，方剂只有13方，而且使用药味也不多，很大篇幅都是有关针刺疗法的内容，特别是《灵枢》（又有《针经》之名）。正如明代的医学家汪机在《针灸问对》中所说：“《内经》治病，汤液醪醴为甚少，所载服饵之法才一二，而灸者四五，其他则明针法，无虑十八九。”《黄帝内经》是代表针刺疗法形成的标志性作品，创立了系统的经络、腧穴、刺法等体系，列载了诸多针刺操作注意事项和禁忌证等，其中许多内容被后世医家奉为圭臬，至今仍有很强的理论指导意义和临床实际应用价值。

随着铁器的推广应用，砭石经过了一个同金属医针并用的阶段以后，逐步被金属医针所取代，从而扩大了针刺医疗的实践范围，使针灸学术得到飞跃性发展。据《灵枢》记载，当时的金属医针分九种不同的形状和用途，称为“九针”。“九针”按照形状、功用可分为三类：一类是棒状的员针、鍉针，属非创伤性针具，用于按摩或按压腧穴；一类是刀状的镵针、锋针和铍针，用于泻热、放血或切痈排脓；另一类是针状的员利针、毫针、长针和大针，用于治疗痹证、水肿等。其一为镵针，长 1.6 寸，针头大而末端锐利，宜于浅刺泄热。其二为员针，长 1.6 寸，针身粗大，末端呈卵圆形，用以按摩分肉。其三是鍉针，长 3.5 寸，针身较粗，末端圆如黍粟，宜于按脉候气，治疗脉气虚少等证。其四为锋针，长 1.6 寸，针身较粗，末端呈三棱形而且锐利，宜于泄热出血。其五铍针，长 4 寸，宽 2.5 分，形如剑锋，宜于破痈肿、排脓血。其六员利针，长 1.6 寸，圆而且锐，针身中部微粗，用以治暴痹。其七毫针，最具有代表性，也是现代针刺疗法的主要工具，毫针取形于“毫毛”，细如蚊喙，所以又有“微针”之名，长 1.6 寸至 3.6 寸，宜于治寒热痛痹在经络者，能补正散邪。其八长针，长 7 寸，末端锐利，用以取深邪远痹。其九大针，长 4 寸，针身较粗，末端微圆，用以治疗关节水肿。在这 9 种针具之中，根据《素问·异法方宜论》记载，“微针”（即毫针）源自南方，主治“挛痹”，因为那里地势低，夏天炎热，湿热气盛，冬日寒冷，寒湿气重，痹证十分常见。1968 年，考古学家在河北满城西汉中山靖王刘胜墓中发掘出土了 9 枚针具，其中 4 枚为金针、5 枚为银针。对比这 9 枚针具的形状与《灵枢》中对“九针”形状的描述，可以基本肯定它们就是《黄帝内经》中所记载“九针”的实物遗存，证明古代医针确实存在。

针刺疗法在此时期有如此大的发展，原因很多，其中之一可能与针刺疗法的即刻疗效有关。战国到西汉时期的医家都掌握多种医疗技术，如战国初期的杰出医学家秦越人（扁鹊），通晓临床各科，应用针砭、火灸、汤液、按摩和热熨等多种疗法给人治病。他曾刺“三阳五会”（或作“三阳五输”），急救一位患尸厥证而病势垂危的太子，被载入史册。西汉初期著名医学家淳于意，擅长针灸和药治，《史记》收载他关于 25 人的诊疗记录，其中就有 4 人用过刺灸法。

战国时期开始了对医药学的总结，出现了一些医药方面的专门论著。关于针灸方面的有《针论》（或作《九针》）、《刺法》、《石神》和《经脉》等，遗憾的是均已散佚。1973 年，在长沙马王堆三号汉墓出土的帛书中，发现两种经脉专著，都是撰于先秦，反映了经络理论的早期面貌。《汉书·艺文志》著录的西汉末期之前医书颇多，但流传至今的只有《黄帝内经》。《黄帝内经》是托名于黄帝的医学理论著作，包括《灵枢》（原名《九卷》或《黄帝针经》）和《素问》两部分。《黄帝内经》在汇总前人文献的基础上，以阴阳、五行、脏腑、经络、腧穴、精神、气血、津液、五志、六淫等为基本理论，以针灸为主要医疗技术，用无神论观点、整体观点和发展变化的观点、人体与自然界相应的观点，论述了人体的生理、解剖、病理、诊断要领和防病治病原则，为中医学理论体系奠定了基础，也造就了针灸学的基础理论。在这个时期，还出现了《黄帝八十一难经》和《明堂孔穴针灸治要》（已佚）等书，补充了《黄帝内经》的某些不足，进一步充实了针灸学基础理论。

第四节 针灸学术体系的形成

东汉到三国时期（25—265年），我国医药学又经历了一次总结，理论体系日益完备，针灸学术体系随之形成。

东汉初期的涪翁著有《针经》（已佚），其弟子程高和程高的弟子郭玉等人，都是长于针灸和药治的名医。郭玉主张针刺“随气用巧”，取穴和刺法都要求精确。汉末名医华佗，每当针灸，取穴不过一两处，特别注意针刺得气和针感传导，并著有《枕中灸刺经》（已佚）。杰出医学家张仲景在《伤寒杂病论》中，也多次提到了刺灸、烧针和温针等法，注意针药结合和辨证论治。三国时期，魏国的曹翕著有《曹氏灸方》（已佚）。吴太医令吕广著有《玉匮针经》和《募腧经》（均佚）。

在这个时期，虽已形成了针灸学的基础理论，但关于腧穴名称和定位仍莫衷一是，不成系统。鉴于此，魏晋的著名医学家皇甫谧在魏甘露间（256—260年）撰成《针灸甲乙经》一书，分为12卷128篇，明确了经络与腧穴的关系，把经络理论与针灸临床相结合，对全身腧穴分布进行梳理，将头面躯干腧穴分区画线排列，四肢分经排列，确定了349个穴名，并对针灸手法、宜忌及常见病的治疗予以介绍。由于该书将中医基础理论同针灸临床密切结合起来，其完整性和系统性远远超出当时其他各家，故提高了黄帝明堂针灸学派的学术地位（明堂本是帝王宣布政教的场所。《素问》记载黄帝坐在明堂向雷公传授经络和腧穴知识。后世遂将有关经络腧穴的图书或模型称之为“明堂”），是继《黄帝内经》之后对针灸学的又一次总结，《针灸甲乙经》也成为我国现存最早的针灸专著，在针灸学的发展史上起到了承前启后的作用，对后世针灸学术的发展影响巨大。

两晋、南北朝时期（265—589年），战乱频仍。针灸特点就在于方便，医家在动荡不安的社会环境中对此也多加提倡。该时期针灸专著明显增多，且出现了针灸腧穴图，如《偃侧图》和《明堂图》等。不同学派的分歧，主要反映在腧穴名称和定位方面。这时除了有黄帝明堂针灸学派以外，还出现了扁鹊针灸学派，取穴方法及腧穴名称大有不同。刘宋的秦承祖和北齐马嗣明等所用的针灸腧穴，也不同于黄帝明堂一派。

第五节 针灸医学的发展与繁荣

隋代的建立结束了自东晋以来240余年的南北分裂局面，此后经历了唐、宋、元、明等朝代，经济发展，社会稳定，针灸医学的发展也呈现出繁荣景象，针灸成为专门学科。

隋代较短，其针灸医学以巢元方和杨上善的著作为代表。巢氏所著《诸病源候论》专论疾病原因，但也记载有许多针灸内容，其中对110多种病症都列有具体的针灸治疗方法。关于杨上善的生活年代，正史没有记载，有说是隋人，也有说是唐人，但早于王冰是肯定的。杨上善是一位著名的针灸医家，尤其精于针灸医理，从他所撰注的《黄帝内经太素》可窥一斑。例如，他深得《黄帝内经》之旨，强调在针刺治病时要“治神”。他说：“欲为针者，必先治神。”在《黄帝内经》中，奇经八脉，特别是任、督、冲脉的循行和所主病候比较混乱，他都一一予以厘定。在日本还保存有杨上善所撰注的《黄帝内经明堂》，是古《黄帝明堂经》的传本之一。该书是杨上善奉敕撰注的，是一部官修医书，由此可见当时政府对针灸医学的重视。从该书仅存的序文和卷一《手太阴肺经》内容可以看出，杨氏将胸部的云门、中府归入手太阴肺经，与《针灸甲乙经》的胸腹部腧穴依线划分的方法不同，使经脉与腧穴形成一个整体。杨氏对所有经穴的名称都予以了注释。

隋至初唐时期的名医甄权和孙思邈都精通中医各科。甄权著有《针方》《针经钞》和《明堂人形图》等（均佚）。鉴于晋、南北朝以来诸家腧穴名称与定位混乱，旧《明堂图》年代久远、传写错误，唐政府在贞观年间（627—649年）组织甄权等人进行校订明堂图经的工作。孙思邈撰有《备急千金要方》（650—652年）和《千金翼方》（680—682年）等书传世，广泛地收入了前代各家的针灸临床经验，并编制了《明堂三人图》，共绘有仰人、伏人、侧人三人明堂图，“其十二经脉五色作之，奇经八脉以绿色为之，三人孔穴共六百五十穴”，成为历史上最早的彩色经络腧穴图（佚），使医者能够“依图知穴，按经识分”，唐代许多针灸书籍都配有明堂图。敦煌卷子本《新集备急灸经》原来也有明堂图，可惜仅存人体正面上半身一图，用线条标注穴名、部位、主治及灸法，令人一目了然，特别适合应急和普通百姓使用。唐初，针灸发展成为一门专科，开始有了“针师”和“灸师”等专业称号。

唐代医家杨玄操精于训诂及医道，重注《难经》（原称《黄帝八十一难经》），撰有《黄帝八十一难经注》（已佚）。他认为“用针微妙，法无穷，若不深达变通，难以救疾者矣”，所以在注释时详释经脉、腧穴、针刺补泻等与针灸有关的问题。王冰的《重广补注黄帝内经素问》，对《素问》进行全面详尽的注解，其中对经脉、腧穴的注释引用古医籍达38种之多，经常引用《中诰孔穴图经》《经脉流注图经》为注文，与《针灸甲乙经》有所不同，对研究腧穴的源流有一定意义。在注释的同时，王冰还有许多个人见解，如他十分重视腧穴的准确定位，在叙述腧穴位置和刺入深度时不离“同身寸”，并且校正了唐代以前一些腧穴定位的错误，对提高针灸疗效起到了促进作用；对《黄帝内经》所强调的“治神”“候气”等刺法的关键都有阐释和发挥，关于《黄帝内经》中一些病症的治疗提出了具体的腧穴，丰富了针灸疗法的内容。

唐太医署掌管医药教育，分设四个医学专业和一个药学专业。针灸是医学专业中的一个，设“针博士一人，针助教一人，针师十人，针工二十人，针生二十人。”“针博士掌教针生以经脉孔穴，使识浮沉滑涩之候，又以九针为补泻之法”。

五代、辽、宋、金、元时期（907—1368年），印刷术的广泛应用，促进了医药学文献的积累，加快了医药学的传播与发展进程。

宋代承袭唐代制度，政府对针灸医学更加重视，针灸医学因此有了更大的发展，主要有三大显著特点。

1. 规范针灸教学和考试考核标准

太医局置太医学，是医学教育的最高机构，其中设有针科与灸科，学习内容包括《素问》《难经》《黄帝三部针灸经》(林亿等编撰)等书。除了书本学习，宋代还开创了立体针灸教学的先河。在政府的支持下，著名针灸家王惟一重新考订黄帝明堂，厘正了腧穴的位置及所属经脉，增补了腧穴的主治病证，于公元1026年撰成《新铸铜人腧穴针灸图经》，雕印刻碑，由政府颁行。公元1027年，王惟一设计并制成两具铜人模型，外刻经络腧穴，内置脏腑，还要考查学员的动手操作能力，主要也是在铜人上面进行。“其法：外涂黄蜡，中实以汞，俾医工以分析寸，按穴试针。中穴则针入而汞出，稍差则针不可入矣。”这些成就和措施，进一步确立了黄帝明堂在针灸学术领域的主导地位，促进了经络腧穴理论知识的统一。南宋针灸家王执中撰《针灸资生经》，既遵黄帝明堂，又重视实践经验(包括民间经验)，对后世颇有影响。元代名医滑寿考订经络循行及经络与腧穴的联系，著《十四经发挥》(1341年)，进一步发展了黄帝明堂的经络腧穴理论。

2. 广罗遗篇，校刊颁行

宋代政府为求医书，先后采取开购赏之科、劝导献纳、誊录后复还本人等多种方法，致使四方藏书渐渐献出，最重要的针灸典籍《灵枢》就是南宋史崧在1155年献出的“家藏旧本”。

3. 针灸专著涌现

宋代时，雕版印刷已经发展到全盛时期，活字印刷术极大地促进了书籍的出版和流通。在此期间，有许多针灸专著问世。除王惟一的《铜人腧穴针灸图经》外，比较著名的还有《铜人针灸经》(作者不详)、《西方子明堂灸经》(作者不详)、庄绰的《灸膏肓腧穴法》、窦材的《扁鹊心书》和王执中的《针灸资生经》等。

该时期长于针灸的名医很多，著作也颇为丰富。有些医家在黄帝明堂基础上，侧重发展某一个方面的理论和技术，形成了不同针灸学派。如北宋吴复珪撰《小儿明堂针灸经》(佚)等，体现了针灸在其他各科的深入发展。南宋初的席弘，世代皆专针灸，尤其讲究刺法，传世的《席弘赋》强调针刺要讲究补泻迎随，区别经脉阴阳男女。南宋的杨介和张济亲自观察尸体解剖，主张用解剖学知识指导针灸取穴。金代何若愚和撰《子午流注针经》的阎明广，提倡按时取穴法。金元名医窦汉卿既推崇子午流注，又提倡八法流注按时取穴。金代马丹阳对少数重要腧穴进行深入研究，用以治疗多种病证。

第六节　针灸医学的发展高峰

明代是针灸学术发展的鼎盛时期，明代政府也十分重视针灸医学，除在太医院医业和教学均设置针灸科外，还很注重明堂经脉之学的流传，如重修《铜人腧穴针灸图经》、重摹针灸图石刻、重铸仿宋针灸铜人等。

在此期间，名医辈出，据《古今图书集成·医部全录》记载，明代医家几近千人，其中许多都是针灸名家或兼擅针灸之术，他们继承了金元时期各个流派的不同特点而又推陈出新。明代，针灸理论研究逐渐深化，有大量针灸专著问世，据《明史·艺文志》《中国分省医籍考》各家书目等有关文献资料的记载，明代名医辈出，著作甚丰。如汪机、王肯堂、薛己、徐春甫、李时珍、孙一奎、张介宾、吴崑、李玉（李千户）等，虽不是专攻针灸的医生，但是多通晓其术，并有关于针灸的论述。而针灸方面，当时亦出现许多针灸名家及著作，如陈会《神应经》《全身百穴歌》、徐凤《针灸大全》、高武《针灸聚英》《针灸素难要旨》、凌云《经学会宗》《子午流注图说》《流注辨惑》、祝定《祝氏注窦太师标幽赋》、黄渊《针经订验》、金孔贤《经络发明》、杨继洲《玄机秘要》、吴延龄《经络腧穴》、韦编《经络笺注》、吴嘉言《针灸原枢》、赵献可《经络考正》、徐师曾《经络全书》、滑寿《十四经发挥》、王肯堂《针灸准绳》、邵弁《十二经发挥》、沈宗学《十二经络治疗溯源》、吕夔《经络详据》、李瞻《时代金针》、解延年《经穴图解》、姚宏《针法指南》、孙出声《针法辨》、汪机《针灸问对》、李时珍《奇经八脉考》、邱濬《重刻明堂经络前图》《重刻明堂经络后图》、郑晖《针灸渊源》、张继芳《发挥十二经脉图解》、黄宰《针灸仅存录》、徐春甫《经穴发明》《针灸直指》《铜人徐氏针灸合刻》、吴崑《针方六集》、张介宾《类经图翼》、施沛《经穴指掌图》等，蔚为大观，诸家各有所长，形成不同流派，相互争鸣，促进了针灸的发展。据《古今图书集成·医部全录》载，明代医家近千人，其中针灸名家不下百人。

在明代所有的针灸著作中，以《针灸大成》影响最大，它是杨继洲以家传《卫生针灸玄机秘要》为基础，汇集历代诸家学说和实践经验总结而成，是继《黄帝内经》《针灸甲乙经》之后对针灸医学的又一次全面总结。该书现有 40 余种版本，并被译成英、法、德、日等多种文字，在国际上产生了深远影响，是后人学习、研究针灸的重要参考文献。

明代针灸医学的另外一个特点是对针刺手法的总结和发展。在徐凤的《针灸大全》中有一篇《金针赋》，是专门论述针法的文献。徐氏将当时流传的与针法有关的书籍删繁就简，归纳总结了针刺基本手法和复式补泻手法，包括窦汉卿在《针经指南》中提出的“下针十四法”“治病八法”及“飞经走气四法”。另外，南丰李氏补泻法、四明高氏补泻法、三衢杨氏补泻法、陈会的补泻法等都系统而完整地总结了各种针刺手法。以上这些关于针刺手法的文献对后世影响很大，近人所称的综合补泻手法也大都来源于此。

第七节　针灸医学的衰落

清初至民国时期，针灸医学由兴盛逐渐走向衰弱。公元 1742 年，乾隆皇帝诏令太医院右院判吴谦等编修《医宗金鉴》，内容有刺灸心法及经络、经穴的图诀，其中《医宗金鉴·刺灸心法要诀》不仅继承了历代前贤的针灸要旨，还加以发扬光大，通篇图文并茂，自乾隆十四年以后便被定为清太医院医学生的必修内容。对于刺法和灸法，《医宗金鉴·刺灸心法要诀》浓缩了三个侧面，以展示清代针灸医学的发展水平。首先是头、胸腹、背及手足等不同体位主病针灸 145 个要穴，再是针灸各病证 18 种，取穴 22 个，又有常用主要 22 个孔穴的针灸主治，从这三隅勾画出清代针灸界重视普及治疗范围广泛、疗效又好、易于开取、危险性小的经穴，如百会穴、水沟穴、风池穴、风府穴、中脘穴、气海穴、大杼穴、腰俞穴、神门穴、肩髃穴、阳池穴、曲池穴、三阴交穴、阳陵泉穴、足三里穴、内庭穴、合谷穴、委中穴、太冲穴、昆仑穴等。同时重视普及内科、妇科、外科等的危证、急证、难证的治疗。书中所阐述的灸刺疗法，有针有灸，各施其宜。此书对推广和普及针灸疗法，有着积极作用。

总体来说，自针灸萌芽以至于清初，针灸医学都是向前发展的。

但到了清代中叶以后，道光以降，针灸医学备受内外交至的摧残。道光皇帝在其继位的第 2 年（1822 年），改变历代沿袭已久的在太医院设针灸科的惯例，下令："针灸一法，由来已久，然以针刺火灸，究非奉君之所宜，太医院针灸一科，着永远停止。"道光皇帝一方面承认针灸疗法由来已久，却又将之在太医院永远禁用，使之被排除在官方医学体系之外，对针灸产生了致命的影响，极大地阻碍了针灸的传承和发展。由此，针灸开始走向衰退，使得当时医者多重药轻针。道光皇帝以"针刺火灸，究非奉君之所宜"的荒谬理由，下令禁止太医院用针灸治病，实在是因噎废食，本末倒置。1840 年鸦片战争爆发后，帝国主义入侵中国，加之后来的一些统治者也歧视和排斥中医，针灸受到了很大的摧残，一步步走向发展的低潮。即便如此，因为针灸的疗效确切，又具有简、便、廉、验的特点，长久以来已经深入人心，所以在民间依然拥有其生存的深厚土壤，它继续为普通百姓的医疗保健事业发挥着实际、有效的作用。

鸦片战争爆发后至民国时期，西医不断发展并逐渐占据中国医学的主流地位，受西医观念影响，中医学受到排斥和歧视，甚至于民国政府统治时期竟有人提出废止中医的议案，中医针灸在与西医的激烈抗争中艰难图谋生存的出路。以承淡安（原名澹盦）为代表的一批有识之士，为了保存和发展针灸学，创办针灸学社，发行针灸刊物，开展函授教育，取得一定成效。

第八节　针灸医学的复兴

中华人民共和国成立以后，政府提倡中西医并重的发展方针，针灸重新迎来了良好的机遇，在继承传统的基础上注重与现代科学结合，走上了现代化的发展道路与模式，展现出广阔的发展前景。

1951 年 7 月，卫生部直属的针灸疗法实验所成立，到 1955 年成为中国中医研究院针灸研究所。此后，一些省、自治区、直辖市陆续建立了中医药研究机构，设置针灸研究室；少数省、市还建立了针灸研究所。全国各地先后成立了中医学院、中医院，设置了针灸专业、针灸科，使针灸在教学、医疗和科研等方面都获得了巨大的发展。公社医院也都开展起针灸医疗工作。不少西医学院校和研究机构，也把针灸列入教学课程和科研项目。

在认真继承发掘古代针灸学术的基础上，应用现代科学知识和方法进行研究，是我国现代针灸研究的特点。20 世纪 50 年代前期，主要是整理针灸学基础知识，观察针灸适应证，用现代理论和方法阐述针灸学术体系。20 世纪 50 年代后期到 60 年代，多采用专题，深入地总结古代针灸文献，比较广泛地按照病种进行针灸临床总结，进行了针刺麻醉的研究和推广，并且开展实验研究，观察针灸对各系统各器官功能的影响，研究针灸的基本作用。

在此时期，大量医家进行针灸疗法的创新研究，第二军医大学附属上海长海医院神经内科张心曙教授自 1966 年起经过反复实践，于 1972 年创立了腕踝针疗法。腕踝针疗法的出现为后来套针疗法等系列新型针刺疗法的出现奠定了基础。

20 世纪 70 年代以来，学界多从外科手术学、麻醉学、神经解剖学、组织化学、痛觉生理学、生物化学、心理学和医用电子学等多方面开展针刺麻醉临床和针刺镇痛机制的研究。1971 年 7 月 19 日，《人民日报》以头版头条公布了针刺麻醉研究成果，该文详细报道了针刺麻醉的特点和意义，同时还用大量篇幅报道了针刺麻醉在全国各地开展的情况。继《人民日报》之后，《红旗》期刊于 1971 年 9 月开设专栏，展开对针刺麻醉原理的讨论。该项研究成果也随着中美建交而传播到世界各地，引起世界各地医务工作者的关注，许多科研人员也开始对针刺镇痛及针刺麻醉原理进行研究。早在 1973 年，国外研究人员就发现人脑内有阿片受体。1975 年，许多学者又从脑组织（如垂体）中分离出亮啡肽、甲啡肽、B– 内啡肽等多种具有阿片样生物性的肽类。最先把针灸止痛同这类阿片肽类联系起来的是加拿大学者 B.Pomeranz 和美国学者 D.T.Mayer，他们通过研究，证明内源性吗啡样物质参与针刺镇痛，说明针刺可使动物和人体释放阿片肽，从而产生镇痛效应。毫无疑问，有关针刺镇痛及麻醉作用机制科学性的证明对促进世界各国特别是西方国家接受针灸疗法起到了十分积极的推动作用。许多国家的医生和研究人员纷纷来华学习和观摩针灸。在此背景下，1975 年，北京、广州、厦门等地都建立了中医药国际培训中心，为国外的医生进行针灸、中医药等的长期或短期培训，开创了由政府主导，使针灸和中医药走向世界的新局面。

以研究循经感传为契机，研究者们又从不同角度研究经络现象及其实质，以及腧穴与针感、腧穴与脏腑相关等理论问题。当前我国的针灸研究成就，包括对古代遗产的整理、临床的实际效果，以及用现代科学方法进行的理论研究，其水平都居于国际前列。

1982 年，卫生部召开全国中医医院和高等中医教育工作会议，提出发扬中医特色的方针，更加推动了针灸事业的发展。我国高等医药院校使用了统一的针灸教材，培养出大批的针灸博士、硕士、学士及专科针灸人才。针灸专业期刊如《中国针灸》《针灸研究》《上海针灸杂志》《针灸学报》《世界针灸杂志》等已出版发行多年。我国针灸工作者对古代针灸文献进行了大量的发掘、整理，针灸学术论著大量出版。

1979 年 5 月，成立了“全国中医学会针灸分会”，该学会于 1985 年晋升为一级学会，正式更名为“中国针灸学会”。学会负责组织学术交流，组织专家对国家重点项目和课题进行论证、研究，开展科学考察活动，推广科技成果，普及针灸科学知识，培养针灸人才，编辑出版学术刊物。在 WHO 的协调和努力下，世界性的针灸学术联合组织——世界针灸学会联合会于 1987 年成立，以期团结各国针灸团体，共同促进针灸事业的发展。

1990 年，中华人民共和国国家技术监督局发布了由国家中医药管理局提出的中华人民共和国国家标准《经穴部位》，并于1991年1月1日起实施。该标准颁布以后，不仅对于中国的针灸教育与科研产生了广泛影响，在世界范围内也产生了重要影响，世界上开展针灸教育的国家（特别是西方国家）所使用的针灸教材，在经穴定位上大多采用了这一标准。

2010年11月16日，联合国教科文组织保护非物质文化遗产政府间委员会第五次会议审议并通过，将中国的申报项目“中医针灸”列入“人类非物质文化遗产代表作名录”。这一项目的申报成功提高了国际社会对中华民族优秀传统文化的关注和认识，增进了中国传统文化与世界其他文化间的对话和交流。

随着对经络理论、人体解剖、针刺机制、针灸器具研究的深入，新型的针灸方法不断出现，各种针刀方法在临床中大量使用，脐针、眼针、头针、耳针等相继出现，出现了穴位注射疗法、穴位埋线疗法等新型的针灸方法，在腕踝针基础上发展起来的套针疗法以其简便廉验的特点也为大众所接受。2016年10月，世界中医药学会联合会套针专业委员会成立暨首届国际套针发展论坛成功举办，由此，多功能套针的研究进入一个飞速发展的时代。

2017年1月18日，国家主席习近平在日内瓦访问了世界卫生组织并会见陈冯富珍总干事。习近平和陈冯富珍共同出席中国向世界卫生组织赠送针灸铜人雕塑的仪式，并为针灸铜人揭幕。

2016年12月25日，《中华人民共和国中医药法》由中华人民共和国第十二届全国人民代表大会常务委员会第二十五次会议审议通过，自2017年7月1日起施行。

中医药是中华民族的瑰宝，是我国医药卫生体系的特色和优势，是国家医药卫生事业的重要组成部分。中医药法的实施对中医药事业的发展具有里程碑式的重要意义。中医药法第一次从法律层面明确了中医药的重要地位、发展方针和扶持措施，为中医药事业的发展提供了法律保障。中医药法针对中医药自身的特点，改革完善了对中医医师、诊所和中药等的管理制度，有利于保持和发挥中医药特色和优势，促进中医药事业发展。同时，中医药法对实践中存在的突出问题作了有针对性的规定，有利于规范中医药从业行为，保障医疗安全和中药质量。此外，中医药法的出台有利于提升中医药的全球影响力，在解决健康服务问题上，为世界提供中国方案、中国样本，为解决世界医改难题做出中国的独特贡献。在中医药法及《中医药发展战略规划纲要（2016—2030年）》等一系列政策文件的保障和促进下，正如那句话所说：“中医药振兴发展迎来天时、地利、人和的大好时机。”

第二章 多功能套针疗法基础

第一节 概述

多功能套针疗法是应用一次性使用皮下套管针灸针（简称“套针”），在人体表面穴位（包括阿是穴）周围实施沿经络走行于皮下平刺，进行弧形摇摆，再连接套针通操作后留针，以此治疗以疼痛疾病为主的一种新型针刺疗法。

一、起源于《内经》时代

多功能套针综合了古代《灵枢》提出的“九刺”中的“毛刺”（“刺浮痹于皮肤也”），“十二刺”中的“浮刺”（“傍入而浮之，以治肌急而寒者也”）、“扬刺”（“正内一，傍内四而浮之，以治疗寒气之博大者也”）、“直针刺”（“直针刺者，引皮乃刺之，是谓之寒气之浅也”），“五刺”中的“半刺”（“浅内而疾发针，无针伤肉，如拔毛状，以取皮气”）等内容，从理论上讲，起源于《黄帝内经》时代。

二、治疗范围互补、全面

腕踝针的治疗范围主要包括全身性疼痛和非疼痛性疾病，皮内针、皮下针和平行针主要治疗慢性疾病，埋线针主要治疗慢性疾病，也用于美容减肥。多功能套针取多种针法综合互补，使治疗范围更广泛而全面，疗效更显著和持久。它融会贯通了多种针法，自成一体。

三、治疗机制的一致性

皮内针、皮下针、腕踝针、新型浮针、平行针等均是通过针刺皮下治疗疾病的，操作方法的相似性决定了它们治疗机制的一致性。上述五种针刺均作用于皮下，不可避免地以经络学说和皮部理论为基础。《素问・皮部论》中说“皮部以经脉为纪”“皮者，脉之部也”，人体皮部必然通过经络与内脏相连，它们都是通过网状分布的络脉来传达治疗信息的。调整相应经脉及脏腑功能，使气血运行通畅，以达“平衡阴阳”之治疗疾病的目的，五者有着异曲同工之妙。其下针即效而无得气现象，属“隐性循经感传”（针刺时患者无酸麻胀痛等主观针感，但通过红外热成像、同位素示踪等技术可观测到沿经络路线的生物物理变化），疗效的巩固提示针刺效果可能与体液调节机制相关，这说明五者的治疗机制和理论基础具有高度的一致性。

第二节 与其他疗法的联系

多功能套针疗法是在几项传统疗法的基础上演变而来的，因而在采用不同的形式进行治疗时也具有各疗法各自不同的特点。

一、腕踝针的延伸

腕踝针疗法是第二军医大学附属上海长海医院神经内科张心曙教授自 1966 年起经过反复实践，于 1972 年创立的新疗法。

神经系统复杂而周密的结构与功能能使人的感觉器官和全身的肌肉、腺体等反应灵敏协调，使机体与内外环境高度适应，保证内环境稳定和整体全息对应调制，在机体各部与大脑皮质全息对应联系的基础上，使得大脑皮质的分区定位恰似一张全息图，其感觉区、运动区好像一倒置的人体“缩影”，这就是人体全息调制所具备的物质基础，也是腕踝针疗法和多功能套针疗法起效的基础。

（一）基本特点

1. 身体两侧各分 6 个纵区，各区用数字 1 ～ 6 编号，疾病症状按区定位，不强调病性和辨证，以横膈为界把人体分为上、下两部分，这同经络学说中十二经脉的分布类似。十二经脉内属于脏腑，外络于肢节，深行于体内。经脉的分支——络脉则别出于体表，在浅表部位沟通表里经脉，加强十二经脉的循环，故具有主治范围广的特点。

2. 腕、踝部各定 6 个针刺点，各点都在腕和踝的各区内，也用数字 1 ～ 6 编号，点的位置只相对固定，可以根据情况移位，并不影响疗效。可调整相应经脉之气及与之相属脏腑的功能，达到祛邪扶正的作用。

3. 皮下浅刺法要求不出现酸、麻、胀、重、痛感觉，只有无针感才可收到满意疗效，这是与毫针刺法不同之处。

4. 具有对刺激点的相对特异作用和对人体功能的良性调节作用，针刺的调整作用是通过神经系统来实现的。针刺越表浅则疗效越好，可能与皮下真皮层内有丰富的神经纤维网，分布着感觉神经纤维末梢和自主神经纤维末梢有关，针刺可刺激这些神经末梢，再由神经调节血管和肌肉的功能活动。

腕踝皮下套管针的进针点少，好记，且操作方法也较简单，这就方便了患者，不需脱衣解带，不受时间、地点、环境等对治疗的限制。

针只刺于皮下，此处没有重要的组织器官和大的血管、神经，因此没有危险性，也很少出现晕针现象。治疗时仅针尖透皮时有轻微刺痛，针刺于皮下的过程无任何疼痛，患者易于接受。

腕踝分别是手三阴、手三阳和足三阴、足三阳经脉的必经之地。十二经脉是经络系统的主要组成部分，十二经脉的主要特点是每条经脉的分布和部位都有一定的规律，每条经脉都有内属脏腑与外络肢节两个部分，这也是腕踝皮下套管针治疗相关脏腑疾病的理论基础。每条经脉在经气发生病理变化时都有其特殊的证候群表现，各条经脉在体表都有腧穴的分布。

（二）前后六大纵区定位

1. 头、颈和躯干分区

在身体前后面中央各画一条中线，将身体分为两侧，每侧由前向后分 6 个纵区，用数字 1 ～ 6 编号，其中 1、2、3 区在前面，4、5、6 区在后面（图 2–2–1）。

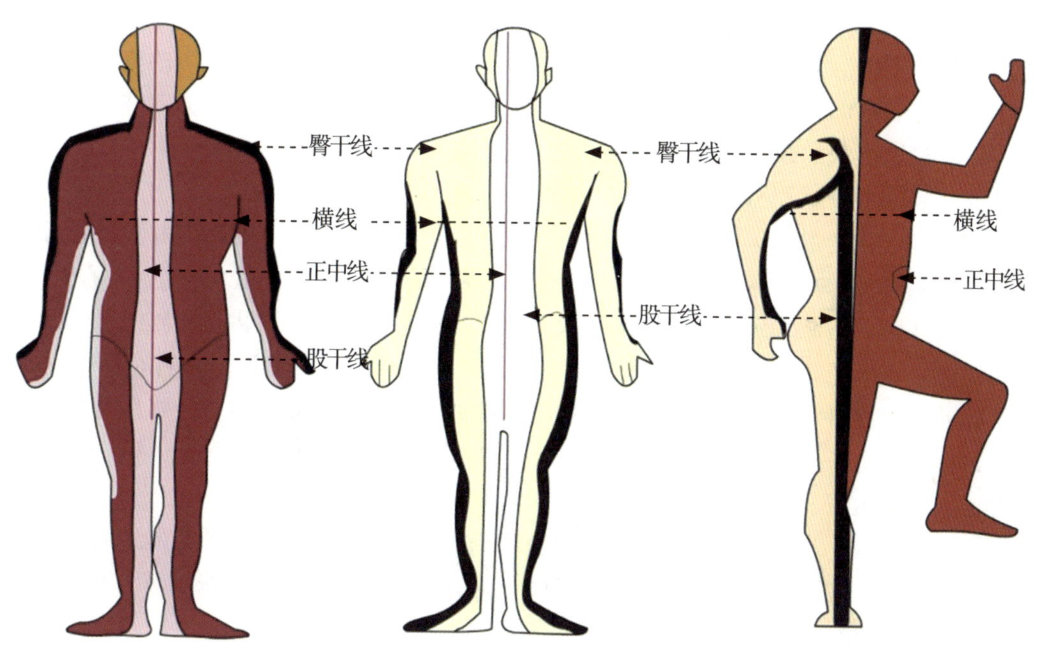

图 2–2–1　头、颈和躯干分区示意

1 区——沿前中线两侧（从前正中线开始，向左、向右各旁开 1.5 同身寸所形成的体表区域，分别称之为左 1 区、右 1 区。临床常把左 1 区与右 1 区合称为 1 区，以下各区亦同）。在头面部，自前中线至以眼眶外缘为垂直线之间的区域，包括前额、眼、鼻、面颊、唇、前牙、舌、咽喉、扁桃体、颜；颈部沿气管、食管，胸部至胸骨缘，包括气管、食管、胸肋关节、心区一部分（左）；腹部，自前中线至腹直肌缘区域，包括胃、胆囊、脐部、下腹之膀胱、子宫、外阴。

2 区——前面两旁（从 1 区边线到腋前线之间所形成的体表区域，左右对称），包括颞前部、面颊、后牙、颌下、甲状腺；胸部沿锁骨中线向下区域，包括锁骨上窝、上胸部、乳部、前胸、肺、肝区、侧腹部。

3 区——前面外缘（从腋前线至腋中线之间所形成的体表区域，左右对称），包括沿耳郭前缘、腮腺和腋前线垂直向下的狭窄区域。

4 区——前后面交界处（腋中线至腋后线之间所形成的体表区域，左右对称），包括自头顶经耳垂直向下至颈，肩部沿斜方肌缘，胸腹部自腋窝至髂前上棘的胸侧壁及腹侧部区域。

5区——后面两旁（腋后线至6区边线之间所形成的体表区域，左右对称），与前面2区相对，包括颞后部、颈后外侧靠斜方肌缘、肩胛中线垂直向下区域中的背与腰。

6区——沿后中线及其两侧（后正中线向左、向右各旁开1.5同身寸所形成的体表区域，分别称之为左6区、右6区），与前面1区相对，包括枕、颈后部、颈椎棘突至斜方肌缘、胸椎棘突至肩胛骨内缘、腰椎与骶正中嵴至尾骨两侧及肛门。

2. 四肢的分区

以臂干线和股干线为四肢和躯干的分界。臂干线（环绕肩部三角肌附着缘至腋窝）为上肢与躯干的分界，股干线（腹股沟至髂嵴）为下肢与躯干的分界。当两侧的上下肢处于内侧面向前的外旋位置，使四肢的阴阳面和躯干的阴阳面处在同一方向并互相靠拢时，以靠拢处出现的缘为分界，在前面的相当于前中线，在后面的相当于后中线，这样四肢的分区就可按躯干的分区类推。

上肢6区：上肢6区，将上肢的体表区域纵向进行6等分，从上肢内侧尺骨缘开始，右侧顺时针、左侧逆时针，依次为1区、2区、3区、4区、5区、6区，左右对称。

下肢6区：下肢6区，将下肢的体表区域纵向6等分，从下肢内侧跟腱缘开始，右侧顺时针、左侧逆时针，依次为1区、2区、3区、4区、5区、6区，左右对称。

此外，以胸骨下端为中心画一条环躯干的横线，相当于横膈，将6个纵区分成上下两半，横线以上各区记作上1区、上2区、上3区、上4区、上5区、上6区，横线以下各区记作下1区、下2区、下3区、下4区、下5区、下6区。

上下肢分区：当上下肢处于内侧面向前两侧互相靠拢时，靠拢处前后的缝与躯体的前后中线相当，在这样的位置，两侧上下肢分区方法与躯体的前后中线相当，唯肢端的手和足的分区略有区别。

（三）腕踝皮下套管针的针刺点

1. 腕部针刺点

大致排列在离腕横纹上3横指（2寸）环线腕部一圈处。此处定点的标志清楚，针刺方便。6个针刺点分别记作上1、上2、上3、上4、上5、上6。其中上1、上2、上3在腕的掌面，上4在掌背面交界的桡骨缘上，上5、上6在腕背（图2–2–2）。

上1：在小指侧的尺骨缘和尺侧屈腕肌腱之间。术者用拇指端摸到尺骨缘后，向掌心侧轻推，点的位置在骨缘和肌腱内侧缘之间的凹陷处。

上2：在掌面中央，两条突起最明显的掌长肌腱和桡侧屈腕肌腱之间。若患者腕部皮下脂肪较丰满，突起的肌腱不易看清时，嘱患者握拳。

上3：在桡骨缘向内1cm或在桡骨缘和桡动脉之间（图2–2–3）。

上4：在拇指侧的桡骨缘上。使手的掌面向内竖放，术者用两手的食指夹桡骨的两侧，点的位置在两侧骨缘之间。此处有较粗血管时，进针点位置要适当上移。

上5：在腕背中央，桡骨和尺骨的骨缘中间。使掌心处于向下位置，术者用两手食指夹腕部两侧骨缘，取其中间点。

上 6：在腕背，距小指侧的尺骨缘 1cm。此处因有隆起的尺骨小头，为针刺方便，进针点也要适当上移（图 2–2–4）。

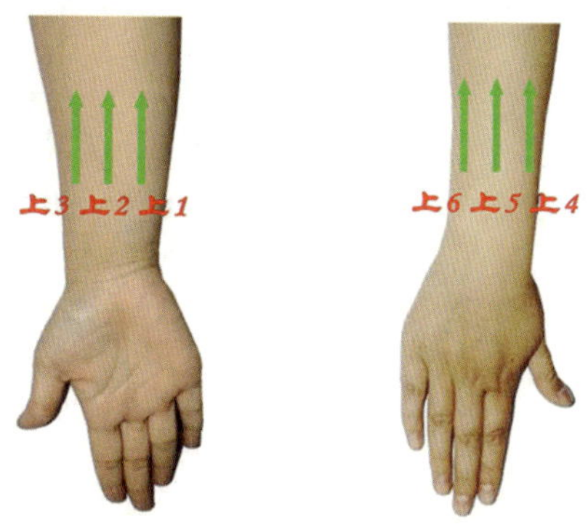

图 2–2–2　腕部 6 个针刺点示意

手三阴从脏（胸）走手

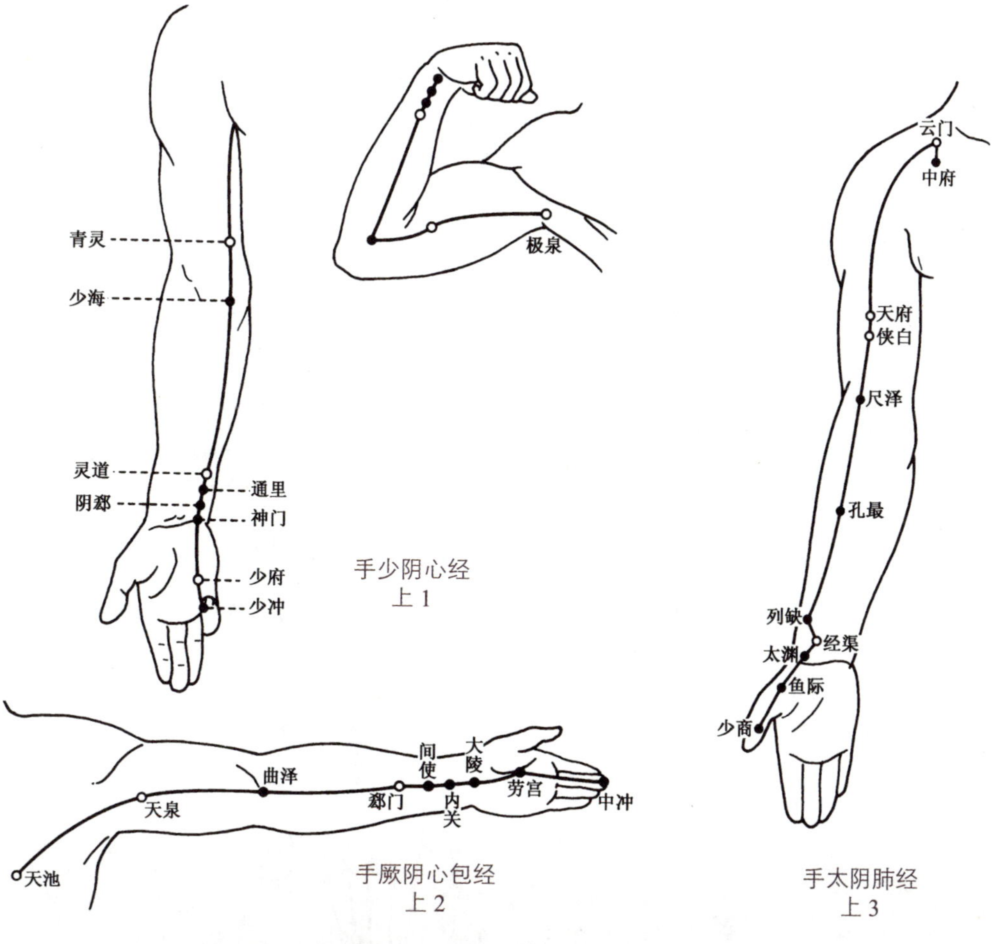

图 2–2–3　腕部 6 个针刺点（上 1、上 2、上 3）走行

手三阳经从手到头

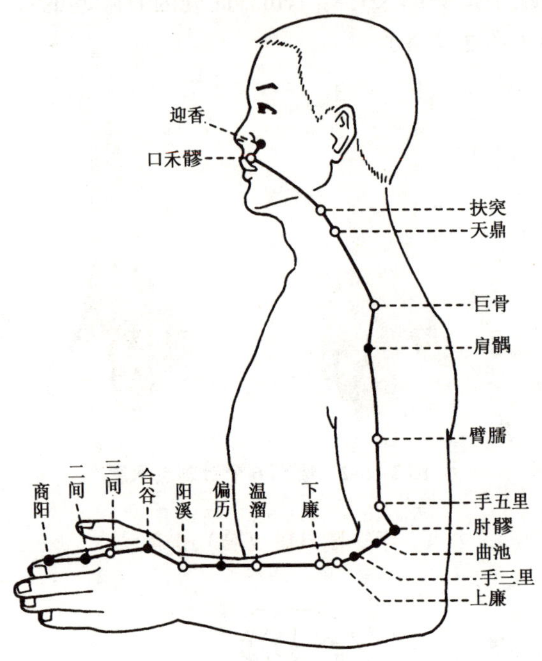

手阳明大肠经

上 4

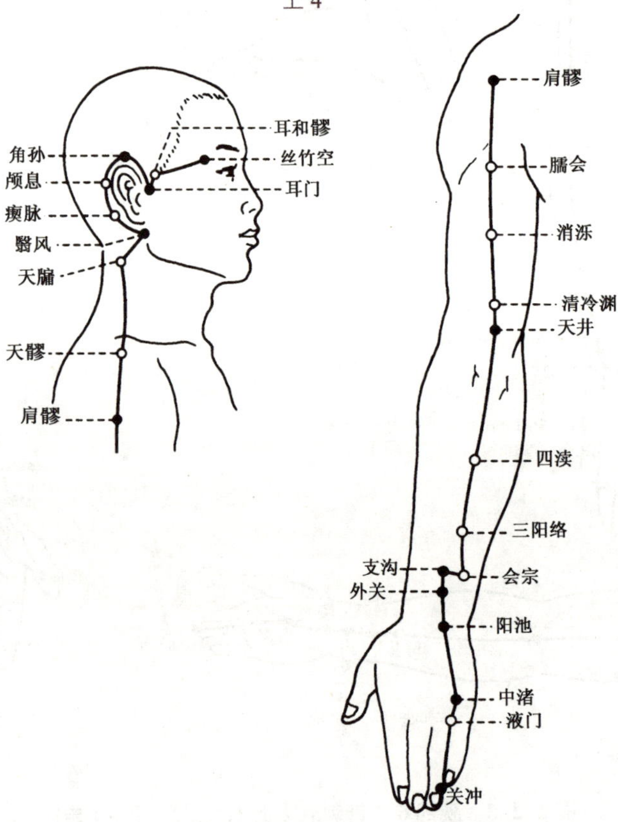

手少阳三焦经

上 5

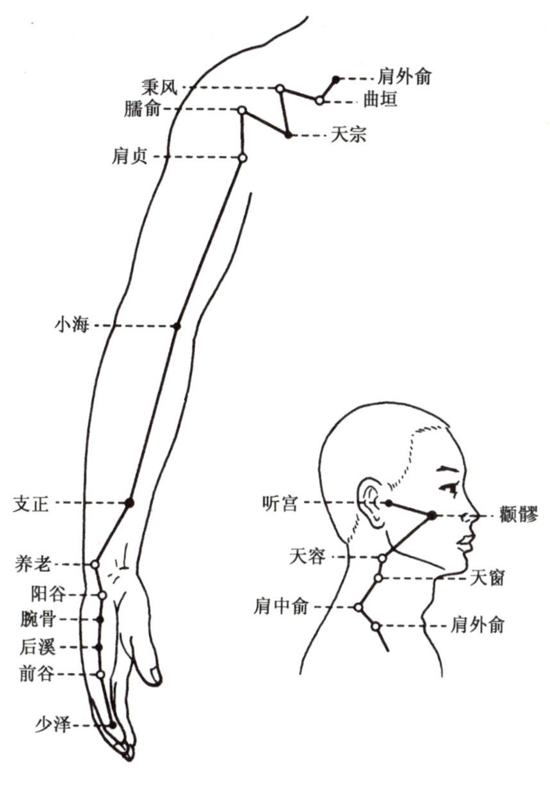

图 2–2–4 腕部 6 个针刺点（上 4、上 5、上 6）走行

2. 踝部针刺点

大致排列在离内外踝隆起部最高点以上 3 寸环线踝部的一圈处，此处定点的标志清楚，针刺方便。6 个针刺点记作下 1、下 2、下 3、下 4、下 5、下 6。其中下 1 至下 3 在内侧面，下 4 在胫前，下 5、下 6 在外侧面（图 2–2–5）。

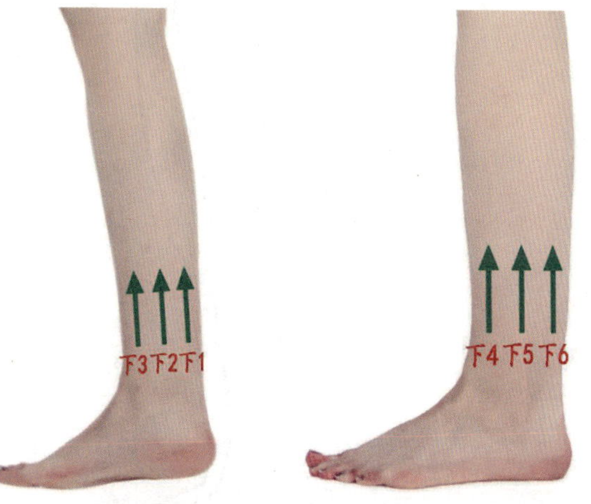

图 2–2–5 踝部 6 个针刺点位置

下 1：靠跟腱内缘。

下 2：内侧面中央，靠胫骨内缘。术者用拇指端由跟腱向前摸到胫骨缘即是。

下 3：胫骨前嵴向内侧面 1cm（图 2–2–6）。

下 4：胫骨前嵴和胫骨前缘的中间点。术者用两手的拇指端摸清两骨的骨缘，取其中间点。

下 5：外侧面中央，腓骨后缘，在骨缘和腓骨长肌腱所形成的浅沟处。

下 6：靠跟腱外缘（图 2-2-7）。

足三阴经从足走腹（胸）

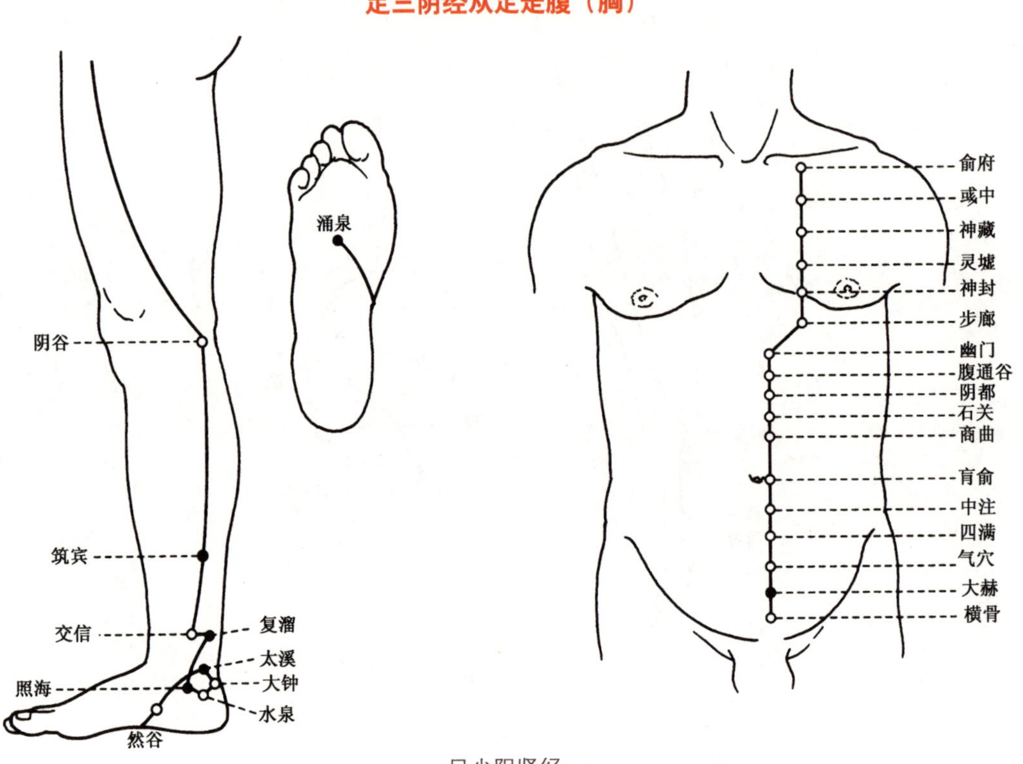

足少阴肾经
下 1

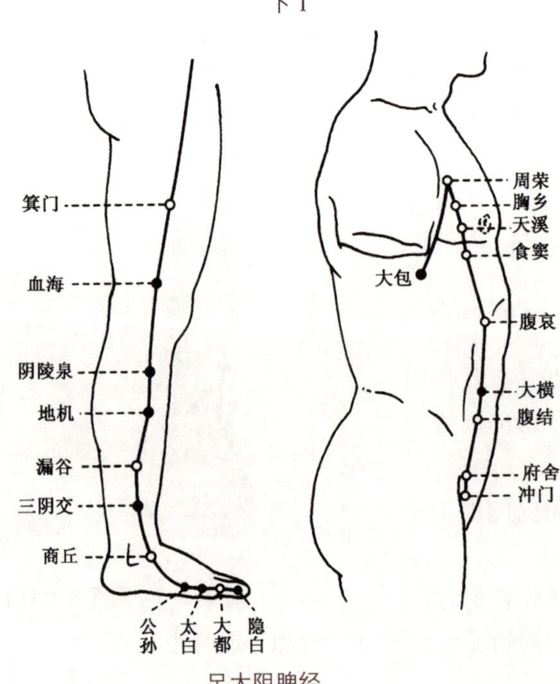

足太阴脾经
下 2

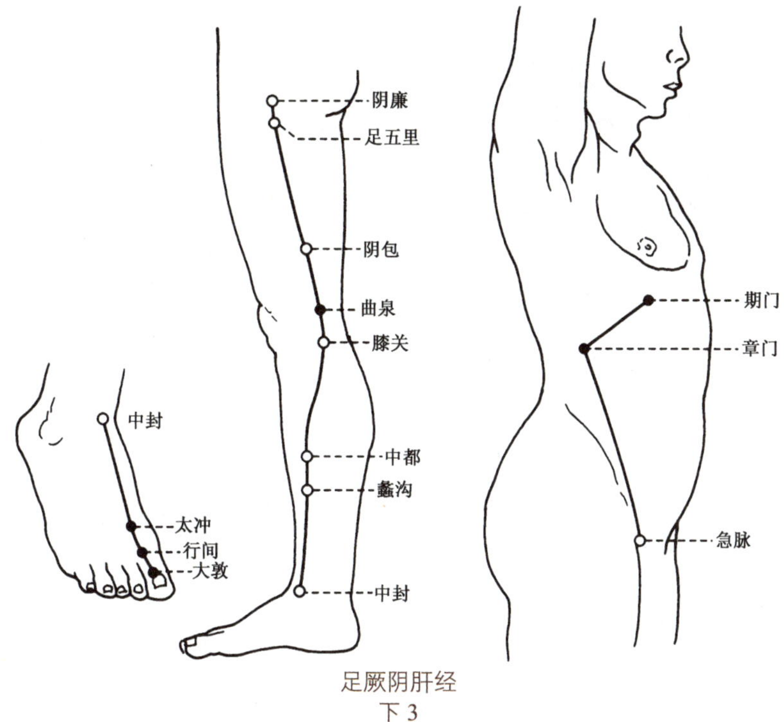

足厥阴肝经

下 3

图 2-2-6 踝部 6 个针刺点（下 1、下 2、下 3）走行

足三阳经从头走足

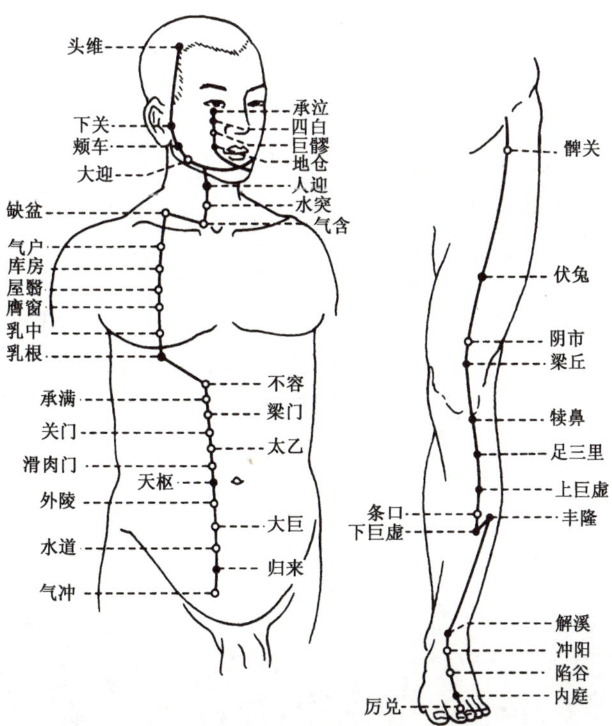

足阳明胃经

下 4

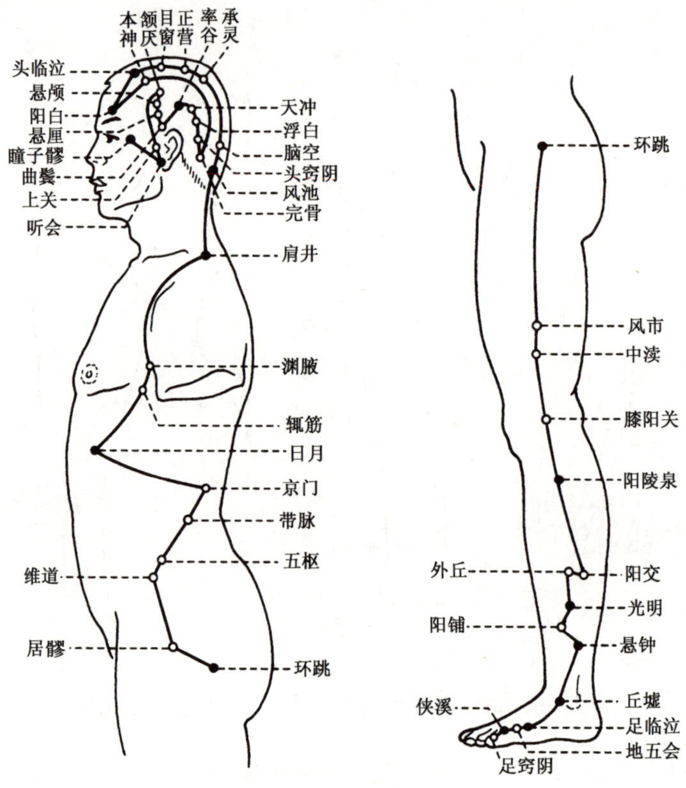
本神
颔厌
目窗
正营
率谷
承灵
头临泣
悬颅
阳白
悬厘
瞳子髎
曲鬓
上关
听会
天冲
浮白
脑空
头窍阴
风池
完骨
肩井
渊腋
辄筋
日月
京门
带脉
五枢
维道
居髎
环跳
环跳
风市
中渎
膝阳关
阳陵泉
外丘
阳交
光明
阳辅
悬钟
侠溪
丘墟
足临泣
地五会
足窍阴

足少阳胆经

下 5

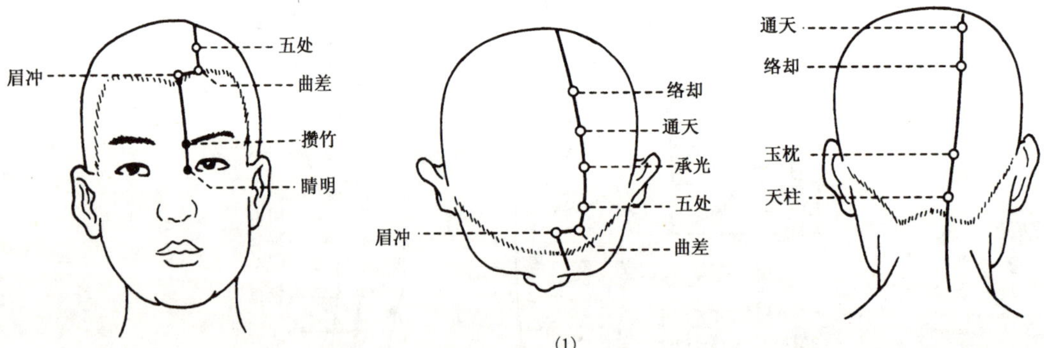
五处
眉冲
曲差
攒竹
睛明
络却
通天
承光
五处
眉冲
曲差
通天
络却
玉枕
天柱

(1)

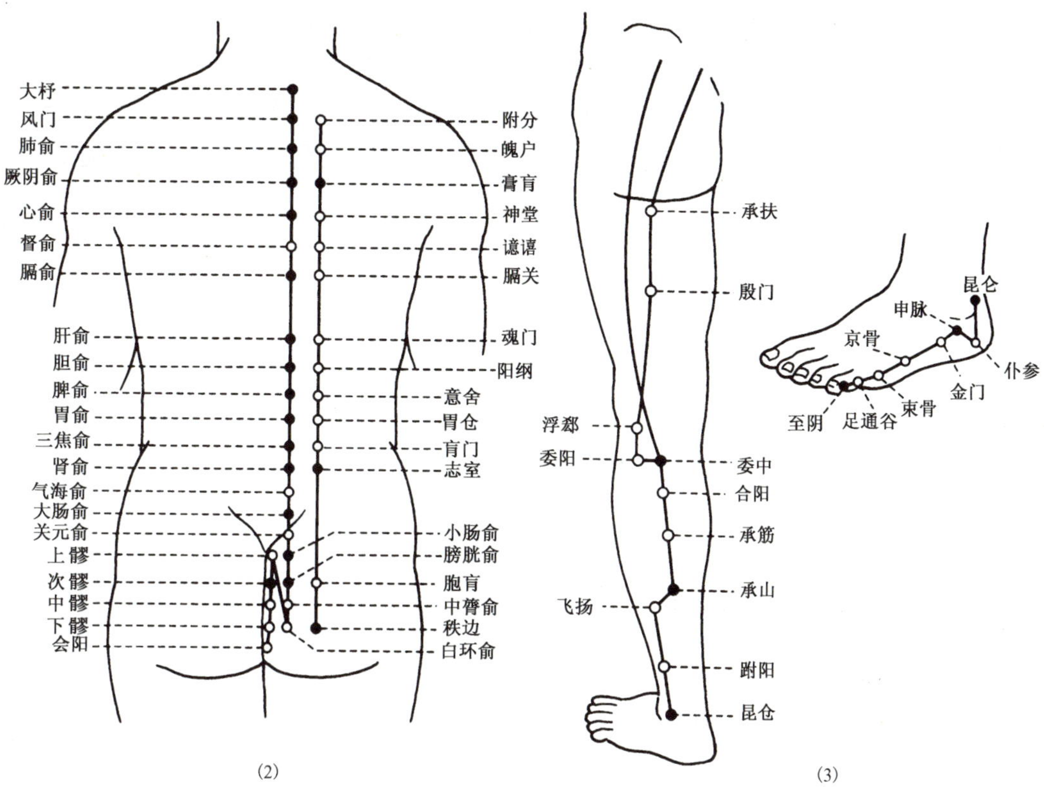

足太阳膀胱经

下 6

图 2–2–7　踝部 6 个针刺点（下 4、下 5、下 6）走行

（四）腕踝皮下套管针的选点与操作

首先，通过详细了解病情，包括主诉及病因、患病经过、有关的既往史和家庭史，用症状分类的观点大致区分症状可定位还是不能定位。根据病情进行有目的的身体检查、神经元检查，必要时结合精神检查，以确定症状的定区。

1. 选点方法

病症所在区的编号和针刺点的编号是一致的，所以只要确定病症的所在区后，就可按区选取同一编号的进针点。例如属 1 区的病症取针刺点 1，属 2 区的病症取针刺点 2 等。针刺点要尽可能少，且要有针对性，即每选一个针刺点都要有选点依据。下列各项依据在选点时可作参考。

（1）根据疾病的各个症状所在区选择编号相同的针刺点。

（2）以中线为界，针刺点选在症状的同一侧。

（3）以横线为界，症状位在横线以上针腕部，在横线以下针踝部。

（4）症状恰在中线不能定侧时，若位在横线以上，则针两侧上 1 或上 6；位在横线以下，则针两侧下 6 或下 1。

（5）症状虽位在中线，倘有其他症状可作定侧时，可先针一侧 1 或 6，视疗效决定是否再针另一侧。

（6）有多种症状同时存在时，要分析症状主次，若以痛为主要症状，要尽可能查出压痛点，根据其所在区选取针刺点。针刺使压痛点消除后，若仍有其他症状未能消除，则另选针刺点。

（7）症状发生在身体一侧，例如脑卒中时瘫侧身体麻木，针麻木侧上 1。

（8）肢体有感觉或运动障碍，发生在上肢，针上 5；下肢，针下 4。

（9）对于全身症状或不能定位的症状，针两侧上 1。

2. 操作方法

腕踝针的操作方法同套针疗法、针具也是用套针。因刺激量大，又加上留针时间长，所以疗效好。采用短针，基本无痛苦。

（五）腕踝皮下套管针的适应证

腕踝皮下套管针临床应用范围很广，治疗病症涉及内、外、妇、儿、五官等科，其主要适应证如下。

1. 疼痛疾病

头痛、三叉神经痛、坐骨神经痛、眼球胀痛、胸痛、腹痛、乳房痛等。

2. 内科疾病

高血压、感冒、哮喘、心悸、潮热、多汗或无汗、腹泻、便秘、尿失禁、尿潴留及癔病、神经症等。

3. 妇科、儿科疾病

乳腺炎、痛经、白带异常、月经不调、厌食等。

4. 五官科疾病

眼睑痉挛、结膜炎、鼻炎、扁桃体炎、耳鸣、耳聋、幻听等。

（六）身体各区、针刺点主治病症

1. 上 1 主治病证

前额痛、眼睑肌痉挛、结膜炎、眼球胀痛、视力减退、鼻塞、流涕、三叉神经痛、面瘫、前牙痛、舌苔厚、舌痛、流涎、咽痛、扁桃体炎、感冒、胸闷、频咳、心悸、恶心、呕吐、呃逆、厌食、失语、胸肋关节痛等；全身或不能定位的病症；一侧或全身感觉麻木、全身皮肤瘙痒、寒战、潮热、多汗或无汗、睡眠障碍、精神障碍等。

2. 上 2 主治病症

颞前痛、后牙痛、面痛、颌下淋巴结痛、乳腺炎、乳房痛、胸痛、哮喘、手心痛、指端麻木等。

3. 上 3 主治病症

耳前痛、腮腺肿痛、胸前侧痛等。

4. 上 4 主治病症

头顶痛、耳痛、耳鸣、幻听、颞颌关节痛、肩关节前侧痛、胸侧壁痛、肘关节痛、拇指关节痛等。

5. 上 5 主治病症

头昏、头痛、眩晕、颈背痛、晕厥、肩部酸痛、肩关节痛、上肢感觉与运动障碍、腕关节痛、手背及指关节痛等。

6. 上 6 主治病症

颈、胸椎及椎旁痛、后头痛、肩关节后侧痛、小指关节痛、小指侧冻疮等。

7. 下 1 主治病症

胃区痛、胆囊部痛、脐周痛、下腹痛、遗尿、尿频、尿潴留、尿失禁、痛经、白带多、阴痒、足跟痛等。

8. 下 2 主治病症

肝区痛、侧腹痛、腹股沟淋巴结痛、膝内侧痛、内踝关节痛等。

9. 下 3 主治病症

膝关节内侧痛等。

10. 下 4 主治病症

侧腰痛、大腿前侧肌酸痛、膝关节痛、下肢感觉及运动障碍、足背痛、趾关节痛等。

11. 下 5 主治病症

腰背痛、臂中点痛、腿外侧痛、外踝关节痛等。

12. 下 6 主治病症

腰椎及椎旁痛、坐骨神经痛、尾骶部痛、痔痛、便秘、脚前掌痛等。

二、浅刺法的启发

《灵枢·官针》讲“浮刺者，傍入而浮之，以治肌急而寒者也”;《灵枢·终始》讲“必一其神，令志在针，浅而留之，微而浮之，以移其神，气至乃休”;《素问·调经论》讲:“病在脉，调之血”，“病在气，调之卫”。针调营血则显性得气，针调卫气则隐性得气，说明皮下透刺能有效而快捷地激发卫气，以无感得气形式宣导卫气，布散津液，舒筋松肌，以达速治筋病的目的。

世界非物质文化遗产中医针灸传承人、针灸泰斗、首届国医大师、中国工程院院士程莘农老师曾自创了“程式三才法”。程老在研习元代“三才法”的基础上，经长期总结、摸索，形成了自己独特的针灸手法。程老认为，天、地、人叫三才，天在上面，地在下面，人在中间。他把扎针叫天、人、地，天就是浅，人就是在中间，地就是深，实际上就是“浅、中、深”。其中有“天才”浅刺法，即先针 3.5mm 左右深度，通过皮肤的浅部，为“天才”，即快速刺透皮肤。因皮肤层神经末梢十分丰富，进针太慢则容易造成疼痛，患者不易接受，所以进针透过皮肤时，以较快的动作刺入浅筋膜层，不深入肌层，透过皮部经络，疏通气血，起到调节卫气营血的作用。如针刺天突、膻中治疗咳嗽、哮喘时，针天突多以针尖沿皮下刺 25 ～ 50mm，针膻中则以针尖沿皮下刺 7 ～ 12mm 留针。

20 世纪六七十年代，北京中医药大学东直门医院针灸科的肖友山及何树槐教授擅长应用浅刺法，不强调要求针感，疗效却很好。其浅刺法适合治疗病位较浅的病症、虚证，对治疗筋骨痛、内脏性疾病、神经性疾病、精神性疾病，尤其是对运动性质损伤有显著疗效。与此同时，应用何树槐教授的“同经相应取穴法”治疗运动新损伤，浅刺皮下，效果亦非常显著。

三、其他皮部疗法

1. 推拿按摩疗法

该法为中国传统疗法的主要组成部分之一。推拿按摩也是通过皮肤作用于表层组织，以达到治病的目的。推拿按摩有助于通血脉，缓解紧张和疼痛。此外专业推拿能起到正骨的作用，通过按摩穴位可调整脏腑虚实，以通达筋骨、散风降温、理气活血、增强心脑血管功能、改善睡眠、消除疲劳、清除亚健康状态、增强人体抵抗力等。多功能套针疗法在皮下治病的原理与推拿按摩原理有很大的相似之处（图 2–2–8）。

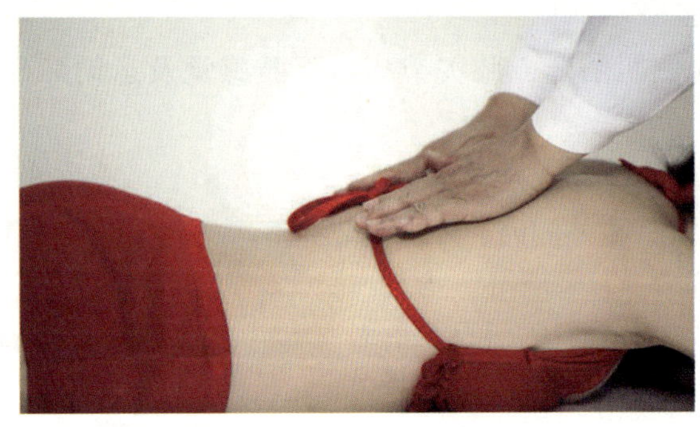

图 2–2–8　推拿按摩

2. 拔罐疗法

该法亦是我国传统疗法之一。拔罐疗法能达到通畅经络、调整气血、平衡阴阳、活血散瘀、消肿止痛、祛风除湿、驱寒祛病的目的。拔罐同样是作用于皮肤表层组织（图 2–2–9）。

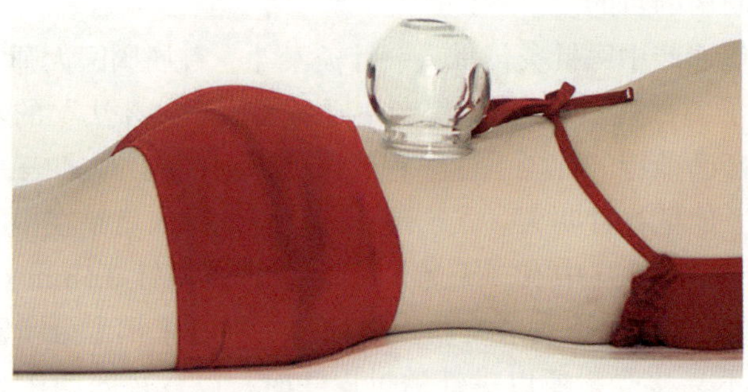

图 2–2–9　拔罐

3. 刮痧疗法

该法是以中医皮部理论为基础，用刮痧器具在皮肤相关部位“刮拭”的方法。人体每日都在不停地进行着新陈代谢活动，刮痧能达到促进代谢、排出毒素、疏通经络、活血化瘀之目的，同样以结缔组织为中介（图 2–2–10）。

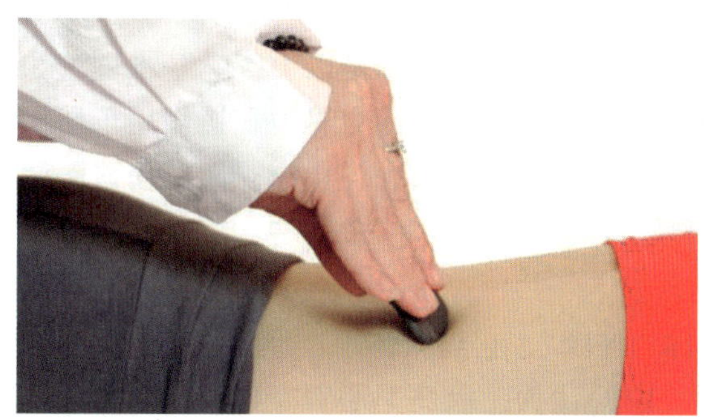

图 2–2–10　刮痧

4. 中频脉冲电疗法

该法通过电脉冲刺激皮肤，输出的电脉冲经人体体表穴位进入体内，循经络走向传导，达到疏通经络、平衡阴阳、加速血液循环、调节神经的目的，以治愈疾病。

5. 石蜡疗法

石蜡具有良好的可塑性，较黏稠，可与皮肤密切接触，并使热作用深而持久。石蜡疗法是一种传导热疗法，它利用比人体体温稍高的温热刺激作用，通过一定的机械和化学刺激作用，以达到治疗疾病的目的。石蜡疗法能使局部血管扩张，促进血液循环，使细胞的通透性加强，血肿吸收，加速水肿消散，提高新陈代谢，故有消炎作用和改善皮肤营养的作用。

6. 埋沙疗法

该法简称“沙疗”，是目前国际健身治病流行的新疗法，是维吾尔族传统医疗方法之一，世界传统民族医学疗法的重要组成部分。维吾尔族人民利用田沙医治风湿类疾病历史悠久，地域色彩和民族色彩浓郁。

7. 水疗

该法是利用不同温度、压力和溶质含量的水，以不同方式作用于人体，以防病治病的方法。水疗对人体的作用主要有温度刺激、机械刺激和化学刺激。按其使用方式可分浸浴、淋浴、喷射浴、漩水浴、气泡浴等；按其温度可分高温水浴、温水浴、平温水浴和冷水浴；按其所含溶质不同可分碳酸浴、松脂浴、盐水浴和淀粉浴等。

水疗主要是通过水中富含的氧被吸收，以及水疗对穴位的按摩，达到治疗、保健和治未病的作用。水疗还可以使肌肉放松、血液含氧量增加、心脏功能增强、血液循环加强、皮肤漂白、毛孔清洁、体臭清除、皮肤老化角质层去除等。

8. 光疗

该疗法应用日光、人造光源中的可见光和不可见光来防治疾病。光疗始于日光疗法，早在公元2世纪就有了关于日光疗法的记载。至19世纪中，可见光疗法、红外线疗法、紫外线疗法等相继形成，随后在临床治疗的各领域中得到广泛的应用并不断发展。

光疗主要包括可见光疗法、红外线疗法、紫外线疗法和激光疗法。

9. 熏蒸疗法

该法为中医常用的外治方法之一。它是以中医学基本理论为指导，选用民间中草药，用煮沸后产生的气雾进行熏蒸，借药力热力直接作用于所熏部位，以扩张局部血管、促进血液循环、温通血脉、祛毒杀菌、止痒、清洁伤口、消肿止痛，最后达到治病、防病、保健、美容的目的。

10. 脐疗

脐，中医穴位又称“神阙”，它与人体十二经脉相连、与五脏六腑相通。中医认为，肚脐是心肾交通的“门户”。所谓脐疗，就是用药物直接敷贴，或用艾灸、热敷、太极神针等方法施治于患者脐部，激发经络之气，疏通气血，调理脏腑，用以预防和治疗疾病的一种外治疗法（图2-2-11）。

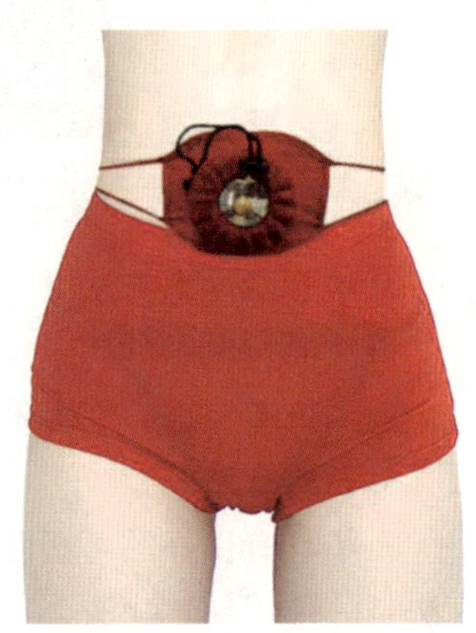

图2-2-11　脐疗

11. 艾灸

此为中医针灸疗法中的灸法，是以点燃的艾炷、艾条熏烤人体的穴位，以达到保健治病目的的一种自然疗法。艾灸产生于中国远古时代，因为它的作用机制和针疗有相近之处，并且与针疗有相辅相成的治疗作用，通常针、灸并用，故称为针灸。针灸治病在国内外有着深远的影响，但现代人说针灸，多数时候仅指针疗，已经很少包含艾灸的内容了。

用艾叶制成的艾灸材料产生的热可刺激体表穴位或特定部位，通过激发经气的活动来调整人体紊乱的生理生化功能，从而达到防病治病目的。艾灸可以温散寒邪、活血行气、温通经络、回阳固脱、升阳举陷、消瘀散结、拔毒泄热、防病保健、延年益寿（图2-2-12）。

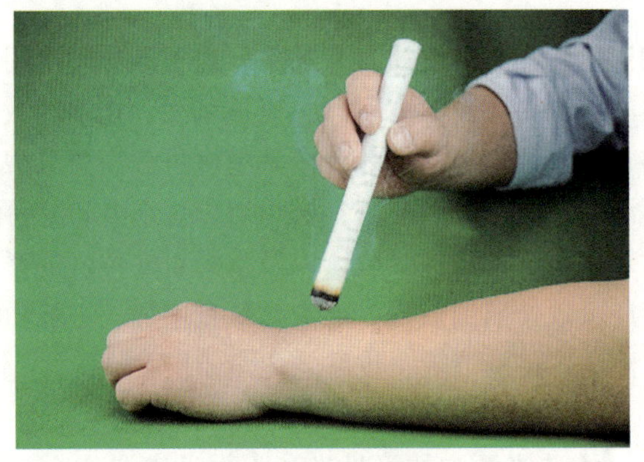

图2-2-12　艾灸

12. 中药外敷

该法运用中医归经原则，以气、味俱厚的药物为引导，率领群药，开结行滞，直达病灶，可透入皮肤，具有活血化瘀、通经走络、开窍透骨、祛风散寒等功效。敷于体表的中药干粉刺激神经末梢，通过反射，扩张血管，可促进局部血液循环，改善周围组织营养，达到消肿、消炎和镇痛的目的。同时药物在患处通过皮肤渗透达皮下组织，可在局部产生药物浓度的相对优势，从而发挥较强的药理作用。

13. 膏药

贴膏药疗法是中医临床常用的外治方法之一，它遵循中医辨证论治的原则，结合中药的功效、主治与归经，充分调动药物互相协调为用的效能，组成多味药物的复方，以发挥药物的良好效果。由于膏药直接敷贴于体表，而制作膏剂的药物大多气味较浓，再加入辛香走窜效用极强的引经药物，通过渗透入皮肤，内传经络、脏腑，可起到调气血、通经络、散寒湿，消肿痛等作用（图 2–2–13）。

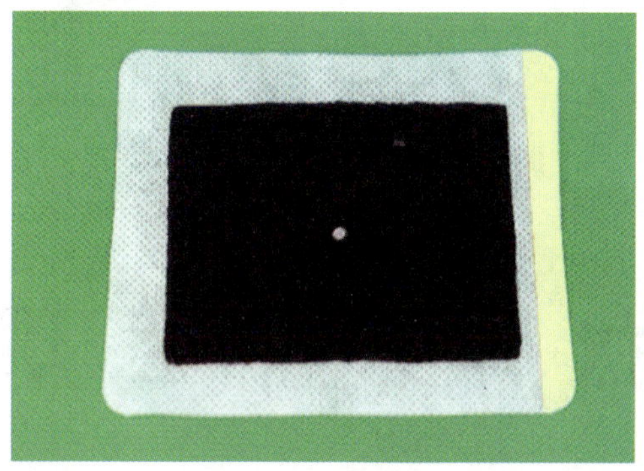

图 2–2–13　黑膏药

14. 点穴疗法

医者根据不同病症，在患者体表适当的穴位或特定刺激线上，施以点、按、掐、拍、叩等不同的手法刺激，为点穴疗法。该法通过经络作用，使体内气血畅通，促使发生障碍的功能活动恢复正常，从而达到治疗、预防疾病的目的（图 2–2–14）。

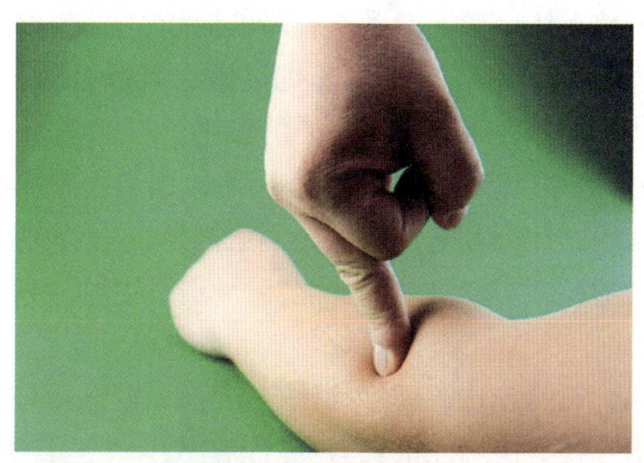

图 2–2–14　点穴疗法

15. 侯氏太极神针疗法

侯国文的太极神针是在雷火神针基础上结合现代技术创制的，在皮外以神阙穴为主或结合其他相应穴位，治疗各种疾病（图 2–2–15、图 2–2–16）。该疗法获得中华人民共和国知识产权局专利证书，专利号为：201420236215.9。

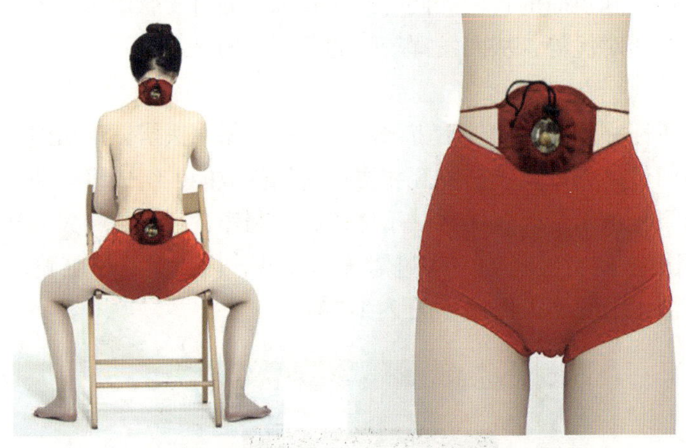

图 2–2–15　太极神针的实际运用

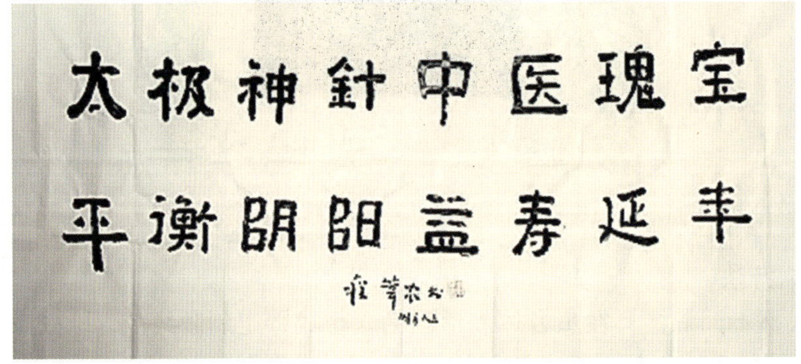

图 2–2–16　中国工程院院士、国医大师程莘农题词

运用太极神针可调整人体微量元素含量，降低血脂、血液尿素，改善血液循环，平衡阴阳，可提高免疫力、抗衰老、抗肿瘤、抗过敏、兴奋大脑、调节自主神经功能失调、预防心脑血管疾病的发生，起到延缓衰老的作用。

太极神针的五大作用：①温通经气，祛散阴寒，用于寒湿痹痛之症。②温补益气，扶阳固脱，用于阳虚暴脱之症。③行气活血，消瘀散结，用于气血凝滞之症。④温肾壮阳，保健强肾，用于气虚、阳虚、身体羸弱之症。⑤拨阴扶阳，扶正祛邪，用于扶人体之正气，排体内之阴毒。

总之，脉冲电疗法、石蜡疗法、埋沙疗法、水疗、光疗、点穴疗法、侯氏太极神针疗法等都是通过皮部治疗各类疾病，都具有良好的疗效。

第三节　中医理论基础

一、经络学说基础

经络学是中医基础理论的重要组成部分，同针灸的关系最为密切，它主要以腧穴的临床应用为依据，阐述人体各部之间的联系通路。体表之间、内脏之间及体表与内脏之间，依靠经络的沟通和联结而成为一个有机的整体。

经络理论在临床上广泛应用于辨证和用穴，这些理论是针灸治疗疾病的基础。

（一）经络学说的主要内容

经络系统是由经脉和络脉组成的。经，指经脉，为路径的含义，为主干、较大，分布部位较深。络，指络脉，为网络的含义，为经脉分出的分支、较小，分布部位较浅。经与络纵横交错，遍布于全身，是人体气血运行的主要通道，也是联结人体各个部分的基本途径。经络系统是由十二经脉、奇经八脉、十五络脉和十二经别、十二经筋、十二皮部及孙络、浮络等所组成，其中以十二经脉为主体。它们相互连接，组成一个周而复始的联络系统（图 2-3-1）。

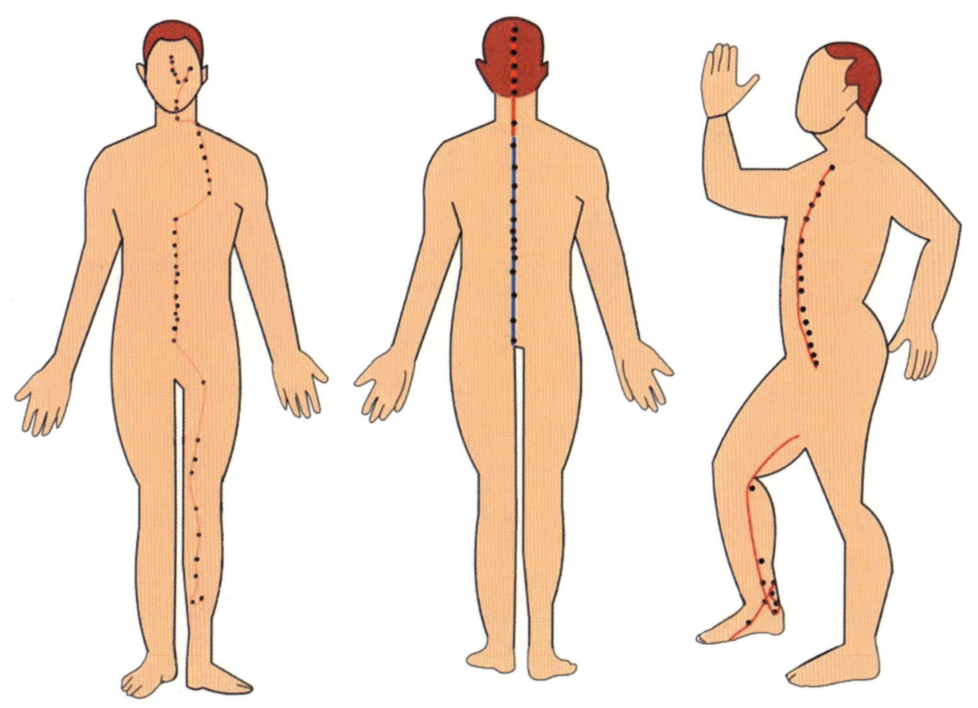

图 2-3-1　经络分布示意

1. 十二经脉

十二经脉为经络的主体，也称十二正经，内属于脏腑，外络于肢节，各有所属的腧穴，分为手三阴经（肺、心包、心）、手三阳经（大肠、三焦、小肠）、足三阴经（脾、肝、肾）、足三阳经（胃、胆、膀胱），左右两侧对称。

（1）十二经脉的命名：十二经脉的名称由手足、阴阳、脏腑三部分组成。

手足：按经脉的循行是在上肢还是下肢的特点，将经脉分为手足两大类。凡行于上肢的称为手经，行于下肢的称为足经。

阴阳：按经脉的循行部位，将经脉分为阴阳两大类，凡属六脏及循于肢体内侧的经脉为阴经，属六腑及循于肢体外侧的经脉为阳经。再根据阴阳的盛衰划分为三阴三阳，即太阴、少阴、厥阴和阳明、太阳、少阳。其中阴气最盛者为太阴，其次为少阴，再次为厥阴（“两阴交尽”）；阳气最盛者为阳明（“两阳合明”），其次为太阳，再次为少阳。

脏腑：根据经脉所连属的脏腑名称而给予命名。

按照上述命名规律，十二经脉的名称分别为手太阴肺经、手阳明大肠经、足阳明胃经、足太阴脾经、手少阴心经、手太阳小肠经、足太阳膀胱经、足少阴肾经、手厥阴心包经、手少阳三焦经、足少阳胆经、足厥阴肝经。但在实际应用中，常使用简称，如手太阴肺经可简称为肺经。余经皆可仿此。

（2）十二经脉在体表分布的规律：十二经脉在体表左右对称地分布于头面、躯干和四肢，纵贯全身。凡属六脏的经脉称为阴经，分布于四肢内侧和胸腹，上肢内侧为手三阴经，下肢内侧为足三阴经；凡属六腑的经脉称为阳经，分布于四肢外侧和头面、躯干，上肢外侧为手三阳经，下肢外侧为足三阳经。

按正常人体立正姿势，拇指在前、小指在后的体位，可将上下肢的内外侧均分成前、中、后三个区。十二经脉在四肢的排列是手足阳经为阳明在前、少阳在中、太阳在后，手足阴经为太阴在前、厥阴在中、少阴在后。但需要注意的是，足阳明胃经在躯干部行于身前；足三阴经在足内踝上 8 寸以下为厥阴在前、太阴在中、少阴在后，至内踝 8 寸以上，太阴交出于厥阴之前。

（3）十二经脉表里属络关系：十二经脉在体内与脏腑相联属，其中阴经属脏主里，阳经属腑主表，一脏配一腑，一阴配一阳，形成了脏腑、阴阳、表里的属络关系，即手太阴肺经与手阳明大肠经相表里，足阳明胃经与足太阴脾经相表里，手少阴心经与手太阳小肠经相表里，足太阳膀胱经与足少阴肾经相表里，手厥阴心包经与手少阳三焦经相表里，足少阳胆经与足厥阴肝经相表里。互为表里的经脉在生理上密切联系，病理上相互影响，治疗时相互为用。

十二经脉的表里关系，除经脉一阴一阳的相互衔接、脏与腑的相互属络外，还通过经别（在里）和络脉（在外）的表里沟通而得到进一步加强。

（4）十二经脉与脏腑、器官、组织的联络：十二经脉除了与体内的六脏六腑相属络外，还与其经脉循行分布路径上的其他脏腑和组织器官相联系。

“心开窍于舌”。《灵枢·经脉》载：“心手少阴之脉，起于心中，出属心系，下膈络小肠；其支者，从心系上夹咽，系目系。”“手少阴之别，名曰通里，去腕一寸半，别而上行，循经入于心中，系舌本，属目系。”目系即是眼的深部通于脑的络脉，也就是说手少阴心经属于心，通于脑，系于舌。心藏神，主血脉，脑为元神之府，所以当人的神志和血脉发生变化时，可通过舌体的色泽、舌体的运动、言语的能力表现出来，故称“心开窍于舌”。

“肝开窍于目”。《灵枢·经脉》载：“肝足厥阴之脉……上入颃颡，连目系，上出额，与督脉会于巅。”足厥阴肝经入于目并和元神脑相联系，肝主疏泄和藏血，所以肝的藏血和疏泄功能发生异常，元神功能有变，就会反映在眼部。

“脾开窍于口”。《灵枢·经脉》载：“脾足太阴之脉……属脾络胃，上膈，夹咽连舌本，散舌下。”舌又司味觉，食欲和味觉都反映了脾的运化功能，正如《灵枢·脉度》所载：“脾气通于口，脾和则口能知五味矣。”

“肺开窍于鼻”。《灵枢·经脉》载：“肺手太阴之脉……上膈属肺，从肺系横出腋下。”“肺系”为呼吸道的统称，包括气管、喉和鼻道。《灵枢·经别》载：“手太阴之正……入走肺，散之大肠，上出缺盆，循喉咙，复合阳明，此为六合也。”阳明脉上夹鼻孔，鼻通过经脉和肺相联系，鼻又为鼻之门户，故《灵枢·五阅五使》讲：“鼻者，肺之官也。”

“肾开窍于耳”。按照《灵枢·经脉》的记载，足少阴肾经与耳并没有直接联系，过去是通过三焦经解释的，因为三焦经下联于肾，上入耳中，有些勉强。后来笔者读到蔺云桂所著《经络图解》中有：足少阴肾经“其干线继续上行，穿过肝与横膈，分布于肺。其干线沿气管喉咙上行分布于舌，并与分布于喉的会厌脉相连，在此分支，沿耳咽管分布于耳中”。会厌脉是足少阴肾经在舌骨处发出的络脉。而这种联系就为针灸取穴治疗提供了客观依据，即“经脉所过，主治所及”。

（5）十二经脉的循行走向与交接规律

十二经脉的循行方向：手三阴经从胸走手，手三阳经从手走头，足三阳经从头走足，足三阴经从足走腹（胸）。

十二经脉的循行交接规律：①相表里的阴经与阳经在手足末端交接。手太阴肺经在示指末端与手阳明大肠经相交接；手少阴心经在手小指末端与手太阳小肠经相交接；手厥阴心包经在环指末端与手少阳三焦经相交接；足阳明胃经在足大趾末端内侧与足太阴脾经相交接；足太阳膀胱经在足小趾末端与足少阴肾经相交接；足少阳胆经在足大趾末端外侧与足厥阴肝经相交接，由此形成了“阴阳气交四末”的规律。②同名的阳经与阳经在头面部交接。手阳明大肠经与足阳明胃经交接于鼻旁；手太阳小肠经与足太阳膀胱经交接于目内眦；手少阳三焦经与足少阳胆经交接于目外眦，由此形成了“头为诸阳之会”的生理基础。③相互衔接的阴经与阴经在胸中交接。足太阴脾经与手少阴心经交接于心中；足少阴肾经与手厥阴心包经交接于胸中；足厥阴肝经与手太阴肺经交接于肺中。

（6）十二经脉的循环流注：十二经脉的循环流注始于肺经而止于肝经，再由肺经逐经相传，从而构成了周而复始、如环无端的循环流注系统，将气血周流全身，使人体不断地得到营养物质，维持各脏腑组织器官的功能活动。十二经脉主行气血，“营行脉中，卫行脉外”，营气的运行次序也就是十二经脉的循环流注顺序。此外，任、督二脉参与气血循环流注，则构成十四经流注。

2. 奇经八脉

十二经脉之外的特殊经脉，包括督脉、任脉、冲脉、带脉、阴跷脉、阳跷脉、阴维脉、阳维脉。其中督脉、任脉分布于头身正中，有直属的腧穴；其余六脉只与其他各经有交会穴。它们与十二正经不同，既不直属脏腑，又无表里配合关系，其循行别道奇行，故称奇经。其功能为：①沟通十二经脉之间的联系；②对十二经气血有蓄积渗灌等调节作用。

奇经八脉的分布部位与十二经脉纵横交错。其中督脉行于后正中线，任脉行于前正中线，冲脉行于腹部，会于足少阴经。其中督脉、任脉、冲脉皆起于胞中，同出于会阴而异行，称为“一源三歧”。任脉、督脉各有本经所属穴位，故与十二经脉相提并论，合称“十四经”。奇经中的带脉横行于腰部，阳跷脉行于下肢外侧及肩、头部；阴跷脉行于下肢内侧及眼部；阳维脉行于下肢外侧、肩和头项；阴维脉行于下肢内侧、腹和颈部。兹对奇经八脉的综合作用归纳说明如下。

（1）统领作用：八脉中的督脉、任脉、冲脉都被称为“海”，意指其功能之大。最初《灵枢·海论》论冲脉为四海之一，被称为“血海”；其后三国时吕广注《难经》，称督脉为“阳脉之海”，冲脉为“阴脉之海”，后杨玄操以之改称任脉。这样任脉、督脉分别统领阴阳经脉的作用得以明确。

冲任同源，其作用有分有合，而冲脉又被称为“十二经之海”，其含义更广。冲脉通行十二经，主一身之气；任脉受各阴经交会，主一身之阴气；督脉受各阳经交会，主一身之阳气。冲脉、任脉、督脉相互交通，下起于胞中，上极于头脑，前贯心，后通肾；督脉又归于髓海，故称为“督领经脉之海”，其督领范围不仅是阳脉而已。

（2）联络作用：八脉中的带脉、跷脉和维脉起联络各经的作用。带脉横于腰腹而“络于督脉”。阳维联系各阳经，阴维联系各阴经，“维络于身”。阴阳跷脉，《难经》称之为“阴络”和“阳络”，指出其具有络的性质，也是说各有联络的作用。李时珍《奇经八脉考》说：“阳维主一身之表，阴维主一身之里，以乾（头）坤（腹）言也；阳跷主一身左右之阳，阴跷主一身左右之阴，以东（左）西（右）言也；督主身后之阳，任、冲主身前之阴，以南（前）北（后）言也；带脉横束诸脉，以六合（上下四方）言也。”这是就八脉所联络的重点部位来分，使全身经络系统各有所属，互相协调。

（3）调节作用：奇经八脉之“奇”，在于既有“经”的名义，又具“络”的性质。《难经》比拟十二经与奇经的关系有如“沟渠”与“深湖”，也可说成是“江河”与“湖海”。后者能调节前者的“水位”涨落，因而奇经能调整十二经气血的盛衰。

带脉、跷脉、维脉的联络作用，是较小范围的调节；督脉、任脉、冲脉的统领作用，则是较大范围的调节。《难经》说：“沟渠满溢，流于深湖……人脉隆盛，入于八脉而不环周。”十二经气血隆盛时流入于八脉，气血虚衰时则可从八脉流入十二经，这就是所说的“溢蓄”，即调节气血盛衰的作用。

3. 十五经络

十二经脉和任督二脉各自分出一络，加上脾之大络，称为十五络脉，分别以十五络脉所发出的腧穴命名。

“络”有“联络”之意，络脉纵横交错于表里经脉之间，加强表里两经的联系。十五络脉是十二经脉和任、督两脉各自别出之络与脾之大络的总称。它们分别以其发出处的腧穴（络穴）名称命名。十二经脉的别络均从本经四肢肘、膝关节以下的络穴分出，走向其相表里的经脉；任脉的别络从鸠尾分出以后散布于腹部；督脉的别络从长强分出以后散布于背部和头部；脾之大络从大包分出以后散布于胸胁。《灵枢・经脉》曰：“凡此十五络者，实则必见，虚则必下，视之不见，求之上下，人经不同，络脉异所别也。”

此外，从络脉分出、浮行于浅表部位的络脉被称为“浮络”，络脉细小的分支被称为“孙络”，孙络分布极广，遍布全身，难以计数，正如《灵枢・经脉》所说：“经脉为里，支而横者为络，络支别者为孙。”四肢部的十二经别络，加强了十二经中表里两经的联系，沟通了表里两经的经气，补充了十二经脉循行的不足。躯干部的任络、督络和脾之大络，分别沟通了腹、背和身侧的经气，从而输布气血以濡养全身。

络脉从十四经脉分出后，越分越细小，伴经脉而行，横行交错，网络周身，行于外者为“阳络”，行于内者为“阴络”；内而脏腑，外而五官九窍、四肢百骸，无处不到，发挥着“濡筋骨，利关节”“渗灌诸节”的作用。

络脉与经别都能加强表里两经之间的联系，所不同者，经别主内，没有所属腧穴，也没有所主病症；络脉则主外，各有一个络穴，并各有所主病症。

4. 十二经别

十二经别为十二经脉别行而离入出合、深入体腔的支脉，又称“别行之正经”。十二经别行于深部，无所属穴。阴经经别合于相表里的阳经经脉，阳经经别合于阳经经脉。十二经别多从四肢部的正经别出（离），经过躯干深入体腔与相关的脏腑联系（入），再浅出于体表上行头（面）项部（出），在头（面）项部，阳经的经别合于本经的经脉，阴经的经别合于其表里的阳经经脉（合），由此将十二经别汇合成 6 对，称为“六合”。经别通过“离、入、出、合”的循行分布，进一步沟通了表里两经，加强了经脉与脏腑的联系，突出了心与头的重要性，扩大了经脉的联系与经穴的主治范围，成为阴经经穴治疗头面疾病和头部经穴治疗全身疾病的重要生理基础。

5. 十二经筋

十二经筋是十二经脉外围有关筋肉关节的联系，与十二经脉的体表通路基本一致。“筋”，《说文解字》解释作“肉之力也”，意指能产生力量的肌肉，而“腱”是“筋”之本，是筋附着于骨骼的部分。经筋是十二经脉及相关络脉中气血渗灌濡养的筋肉组织。经筋是经脉之气所“结、聚、散、络”的筋肉，也就是经脉所连属的筋肉系统。由于每一块筋肉都必须得到经脉气血的濡养，所以全身所有筋肉必然根据经脉循行途径而分群。十二经脉有受它濡养的十二群筋肉，即十二经筋。十二经筋是十二经脉的外周连属部分。经筋的命名按其所属经脉而定。

经筋的循行分布均起始于四肢末端，结聚于关节、骨骼部，走向躯干、头面，行于体表，不入内脏。其有刚筋、柔筋之分。刚（阳）筋分布于项背和四肢外侧，以手足阳经经筋为主；柔（阴）筋分布于胸腹和四肢内侧，以手足阴经经筋为主。足三阳经筋起于足趾，循股外上行结于頄（面）；足三阴经筋起于足趾，循股内上行结于阴器（腹）；手三阳经筋起于手指，循臑外上行结于角（头）；手三阴经筋起于手指，循臑内上行结于贲（胸）。

经筋的作用是约束骨骼、屈伸关节、维持人体正常的运动功能。正如《素问·痿论》所说："宗筋主束骨而利机关也。"经筋为病，多为转筋、筋痛、痹病等，针灸治疗多局部取穴而泻之，如《灵枢·经筋》所说："治在燔针劫刺，以知为数，以痛为输。"

6. 十二皮部

十二皮部是十二经脉功能活动反映于体表的部位，也是络脉之气散布之所在。体表皮肤按手足三阴三阳划分，即形成十二皮部。

按经络系统分部，《素问·皮部论》载"皮有分部"并提出了分部的依据，"欲知皮部，以经脉为纪者，诸经皆然……凡十二经络脉者，皮之部也。"意思是十二经脉及其所属的络脉在体表的分部范围就是十二皮部。皮部的分区以经络的分部为依据，其范围则较经络为广。如果把经脉拟作线状分布，络脉则为网状分布，皮部则是面的分布，对神经感传现象的研究也说明，感传路线多呈带状分布，有的还有较宽的皮肤过敏带或者麻木带，在循经皮肤病中，皮疹的出现也多呈带状分布，这些现象被认为与皮部有关。

十二皮部位居人体最外层，是机体的卫外屏障，有保卫机体、抗御外邪的功能。当机体卫外功能失常时，病邪可通过皮部深入络脉、经脉以至脏腑。正如《素问·皮部论》所说："邪客于皮则腠理开，开则邪入客于络脉，络脉满则注入经脉，经脉满则入舍于腑脏也。"这样，皮—络—经—腑—脏，称为疾病传变的层次；而脏腑经络的病变也可反映到皮部。因此，通过外部的诊察和施治可推断和治疗内部的疾病，临床上应用套管针、穴位贴药等法治疗疾病就是皮部理论的应用。

在诊察和治疗疾病时，手足同名皮部上下相通，称为"上下同法"(《素问·皮部论》)。这样皮部合为"六经皮部"。督脉皮部合于太阳，任脉皮部合于少阴，所以不另有皮部。六经皮部各有专名，其名称分别以"关""阖（害）""枢"为首，三阳以太阳为"关"，阳明为"阖"，少阳为"枢"；三阴以太阴为"关"，厥阴为"阖"，少阴为"枢"。

（二）经络的生理功能和病理反应

经络的生理功能和病理反应，在针灸学理论中占有重要地位，它是针灸临床上进行诊断和治疗的依据。

1. 经络的生理功能

经络是输送气血、联络脏腑肢节、沟通表里上下、调节体内组织功能活动的通路，其生理功能有以下三方面。

（1）沟通表里上下，联络脏腑肢节：《灵枢·海论》说："夫十二经脉者，内属于脏腑，外络于肢节。”明确地指出了这一功能。人体的五脏六腑、四肢百骸、五官九窍、皮肉筋骨等组织器官，虽各有不同的生理功能，但又共同进行着有机的整体活动，使机体的内外上下保持着协调统一，而这种相互联系、有机配合主要是依据经络系统的联系沟通作用实现的。

（2）运行气血，濡养周身：人体的各个脏腑组织器官均需要气血的温养濡润，才能够发挥其正常作用。如《灵枢·本脏》说：“经脉者，所以行血气而营阴阳，濡筋骨，利关节者也。”

（3）抗御外邪，保卫机体：外邪侵犯人体多由人体最表浅的部位始而渐及于里，即多从皮毛开始。《素问·皮部论》说：“邪客于皮则腠理开，开则邪入客于络脉，络脉满则注于经脉。”故《灵枢·本脏》说：“卫气和则分肉解利，皮肤调柔，腠理致密矣。”明确指出了卫气调和，运行通利，则腠理致密，“卫外而为固”，故六淫之邪不易侵袭机体为害。

2. 经络的病理反应

人体在病理状态下，经络能够传注病邪及反映病候。

（1）传注病邪：在正虚邪乘的情况下，经络可成为病邪传注的途径。当体表受到病邪侵袭时，可通过经络由表及里、由浅入深地传变。正如《素问·缪刺论》说：“夫邪之客于形也，必先舍于皮毛，留而不去，入舍于孙脉，留而不去，入舍于络脉，留而不去，入舍于经脉，内连五脏，散于肠胃。”指出了经络是外邪从皮毛腠理内传于脏腑的传变通路。

此外，内脏有病时，也可通过经络相互传注。这是因为经络系统在体内的循行分布错综复杂，脏腑之间也通过经络相互联系。总之，经络病可以传入内脏，内脏病亦可累及经络，脏与脏、腑与腑、脏与腑之间均可通过经络的联属而发生疾病的传变。

（2）反映病候：由于经络与机体各部分之间存在着特定的联系，所以当人体脏腑的功能受到某些致病因素的侵袭而发生疾病时，便可在该经脉循行的路线和所隶属的有关部位上，表现出各种症状和体征。如足太阳经有病时，可以出现项如拔、腰如折、腘如结、踹如裂的症状。《素问·脏气法时论》说：“肝病者，两胁下痛引少腹”，“心病者，胸中痛……两臂内痛”。均说明经络有反映病候的功能，而病候病征出现的部位与经络的循行和分布有密切关系。

（三）经络的作用

经络在生理上联系内外，贯穿上下，运行气血，协调阴阳，抗御外邪，并有一定的循行路线和分布规律；在病理上传注病邪和反映病候等，这些为经络在临床上的应用，提供了可靠的保证。《灵枢·经脉》说：“经脉者，所以能决死生，处百病，调虚实，不可不通。”充分说明了经络系统在生理、病理、诊治疾病方面的重要性。经络之所以能决定人的生和死，是因其具有联系人体内外，起着运行气血的基本作用；之所以能处理百病，是因其具有抗御病邪、反映症候的作用；所以能调整虚实，是因其具有传导感应，起补虚泻实的作用。

经络作用体现在临床应用中，从临床实践认识经的作用，两者是相互结合的，说明经络理论来自临床又用于指导临床。

1. 联系内外，网络全身

经络系统由主体部分（十二经脉、奇经八脉、经别、络脉）、内属部分（属络脏腑）和外连部分（经筋、皮部）组成，是人体气血运行的主要通道，也是联结人体各个部分的基本途径。人体的脏腑、器官、皮毛、孔窍、肌肉、筋腱、骨骼等，就是依靠经络的沟通和联结而成为一个有机的整体。

经络系统外行于体表，内属于脏腑，纵横交错，沟通表里，贯穿上下，通过多种通路和途径将机体上下、左右、前后各个部分，以及脏与脏、腑与腑、脏与腑之间，脏腑与体表、体表与脏腑，官窍、皮肉、筋腱和骨骼之间，紧密地联系在一起。

其具体联系通路有以下一些特点：十二经脉和十二经别，着重联系体表与脏腑及脏腑之间；十二经脉和十五络脉，着重联系体表与体表及体表与脏腑之间；十二经脉通过奇经八脉，加强经与经之间的联系；十二经脉的标本、气街和四海，则加强人体前后腹背和头身上下的分段联系。

正如《灵枢·海论》所说："夫十二经脉者，内属于腑脏，外络于支节。"脏腑居于内，支节居于外，其间是通过经络系统相联系的。经络系统是以头身的四海为总纲，以十二经脉为主体，分散为三百六十五络遍布于全身，将人体各部位紧密地联系起来，使有机体各部分之间保持着完整和统一。

2. 运行气血，协调阴阳

《灵枢·本脏》论经络的作用是"行血气而营阴阳，濡筋骨，利关节"。经气推动气血在经脉中的运行，约束气血的运行轨道，调节气血的容量，对全身脏腑气血阴阳的协调平衡起着总领的作用。没有经络系统对全身的维系、协调和平衡，就不可能使有机体进行正常的生命运动。

（1）运行气血：运行气血的功能，首先取决于"宗气"。《灵枢·邪客》说："宗气积于胸中，出于喉咙，以贯心脉而行呼吸。"《太素》中"心脉"作"心肺"，可知宗气是总括心肺的活动功能。《灵枢·五十营》说："呼吸定息，气行六寸。"意指一呼一吸，脉气可运行六寸，这就是对呼吸与经脉运行关系进行讨论，脉气的宗主即称为宗气。

其次取决于出自"脐下、肾间"的"元气"。《难经·八难》指出："脐下、肾间动气"是"五脏六腑之本，十二经脉之根"。经络的功能活动表现称为"经气"。经气来源于真气，真气来自先天之元气，又依赖后天水谷精微之气的不断充养，是人体生命活动最根本的动力。脐下、肾间与胸内的膻中，一上一下，分别称为上下气海。

此外，产生于中部的营气和卫气，依赖于饮食，由"水谷之气"转化而成，营气运行于经脉之中，起濡养全身的作用，并变化为血液；卫气则散布到经脉之外，起保卫全身的作用，抵抗病邪的侵犯，并有调节体温、管理汗液分泌、充实皮肤和温煦肌肉等功能。

由于宗气和元气的参与和推动，"内溉脏腑，外濡腠理"（见《灵枢·脉度》），从而使体内的脏腑和体表的五官七窍，以及皮肉筋骨，均能息息相通，协调一致。

（2）营阴阳：营阴阳除指经络气血营运全身，濡养所有器官组织外，还有“协调阴阳”的意义。如人体内外、上下、左右、前后、脏腑、表里之间，不仅由于经脉的联系使生命有机体的各个部分相互联系，而且由于阴阳的相互协调、相互促进、相互制约，使气血盛衰、功能动静保持正常节律，从而使机体成为统一的、协调而稳定的，并与外部环境息息相关的有机整体。这是经络在正常生理方面的主要功能。

3. 抗御病邪，反映病症

经络的功能活动表现称为“经气”。经气不仅表现为“行气血、营阴阳”，还表现为经络的“反应性”和“传导性”。在疾病状态下，经络的反应性和传导性表现为抵御病邪、传入疾病和反映疾病。

（1）抗御病邪、传入疾病：经络内联脏腑，外络支节，网络周身，当人体正气充足时，经脉之气就能首当其冲，奋起抵御外邪的入侵；而当人体正气不足，抵抗力下降时，经络便会成为疾病的传入通路。邪气（致病因素）侵入人体，通过经络的传导由表向里，由浅入深，传入内脏，并且还会通过经络系统影响到人体的其他部分。

《素问·气穴论》说：“孙络”能“以溢奇邪，以通荣卫”，这是因为孙络分布范围最广，最先接触到病邪，而营卫——特别是卫气，就是通过孙络散布到全身皮部。当病邪侵犯时，孙络和卫气发挥了重要的抗御作用。临床上发现的体表反应点，一般均可从孙络“溢奇邪”“通荣卫”的角度来理解。穴位（包括反应点）是孙络分布的所在，也是卫气所停留和邪气所侵犯的部位，即《素问·五脏生成》所说：“……此皆卫气之所留止，邪气之所客也，针石缘而去之。”

正邪交争，在体表可出现异常现象。如果疾病发展，则可由表及里，从孙络、络脉、经脉……逐步深入，并出现相应的症候。《素问·缪刺论》说：“夫邪之客于形也，必先舍于皮毛，留而不去，入舍于孙脉；留而不去，入舍于络脉；留而不去，入舍于经脉，内连五脏，散于肠胃，阴阳俱感，五脏乃伤。此邪之从皮毛而入，极于五脏之次也，如此则治其经焉。”温病学派运用“卫、气、营、血”概念来分析热性病发展过程的浅深关系，其理论依据也是以运行营卫血气的生理功能为基础。经络及其所运行的营卫血气，是有层次地抗御病邪，同时也有层次地反映症候。

（2）反映疾病：脏腑病变有时也会通过经络传出体表，在体表某些部位出现压痛、结节、隆起、凹陷、充血等反应，这类反应常可用以帮助诊断有关内脏的疾病。因此经络又有诊断疾病的作用。经络反映症候，可分局部的、一经的、数经的和整体的。

一般来说，经络气血阻滞而不通畅，就会造成有关部位的疼痛或肿胀；气血郁积而化热，则出现红、肿、热、痛，这些都属经络的实证。如果气血运行不足，就会出现病变部位麻木不仁、肌肤痿软及功能减退等，这些都属经络的虚证。

如果经络的阳气（包括卫气、元气）不足，就会出现局部发凉或全身怕冷等症状，这就是《素问·疟论》所说的“阳虚则寒”；经络的阴气（包括营气、血液）不足而阳气亢盛，则会出现五心烦热（阴虚内热）或全身发热等症状，这就是《素问·疟论》所说的“阴虚而阳盛，阳盛则热”。可见寒热虚实的多种症候都是以经络的阴阳气血盛衰为根据的。

经络与经络之间，经络与脏腑之间，在反映症候上也是互相联系的。如《伤寒论》一书所总结的热性病的“六经传变”规律，疾病的发展由表入里，可以从太阳经传至阳明经或少阳经，也可以由三阳经传入三阴经，在经络和脏腑之间，病邪也可以相传，如太阳病可出现“热结膀胱”和小肠的腑证，阳明病也有“胃家实”证等。

关于十二经脉、奇经八脉、络脉、经筋等各有所属病症，是各经络所反映的症候，同时又是该经络穴位所能主治的适应证，两者是一致的。由此可以理解，运用针灸等治法激发了经气和经络本身抗御病邪的功能，从而疏通经脉，通行周身，调节阴阳平衡，促使人体功能活动向正常状态恢复。

4. 传导感应，调整虚实

针灸、按摩、气功等方法所以能防病治病，正是基于经络具有传导感应和调整虚实的作用。《灵枢·官能》说：“审于调气，明于经隧。”即是说，运用针灸等治法要讲究“调气”，要明了经络的通路。针刺治疗必须“得气”，针刺中的“得气”现象和“行气”现象是经络传导感应现象的表现。

（1）经气与神气：与经络密切相关的气有元气、宗气、营气、卫气，行于经络者则概称为“经气”，这是将“经”与“气”紧密结合起来，说明经络的多种功能。

经气所表现出来的生命现象又被称作“神气”，经络所属的腧穴就是“神气之所游行出入”之所在（见《灵枢·九针十二原》)。《黄庭内景经》说：“泥丸、百节皆有神。”意思是脑及全身百节都有神气活动。针刺中的“得气”“行气”等感觉现象说的“气”，与“神”是密切相关的，所谓“气行则神行，神行则气行”（张志聪:《灵枢集注·行针》)，故经络传导感应的功能又可说是“神气”的活动。

“神”与脑有关，后人所称“脑为元神之府”(《本草纲目》辛夷条），在《灵枢·本神》里主要把它说成与“心”和“脉”有关，如“心藏神，脉舍神”，以及“心怵惕思虑则伤神”等。从“脉舍神”的意义来理解，可见经络与神气活动是直接结合在一起的。

（2）调整虚实：经络的调整虚实功能是以正常情况下的协调阴阳作为基础，针灸等治法就是通过选择适当的穴位和运用适量的刺激方法激发经络本身的功能，调节机体失常的功能使之趋向平衡，“泻其有余，补其不足，阴阳平复”（见《灵枢·刺节真邪》)。当疾病表现为“实”时，选取适当腧穴、采用不同针刺或艾灸方式“泻”其有余，反之则“补”其不足，从而达到体内平衡。

经络调整虚实的功能，还指经络在针刺或艾灸的刺激下，可使不同的病理变化都向有利于机体恢复的方向转化。大量临床研究表明，经络对机体各个系统和器官都能发挥多方面、多环节、多途径的调整作用。例如，针刺健康人或患者的足三里时，对胃弛缓者可使收缩波加强，而对胃紧张者可使之弛缓，这种影响对患者更为明显；针刺有关经络的穴位，对亢进者有抑制作用，对抑制者有兴奋作用。

临床研究还证明，不同的经络穴位还具有相对的特异性。例如，针刺心经和心包经的神门、曲泽、内关等穴治疗心律失常可获得较好的疗效，心电图检查显示心率有调整，心肌劳损也有好转；而针刺脾经的三阴交、胃经的足三里和膀胱经的昆仑等穴，则

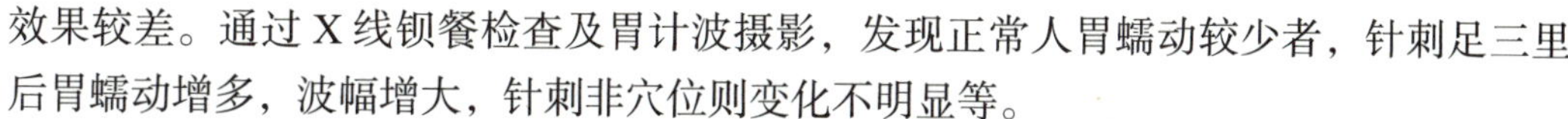

效果较差。通过X线钡餐检查及胃计波摄影，发现正常人胃蠕动较少者，针刺足三里后胃蠕动增多，波幅增大，针刺非穴位则变化不明显等。

（四）经络的临床应用

1. 诊断方面

（1）分经辨证：由于经络有一定的循行部位和脏腑络属，它可以反映所属脏腑的病症，因而在临床上，就可以根据疾病所出现的症状，推测其经络循行的部位及所联系的脏腑。明代针灸学家张三锡在其所著《经络考》中说："脏腑阴阳，各有其经，四肢筋骨，各有所主，明其部以定经，循其流以寻源，舍此而欲知病之所在，犹适燕而南行，岂不愈劳愈远哉！"强调了依经辨证的重要性。

（2）经络诊察及扪穴诊病：某些疾病在其发病的过程中，常可发现在经络循行的通路上，或在经气聚集的某些腧穴上，有明显的压痛、结节、组织隆起、凹陷、弛缓，以及皮肤变异，如循经出现的红线、白线、皮丘疹、皮下出血线、汗毛竖起等现象，均有助于疾病的诊断。

2. 治疗方面

针灸治病是通过刺灸腧穴，以疏通经气，恢复调节人体脏腑气血的功能，从而达到治病的目的。

（1）取穴方法：①循经取穴。针灸选穴，一般是在明确辨证的基础上，除选用局部腧穴外，通常以循经取穴为主。它是根据"经脉所过，主治所及"的理论来选择穴位，治疗疾病的，即某一经络或脏腑有病，便选用该经或该脏腑的所属经络或相应经脉的远部腧穴来治疗。如《四总穴》所说的："肚腹三里留，腰背委中求，头项寻列缺，面口合谷收"，就是对循经取穴的很好说明，临床应用非常广泛。②络脉取穴。根据菀陈则除之的理论，凡火热实邪、经络郁滞、痹阻所引起的病证，可用刺络脉出血，以泻其邪气。正如《灵枢·官针》所说："络刺者，刺小络之血脉也。"这种方法在临床的应用也较普遍，如目赤肿痛刺太阳、耳尖出血；咽喉肿痛刺少商、商阳出血；急性腰扭伤刺委中出血；面瘫在面颊内刺络放血等。

（2）循经的法则："凡刺之理，经脉为始"，国医大师、中国工程院程莘农院士曾指出，掌握经脉循行和病候归经在经络辨证中具有重要作用。"有诸内必形之于外"，任何疾病都以其一定的"病候"表现于外，"经络所通，病候所在，主治所及"，各经脉病候与其经脉循行特点密切相关。通过对病候进行分析，判断病在何经、何脏（腑），据此可进行处方配穴，或针或灸，或补或泻。虽然十二经脉病候与脏腑病候有很多相似之处，但十二经脉病候以经脉循行部位的病变较多，而脏腑病候则以内脏病变较多。如胸肺部胀满、咳喘、缺盆中痛、肩背寒痛、臑臂内前廉痛、口渴、心烦、恶寒发热、汗出等病候常从肺经论治。尽管十二经病候常有交叉，如心烦，见于手太阴肺经、足阳明胃经、足太阴脾经、足少阴肾经及手厥阴心包经病变，但可结合其他症状来判定。若其他症状为足少阴肾经病变，则心烦属足少阴肾经。将病候按十二经进行分类归经，结合其他辨证方法，就可以循其内外，以辨明病因、病位、病性而立法处方。程莘农院士强调，进行经络辨证时，除应重视十二经病候规律外，还应注意经脉循行部位的病变，尤其是局部的疼痛、发热等感觉变化和拘挛、屈伸活动转侧受限等功能障碍症状。如脾经通过腹部，故腹部胀满属脾。前头痛属阳明经，偏头痛属少阳经，头顶痛属厥阴经等，都是依据经脉循行路线进行经络辨证。“凡刺之理，经脉为始”，只有熟记经络循行才能循经取穴，辨证施治。

（3）重经络辨证：破译“是动”病与“所生”病内涵。

《灵枢·经脉》在详述十二经循行经路的基础上，以“是动”与“所生”为体例，有规律地反映了每一经脉由于病理变化所产生的若干病候，这一独有的病候体系，以其与经络循环息息相关、真实再现发病证候、指导临床确具卓效三大特点而一直作为针灸学科的奠基理论而著称。然而由于其年代久远，文意古奥，虽然历代医家从不同的师承传授和各自的医疗实践出发，对十二经候进行了多方面的疏注校释，但多“以字解字”，使学习者很难领会其实质。笔者针对《灵枢·经脉》“是动”病和“所生”病进行深入研究，反复探讨，结合大量临床研究，得出研究结果认为：“是动”病、“所生”病是一个广义的概念，是对十二经脉及其相联属脏腑由生理转变为病理后所产生的各种症状、体征、转变和转归的综合性记述，包括病因、病位、发病缓急、病程长短、标本、虚实、转归、预后。

国医大师、中国工程院石学敏院士认为，“是动”病多为实证、急性病，“所生”病多为里证、虚证，并将其理论长期应用和指导于临床，实践证明这一观点的科学性、准确性，是极有临床价值的新观点和新理论。

“是动”病多为实证、急性病。如手太阴肺经，“是动则病肺胀满，膨膨而喘咳，缺盆中痛，甚则交两手而瞀，此为臂厥。”这是一组正盛邪实之证，由肺气壅闭而致胸部满闷、咳声洪亮、频繁的剧烈咳喘，甚至缺盆部疼痛。如病情进一步发展，肺气不宣、精气不得上达于脑，可出现眼目昏花、视物不清，甚则昏厥的“瞀”的证候群。肺气闭塞，不得朝百脉，可出现上肢手臂厥冷、肤色变紫、无脉、手腕下垂。以上诸症，病因为外邪侵袭，病位在外在表，正气未虚，属阳热实证，发病急，病程短，如果能得到及时正确的治疗，一般预后是好的；“是动”病中也有急性发作的虚证，如手少阴肾经。“是动则病饥不欲食，面如漆柴，咳唾则有血，喝喝而喘，坐而欲起，目䀮䀮如无所见，心如悬，若饥状，气不足则善恐，心惕惕如人将捕之，是为骨厥。”这一组病症多为肾气亏损所致。其与“所生”病的区别之点在于，本组证皆为虚衰危急之象，反应强烈。以上分析说明，“是动”病除足少阴肾经外，一般多为外邪引起的急性病症，其病位浅，多在表、在气分，多为正盛邪实的实热之证，其症状表现多明显而强烈。

“所生”病多为里证、虚证。某些阳经的所生病为虚中夹实或外邪入里化热，但正气也同时受到了损伤。如手阳明大肠经的“目黄、口干、鼽衄、喉痹”是阳明之热证，但“目黄”“口干”已说明了津液的耗损；某些“所生”病仅表现为本经经络受阻，经气失调、阴阳不相平衡。

十二经脉的“是动”“所生”之间并非不相关的两个体系，而是按照一定规律相互传变的。一般“是动”病可因正气虚弱或邪气太盛，损及脏腑而转为“所生”病，其转归有二：一是病情加重，更损正气，如手太阴肺经“是动”病的“膨膨而喘咳”，为表实证，是疾病的早期，若损及肺、背二气，则发展为“所生”病的“咳、上气、喘喝”。二是病情减轻、邪减正虚而变为慢性阶段，如脾经“是动”病有“身体皆重”，是湿邪重着之证，损及脾阳，则转变为“所生”病的“体不能动摇，食不下”，是脾经的慢性阶段。

（4）对厥证概念的认识：对六经之“厥”的概念，应从文理和医理的结合去考虑，这六经之厥不是六经“是动”病诸证的归结性总论，而是“是动”病的病候之一。“是动”病、“所生”病、“厥”证的概念澄清后，国医大师、中国工程院石学敏院士结合现代临床实践对，每一条经脉的病症群进行剖析、划分，并与现代相关疾病进行了对照研究，科学地对十二经脉的病候体系进行了破译和阐发，确定了治疗大法和针灸处方，用之指导临床，尤其对于各种厥证（无脉症、大动脉炎）、痹证（坐骨神经痛、臂丛神经痛）、面瘫等经脉、经筋病变效果显著，发展了经络学理论。

经络的功能活动表现称为“经气”。经气来源于真气，真气来源于先天之元气，又依赖后天水谷精微之气的不断充养，是人体生命活动最根本的动力。一方面，经气推动气血在经脉中的运行，约束气血的运行轨道，调节气血的容量，对全身脏腑气血阴阳的协调平衡起着总领的作用。没有经络系统对全身的维系、协调和平衡，就不可能有机体正常的生命运动。另一方面，经气还表现为经络的“反应性”和“传导性”。针刺治疗刺激作用于气体，有隐性感传经气被激发，从而才能疏通经脉，通行周身，调节机体的阴阳平衡，促使生命有机体的功能活动向正常状态恢复，经络的反应性和传导性还表现在抵御外邪、传入疾病和反映疾病方面。由于经络内联脏，外络肢节，网络周身，因此，当人体正气充足时，经脉之气就能首当其冲，奋起抵御外邪的入侵；而当人体正气不足，抵抗力下降时，经络便会成为疾病的传入通路。邪气侵入人体，通过经络的传导由表向里、由浅入深，传入内脏，并且还会通过经络系统影响到人体的其他部分。另一方面，脏脏病变有时也会通过经络传出体表，在体表某些部位出现压痛、结节、隆起、凹陷、充血等反应，这类反应常可用以帮助诊断有关内脏的疾病，因此说经络又有诊断疾病的作用。

总之，经络的功能包括沟通内外，联系全身，运行气血，平衡于阴阳；传导感应，反映症候；调节腑脏，抗御病邪等。

二、皮部理论

多功能套针疗法刺在皮下，作用于皮下组织，讨论其作用机制就一定不能脱离中医针灸学的皮部理论。

十二皮部，是十二经脉功能活动反映于体表的部位，也是络脉之气散布之所在，正如《素问・皮部论》所说：“凡十二经络脉者，皮之部也。”又说：“皮有分部。”表明十二皮部是十二经脉的体表分区，是机体的卫外屏障。当机体卫外功能失常时，病邪可通过皮部深入络脉、经脉以至脏腑。诚如《素问・皮部论》所说：“皮者脉之部也，邪客于皮则腠理开，开则邪入客于络脉，络脉满则注于经脉，经脉满则入合于脏腑也。”

同时，有诸内必形之于外，当机体内脏有病时，亦可通过经脉、络脉而反映于皮部，可用来诊断和治疗疾病。临床上采用的皮肤针、腕踝针、灸法等治疗手段，都是基于皮部理论来指导应用的（图 2–3–2）。

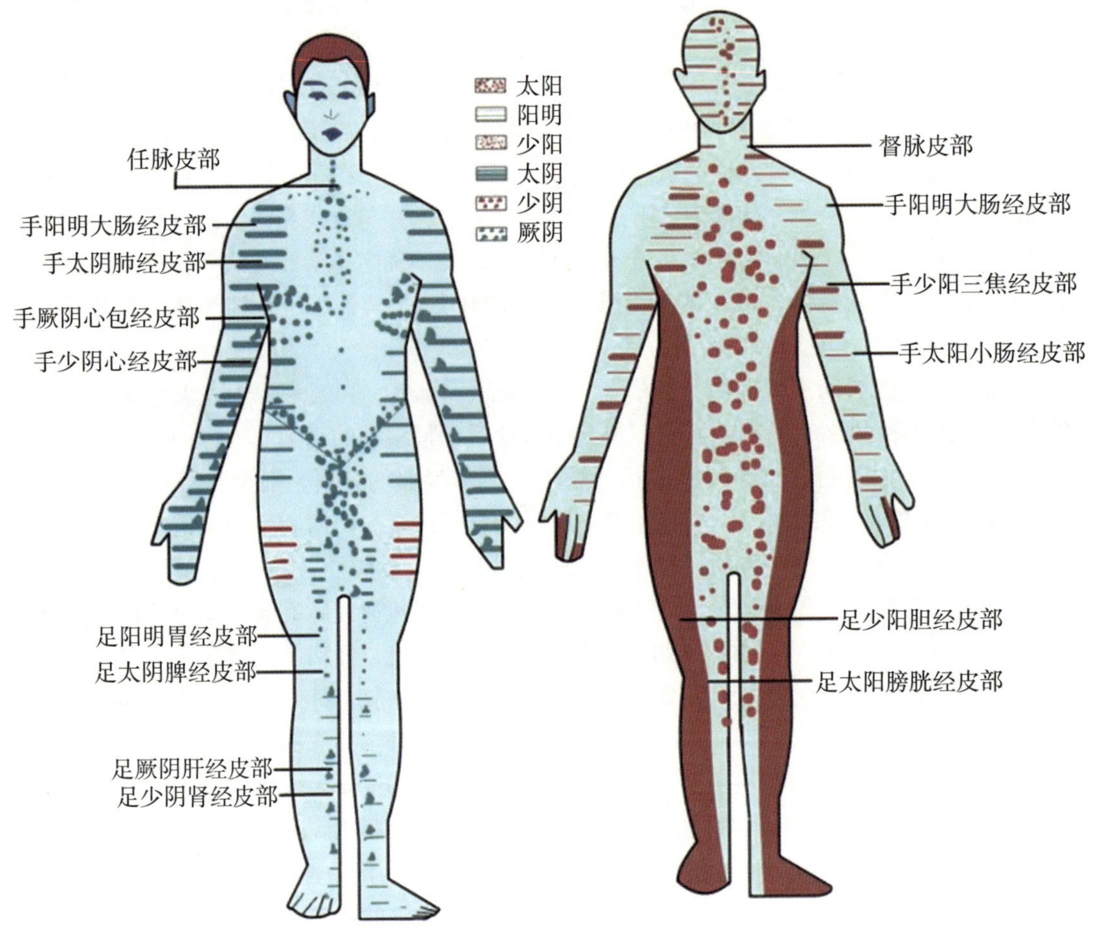

图 2–3–2 皮部示意

（一）皮部取穴原理

根据“凡十二经络脉者，皮之部也”“欲知皮部，以经脉为纪”的理论，经络或脏腑有病时，可取治于皮部。这就是说十二皮部是十二经脉循行和反映的部位，其分布在体表。内脏或经络有病时，可反映到皮部，表现为压痛、硬结，或色泽的变化等，可在皮部进行治疗。换句话说，十二皮部区域的划分，是以各经脉及该经所属经络在体表的分布范围为依据的。但在分布形式上，皮部与经脉、络脉有所不同。经脉呈线状循行，络脉呈网状散布，而皮部则重于“面”的划分，完全分布在体表浅层，覆盖周身，范围比经脉更广大，结构比络脉更致密，故而成为机体与外界接触的天然屏障。这些就是皮部的基本特点。

（二）皮部与机体

十二皮部在生理上与五脏六腑、十二经脉、气血营卫有密切的联系，在病理上易相互影响。《素问·刺热》云："肝热病者左颊先赤，心热病者颜先赤，脾热病者鼻先赤，肺热病者右颊先赤，肾热病者颐先赤。"《灵枢·论疾诊尺》云："手所独热者腰以下热，肘前独热者膺前热，肘后独热者肩背热，臂中独热者腰腹热……鱼上白肉有青血脉者，胃中有寒。"又云："尺脉滑而泽脂者风也，尺肤涩者风痹也，尺脉粗如枯鱼之鳞者，水泆饮也……"这些都是疾病在皮部的反应，说明了五脏六腑及相关病症与皮部有密切关系。

运用多功能套针刺激皮肤上的某点后，虽然患者无酸麻胀沉等得气感，医生也无指下沉紧感，但针在皮下 2 ～ 3mm，大幅度弧形摇摆，刺激量大，加之留置于皮下的软管可保持长时间的刺激，其实也属于一种"隐性循经感应现象"，因为针刺本身是会有感觉的，只不过由于刺得浅，针尖透皮后感觉不明显或无明显感传线，但这种刺激信息仍能沿着经脉循行趋向病变部位，从而起到治疗作用，甚至针入即效，说明这种治疗方法足以振奋皮部之经气，从而推动体内气血运行，使阴阳协调，达到治疗的目的。无感觉，并不等于说不得气，只是得气不通过针感表现出来。

多功能套针疗法在皮下进针，不深入肌层，进针点在病痛部位周围，力专效宏。《素问·汤液醪醴论》讲："夫病之始生也，极微极精，必先入结于皮肤。"近治原理是根据每一腧穴都能治疗所在部位的局部和邻近部位的病症这一普遍规律提出的，多用于治疗体表部位明显和较局限的症状。如鼻病取迎香，口㖞取颊车、地仓，胃痛取中脘等，皆属于近部取穴，符合近治原理，这在传统针灸临床中运用广泛，历代医家积累了丰富的经验。多功能套针疗法符合这个原理。

《黄帝内经》选穴以"以痛为输"为基本法则。多功能套针疗法进针点的选择并非"以痛为输"，像阿是穴那样选在病痛局部，而是在痛点周围，但两者有相似的地方，都是以病痛的部位为选择进针点的根据。《素问·刺齐论》指出："刺皮无伤肉者，病在皮中，针入皮中，无伤肉也。"多功能套针疗法的最大特点是沿经络皮下进针，不要求得气；痛苦小，不伤及组织器官；近部选进针点：这三点在《黄帝内经》中均有呈现。

《素问·阴阳应象大论》说："西方生燥，燥生金，金生辛，辛生肺，肺生皮毛，皮毛生肾。"此外，《素问·五运行大论》中也记载了同样的内容。《阴阳应象大论》主要用阴阳五行阐明人体的生理、病理及辨证论治的原则，正如马莳说："此篇以天地之阴阳，万物之阴阳，合人身之阴阳，其象相应。"《五运行大论》则主要阐明金、木、水、火、土五运之气的运动变化对人体和万物的影响。

（三）皮毛腠理与肾

浮刺的部位在腠理，卫气行于腠理，其性慓疾滑利，有通经止痛的作用。腠理中有津液，而且腠理是津液转化为营血的交接点，通腠理可以激发组织器官的自愈功能，促进病症的恢复。此外腠理中还有元气，可激发腠理的种种功能。元气藏于肾中，所以肾与腠理有密切的关系。

1. 生理上的联系

肾有滋养润泽皮毛的功能。肾藏精，化生元气，元气能够促进激发人体的生长发育、生殖功能和脏腑组织器官的功能活动，能够促进气血津液的生成。气血充足，上荣头面，外荣腠理皮毛，肾气充足，元气旺盛，则皮毛光泽，能发挥正常的生理功能。

肾气虚弱则皮毛焦枯、晦暗，缺乏光泽，正如《素问·上古天真论》说："女子七岁，肾气盛，齿更发长……四七筋骨坚，发长极，身体盛壮，五七阳明脉衰，面始焦，发始坠……""丈夫八岁，肾气实，发长齿更……五八肾气衰，发坠齿槁。六八阳气衰竭于上，面焦，发鬓颁白……"两段经文说明皮毛随着肾气的盛衰而变化。

经络联系：在中医理论中，肺主皮毛，肺属金，肾属水，金生水，说明肺与肾属于母子关系。这种五行生克的母子关系与经络有密切关系。《灵枢·经脉》说："肾足少阴之脉，起于小趾之下，斜走足心，出于然谷之下……上股内后廉，贯脊，属肾络膀胱；其直者，从肾上贯肝膈，入肺中，循喉咙，夹舌本。"肺与肾的母子关系间接说明了肾和皮毛的关系。

卫气运行的联系：卫气有调理、濡养皮毛腠理的作用，《灵枢·本脏》说："卫气者，所以温分肉，充皮肤，肥腠理，司开阖也。"所以腠理皮毛需要卫气的温润和调养。但卫气源于下焦肾，正如《灵枢·营卫生会》说："营出于中焦，卫出于下焦。"

卫气的运行源于肾气：卫气的运行白天行于阳，人寤行于阳，人寐则行于阴，行于阳即行于体表手足三阳经；行于阴即行于五脏。

《灵枢·卫气行》专篇论述了卫气的昼夜运行路线："是故平旦阴尽，阳气出于目，目张则气上行于头，循项下足太阳……其始入于阴，常从足少阴注于肾，肾注于心，心注于肺，肺注于肝，肝注于脾，脾复注于肾为一周。"卫气昼行于阳分，始于足太阳经之睛明穴而出于目，由足太阳经交手太阳经，再交接足少阳经，再交接手少阳经，再交接足阳明经，再交接手阳明经，足阳明经在足部入足心的足少阴经，即卫气行于六阳经之后入足少阴经，是为一周；夜则行于阴分，始于足少阴经以贯五脏，其行以相克为序，从肾、心、肺、肝、脾，相传一周复注于肾，阴尽阳出，又复出于目。昼行于阳，二十五周，夜行于阴，二十五周，昼夜共行五十周。所以卫气运行始于肾而终于肾，因为肾主元气隶属于下焦，故曰卫气出于下焦。卫气在肾中元气的促进和激发下运行于五脏，一方面加强五脏的功能，另一方面吸取五脏的精华，运行于腠理皮毛，行气体交换，吸收大气中的清气，排出废物，与五脏的精华相结合，再入注于肾，滋养肾精，所以说"皮毛生肾"。

2. 病理上的联系

西医的肾与中医的肾不同，但西医的肾包含在中医肾的功能范围之内。根据报道，慢性肾衰竭的患者，70%～90%患有不同程度的皮肤瘙痒，接受血液透析患者的发生率为78%～85%，说明了肾和皮肤腠理有着内在的联系。

另外许多慢性皮肤病与肾也有密切的关系，如雀斑、黄褐斑等病症主要与内分泌有关，与荷尔蒙失调有关；还有许多慢性皮肤病如银屑病、硬皮病、红斑狼疮等多与肾有密切关系，临床上从肾治疗往往能取得良好效果。

3. 肾的病症从皮肤腠理进行治疗

许多肾的病症也可以从皮肤腠理入手进行治疗。例如水肿病在肾，因为“肾主液”，其中风水多由于感受外界风寒邪气，肺失宣发和肃降，水道不通，在治疗时多用宣肺和利尿的方法，在《金匮要略·水气病脉证并治》中提出了利尿和发汗是治疗水肿的两大原则：“诸有水者，腰以下肿，当利小便，腰以上肿，当发汗乃愈。”

再如肾主生殖，对于生殖系统病症也可从皮毛腠理进行治疗。如羌活属于辛温解表药，宋逸民医师总结宁波宋氏妇科经验，发现羌活具有发越肾中阳气、促使卵泡发育、改善排卵障碍等作用，对不孕症有较好的效果。

大家都知道至阴穴有帮助孕妇转胎的功能；昆仑穴可治疗难产、胞衣不下的作用，且孕妇禁针。梅花针叩刺腰骶部足太阳经和经穴，可治疗生殖泌尿系统疾病等。这些部位和穴位均属于足太阳经，太阳经主表，为一身之外藩，从太阳经的治疗上也说明了皮毛、腠理和肾的关系。

元气藏于肾中，正如张仲景在《金匮要略·脏腑经络先后病脉证》中说：“腠者，是三焦通会元真之处，为血气所注；理者，是皮肤脏腑之纹理也。”

所以针刺腠理可以通过元气激发卫气、营血、津液的功能，促进人体的自我修复功能，使病症较快获得好转。

三、十二经筋

（一）对经筋的基本认识

十二经筋是十二经脉之气结聚散络于筋肉关节的体系，是十二经脉的外周连属部分，其名称首见于《灵枢·经筋》篇。“筋”的含义，《说文解字》释为“肉之力也”，意指能产生力量的筋肉。经筋就是机体筋肉系统的总称，隶属于正经，为十二经脉在肢体外周的连属部分，故按十二经脉的循行部位予以分类。每一条经筋主要联系同名经脉循行部位上的若干肌肉群，而与脏腑没有属络关系（并非不入脏腑），故仅以十二经脉之意按手足、阴阳命名，而不冠以脏腑名称。

从经筋的分布和联结的情况来看，经筋同肌肉系统的关系是很密切的。《素问·痿论》说：“宗筋主束骨而利机关也。”说明经筋的作用是联结筋肉，约束骨骼，利于关节的屈伸活动，以保持人体正常的运动功能，主要补充了经脉在体表循行的不足。

经筋还包括部分神经，如《灵枢·经筋》篇说：“手太阳之筋……弹之应小指之上。”后世解释则更为明确具体，谓手太阳之筋“结于肘下锐骨之后，小海之次，但于肘尖下两骨罅中，以指捺其筋，则酸麻应于小指之上，是其验也”。这与现代刺激尺神经干的反应完全一致。《灵枢·经筋》曰：“足阳明之筋……其病……卒口僻，急者目不合，热则筋纵，目不开。颊筋有寒，则急引颊移口；有热则筋弛纵缓不胜收，故僻。”这与现代面神经瘫痪的临床表现相似。这部分经筋病变，表明了经筋与周围神经系统存在一定的关系。另如《灵枢·经筋》曰：“足少阳之筋……左络于右，故伤左脚，左右不用，命曰维筋相交。”说明古人已认识到一侧颅脑病变，可表现为对侧肢体的不用，与现今中风等病变的临床表现相似。可见经筋与中枢神经病变也有一定关系。

目前公认的看法，从我国的各种字典、词典（包括《词源》、《辞海》等）对“筋”的认识，都未脱离《说文解字》的基调，认为经筋相当于现代解剖学中的肌肉、肌腱、韧带等组织结构。例如《辞海》释为“大筋、小筋、筋膜”（包括韧带、肌腱等）。《说文解字》对“腱”的解释为“筋之本也”。经筋所包含的组织结构远不止这些，还应包括诸如肌肉、骨骼、皮下脂肪、内脏系膜、内脏平滑肌甚至部分神经组织。

综上所述，经筋是指四肢、躯干部与十二经脉密切相关的皮下浅深筋膜、肌肉、肌腱、韧带、关节囊、滑膜囊、椎间盘、神经等组织的总称。十二经筋是在十二经脉循行分布的基础上，连属肌肉、肌腱、韧带、筋膜、椎间盘及部分神经等组织，在卫气为主的经气濡养下，向心性循环，分布于四肢、躯干、头面九窍及胸腹腔等部位，以发挥其综合的生理效应；其分布部位、生理病候均属筋肉体系，又与十二经脉唇齿相依，故称十二经筋。

（二）经筋的理论依据

在《灵枢·经筋》篇中，每一条经筋都有具体的病候记载。综合而论，十二经筋的病候多表现为肌肉、肌腱、关节、韧带及内脏系膜等组织在感觉、运动方面的功能失常。例如手阳明筋病“肩不举，颈不可以左右视”，足太阳筋病“脊反折，项筋急，肩不举”，足少阳筋病“伤左角，右足不用”，足少阴筋病“腰反折不能俯”，足厥阴筋病“阴器不用”等，均与现代临床中的肌肉风湿、关节炎症、软组织损伤，以及运动系统、神经系统疾病引起的肌肉、筋脉的拘挛、强直、抽搐或弛缓、麻痹、瘫痪等极为相似。

《灵枢·经筋》篇还说：“经筋之病，寒则（反折）筋急，热则筋弛纵不收，阴痿不用，阳急则反折，阴急则俯不伸。”《素问·生气通天论》说：“湿热不攘，大筋软短，小筋弛长，软短为拘，弛长为痿。”讲的就是十二经筋病候的主要特点。而其中绝大部分病候都是多功能套针疗法的适应证。

《灵枢·经筋》篇对经筋为病提出了“以痛为腧”的选穴方法。所谓“以痛为腧”，既泛指病变之所在，包含局部取穴之义。如经筋的病候，多表现为拘挛、强直、抽搐、疼痛、弛缓、瘫痪等，在治疗上多以局部取穴为主，即在病变部位取穴，或寻找压痛点（所谓“以痛为腧”的阿是穴），进行针刺治疗。“以痛为腧”还包括以痛点为基准进行取穴的意思，比如与痛点左右对称取穴、上下前后对应取穴等。与痛点左右对称取穴可回归到《黄帝内经》的“谬刺”法、“巨刺”法；而上下、前后对应取穴则合乎传统针灸学“病在上取之下、病在下取之上”之理，以及诞生于20世纪70年代的生物全息论。

从经筋的组织结构、病理反应和治疗原则、选穴方法来看，皆同查找压痛点、确定进针点、浅刺皮下筋膜息息相关。

1. 阿是穴（疼痛点）

在《灵枢·官针》中讲，浮刺者“以治肌急而寒者也”。《说文解字》言：“筋者，肉之力也。”意思是说“筋”是肌肉的总称。筋急即指筋肉拘紧、痉挛、挛缩。浮刺法主要是治疗肌腱、肌肉及其联结的关节病症，这些部位的病症属于经络中的经筋系统，经筋的病症主要以肌肉关节的疼痛为主。

手阳明经筋主病：“当所过者支痛及转筋，肩不举，颈不可左右视。”

手太阳经筋主病：“小指支，肘内锐骨后廉痛，循臂阴，入腋下，腋下痛，腋后廉痛，绕肩胛引颈而痛。”

手少阳经筋主病：“当所过者，儿支转筋，舌卷。”

太阳经筋主病：“其病小趾支跟肿痛，腘挛，脊反折，项紧急，肩不举。”

手太阴经筋主病：“所过者支转筋痛，其成息贲者，胁急、吐血。”

足太阴经筋主病：“足大趾支内踝痛，转筋痛，膝内辅骨痛，阴股引髀而痛，阴器纽痛，上引起脐，两胁痛引膺中，脊内痛。”

……

总之，经筋的主要病症是肌肉、肌腱、关节的病症，治疗的方法可遵照《灵枢·经筋》所说：“以痛为输。”“以痛为输”的“输”可以理解为“阿是穴”。阿是穴的表现多种多样，如疼痛点、压痛点、反应点、敏感点、结节、条索等。浮刺的方法应宗“浮刺者，傍入而浮之”，即在阿是穴的旁边刺入，然后行苍龙摆尾手法。所以说阿是穴是浮刺治疗的靶点，也是浮刺临床常用的穴位。

2. 结节、条索

经筋病症除了疼痛点之外，常常伴有结节或条索，或仅有结节、条索而无痛感，当检查按压时才触及结节条索和疼痛感，这可能是病变的反应，或由于气血不通，蕴结而成。

《灵枢·官针》曰：“经刺者，刺大经之结络分也。”即在经络气血结聚的部位针刺，正如张景岳所说：“刺结络者，因其结聚而直取之。”

《灵枢·周痹》曰：“故刺痹者，必先切循其下之六经，视其虚实及大络之血结而不通……而调之，熨而通之，其瘛坚转引而行之。”

例如：

颈椎病可在颈椎 5-6 椎旁、肩胛骨内侧角触及结节或条索。

肱二头长头腱鞘炎可在结节沟触及条索。

肱二头短头肌腱炎在肩胛骨喙突可触及压痛和结节。

臀上皮神经卡压综合征在居髎、中渎、风市等部位可触及结节和条索。

腰痛可在足太阳经关元俞、合阳穴等处触及条索和筋结。

3. 病变部位

在病变的部位或病变的附近选取治疗点也是常用的方法。

例如：

冈上肌腱炎常取巨骨、臂臑治之。

网球肘取手三里治之。

腕管综合征常取大陵治之。

骶髂关节病常取关元俞、八髎治之。

膝关节骨性关节病常取鹤顶、梁丘、膝阳关治之。

足跟痛常取申脉、京骨或照海、然谷治之等。

4. 浮刺穴位的组合

浮刺的理论基础是经筋体系，而经筋是经络体系中的一部分，所以浮刺法的配穴也离不开经络配穴的原则。

20 世纪以程莘农、杨甲三为首的针灸大师根据历代针灸大家的治疗经验，总结出局部取穴、邻近取穴、循经远端取穴是针灸临床选取穴位的三大规律，在临床上采用浮刺法时也遵循这一规律。

例如：

颈椎病引起的项背痛、上肢疼痛麻木，取颈百劳、曲垣、手三里浮刺之。颈百劳位于病变部位；曲垣位于斜方肌、冈上肌边缘，可触及结节或条索，属于邻近取穴；手三里位于桡侧腕长短伸肌、旋后肌的边缘，属于循经远端取穴。一般先浮刺颈百劳、曲垣穴，可获得显效，再浮刺手三里，疼痛可减少 90% 左右或更多。

肩周病常选取秉风穴和手三里。秉风位于斜方肌边缘，属于局部取穴；手三里属于循经远端取穴。

腰痛常选取夹脊穴和合阳。夹脊穴位于竖脊肌的边缘，取夹脊穴属于局部、邻近取穴；合阳穴为足太阳经穴，位于腓肠肌内外侧头和比目鱼肌相汇合的凹陷处，取合阳穴属于循经远端取穴，对治疗腰痛有很好的效果。

臀上皮神经卡压综合征常取 L1–2 夹脊穴、阿是穴，属于局部、邻近取穴；再浮刺中渎，属于循经远端取穴。

综上所述，浮刺的理论基础是经筋理论；浮刺的穴位主要是阿是穴、结节或条索、病变部位；浮刺穴位的组合遵循局部取穴、邻近取穴和循经远端取穴的三大规律。

（三）经筋循行

1. 经筋分布于体表，入体腔而无属络脏腑

《灵枢・经筋》在讲躯干内外联系时，采用了系、属、布、散、聚、着、夹、贯、合、抵等词描述其分布特征。

例如：

足少阳之筋……其直者，上乘眇季胁。上走腋前廉，系于膺乳，结于缺盆。

足阳明之筋……上循胁，属脊……聚于阴器，上腹而布。

足太阴之筋……聚于阴器，上腹，结于脐，循腹里，结于肋，散于胸中；其内者，着于脊。

足太阴之筋……结于阴器，循脊内夹膂。

手阳明之筋……夹脊。

手太阴之筋……下结胸里，散贯贲，合贲下，抵季胁。

手心主之筋……结腋下，下散前后夹胁；其支者，入腋，散胸中。

手少阴之筋……夹乳里，结于胸中……下系于脐。

2. 经筋循脊夹膂，与体腔脑窍有关

一旦经筋受损，即可出现相应的脊柱病变，久之可影响体腔脏腑，甚至脑窍等脏器。正如《灵枢·经筋》记载的那样："经筋之病……阳急则反折，阴急则俯不伸。"以及"足太阳之筋……脊反折，项筋急""足少阳之筋……腘筋急，前引髀，后引尻""足太阴之筋……脊内痛""足少阴之筋……在外者不能俯，在内者不能仰。故阳病者腰反折不能俯，阴病者不能仰""手阳明之筋……颈不可左右视也"等。脊柱及脊柱相关性疾病是临床经筋病中最为常见、多发的病症，因此，掌握经筋与脊柱的生理关系，为套针治疗脊柱及脊柱相关疼痛疾病和非疼痛性脏腑疾病，提供了重要理论依据。

（四）经筋与脏腑的关系

经筋因入体腔而不属络脏腑，故不似经脉，与脏腑般的关系密切，但经筋有赖于脏腑化生的气血津液的濡养而发挥"主束骨而利机关"的作用。经筋深入体腔，对内脏器官的相对稳定、气机顺畅具有一定作用，故经筋与脏腑也有一定关系。

1. 经筋与肝的关系

经筋与五脏关系中最为密切的是肝。

其一，肝主筋。《素问·宣明五气》曰"肝主筋"，是指筋受肝血所养而用。故有"肝之合筋也"(《素问·五脏生成》)、"肝者……其充在筋"(《素问·六节藏象论》)、"食气入胃，散精于肝，淫气于筋"(《素问·经脉别论》)、"脏真散于肝，肝藏筋膜之气也"(《素问·平人气象论》)之说。

其二，肝藏血，是指肝具有贮藏血液、调节血量的功能。肝将脾胃化生的血贮藏起来，以备机体应急所需，故肝有"血库"之称；同时肝在机体应急之时，可调节分配血量，以供机体各部不同的需要。

其三，肝主疏泄，是指肝能使机体气机保持通畅，在内使脏腑气机升降有度；在外使气血运行，津液输布，阴阳协调。

其四，病理情况下，肝病及筋，筋病也可及肝。如《素问·气厥论》曰："脾移寒于肝，痈肿筋挛。"《素问·五脏生成》曰："肝气热，则胆泄口苦筋膜干，筋膜干则筋急而挛，发为筋痿"。

2. 经筋与脾胃的关系

脾胃为后天之本，主要是指其有"主运化"的功能，包括运化水谷与运化水液。正如《素问·经脉别论》曰："饮入于胃，游溢精气，上输于脾。脾气散精，上归于肺。"

3. 经筋与肺的关系

肺主气、司呼吸，是指肺通过呼吸吸入自然界之清气，与脾胃化生的精气汇聚于肺，形成宗气，是人气之本，正如《素问·六节藏象论》曰："肺者，气之本。"

4. 经筋与肾的关系

肾藏精，精是人体生命活动的最基本物质，其来源于父母，得后天水谷精气的充养，主宰人体的生长、发育、生殖。而筋属机体的一部分，司肢体运动，如肾精不足，同样会影响筋的生长、发育。正如《素问·上古天真论》曰:“女子……四七，筋骨坚”,“丈夫……三八，肾气平均，筋骨劲强……四八，筋骨隆盛，肌肉满壮……七八，肝气衰，筋不能动”。

5. 经筋与心的关系

心为五脏之首，主血脉，与经脉关系密切，而经筋与经脉唇齿相依，心气足则脉道通畅，经气旺盛，营血盛于脉中，卫津充于脉外，各司其职。

(五)经筋、皮部与经络系统

人体脏腑、四肢、皮毛、肌肉、血脉等组织与器官，都具有各自不同的生理功能，它们之所以能够进行有机的整体活动，主要就是依靠经络在其间进行密切联系，保持机体的相对平衡与协调。同时，维持机体生命活动的营养物质，必须通过经络的运行，输送到全身各个组织器官，才能使组织器官进行正常的生理活动。

经络中的经脉、经别与奇经八脉、十五络脉，纵横交错，入里出表，通上达下，联系人体各脏腑组织。经筋、皮部联系肢体筋肉皮肤，浮络和孙络联系人体各细微部分。这样，经络将人体联系成了一个有机的整体。套针主要是通过沟通经络系统中经筋、皮部与经脉、络脉、经别的联系而对整个机体产生作用。经筋与皮部并不具有经脉、络脉运行气血的作用，但在几何分布特征上与又有经脉十分接近。

十二经筋是12条循行路线与十二经脉十分接近的筋肉联系，这些筋肉接受相应部位经脉的气血滋养，其走向皆起于四肢指爪之间，在踝、腘、膝、臀等处结聚，最后终结于头面，不入脏腑。

十二皮部是全身体表皮肤按十二经脉分布划分的12个窄长的皮肤区域，它也接受十二经脉的气血灌注，并将十二经脉的功能活动反映到体表，是观察经脉状态的窗口。

1. 经筋的生理功能与病理表现

经筋是对沿人体运动力线分布的大筋、小筋、宗筋、缓筋及维系各条经筋的人体肌肉、韧带、筋膜等组织和功能的概括，十二经筋起于四末，终于头身，为诸筋的主干。十二经筋的线性分布，集中反映了各线上的肌肉、韧带在生活中完成某种相应运动将要涉及的系列组织，是对完成某种生理活动的系列筋肉组织的概括，也是非生理活动时，对筋肉损伤及损伤扩延的规律性概括。

经筋是庞大的软组织结构平衡体，是一个大系统。经筋内藏经络、神经、血管、淋巴等系统，其功能主要是连缀四肢百骸，约束骨骼，主司关节运动。十二经筋若是出现了拘急或是弛纵，不仅会导致关节、肌肉痉挛疼痛，还会导致内部脏腑功能受到影响。

首先，经筋主要对关节屈伸和肢体运动起作用，故其病候主要表现在运动方面，如局部或全身的肌肉拘急、抽搐、强直、弛缓性瘫痪不用、疼痛等(面瘫、三叉神经痛、腰腿痛等)。

其次，经筋还联系到有关内部脏腑器官，可出现相应症状，如耳痛耳鸣、视力减退等五官科疾病，心悸、胃痛、泄泻、冠心病等内科疾病，以及痛经、月经不调、不孕症、小儿遗尿等妇儿科疾病，这是由于耳部、眼部或胸膈部的经筋牵涉所致。所以，临床上很多内外科、妇儿科疾病从十二经筋入手进行预防和治疗，都能取得不错的效果。

经筋功能的强弱，经筋易罹病部位的病损，经筋肌腹的保护性痉挛所引起的病痛，不仅反映了局部的损害，而且会反映内脏的病损。

外力的打击，自身动力性或静力性劳损，均可造成肌附着骨端的应力点处的损伤。气血溢于脉外，津液涩渗聚沫，留滞而不通，不通则引起痹痛，由此反映出相关部位受损的信息。

2. 皮部的生理功能与病理表现

皮部不只是体表的分区，还可以是反映疾病和接受治疗的门户。外邪从皮部通过经络可影响脏腑，十二经皮部就是十二经脉在体表的反应区。脏腑经络的病变可以在人体相应的皮部反映出来，如面部是肺、胃经的皮部，阴部是肝、肾经的皮部，胁部乃肝、胆经的皮部，背腰部是膀胱经的皮部，胸腹部是肾、胃经的皮部等。

人体体表之皮部按十二经脉循行分布之部位划分为十二皮部，又因为皮部是“卫气之所留止，邪气之客也，针石缘而去之”，“审察卫气，为百病母”。而皮内针、皮下针、皮下留置针、腕踝针、埋线针等治疗手段可以通过对皮部的干预使邪有去路。皮部理论为套管针的治疗提供了理论支持。

《素问·皮部》说：“皮者，脉之部也，邪客于皮则腠理开，开则邪入客于络脉，络脉满则注于经脉，经脉满则入舍于腑脏也。”说明了皮肤、络脉、经脉、腑、脏之间是有联系的，病邪可依皮、络、经、腑、脏的层次逐步深入。因此，通过对皮部进行诊察和施治可推断和治疗内部的疾病。

皮部是医者“审、切、循、扪、按”之所在，《灵枢·本脏》曰：“视其外应，以知其内脏，则知所病矣。”观察皮肤和皮肤表面浮络的色泽变化是中医望诊的一项重要内容。《灵枢·五色》篇专论观察面部一定部位的色泽变化来诊断疾病，如“青黑为痛，黄赤为热，白为寒”等。《素问·经络论》还提到五色与五脏的对应关系，即“心赤、肝青、脾黄、肺白、肾黑”。近代，在皮肤诊色的基础上，又发展了通过观察皮肤丘疹、皮下结节、皮肤感觉及皮肤导电量的变化来诊断疾病，这是皮部理论应用的新发展。

（六）中医美容脏腑理论

宋代《圣济总录》中提到“驻颜色，当以益气血为先，倘不如此，徒区区于膏面染髭之术，去道远矣”，就是说想要美容驻颜，延缓衰老，首要是补益气血，调理脏腑，如果只是在表面做一些涂脂抹粉、修修补补的工作，那么其实是本末倒置，与中医美容的追求相去甚远，这句话其实道出了我们所讲的中医美容的核心思想。中医美容的着眼点，不仅仅是表面，最重要的是在于内在脏腑的调顺，也就是我们所要讨论的中医美容和脏腑的关系。脸是脏腑的镜子，中医美容脏腑理论，其实就是中医理论的解剖学。

何为中医理论的解剖学呢？中医认为人体是以五脏为中心的有机整体，五脏与六腑之间、五脏自身之间、六腑自身之间，都通过经脉气血相互联系、相互协调，完成人体的生命活动。

脏腑作为人体气血生化的源泉，通过经络将气血津液送达到人体肌表，外在的孔窍，因此人的外在形体容貌可以说是内在脏腑功能的反映。脏腑功能强大，形体容貌就健美，形神兼具，健康长寿；脏腑功能低下，就会导致相应的容貌形体的疾病表现，还可能出现早衰短寿等现象。

相应地，从人的外在容貌形体神气的变化，也可以推断一个人内在的脏腑功能正常与否，这种司外揣内的诊断方法就是具有中医特色的诊断方法，也是中医美容的独特方法。

首先，我们要了解五脏是什么。心、肝、脾、肺、肾，与西医的解剖脏器名虽然一致，有类似的地方，但在功能上还是有一定区别的，在学习中医脏腑理论前我们一定要明确，此心、肝、脾、肺、肾是中医的解剖学概念，与西医概念有重叠，但是也有区别。

1. 心

五脏当中首先是心，与美容密切相关，因为心为五脏之首，君主之官，中医的脏腑生理学认为心有主血脉和主神明的功能，这一点与西医学对心的认识类似。现代解剖学将心脏归属为循环系统的主要脏器，心是泵血的器官，心脏的正常跳动，保证了人体的正常血供，血液为机体提供营养和氧气。那么这一点呢，和中医心主血脉的观念是很类似的。中医美容认为心主血脉，其华在面，心气充盛则血脉通畅，面色红润有光泽；心气不足，则面色苍白，少气懒言，神疲乏力，类似早期心力衰竭的表现；心血不足呢，人就会面色无华而没有光泽，出现类似于贫血貌的苍白，面容没有美感。心血瘀阻，患者不仅表现为胸闷胸痛等心胸不舒，也可能表现为面色晦暗。心火上炎，患者可能会出现面红长疥、口舌生疮等损容性疾病。

此外，心还主神明，中医的神有狭义和广义之分。狭义的神，是指人的精神意识思维活动，是高层次的脑力活动；广义的神，则是人体生命活动的外在表现，就是我们经常所说的“精气神”的神，它实际上是一种人的生命力的表现，有活力的表现。中医一贯强调的美，都是形神俱佳的，也就是说，健美的形态和良好的精神面貌要同时兼备，这个神主要来源于心脏功能的正常。

2. 肺

肺与美容的关系，主要体现在肺宣发肃降、通调水道的功能和肺主皮毛的功能。中医认为肺的生理功能就是能够将人体之气宣发于体表的肌肤，使皮肤的腠里致密，毛窍的汗出正常，皮肤温暖，能够抵御外界气候寒暑的变化，同时能防止外界六淫邪气的侵袭；同时肺为水之上源，与中焦的脾、下焦的肾和膀胱还有三焦的水道一起，调解人体一身津液的输布，使津液能够布散到全身，保持皮肤的润泽和光滑。

因此肺气不足或者肺气郁闭，都会导致皮肤皮毛的失养，出现皮疹、出汗异常等问题，身体体温调节功能差、不耐寒暑等，既怕冷，又怕热，甚至出现一些皮疹瘙痒、荨麻疹等损容性疾病，或者生冻疮；轻一点的，皮肤津液不足，会出现皮肤干燥脱屑、异常的干纹细纹、早发的松弛，甚至毛发没有光泽、枯槁。

肺经风热，肺开窍于鼻，感受风热外邪，会导致粉刺、痤疮、黑头等损容性疾病。

3. 脾

脾也是人体重要的一个脏器，中医认为脾为后天之本，气血生化之源，脾主运化水湿，中医认为脾能够将人体从外界摄入的水谷转化为精微气血，运化到全身，所以脾被称为人的后天安身立命之本，脾胃的运化功能正常，人就会面色红润、肌肉饱满、容光焕发，相反就有可能面黄肌瘦、神疲乏力，因为气血不足，肌肉也会很松弛，口唇色淡不华。脾主运化水湿，水湿代谢异常会导致出现一些水湿停聚的皮肤疾病，如眼睑的水肿或者是面部的水肿，还有痰湿积聚的肥胖、高血脂等，中医认为这些都属于痰浊膏脂类疾病。水湿在体内郁积日久，会聚而生热成为湿热，导致湿疹、痤疮、酒渣鼻等皮肤疾病。

4. 肝

五脏之中，肝与美容的关系尤为密切，因为中医认为女子以血为本，而肝藏血，同时肝主疏泄，还开窍于目，那么如果肝藏血的功能失调，面容缺乏肝血的濡养，就会表现为形容憔悴枯槁、须发早白，甚至面部的黄褐斑（因为其与肝的功能有关，因此又被称为肝斑）。肝主疏泄，是指肝为将军之官，五行属木，性喜条达，需要疏通顺畅，如果肝郁气滞，那么患者可能会情志抑郁不疏，愁容满面。

肝郁化火，人就容易烦躁易怒，还有可能导致内分泌的失调，而内分泌失调是导致诸多损容性疾病的最重要的原因。此外肝开窍于目，肝血充盈，双目就会明亮有神，转动灵活；肝血不足，则双目无神，而且会生眼病。

此外，肝主筋，其华在爪，肝血充足则人的爪甲就红润饱满。筋指筋骨关节，关节活动灵活，动作敏捷，同时还会有敏捷柔韧的体态，这也是形体美很重要的一部分。

5. 肾

中医认为肾为先天之本，生命之根，肾精的消长盛衰是人体一生中生长壮老已的内在基础，肾精充足则脏腑功能正常，气血充盛，人体会表现为高大健美、耳聪目明，有利于延年益寿、青春驻颜。

肾精衰退则脏腑功能下降，会出现发堕齿摇（即掉头发、牙齿晃动、脱发掉牙等）、视物昏花、听力下降、驼背弯腰、腰酸腿痛、记忆力减退等衰老表现。肾主骨生髓，对保持脊柱骨骼关节的健康有着决定性的作用。此外，肾主水，对水液代谢的正常运行至关重要。面部水肿、不正常的眼袋，都与肾的功能异常有关。肾主色为黑色，肾不好的患者往往有黑眼圈、面色黧黑等。

肾主骨生髓，其华在发，肾精充盛则牙齿牢固，头发乌黑有光泽，反之则表现为毛发的枯萎早白、牙齿的松动、骨质疏松。在中医美容、驻颜、抗衰的整个体系中，保持肾精的充足是最为重要的，也是最为基本的一项内容。

中医美容的指导思想有两点：一是有诸内必形之于外，中医美容是通过内调脏腑，以达外在美容，治本以求标。二是要辨证美容，有针对性地调理损容性疾病所牵连的脏腑。

第四节 针刺

多功能套针（简称“套针”）是在传统经络学说的基础上，结合传统的针刺方法发展而来的。《素问·刺要论》讲:“病有浮沉，刺有浅深，各至其理，无过其道，过之则内伤，不及则生外壅，壅则邪从之，浅深不得，反为大贼，内动五脏，后生大病”，“是故刺毫毛腠理无伤皮，皮伤则内动肺”。《素问·刺齐论》有刺皮、脉、肉、筋、骨浅深之分，病邪在于躯干肢体，应该根据其病位浅深而施以针刺诸法，故《灵枢·官针》有“五刺”之治。

现代针灸学家在总结前贤经验的基础上，对各种毫针刺法又有较大的发展，除传统经穴针刺（体针）之外，对头皮针、眼针、腕踝针等微刺系统针法尤有所创新，套针便为其中之代表。

《素问·刺齐论》讲:“刺皮者无伤肉。”《灵枢·官针》篇讲:“半刺者，浅内而疾发针，无针伤肉，如拔毛状以取皮气，此肺之应也。”“毛刺者，刺浮痹皮肤也。”“直针刺者，引皮乃刺之，以治寒气之浅者也。”都说明病邪位于浅表，针刺宜浅，无伤其肉，是为刺皮之法。根据这个道理，采用半刺、毛刺、直针刺和其他浅刺法，可治疗皮表浅层和与肺脏有关的病症，还适用于小儿和久病气血亏损而不宜深刺者。

一、常见针刺方法

套针起源于传统针刺方法。《灵枢·官针》篇中的浮刺（刺皮下脂肪或筋膜）、分刺（刺分肉之间）、恢刺（刺肌腱、韧带）、关刺（刺关节）、合谷刺（在肌肉深层多向透刺）等都是针对经筋为病提出的一些针刺方法。套针针对的痛点属于皮下软组织中一种有形的、可以用手触及的、在压迫时患者会感觉到疼痛的病理反应点，与中医针灸所说的会导致患者局部或全身诸多疼痛和不适的“经筋病灶”（肌筋膜、结缔组织等组织中的病理反应点）很类似。

1. 毛刺法

属于九刺之一，“毛刺者，刺浮痹皮肤也”。该法是使用毫针浅刺皮肤上的穴位，针尖不穿透皮肤，类似现在常用的皮肤针，主要用于治疗皮痹症，如皮肤麻木、疼痛等。

2. 半刺法

属于五脏刺之一，“半刺者，浅内而疾发针，无针伤肉，如拔毛状，以取皮气，此肺之应也”。用毫针浅刺透皮，勿伤及肌肉和血络，治疗邪气在表的病变。

3. 直针刺法

属于《灵枢·官针》十二刺之一，“直针刺者，引皮乃刺之，以治寒气之浅者也”。即用手捏起皮肤，然后用针沿皮下刺入，用于治疗病邪表浅的病症。

4. 扬刺法

属于《灵枢·官针》十二刺之一，“扬刺者，正内一，傍内四，而浮之，以治寒气之博大者也”。这是在病变的中心直刺一针，再在其上下左右各刺一针的方法，用于寒气引起的范围较大的病症。

5. 浅刺多捻法

用 1 ～ 1.5 寸毫针，在押手配合下，快速进针至皮下，针深 2 ～ 3 分，用小幅度、高频率捻转手法，使其得气，然后再施以捻转补法或泻法，但必须保持浅刺的深度，可迅速出针。

6. 浅刺多穴针法

用 1 寸毫针，在多个相应穴位进行浅刺，针刺 1 ～ 3 分，轻轻捻转或提插，得气后留针 30 分钟。亦可在病变局部用多针浅刺。用浅刺多捻和多穴法，可加强针刺感应，提高临床疗效。

7. 浮刺法

用毫针斜刺或沿皮刺入穴位皮下的浅筋膜层，针体可横穿痉挛的肌肉，捻转得气后留针，留针期间可行针 2 ～ 3 次，直至疼痛缓解、体征改善。《灵枢・官针》说："浮刺者，傍入而浮之，以治肌急而寒者也。"此为十二刺之一。肌肉因寒邪凝滞而挛急者，可用本法。

8. 分刺法

用毫针直刺穴位肌肉层，在肌肉间隙内行针，须用捻转提插手法使之得气，并根据受损部位深浅和症状缓解情况，调节针刺的方向与深浅，再用中强度刺激手法，以加强针感，使其向深层扩散。《灵枢・官针》说："分刺者，刺分肉之间也。"为九刺之一。对"分肉"的理解，各家不一，多数学者认为分肉即是肌肉丰厚有界限可见之处，也有人认为肌肉赤白肉间为分肉、大肉深处的分理处为分肉等。我们认为，在临床上，分肉应该是指肌肉层间隙，一般是肌肉丰厚处的躯干四肢肌肉。

9. 合谷刺法

（1）用三支毫针，一支直刺，另两支斜刺至同一穴位的肌层组织，呈交叉形（鸡足状），分别捻转得气后，留针 30 分钟，其间行针 2 ～ 3 次。与齐刺法相似。

（2）用一支毫针，先直刺至穴位肌层深处，然后退至浅层，依次分别向左右两旁斜刺，使针刺穴内的痕迹成鸡足状。可反复多次施术，直至疼痛缓解、体征改善后，留针 15 ～ 30 分钟。《灵枢・官针》说："合谷刺者，左右鸡足，针于分肉之间以取肌痹，此脾之应也。"为五刺法之一。

总之，《灵枢经》浅刺法的特点是浅刺皮下松弛的结缔组织，治疗由于感受外邪引起的病症，病变部位在表层经络。套针浮刺疗法正是结合了这些特点而应用于临床。

附：几项注意要点

1. 针灸辨证论治，应以五步为序：①脏腑经络定位；②根据脉、证、舌的特点定性；③定位和定性相结合；④辨标本；⑤确定治疗方案。

2. 对于经络病应辨证分型，分型论治。

3. 要用中医理论解释经穴的主治功能，使其纳入中医轨道，从"经验论"中解脱出来。

4. 常用“浅刺多穴法”，其特点是适宜于治疗病位较浅的病症、虚证和邪气阻络的病证。

5. 治疗哮喘应散风息风。

6. 华佗夹脊穴功效在于调理气血，临床上常用于血管性偏头痛、肢端感觉异常症（手麻症）、自主神经紊乱（半身麻木、肢凉等）、脑血管病等。

7. 同经相应取穴法效果卓著，诸如肌肉的损伤或痉挛、韧带的损伤、神经性疼痛、炎症性疼痛、风湿性疼痛等均可应用该法。

二、套针浮刺法

（一）穴位

有关套针浮刺取穴，目前在临床上常采用两种方法，一种是局部取穴或邻近取穴，另一种是局部取穴结合远端取穴。其原因可能是由于从事浮刺方法的医生临床经验不同，习惯不同的缘故。

取穴方法不同，但有一点是共同的，即遵循《灵枢·刺节真邪》所载：“用针者，必先察其经络之虚实，切而循之，按而弹指，视其应动者，乃后取而下之。”

人体的经络系统内联脏腑，外络四肢百骸，贯穿上下，联系内外，将人体联系成一个完整的统一的整体。体内的变化可通过经络反映于体表，体表某一部位受到外界的刺激也可通过经络反映到体内，也可反映到肢体的其他部位。所以人体某一部位的功能发生异常，出现病理性改变，必然通过经络在特定的部位反映出来。这种反应可表现在病变的局部及其周围，也可反映在远离病变的部位。

其表现可分为三个方面。①阳性感觉：如疼痛、肿胀、麻木、拘紧、蚁行感、冷热等。②阳性反应物：如结节、条索、囊肿等。③阳性形态：如凹陷、隆起、颜色的改变等。

这些反映病变的部位也被称作反应点、激痛点、压痛点、敏感点等，人们认为它反映了疾病的本质，反映了病变的性质、深浅等。

这些部位从广义上讲统称为阿是穴，所以浮刺的部位或穴位首先需要寻找病变的阿是穴。

1. 寻找阿是穴的方向

（1）*在病变的对应区域寻找*：即根据经络理论中同经相应法或者称为取类比象法（生物同息论法）寻找阿是穴。其方式可分为左右对称、上下对称、交叉对称三个角度，如左肩关节与右肩关节，左髋关节与右髋关节；左肘关节与左膝关节，左腕关节与左踝关节；左肘关节与右膝关节、左腕关节与右踝关节等。

（2）*在病变部位所属的经络寻找*：局部病变常常通过经络反映到远离病变的部位，尤其是肘膝以下部位。例如，内脏病中冠心病可在灵道、内关、心俞有反应点；肺炎可在孔最、肺俞有反应点；胆囊炎可在阳陵泉下（胆囊穴）、日月有反应点；胃出血可在梁丘等处找到反应点；经络病中颈椎病在曲垣、天宗、手三里可有反应点；肩痛可在巨骨、手三里有反应点；腕管综合征可在郄门、间使等区域有反应点；腰痛可在委中、飞扬等区域有反应点；臀上皮神经卡压综合征可在风市、中渎等区域有反应点等。通过触诊通常可以发现反应点。

（3）按神经节段寻找：如上肢病痛在颈椎，下肢病痛在胸椎、腰椎、骶椎等夹脊穴，可触及阳性物或阳性感觉。

（4）根据肢体活动障碍寻找：筋骨疼痛的患者往往伴有肢体活动障碍，当保持某一个姿势或做某一活动发生障碍并出现疼痛时，这时的疼痛点就是针刺的穴位。

2. 寻找阿是穴的方法

运用一些方法可以帮助寻找阿是穴（反应点或反应区）。

《灵枢·刺节真邪》曰："用针者，必先察其经络之虚实，切而循之，按而弹之，视其应动者，乃后取之而下之。"

根据《灵枢经》的记载，在针刺之前必须检查病变部位的具体情况，辨清反应点或反应区的虚实寒热后才可针刺。检查的具体方法如下。

（1）视：即望诊，查看反应点或反应区的颜色，有无隆起或凹陷等。

（2）摸：属于触诊的一种，用示、中、环指指腹触摸寻找结节、条索，辨别软硬度、局部的温度、肌肉紧张度等。

（3）压：属于触诊的一种，用拇指指腹按压寻找压痛点，确定压痛的中心点、压痛的性质、程度和深浅等。

（4）推：属于触诊的一种，用鱼际推找结节、条索并判断肌肉的张力、阻力等。

（5）揉：属于触诊的一种，用拇指指腹按压，指力由轻逐渐加重，判断反应点的范围、深浅、有根或无根等。

3. 穴位的配伍

辨证论治是针灸治疗的基本法则，经络辨证是针灸治疗的基本方法。针灸是针刺在穴位上，通过经络来调节阴阳、疏通气血，以达到治疗疾病的目的。而经络辨证首先要辨别病变的部位，再分析病变的部位与经络的所属关系，才可确定病变所属的经络。

人体经络是一个大系统，一条经络发生病变可以影响到与其相表里的经络，也可影响到与其同名的经络，所以治疗选穴时要选择病变经络上或与病变经络相联系经脉上的有关穴位进行治疗，正如《灵枢·终始》所讲："病在上者下取之，病在下者高取之；病在头者取之足；病在腰者取之腘。"

浮刺法的经验告诉我们：如肩痛，取局部反应点或局部穴位巨骨；肩、颈椎病，局部取夹脊穴，邻近取反应点曲垣，远端取手三里、外关等；腰痛取局部的反应点、夹脊穴，远端取合阳、飞扬、跗阳等。

（二）方法

"浮刺者，傍入而浮之"中的"浮之"有两层含义：一是浮刺的深度，应是皮下浅筋膜的部位，一般不刺入肌肉层；二是针刺的方法，即浅刺的具体手法。

"浮"是动词，是说操作针具的方法。

1. 针刺的部位

在阿是穴（反应点）旁开大约 1cm 处进针，或按经络辨证选择穴位。

2. 针刺的深度

刺入皮下浅筋膜部位，然后沿经络走行方向平刺，针尖指向病所，施以手法。不要求得气，不要有痛感。

3. 针刺的方向

浮刺时针尖要朝向病变的方向，通过针刺手法使经气达到病所，疏通不畅的经络气血，针灸界认为这样对针刺获得良好的效果非常重要。石学敏院士认为针刺作用的方向是决定补和泻的重要因素。

4. 针刺手法

（1）*跷板法*：示指端在针柄下，同一只手的拇指下压针柄的头部，使针身上浮，提起皮部，起到牵拉的作用。

（2）*苍龙摆尾法*：苍龙摆尾法（或称青龙摆尾法），出于明代徐凤编著的《针灸大全》中的《金针赋》，记有飞经走气四法，苍龙摆尾是第一法，其后各大针灸学家的著作中对于此法均有记述。该法行气止痛有很好的效果，正如《针灸聚英》所说："苍龙摆尾气交流，血气奋飞遍体周，任君疼痛诸般疾，一插须臾万病休。"苍龙摆尾的针刺方法是浮刺进针之后，左手示指在针刺穴位处按住针根，右手拇指和示指捏住针柄，左右慢慢拨动，不进不退，如扶船舵之状。此手法的作用是飞经走气，通经止痛，多用于偏实性的病证。

（3）*金鱼摆尾法*：这是比较温和的一种手法。浮刺进针之后，左手示指在针刺穴位处轻轻按压针的根部，右手拇指按在针柄的侧面，中指在针柄的头部慢慢弹拨。其作用比较温和，多用于疼痛缓解的后期，属于收功的手法。也常用于虚性疼痛证。

5. 针具

多功能套针目前多采用侯氏浮针牌一次性皮下套管针灸针，其规格有两种——1.0mm×37mm、1.0mm×25mm。面部、手部、足趾部肌肤浅薄，浮刺时可选用 1.0mm×25mm 规格的针具；其余部位可采用 1.0mm×37mm 规格的针具。

6. 针感

针灸临床采用浮刺法时并不要求有明显的针感，但能迅速取效，止疼痛于顷刻。

这种现象似乎与一般传统针刺法相左，这是因为浮刺多采用苍龙摆尾手法，属于飞经走气法，有较强的疏通经络的作用，可迅速达到气至而获效，正如《灵枢·九针十二原》所言："气至而有效，效之信，若风之吹云，明乎若见苍天，刺之道毕矣。"也就是说获得效果就是气至的表现。不一定要求针感，这可能属于隐性感传的一种。

7. 刺激量

针刺手法的刺激量是取效的重要因素，刺激量和针刺的手法、时间、患者的敏感度、疾病的状态等因素有关，临床时要根据病证的性质、患者的体质酌情而定。

石学敏院士提出了针刺手法量学的概念和理论，认为捻转补泻与作用力的大小、持续的时间有直接关系。

浮刺时，苍龙摆尾法属于刺激量较大的手法，临床应用时通常摆动 36 ～ 108 次；而金鱼摆尾法属于刺激量较小的手法，一般摆动 108 次。

8. 浮刺法与守神、治神

在进行浮刺手法操作时一般不要求针感，但要求“守神”“治神”。古云“失神者死，得神者生”，可见“神”的重要性。“神”一方面说的是人的高级精神意识活动，是维持生命活动的基础；另一方面是指人体正气的反应。人的精神状态和正气的盛衰与针刺的效果有直接的关系。

《灵枢·邪气脏腑病形》讲：“刺此者必中气穴，无中肉节，中气穴则针游于巷，中肉节即皮肤痛。”这段经文说明了针刺经穴的重要性，其含义有三个方面。

（1）针刺时一定要针在气穴上，即穴位上，因为穴位是人体气血汇聚的部位，也是神气反应的部位。“神者正气也”（《灵枢·小针解》），人的神气充足，气血旺盛，经脉气血的运行畅通，通经止痛的效果才明显。

（2）针刺时不要导致疼痛。针刺时导致疼痛，可使患者产生恐惧感、惊恐感，恐则气下，惊则气乱，患者的神不安宁，气血运行随之紊乱，会影响针刺调理气血的作用，直接影响治疗效果。

（3）“针游于巷”，这句话有三层含义：一是说针刺的方向是单一的，针尖朝向病变的部位，即朝向气血阻滞的部位；二是针刺入穴位后针下的感觉是松弛的，没有阻挡感；三是神而往之。

因为针游于巷，针尖部是无阻碍感的，术者只有全神贯注，体会针尖部的感觉，“如临深渊，手如握虎，神无营于众物”，这样才能更好地体会针下的感觉，即“神而往之”，以意引气，促进经气的运行，可获得好的治疗效果，此即“守神”之法，正如《灵枢·官针》所讲：“用针之要，勿忘其神。”

总之，守神之法包括两个方面：一是患者的神气，其神宁，有助于患者的正气较好地发挥作用；二是医者在针刺时要精神集中，以意领气，神而往之。

（三）适应证

根据《灵枢》所言“以治肌急而寒者也”，目前临床上，浮刺法主要用于肌肉、肌腱、神经、关节疼痛症，如颈椎病、落枕、肩痛、肱骨外上髁炎（网球肘）、腕管综合征、腰痛、腰椎间盘突出征、皮神经卡压征、膝关节痛、扭伤等，都取得了较好的效果。

另外，浮刺疗法对内科疾病、神经科疾病、妇科疾病、皮肤科疾病也有效果较好的案例，值得进一步研究。

（四）治疗特点

1. 见效快，通常情况下即刻见效，尤其是对于常见的疼痛症。

2. 不要求针感，没有疼痛，没有酸麻胀重感，没有触电感，患者不会产生恐惧，容易接受。

3. 用针少，一般只用 2 ～ 3 根针，通常不超过 5 根针，患者接受容易。

4. 安全性强，浮刺操作表浅，仅刺入皮下，不会伤及内脏和重要器官。

5. 方便患者活动，浮刺后通常情况下患者可自由活动，既可增强治疗效果，又可减少患者在留针期间产生的疲劳。

6. 针具选择灵活，浮刺针具的大小粗细不同，医生可根据需要自行选择。

三、套针浮刺古今辨

浮刺疗法源于《灵枢・官针》所论十二节刺中的浮刺法，经过历代医家长期的临床实践及机制探索，尤其是当代针灸专家将“青龙摆尾”和“动气针法”纳入浮刺法的阐释以后，浮刺针法得到了更加广泛的运用，并取得了更为理想的疗效。经过经验积累和升华，浮刺针法业已发展成为相当成熟的浮刺疗法。

所谓浮刺疗法，是指运用套针、浮刺针、员利针、毫针等不同针具，在人体肌表阿是穴或其他靶点外围进针，并在皮下朝着靶点方向探入，继之施以摇摆捻转或青龙摆尾等手法运针，或可结合动气针法，主要用于治疗疼痛性疾病的一种针刺治疗方法。

近两年，浮刺疗法发展很快，临床疗效显著。但浮刺疗法的操作流程，尚存在不够明晰之处，本书就此问题论述于下。

（一）古今浮刺有关论述再探讨

《灵枢・官针》讲：“九曰浮刺，浮刺者，傍入而浮之，以治肌急而寒者也。”这段经文奠定了浮刺法的理论基础。何树槐教授认为，该经文既指出了浮刺的部位，也阐明了针刺的深度及具体手法，更明确了浮刺的适应证及其病性等。何树槐教授还强调：浮刺针法在临床上可以不追求“得气”，但仍然要“守神”。正如《灵枢・邪气脏腑病形》篇有言：“黄帝曰：刺之有道乎？岐伯答曰：刺此者必中气穴，无中肉节，中气穴则针游于巷，中肉节即皮肤痛。”说的是针刺时不要有痛感，应像轻松地走在一个小巷中，神而往之。此即“用针之要，无忘其神”之义。其实，《灵枢・官针》篇有关扬刺法的经文也论述了相似的内容。“五曰扬刺。扬刺者，正内一，傍内四，而浮之，以治寒气之博大者也。”其中“浮之”，即含有“浮刺者，傍入而浮之”之意。此条经文揭示了扬刺部位、针刺深度及具体手法、扬刺适应证及其病性等三部分内容。而扬刺法通常可以理解为一种多针浮刺法。

上述《灵枢》经文都有“浮之”两字，对于“浮”字的理解，医者多以“漂浮、悬浮”来解释。《灵枢》在论述浮刺法和扬刺法时，都用“浮之”来形容其刺法，十分精准传神。“浮之”，为使动用法，使之浮也，此处的“之”，指代的当是针灸针。其意大概为医者运用多种手法，使针灸针被托举并浮动起来，从而达到镇痛之效。

青龙摆尾，又名苍龙摆尾，为一种针刺手法名，属飞经走气四法之一，出自明代徐凤所编《针灸大全》中的《金针赋》。其法是在针刺得气后，针尖斜刺向病所，持针勿转，不进不退，然后向左右慢慢摆动针柄，如扶船舵状。一说“行针之时，提针至天部（浅部），持针摇而按之”（《针灸问对》）。此法有行气至病所的作用，适用于经络气血壅滞之证。

浮刺法借用“青龙摆尾”之名，形象表述其左右摇摆的手法，并不取其进针得气之意。但青龙摆尾手法只展现了浮刺之“浮”的部分意义，并没有完整诠释《灵枢·官针》篇中的“浮之”。

动气针法，即动而得气之义，也称运动针刺法，或类似阻力针法。该法是指在针刺穴位进行手法操作的同时，让患者主动活动患部肢体来治疗疾病的一种方法。动气针法是古代导引术与针刺疗法的结合。在中医学的古典文献中，没有“动气针法”这个词，现代的运动疗法与传统医学的导引术与之有相似之处。“动气针法”之名最早见于中国台湾董氏奇穴传人杨维杰所著的《针灸经纬》（1975 年版）一书，书中首次提出了“动气针法”的概念。

董氏奇穴创始人董景昌认为：人体有自然抗能，并有相对平衡点，故针刺治疗时采用患侧远端交经巨刺，以远处穴道疏导配以局部按摩或运动，对于疼痛性病症，往往能迅速止痛。

大陆医家何广新等研究认为：运动对针刺止痛有明显的正向作用，可加强针刺止痛的作用，能明显提高针刺止痛的疗效。

多年的临床实践经验显示：浮刺疗法结合动气针法，在针刺的同时，让患者的病患局部或全身做适当运动，使针灸针充分地浮动，确能提高镇痛效应。

针刺结合青龙摆尾手法，或配合动气针法，都是对《灵枢》浮刺法“傍入而浮之”的进一步阐发。尽管这种阐发并没有超越经文“浮之”一词的内涵与外延，但却让浮刺之“浮”的操作手法更加具体化。

（二）浮刺疗法的“刺”与“浮”

浮刺法逐渐发展为浮刺疗法，历代医家都做出了积极的贡献。当代针灸业者对浮刺针具及浮刺理念的创新，大大促进了浮刺疗法临床的发展。一般来说，临床上实施浮刺疗法时，应当根据中医“治病必求于本”的理论，以及“急则治其标，缓则治其本”或“标本同治”的原则，先依次确定浮刺的靶点和刺点，然后再进行具体的浮刺操作。而“刺”与“浮”都是实现浮刺法高效镇痛不可或缺的重要环节。

1. 浮刺法的“刺”与“入”

临床上实施浮刺法时，究竟该如何进针，即如何刺，可谓见仁见智，众说纷纭。有人说浮刺等于斜刺，也有人说浮刺法类似于直针刺法，更有人说平刺应是浮刺的主要刺法等。《灵枢》经文虽有“傍入而浮”之说，但“傍入”主要是指刺入的部位即刺点，而非一种具体刺法。所谓直刺、斜刺或平刺，主要指针刺的角度和方向。在一般刺法中，不同的穴位对针刺角度和方向的要求也不尽相同。但浮刺法之刺，主要指针灸针穿透皮肤这一步骤。因此，直刺、斜刺和平刺均可用作浮刺之刺。而直针刺法“引皮乃刺之”，即先用押手像拉弓似地拉起皮肤或捏起皮肤，然后再用刺手持针，在捏起部侧面拉紧的皮肤正中直刺而入，完成穿透皮肤这一步骤并实现浮刺之刺。

紧接着浮刺之刺的操作步骤，则是浮刺之入。所谓浮刺之入，就是针灸针在皮下朝着靶点探入的过程。医者在针灸针穿透皮肤后，应将针体放平，然后循着刺点和靶点的连线，或持针在皮下探索深入并接近靶点；或续用直针刺法“引皮乃刺之”，先拉起皮肤，然后持针在被拉起的皮肤和未拉起的肌肉之间深入并接近靶点；或持针傍着肌肉深入并接近靶点，然后可将针灸针平置在肌肉之上。这个过程通常既无针感也无痛感，并不追求所谓针灸得气的酸麻胀重之感，就像人轻松地走在一个小巷中，神而往之。此即“用针之要，无忘其神”之义。

2. 浮刺法的“浮”与“留”

实施浮刺法应通过摇摆捻转或青龙摆尾等手法，加上患者适量的局部或全身运动，使针灸针被托举并浮动起来，即实现浮刺之浮，从而达到高效镇痛的浮刺效应，这是浮刺法镇痛的关键技巧。另外，也可将针具留置一段时间，实现浮刺之留。

实现浮刺“浮之”的效应，在于“针动”和“人动”两方面。

所谓“针动”，指医者采用摇针摆针、捻转提插、青龙摆尾等手法，让针灸针直接浮起来；也可在留针的位置周围做些轻柔按摩或适量挤压等，让针灸针间接浮起来。

所谓“人动”，则包括患者的主动运动和被动运动。主动运动指患者的自我运动，如调节气息、咳嗽叩齿、鼓腮皱眉、收腹提肛、弯腰扩胸、下蹲起立、活动肢体等；被动运动则指患者在医者或他人的帮助下，进行适当的肢体关节活动。

临床上还可视患者的病情轻重和病患状态，将“针动”和“人动”两方面有机地结合起来，让浮刺疗法的神奇效应更好地发挥出来。

浮刺之浮的操作方法，其实也可进一步细化。兹就浮刺之浮的操作规范，试做如下初步分类。

（1）悬浮：在完成浮刺之刺与入两个步骤的基础上，持针在皮肤与肌肉之间左右摆动，有如针灸针悬在皮肤与肌肉之间的浅筋膜区域中浮动，谓之悬浮。

（2）漂浮：在完成浮刺之刺与入两个步骤的基础上，持针在皮下并紧贴着皮肤左右摆动，有如漂在皮肤与肌肉之间的浅筋膜区域上浮动，谓之漂浮。

（3）凸浮：在完成浮刺之刺与入两个步骤的基础上，持针在皮下并紧贴着皮肤的浅筋膜层左右摆动，并使针灸针整体在皮肤外凸显出来，谓之凸浮。

（4）上浮：在完成浮刺之刺与入两个步骤的基础上，持针在皮肤与肌肉之间上下浮动，针灸针往下可触及深筋膜或肌肉表层，往上穿越浅筋膜抵达皮肤并凸显出来，谓之上浮。

（5）滚浮：在完成浮刺之刺与入两个步骤的基础上，不必持针，只用手指在针柄上来回滚动，让针体在浅筋膜中或紧贴着深筋膜滚动，谓之滚浮。

上述五种浮刺之浮，临床上可取一法单用之，也可多法合用之，总以实现浮刺最大效应为度。这些浮法都属于动浮之法，相对于动浮，还有静浮。所谓静浮，指浮刺法在完成刺与入两个步骤的基础上，不再操作针灸针，而是让它静置于皮肤与肌肉之间，或静置于肌肉之上。静浮多用于皮肤肌肉间隙很窄的地方，如额部。不过，静浮只是相对而言。随着针具粗细的不同及动气针法的结合与否，静浮与动浮之间也可相互转化。如人体某些部位（额头）用粗针只宜静浮，但改用细针后，也可实施动浮手法。如果加上

“针动”中的“间接浮”和“人动”操作中的“主动运动”和“被动运动”，那么静浮也会产生动浮的效应。在此状态下，上述五种动浮则会产生更好的浮刺效应。

至于浮刺法的留置环节，指的是在完成浮刺之浮的操作之后，可将针灸针留置于皮下一段时间，这就类似于针灸针处于静浮状态。也可在留置期间令患者适当做些局部或全身运动，进而保持动浮效应。这种留针一般以 30 分钟至 1 小时为宜。如果有特殊需要，也可用医用胶布、胶纸或创可贴之类固定针柄，可继续留针 2 ～ 3 小时。而套针浮刺，则可在施治后取出针体，而将特质软套管留置于皮下，这种软管留置时长可达 24 ～ 48 小时。浮刺法留置后，切记叮嘱患者适时自行取出针具或软套管，并用创可贴敷贴针孔处。也可让患者及时返回诊所，由施术针灸医师处理。

总之，浮刺法的“刺、入、浮、留”四个步骤，是临床上实施浮刺法时环环相扣、缺一不可的连续操作程序。这也是浮刺疗法实现镇痛速效高效的必要技巧，更是浮刺效应经得起重复的关键所在。

第三章 现代医学相关知识

套针作用于人体的部位为皮下，从解剖学角度来看，其作用主要是通过对皮下筋膜的影响来实现。

第一节 皮肤的组织学基础

皮肤的面积为 1.2 ～ 2m^2，约占体重的 8%。皮肤由表皮和真皮组成，皮下组织与深部组织相连（图 3–1–1）。皮肤直接与外界环境接触，对人体有重要的保护作用，能阻挡异物和病原体侵入，并能防止体内组织液流失。皮肤内有丰富的感觉神经末梢，能感受外界的多种刺激。

表皮是皮肤的重要保护层。角质层细胞干硬，胞质内充满角蛋白，细胞膜增厚，因而角质层保护作用尤其明显。

真皮位于表皮下面，由结缔组织组成，与表皮牢固相连。真皮深部与皮下组织接连，但两者之间没有清楚的界限。身体各部位真皮的厚薄不等，一般厚 1 ～ 2mm。

皮下组织即解剖学中所称的浅筋膜，由疏松结缔组织和脂肪组织组成（图 4–1–1），一般不认为它是皮肤的组成部分。皮下组织将皮肤与深部的组织连接一起，并使皮肤有一定的弹性。皮下组织的厚度因个体、年龄、性别和部位而有较大的差别。腹部皮下组织中脂肪组织丰富，厚度可达 3cm 以上。

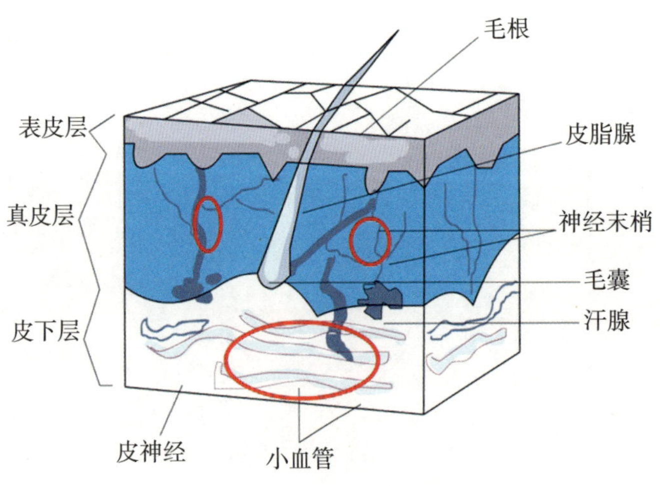

图 3–1–1 皮肤的组织结构

第二节 筋膜的解剖和组织学基础

筋膜的本质是结缔组织，包括固有结缔组织和特殊结缔组织两大类。固有结缔组织包含疏松结缔组织、致密结缔组织、脂肪组织和网状组织；特殊结缔组织包括骨组织、软骨组织、血液和淋巴等。所有结缔组织的细胞追根溯源，其实都来自于胚胎时期的间充质细胞。从细胞层面来说，筋膜内有细胞，外面有细胞间质，也就是无定型的基质和纤维。筋膜内的细胞不仅包括筋膜固有的细胞，还有一些从其他组织迁来的游走性细胞。固有的细胞主要有成纤维细胞、脂肪细胞及间充质干细胞等；游走性细胞包括巨噬细胞、肥大细胞、中性粒细胞、嗜酸性粒细胞和淋巴细胞等。这些细胞都被细胞外基质包裹着，传递信息也要通过细胞外基质进行。

从解剖学上来说，筋膜通常是指皮肤与肌肉之间、肌肉与肌肉之间的结缔组织，分浅筋膜、深筋膜和筋膜隔三部分。

1. 浅筋膜

浅筋膜又称皮下组织，位于皮肤深面，由疏松结缔组织构成，连接皮肤与深筋膜，位于整个机体的皮肤与深筋膜之间，由纤维束和脂肪小叶构成。筋膜中的纤维束连接皮肤与深部的深筋膜或骨骼。浅筋膜由浅、深两层构成，浅层是脂肪层，在身体各部厚薄不一，不同体质的人相差悬殊，肥胖者可达数厘米，消瘦者则很薄或基本上不存在。深层为膜性层，含有弹性组织，薄而富有弹性。浅筋膜的浅、深两层在人体的多数部位均紧密相贴，但细致解剖可将两层分开，特别是在腹前壁脐以下部分（即浅层的 Camper's 筋膜和深层的 Scarpa's 筋膜）容易分开。在浅筋膜浅、深两层之间含有浅层的血管、淋巴管和皮神经，有些局部尚有乳腺、表情肌和颈阔肌等。

2. 深筋膜

也称固有筋膜，由致密结缔组织构成。它在浅筋膜深面包被骨骼肌，并插入肌群附着于骨，随肌的分层形成肌外膜及分隔肌群的肌间隔；特别在四肢，包裹各肌群构成浅筋膜深面的筋膜鞘，可保护并增强肌的作用，并可供肌附着，附着处深筋膜厚韧。深筋膜也包被血管、神经形成血管神经鞘。机体各部深筋膜的厚薄与肌的强弱有关，一般来说，身体伸侧较屈侧厚，四肢较头面和胸腹壁厚。在肌腱集中的腕、踝等部位，深筋膜增厚形成韧带样的支持带。深筋膜也有滑膜结构存在，它们起支持、约束和滑车样作用。

了解身体各部筋膜的情况，对临床进行外科手术和诊断疾病都有重要意义。

3. 筋膜隔

筋膜隔是深筋膜与深部骨骼相连的结缔组织隔，常将肌块或肌群分隔，因此，亦称肌间隙或肌间隔。

特殊结缔组织中的巨噬细胞（图 3–2–1）是体内广泛存在的具有强大吞噬功能的细胞。在疏松结缔组织内的巨噬细胞又称为组织细胞。巨噬细胞有重要的防御功能，具有趋化性定向运动、分泌多种生物活性物质及参与和调节免疫应答等功能。

胶原纤维（图 3-2-2）数量最多，韧性大，抗拉力强。胶原纤维的化学成分为Ⅰ型、Ⅲ型胶原蛋白。胶原蛋白主要由成纤维细胞分泌，分泌到细胞外的胶原再聚合成胶原原纤维，进而集合成胶原纤维。从物理学角度来理解，它是一种三维长程有序的结构，具有液晶态性质。这对于套针疗法的机制研究非常重要。

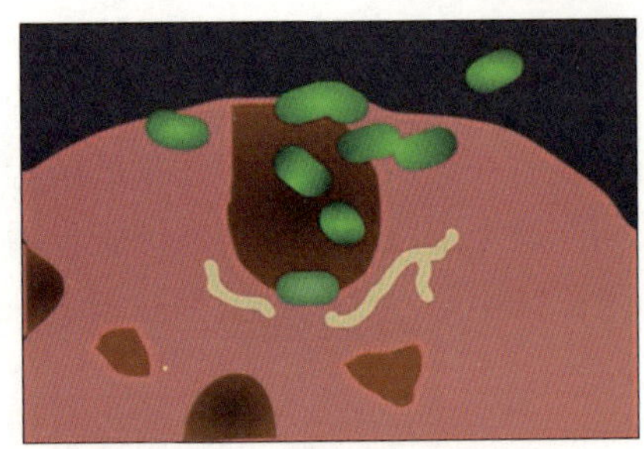

图 3-2-1 巨噬细胞示意

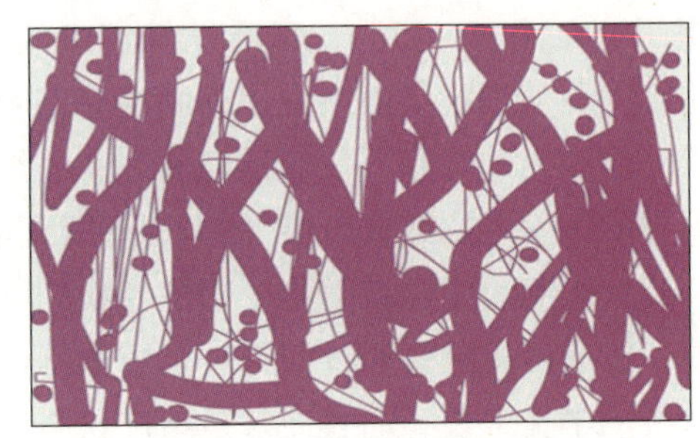

图 3-2-2 胶原纤维示意

弹性纤维富于弹性而韧性差，与胶原纤维交织在一起，使疏松结缔组织既有弹性又有韧性，有利于器官和组织保持形态位置的相对恒定，又具有一定的可变性。

网状纤维较细，分支多，交织成网（图 3-2-3），多分布在结缔组织与其他组织交界处，如基膜的网板、肾小球周围、毛细血管周围。在造血器官和内分泌腺，有较多的网状纤维，构成它们的支架。

基质是一种由生物大分子构成的胶状物质，具有一定黏性。构成基质的大分子物质包括蛋白多糖和糖蛋白。

机体内还有一些部位的结缔组织，纤维细密，细胞种类和数量较多，常称为细密结缔组织，如消化道和呼吸道黏膜的结缔组织（图 3-2-4）。

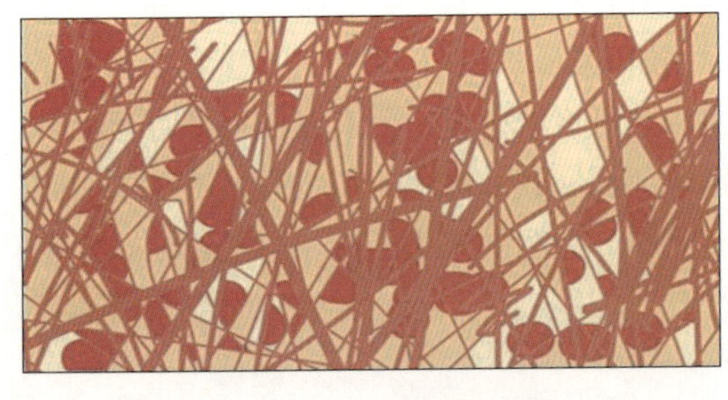

图 3-2-3 网状纤维示意

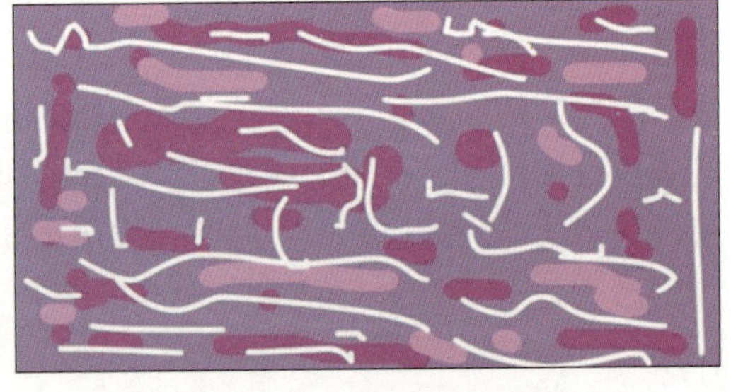

图 3-2-4 结缔组织示意

脂肪组织（图 3-2-5）主要由大量群集的脂肪细胞构成，由疏松结缔组织分隔成小叶。根据脂肪细胞和功能的不同，脂肪组织可分为两类。

黄色脂肪组织呈黄色，即通常所说的脂肪组织。黄色脂肪组织主要分布在皮下、网膜和系膜等处，约占体重的 10%，是体内最大的贮能库，参与能量代谢，并具有产生热量、维持体温、缓冲保护和支持填充等作用。

网状组织（图 3–2–6）是造血器官和淋巴器官的基本组织成分，由网状细胞、网状纤维和基质构成。网状组织为淋巴细胞发育和血细胞的产生提供适宜的环境。

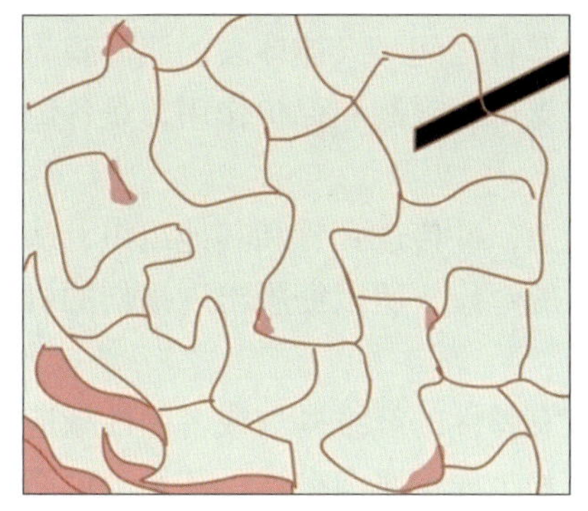

图 3–2–5 脂肪组织示意

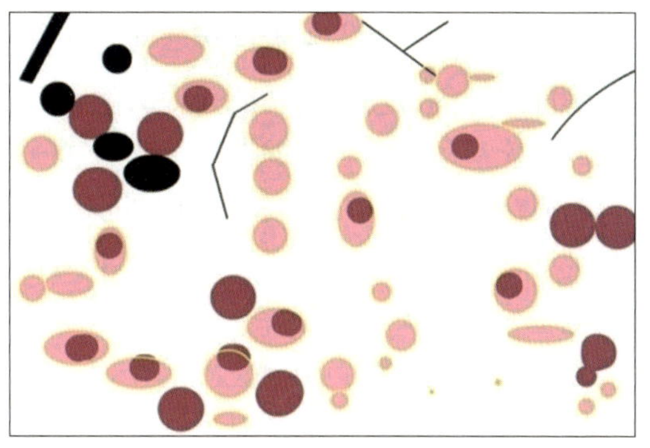

图 3–2–6 网状组织示意

第三节 筋膜与经络穴位的关系

钟世镇院士等在两套男女数字人数据的基础上按解剖学识别，分割出筋膜结缔组织，并通过三维重建，构筑全身结缔组织网状支架。人体结缔组织广泛分布于人体的各个部位，形成一个完整的结缔组织支架，人体其他器官均被结缔组织所包绕，不但包绕器官的表面，还深入到所有器官的内部（中枢神经系统除外），形成器官的间隔和器官内部的支架。根据结缔组织分布的部位不同，从浅到深可分为 5 类：真皮致密结缔组织、皮下疏松结缔组织、肌间隔疏松结缔组织、神经血管束周围结缔组织及器官门和被膜结缔组织。

在数字人研究基础上，钟世镇院士等用全身图像分割浏览的方法对国标所列 14 条经络的 361 个穴位进行了解剖学定位和逐个对比，根据针刺的部位和深度，明确针灸穴位所刺激的组织结构可分为 5 种类型：①真皮层致密结缔组织；②皮下疏松结缔组织；③肌间隔疏松结缔组织；④神经血管束疏松结缔组织；⑤器官门疏松结缔组织。

统计穴位刺入部位与筋膜的关系，所得结果确定了已知经络穴位的解剖基础，也进一步确定未有明确标定范围的诸如刮痧疗法、梅花针疗法、皮下针疗法、膏药外敷等多种中医传统物理、药物刺激疗法的解剖学作用部位。

作用于真皮致密结缔组织层的疗法有刮痧疗法、梅花针疗法、膏药外敷、冷冻疗法。

作用于皮下疏松结缔组织疗法的有皮下针疗法、浮针疗法。

作用于器官被膜和器官门的有挑刺疗法。

通过数字解剖学研究使我们认识到，遍布人体各部的筋膜结缔组织支架是经络穴位的解剖学基础。

第四节　筋膜组织的生物力学功能

人体筋膜广泛存在于人体体表及体内各个组织器官之间。人体体表的肌筋膜为人体的保护屏障；内脏筋膜的功能是对各组织、器官起支持、限制和保护作用，是各组织器官完成功能活动时所必需的辅助装置。

当肌肉收缩时，可以同时牵拉筋膜，使筋膜受力，并传递到骨和其他组织，从而完成各种运动。筋膜常常同时受到几个不同方向的力的牵拉，所以筋膜出现损伤的机会较其他组织更多一些。

筋膜直接或间接受到高应力的作用，可使其富有弹性的纤维撕裂或者弹性减退，相关肌肉反射挛缩，致局部缺血，并出现筋膜、皮肤和（或）肌肉粘连。甚至出现筋膜的变性增厚或钙化。

人体筋膜的主要功能可以概括为以下几个方面。

1. 减少肌肉间摩擦，保证每块肌肉或肌群能单独进行活动。

2. 约束肌腱，改变肌肉的牵拉方向，以调节肌肉的作用。

3. 供肌肉附着，以扩大肌肉附着面积，起到支撑点的作用。

4. 对外力及内部运动起缓冲作用，特别对于长期受压迫和牵拉的部位。

5. 由于神经、血管在筋膜间穿行，故筋膜组织有助于神经、血管的解剖定位。

6. 因筋膜具有分割、包裹、覆盖的特点，在病变情况下有特殊意义，如限制炎症扩散、修复组织功能等。

7. 防御保护功能。

第五节　西方科学关于筋膜的认识

在关玲等人翻译、Thomas W. Myers 所著的《解剖列车》一书中，“肌筋膜（myofascia）”的概念引起了人们的注意。“肌筋膜（myofascia）”一词是指肌肉组织（myo-）和伴随它的结缔组织网（fascia）之间的成束而又不可分割的组织。书中阐述了骨骼、肌肉、筋膜的关系。

以往的标准分析可以称作“肌肉孤立论”，在阐述肌肉功能时，孤立地看待骨骼上的单块肌肉，分裂了其上下连接，剥夺了神经与血管的连接，脱离了邻近的组织结构。这种普遍的理论仅仅是通过肌肉的起点与止点来给单块肌肉功能下定义。

一个广为人知的观点是，肌肉连接于两骨之间，唯一的功能就是将两端拉近．或者抵抗拉力，偶尔也有人详述一下邻近的肌筋膜角色（例如，股外侧肌就扮演一个“液压千斤顶”的角色，其向外鼓出时会预先绷紧髂胫束），但是，几乎从未有人列出肌肉与筋膜的纵向连接并讨论其功能。

无论肌肉如何单独工作，它总会通过筋膜网对整体的连续性有功能上的影响——这些纵横穿行于全身结缔组织的薄膜和线条，形成了有迹可循的肌筋膜“经线”，稳定、牵张、变形、固定、弹力，以及姿势代偿等，都沿着这些线条分布，然而，这些线在功能上并不单一，任何功能连接处都是形变与代偿的转换处。

“肌筋膜”一词只是一个词汇上的创新，因为不论叫什么名称，只触碰肌肉而不触碰或影响其旁边的结缔组织或筋膜组织是永远不可能的，当然其内涵也是不完整的。

南方医科大学的原林教授将中医整体思维与现代生命科学和医学研究成果结合起来，提出了“筋膜学”的理念。认为遍布全身的结缔组织可能在神经系统和免疫系统的参与下构成一个独立的功能系统，参与维持生命周期，维持机体内环境的稳定。“筋膜学”理论体系的形成及人们对于筋膜的新认识，为套针疗法的蓬勃发展提供了有力的理论支撑。

第六节　关于经络的认识

美国科学家在 *Scientific Reports* 上发表论文，他们利用最新技术发现了一条“流动流体的高速公路”。研究人员说，这个新发现的网络遍布人体的致密结缔组织薄层，是互相连接的间质，这些间质组织位于皮肤之下，以及肠道、肺部、血管和肌肉内部，并连接在一起，形成由强大的柔性蛋白质网支撑的网络，其间充满了液体。

研究人员解释称，传统的检查身体组织的方法让他们与间质组织失之交臂。长期以来，科学家在解剖过程中，无意识地破坏了间质组织的结构，当其中的液体被排空，放在显微镜下观察时，它们仅是一层简单的结缔组织，因此，人们从未意识到间质组织的存在。最近的发现是使用一种新的技术——基于探针的共聚焦激光显微内镜，它提供了活体组织的显微视图，而不仅仅是显示固定组织。

如果从中医角度看，这不就是中医学描述的经络系统吗？先贤认为，经络就是组织液的循环通道。如《素问·经脉别论》中说：“饮入于胃，游溢精气，上输于脾，脾气散经，上归于肺，通调水道，下输膀胱，水经四布，五行并行。”又如气功学在描述经络中的能量运输时这样说：“人身之中，阴多阳少，言水之处甚众，车则取意搬运，河乃主象于多阴，故此河车，不行于地，而行于水，自下而上，或前或后……”

经络是什么？中医认为，它就是对人体普遍联系方式的一种描述。这种普遍联系方式有几个层次，宏观的层次就是神经和血管，它们是维束管道，信息和能量可以在其中快速运输；微观的层次就是十四经脉，它们主要是由组织间隙组成，上连神经和血管，下接局部细胞，直接关系着细胞的生死存亡。当然我们也不能忘记，经络其实在全身是无处不在的，因为人体含有 70% 的水，所有细胞都浸润在组织液当中，整体的普遍联系就是通过连续在全身的组织间液来实现的，所以，中医还有全身无处不经络之说。

第七节　浅刺无针感

浅刺法主要目的是调气使“气至”，要达到“气至”的手段是通过“青龙摆尾”手法，犹如“针游于巷”，其内涵是意念调神、针动调气，其标志是病症减轻或消失。

针灸临床采用浅刺法治疗病症时并不要求有显著的针感，但能迅速取效，并能止疼痛于顷刻。这种现象似乎与一般传统针刺法的要求相左，传统针刺法要求在针刺时要有得气感，即患者要有酸、麻、胀、痛、热、凉等感觉，医生体会针下有沉紧涩的感觉，“如鱼吞钩饵之浮沉”；而且认为得气与疗效有密切的关系，如《灵枢·九针十二原》所说：“气至而有效，效之信，若风之吹云，明乎若见苍天，刺之道毕矣。”这段经文多认为是讲针灸得气的理论根据。邱茂良教授认为，得气不一定都会增加疗效，有很多病的治疗不须得气。美国王少白教授首倡海外针灸界普遍使用的糖针法，患者没有痛感，没有酸麻胀感，没有恐惧感，能够舒舒服服得到治疗，所以该针法又被称为舒适化针灸。

关于“气至”，在《灵枢》中有“补泻”的含义，如《灵枢·小针解》讲：“气至而去之者，言补泻气调而去之也。”意思是在针刺后行补泻手法，达到气调时，即可起针。气调是针灸治疗的核心，正如《灵枢·终始》篇所说：“刺之道，气调而止。”“气调”的内涵是通过针刺法达到阴平阳秘，气血调达。《灵枢·邪气脏腑病形》中讲：“刺此者必中气穴，无中肉节，中气穴则针游于巷，中肉节即皮肤痛。”其中“中肉节即皮肤痛”有两层含义：一是说针刺不宜太深，二是说不可产生疼痛。

那么何为“针游于巷”？在何树槐教授的《关于“气至”与针感的讨论》中，他讨论了三层含义。

第一层意思是，“游”字表示水流、流动或在水中活动。如《诗经·秦风》所言“溯游从之，宛在水中央”，《汉书·沟洫志》所言“水尚有所游荡”，所以“游”表示的是动，在这里也可认为针在动，针在经脉中摆动，针的摆动促使经气的流动，正如康力升教授所说的，“针游于巷”犹如浅刺法“傍入而浮之，青龙摆尾，针游于巷”。

第二层意思是，“针游于巷”有调神的含义。针刺入气穴，没有疼痛，调经气游走于经络，犹如人行走在宁静的小巷。如薛秋龙教授认为“针游走于巷”：“当针扎进穴位，感觉就像是在幽深的巷子里，凝神静气，意守针尖，像在巷子里游走。”意即神游于此，意念于此，此应为调神之法。如经文所云“刺之真，必知治神”。

第三层意思是，“针游于巷”是有方向的，“巷”不是宽敞的大道，而是小胡同，只能朝一个方向前进，提示针刺在狭窄的经脉中，要有一定的方向，一般是指向病所。此外，气至而有效，反过来，有效了就说明有气至，只是患者感觉不到罢了，这种气至是一种循经隐性感传。

不要求针感，甚至追求无感、隐性针感，对此有许多学者进行研究。

田道正先生提出了隐性针感的概念。患者针刺后没有感觉到酸、麻、胀、重等主观针感，主要是由于刺激量、患者的体质及其他因素使患者的大脑皮质没有达到阈值的缘故。阈值下刺激对机体的作用早已被证实，如红外线、紫外线、次声波及超声波等均不能被感官感受，但均能对视觉器官或接触部位的组织器官形成伤害。李莱田在其《全息医学大全》中将这种刺激形成的信息称为潜在信息，形成的是隐性感觉，与阈值上刺激形成显性信息一样，均能成为一种治疗信息。黄晓卿通过实验也发现了隐性针感同样会获效，她分别以胃电变化和心功能变化作为针效指标，观察不同针感状态对针效的影响，并对不同针感状态的针效做了比较，结果发现显性针感与隐性针感之间的针效无明显差异，两者均可产生效应。

隐性针感可能跟兴奋阈值低的Ⅰ类和Ⅱ类神经传入纤维有关。根据现代神经学的认识，神经传入纤维主要分为四类：Ⅰ（Aα）类为肌梭和腱器官的传入纤维；Ⅱ（A）类为皮肤的机械感受器（触、亚、震动）传入纤维；Ⅲ（A）类为皮肤、痛觉和肌肉深部压觉的传入神经纤维；Ⅳ（C）类为无髓痛觉纤维及温度、机械感受器传入神经纤维。

由于各类传入神经纤维具有不同的兴奋阈值，Ⅰ类和Ⅱ类传入神经纤维刺激阈值低，可被触摸和震动等非伤害性刺激所兴奋；传导痛刺激的Ⅲ类神经纤维，特别是Ⅳ类传入神经纤维的兴奋阈值高，损伤性刺激方能使其兴奋。

套针疗法主要操作层面均在皮下疏松结缔组织，刺激肌梭和腱等，通过阈值低的Ⅰ（Aα）类传入纤维，无明显针感。

吕国蔚等以刺激腓神经所引起的兔下颌运动和二腹肌电位作为痛反应指标，证明针刺足三里（单纯留针或轻弹针柄）所引起的镇痛效应，主要是由腓神经中的纤维负责传递，足够数量的A纤维活动在针刺镇痛中具有重要作用。

因此，套针刺激能兴奋阈值低Ⅰ类和Ⅱ类神经传入纤维，虽然不产生酸麻胀痛等针感，但仍能达到治病镇痛的目的。

程莘农教授指出，要提高针灸疗效，一是要以诊断为基础，紧扣经脉循行，归经辨证，熟记穴位主治，明性配穴，依法定方，据证选穴；二是要以患者为本，灵活运用三才进针法，调整针刺深浅和变换手法，以补虚泻实；三是要诸法配合，综合运用留针、电针、艾灸等法，以得气为上。

（一）要辨证论治

针灸治疗疾病，虽不同于药物，但选穴处方和确定施术手法，同样离不开中医学辨证论治的原则。缘理辨证、据证立法，准确辨证是取得疗效的前提。临证时，程莘农尤其重视经络辨证。经络辨证是以经络学说为理论基础来概括经络病变的临床表现，以及经络、脏腑病变时的相互影响，总结出病变表现的一般规律，实现以病归经，以经知脏，准确诊断。施术时强调“宁失其穴，勿失其经”，表现了对经络的高度重视，在具体诊断和辨证施治过程中，掌握以下三要点，才能有的放矢，提高诊治疗效。

1. 掌握经脉循行，归经辨证

只有熟记经络循行，认清病候归经，才能够准确地进行经络辨证。

经络循行和病候归经在经络辨证中具有重要作用。“有诸内必形之于外”，任何疾病都以其一定的“病候”表现于外，“经络所通，病候所在，主治所及”，各经脉病候与其经脉循行特点密切相关。通过对病候进行分析，可判断病在何经、何脏（腑），据此进行处方配穴，或针或灸，或补或泻。虽然十二经脉病候与脏腑病候有很多相似之处，但十二经脉病候以经脉循行部位的病变较多，而脏腑病候则以内脏病变较多，如胸肺部胀满、咳喘、缺盆中痛、肩背寒痛、臑臂内前廉痛、口渴、心烦、恶寒发热、汗出等病候，常从肺经论治。

十二经病候常有交叉。如心烦，可见于手太阴肺经、足阳明胃经、足太阴脾经、足少阴肾经及手厥阴心包经病变。这时可根据其他症状来综合予以判定。若其他症状为足少阴肾经病变，则心烦属足少阴肾经。将病候按十二经进行分类归经，结合其他辨证方法，就可以循其内外，复杂的病候也就有所归属，可辨明病因、病位、病性而进行立法处方。

进行经络辨证时，除应重视十二经病候规律外，还应注意经脉循行部位的病变，尤其是局部的疼痛、发热等感觉变化，以及拘挛、屈伸活动转侧受限等功能障碍症状。如脾经通过腹部，故腹部胀满属脾，前头痛属阳明经、偏头痛属少阳经、头顶痛属厥阴经等，都是依据经脉循行路线进行经络辨证。“凡刺之理，经脉为始”，只有熟记经络循行才能循经取穴，辨证论治。

2. 掌握穴位主治，明性配穴

临证处方选穴，首先应掌握穴位主治和腧穴的特性，就像中医大夫，不仅要熟记方剂，而且要掌握每味中药的功效主治。因为用药、用穴都是在中医学基础理论的指导下进行的，穴位和中药的作用常有异曲同工之妙。例如，列缺宣肺止咳，功似桔梗、杏仁；曲池去血中之风，功似荆芥；大椎调和营卫，功似桂枝、白芍；风池既能疏散外风，又能平息内风，功似钩藤、防风；足三里大补元气，功似人参、黄芪；阳陵泉疏肝利胆，功似柴胡、竹茹等。

但在治疗中，腧穴作用又多优于药物，一穴往往具有多方面功能和双向调节的作用，这些是药物所不具备的优点。如关元穴补气之功似人参，但又能行气活血化瘀，对妇科月经病有很好的疗效，较之人参又有泻的作用。

“腧穴所在，主治所及”，每个腧穴可以治疗所在部位的浅表和内脏疾患，即近作用，如太溪位于内踝处，能主治内踝肿痛。属于同一条经的腧穴，在主治上有其共同点，属于哪经的穴位，就可以治疗其所属本经的疾病。例如前面提到的太溪穴，由于它归属于足少阴肾经，且为肾经之输穴、原穴，经气输注之处，肾经又通向脊柱，故太溪除了可以治疗内踝痛外，还可治疗腰脊痛。另外，每一腧穴在治疗上除共同点外，又有其特殊作用，即独特性，如合谷为汗穴、内关为吐穴、丰隆为痰穴，气海、关元为补气之穴，足三里为保健穴等。

3. 掌握依法定方，据证选穴

针灸处方配穴规律与方剂的君、臣、佐、使配伍原则基本相似，配穴乃取某穴之特性与他穴之特性互相佐使，而成特效之用，犹之用药，某药为主，某药为辅，相得益彰也。例如，“补中益气”，用药用补中益气汤，用穴则用百会（相当于升麻、柴胡）、关元（相当于人参）、气海（相当于黄芪）、足三里（相当于白术）。“心肾不交”，方剂选用交泰丸以交通心肾，以黄连为君、肉桂为臣，而针灸则可选取心经和肾经原穴，神门为君、太溪为臣，也可取心经经穴神门和肾经经穴太溪，还可取心包经八脉交会穴内关和足三阴经交会穴三阴交，又可取背部的心俞和肾俞，此乃穴药殊途同归之理。

要掌握据证按经取穴，必须充分了解脏腑的生理、病理，经络循行路线，阴阳、五行、表里关系，腧穴特性等。按经取穴治疗复杂疾病的效果较局部取穴明显，可单独使用，也可配合使用，主要包括本经取穴、异经取穴（表里经取穴）、五输取穴等方法。

据证按症取穴则是指针对某些疾病的症状和表现，形成的经验选穴方法。如大凡风证，程莘农多取风池，风池既疏散外风，又平息内风，内外兼治；“气虚则麻，血虚则木”，上肢麻木取外关、后溪，下肢麻木取中渎、悬钟；尿检化验出现红细胞常取血海，出现白细胞常取大椎、足三里；出现蛋白常取阴陵泉、三阴交。如程莘农治疗中风后遗症弛缓性软瘫属虚证者，先取大椎、大杼、肩髃、曲池、合谷以振奋阳气，疏通经络；伴有上肢下垂，瘛疭无力，不能上举，加天宗、肩髎、臑俞；下肢软弱无力，手足无力，加后溪、申脉；有足内翻或足外翻者，加照海、申脉，但足内翻者常予泻照海、补申脉，外翻者则予泻申脉、补照海等。

辨证宜精，治疗宜专，应坚持守法守方治疗，不宜轻易变更。因为治疗疾病是由量变到质变的过程，慢性病需坚守原方，治疗较长时间才能获效。针灸临床取穴的多少亦应以证为凭、以精为准、以适为度、以效为信，取穴多少，当以大、小、缓、急、奇、偶、复为原则，不可胶柱鼓瑟。

（二）程式三才进针法

程莘农先生认为，医生临床要以患者为本，不仅要重视疾病，更要关心患者。在患者体位、针具选择、进针方法、针刺深浅等方面，既要确保疗效，又要注意患者能否接受，尤其是对于初次接受针灸治疗的人，进针的快慢、是否产生疼痛等因素，直接影响针灸的疗效。而方便操作和快捷简练的进针方法，是针刺成功的关键。根据多年临床经验，程莘农先生总结出了“程式三才进针法”。

1. 掌握针具尺寸，区分材质

选择针具要根据患者年龄、性别、职业、体质、病情等方面情况综合考虑，选择适当粗细、长短的针灸针。一般来说，老人、小孩、女性、体质弱或慢性病患者宜用较细、较短的针，反之则用较长的针具。

选择适当的体位，有利于腧穴的正确定位，便于针灸的施术操作和较长时间留针，同时可避免针刺以后发生意外。临床上常用的体位有仰卧位、俯卧位、侧卧位、仰靠坐位、俯伏坐位、侧伏坐位等。

针灸针分为针尖、针身、针根、针柄、针尾等部位，规格有上百种型号，以粗 0.3 ～ 0.35mm、长 25 ～ 75mm 的针具最为常用。针体必须光滑锋利、挺直，易于进针，手感好。针尖应具有“尖中带圆，圆而不钝”的特点，必须达到刺棉花拔出不带纤维、挑木板不起毛刺的境地，施针时患者的痛感才小。针柄、针体连接应牢固，否则容易断针。进针后针柄必须与皮肤保持 3.5 ～ 6.5mm 距离，避免进针太深、针尖受损、针身容易弯曲导致断针等情况的发生。

2. 掌握进针方法，推崇“三才”

针灸治疗时，进针手法的好坏关系到针灸的治疗效果。《灵枢·九针十二原》曰：“持针之道，坚者为宝。”

程莘农先生强调，持针要有“手如握虎”之力，方能“伏如横弓，起如发机”，进针时指力和腕力必须配合好，悬指、悬腕、悬肘，切循经络，针随手入。他在长期的医疗教学实践中，总结出了一种易学、易教、令患者痛苦小的进针法，取名为“程式三才进针法”，取意天、人、地三才，即进针时分皮肤、浅部和深部三个层次操作。先针3.5～6.5mm深，通过皮肤的浅部，为天才；再刺16～20mm深，到达肌肉，为人才；三刺10～13mm深，进入筋肉之间，为地才。然后稍向外提，使针柄与皮肤之间留有一定间距。如此进针，轻巧迅速简捷，由浅入深，逐层深入，得气迅速。一则减少患者的疼痛，二则可以调引气机之升降。进针讲究指实腕虚，专心致志，气随人意，方使针达病所，气血和调，正胜邪去。

这一刺法吸取了中国传统针法与管针进针法的长处，仅进针这一操作，将点穴、押指、穿皮、送针等动作揉和一起，在一两秒内完成，得气（感觉）极为迅速，效果良好，具有快速无痛、沉稳准确的优点。

“程式三才进针法”的练习，主要是对指力和手法的锻炼。由于毫针针身细软，如果没有一定的指力，很难力贯针尖，减少刺痛，对各种手法的操作也不能运用自如。因此练习针刺，必须进行指力练习（纸垫练针法）、手法练习（棉团练针法）和在自己身上练针，如此才能掌握基本技能。进针时既以浅、中、深“三才”为主，又要仔细体会手法与针感的关系、针尖刺达不同组织结构及得气时持针手指的感觉，并要求做到进针无痛、针身不弯、刺入顺利、行针自如、指力均匀、手法熟练、指感敏锐、针感出现快。

3. 掌握针刺深浅，因人而异

针刺浅深，是毫针刺法的重要技术指标之一，直接决定疗效。但是，决定针刺浅深的因素是多方面的。总得来说，病情是决定针刺浅深的关键，腧穴所在部位是决定针刺浅深的基础，患者年龄、体质是决定针刺浅深的重要条件。

如治疗外感表证时刺风池宜浅，进针7～12mm即可，而治中风语言謇涩之里证则深刺风池，可直刺达20～30mm。寒性胃痛刺中脘进针深，而热性胃痛则浅刺之。腰腹、四肢内侧等阴部腧穴刺之宜深，头面、胸背、四肢外侧等阳部腧穴刺之宜浅。

总之，在掌握针刺浅深时，要因病、因穴、因人而宜，既要与患者年龄、体质相适应，又要与病情属性相适应。否则，就会产生深则邪气从之入、浅则邪气不泻的后果。

（三）得气至上

针刺是一种从外入内的刺激疗法，其取得疗效的关键是“得气”，也就是“针感”。针刺的疗效除与针刺的部位、针具的选择、进针的方法以及患者的病情、体质状况有关外，更重要的是取决于提插、捻转和震颤3种手法的配合，通过速度快慢、幅度大小和时间长短来体现补泻手法以及获得“针感”。

1. 掌握得效之要，在于得气

针刺欲取得效果，首先必须得气，气至才能生效。

得气的含义有二：其一是对病者而言，就是当毫针刺入穴位一定深度后，在患者针刺局部产生酸、麻、胀、重感，有时还循经扩散，也有按神经传导路径出现触电样的感觉；其二是对术者而言，针刺后施术者常常感到针下沉紧。这些现象称为得气，或叫针感。

值得说明的是，这种沉涩紧的感觉要与因手法不当引起疼痛而造成局部肌肉痉挛或滞针严格区别开。一般来说，针感出现迅速，容易传导，疗效就较好，反之则疗效较差。

若针刺后未能得气，程莘农先生常采用候气的方法催气，或暂时留针，或再予轻微的提插捻转。程莘农先生认为，循、按、刮、飞等法烦琐，故常用震颤法，即手持针做小幅度较快速的提插，略加震颤。有些患者，不宜单独强力行针寻找得气时，可采用温和灸，或另配穴以引导经气。做捻转手法时，要做到捻转的角度大小可以随意掌握，来去的角度力求一致，速度快慢均匀，在捻转中也可配合提插。做提插手法时，要做到提插幅度上下一致，频率快慢一致，同时也可以配合捻转，这样才能得心应手，运用自如。“青龙摆尾”“白虎摇头”“苍龟探穴”和“赤凤迎源”等特殊手法由于不易让人理解，不易操作和体验，目前已很少应用。

2. 掌握病有虚实，针有补泻

《千金要方》曰：“凡用针之法，以补泻为先。”程莘农先生认为，针刺得气后，依据病性及患者体质，施以适当的补泻手法，是针刺取效的重中之重。对于气血虚弱、身体羸弱诸虚病证，施用补法，以鼓舞人体正气，可使某些低下的功能恢复旺盛；而对于高热疼痛、邪气亢盛等诸实病证，则用泻法，可使某些亢进的功能恢复正常。

程莘农先生常用的补泻手法有捻转补泻法、提插补泻法、平补平泻法等。以针身为轴，捻转一圆周为强刺激（泻法），捻转半圆周为中刺激（平补平泻），捻转不到半圆周为弱刺激（补法）。提插时亦要有深浅，提插 25px 以上者为强刺激（泻法），12.5px 左右者为中刺激（平补平泻法），5px 以下者为弱刺激（补法）。捻转、提插法可以单用，亦可联合使用。

针刺补泻的运用，还要结合腧穴的主治性能。例如，针刺足三里、气海、关元、肾俞等穴，可促进人体功能旺盛，即为补；而针刺十宣、中极、委中、曲泽等穴，退热祛邪，即为泻。所以针刺时正确地选用腧穴，也是能顺利实现补泻的一个重要方面。

针刺补泻作用的效果，与机体的功能状况有着密切的关系。某些体质虚弱的患者，医生虽经多次行针引导经气，针下仍感虚滑，这种情况往往见效缓慢。而对于正气未衰，针刺易于得气者，则收效较快；对于正气已衰，针刺不易得气者，则收效较慢。

3. 掌握诸法配合，联合并用

针灸不是疗疾的唯一方法，常常配合艾灸和药物等，其目的在于扶正祛邪，促进康复。

针刺的补法和艾灸法都具有扶助正气的作用，针刺的泻法和放血疗法则具有祛除邪气的作用。临床应重视正与邪，采取多种方法扶正祛邪，促病痊愈。若寒凝冲脉，不能温煦四肢而致足痿，跗阳脉不动，程莘农先生常取关元、气海、血海、足三里、冲阳、太溪、照海加温灸法。另外，应根据体质、病情及所取经络腧穴、节气来灵活掌握留针时间或配合使用电针，对体质虚弱和久病的患者不应产生较强的针刺反应，而应以持续弱反应进行治疗，故留针时间宜短不宜长；对于热证患者，不宜产生较强的升温作用，故留针时间宜短不宜长，寒证则宜长不宜短；对于顽证、痛证，如针刺反应不够强，就不能达到治疗作用；阳经腧穴宜深刺而久留针，阴经腧穴宜浅刺而短留针甚至不留针；冬季可多留，夏季可少留。如程莘农先生在运用廉泉治疗各种原因引起的舌强语謇时，常向舌根方向深刺 25 ～ 50mm，不留针，取针后轻按针刺处，避免出血；针刺天突、膻中治疗咳嗽、哮喘时，针天突多以针尖沿胸骨柄后缘，刺 25 ～ 50mm 不留针，针膻中则针尖沿皮向下刺 7 ～ 12mm，留针，有针感则甚佳。

第八节　隐性“得气”

（一）隐性“得气”是卫气的表现形式

“得气”是针灸学中的专有名词，是指将针刺入腧穴一定深度后，施以提插或捻转等行针手法，使针刺部位获得“经气”感应。针刺感应是医者通过针刺穴位，患者穴区出现酸麻胀重等感觉为“感”，这种感觉通过针具又回馈到医者手下，出现沉重紧涩的反应为“应”，可见感应来自医患双方，而且强调得气在针刺中的重要性。如《标幽赋》云：“气速至而效速，气迟至而不治。”《针灸大成》亦云：“针若得气速，则病易痊而效亦速也；若气来迟，则病难愈而有不治之忧。”这都说明针刺必须得气，得气与否直接影响治疗效果。

另一方面，田道正先生提出隐性针感的概念，认为患者针刺后没有感觉到酸、麻、胀、重等主观针感，主要是由于刺激量、患者的体质及其他因素使患者的大脑皮质没有达到感觉的阈值，即“阈下刺激”。多功能套针即不强调针刺感应，甚至追求无感应，在临床也能取得治疗效果，对某些疾病甚至比传统针刺取效更快。

多功能套针在操作时不要求患者有酸麻胀重之感及医者手下有沉重紧涩感，可见其与患者体质等因素无关。多功能套针的主要操作层面在皮下，皮下为经筋分布、卫气输布之处，皮下平刺可刺激经筋（肌腱、筋膜、韧带、神经等），激发“行于脉外”的卫气。由于卫气“慓疾滑利，不能入于脉也”（《素问・痹论》），加之平刺，刺激量较弱，故与针刺经穴激发“行于脉中”的营气之得气形式不同，故刺激皮下则为无感。

套针针刺操作时有时也会出现刺痛或出血等，这是因为皮下组织除疏松结缔组织与脂肪组织外，还有小血管、小淋巴管、毛囊根、腺体、细小神经分支等。真皮层中富含神经末梢，而皮下神经末梢极少，故一般无感觉，但进针或平刺行针时偶有疼痛，是针具穿过真皮或刺及附有神经末梢的皮下小血管、小淋巴管的缘故。正如《灵枢・邪气脏腑病形》曰：“刺此者必中气穴，无中肉节，中气穴则针游于巷，中肉节即皮肤痛。”故多功能套针强调隐性得气，疼痛则表示针刺太深、中肉节的缘故，要加以纠正，避免影响疗效。

常规针刺有时也会出现无感，除体质虚弱者以外，当然也会激发卫气，但临床疗效较弱或无。究其原因，其刺激点为非经穴、非“以痛为腧”，针尖方向强调与穴位有关而非与病位有关，治疗的适应证是经络病、脏腑病而非经筋病，加之激发经气以营气为主而非卫气，因营卫之气同源异位，脉之内外相互影响，由卫气影响营气，而非直接激发营气，故其疗效较显性（有感）得气者弱，取效较慢。所以治疗脉病、脏腑病，当激发营气，显性（有感）得气，施行补泻，方能补虚泻实，调和阴阳，达到治疗目的。而套针是激发卫气，隐性（无感）得气，配合运动，舒筋柔筋，而达治疼痛疾病的目的。

（二）疏调经筋、宣导卫气是取效的关键

疼痛的病机是卫气不足，腠理空虚，风邪夹寒湿，乘虚侵袭，入腠袭筋为病，即卫气与邪气结聚于筋，表现为筋结与压痛等。在卫邪相争的情况下，卫气盛则驱邪于外则病愈，邪气强则进，经孙络、络脉、经脉，进而影响脏腑。正如《素问·缪刺论》曰："夫邪之客于形也，必先舍于皮毛，留而不去，入舍于孙脉，留而不去，入舍于络脉，留而不去，入舍于经脉，内连五脏，散于肠胃。"然卫气"慓疾滑利"，喜布散而恶结聚，今与邪气相结则病。

卫气不足，有两种含义：一是指正气不足；二是指皮下局部卫气不充，是因卫气不能布散所致的局部卫气不足。疼痛大多是因为后者而导致，邪气与卫气相结，不得布散所致，故宣导卫气，疏调经筋，是治疗的关键。

多功能套针作用于皮下，疏调经筋，横向浅刺，宣导卫气，使卫气充则邪气出，筋结散则疼痛止。正如《素问·调经论》所讲："卫气得复，邪气乃索。"

套针疗法作用于皮下，而疼痛主要是卫气与邪气相结于皮下经筋，大多属体表之疾，故宜浅刺而不宜深刺。正如《灵枢·小针解》曰："针太深则邪气反沉者，言浅浮之病，不欲深刺也，深则邪气从之入，故曰反沉也。皮肉筋脉各有所处者，言经络各有所主也。"

另外，套针疗法强调操作时要精神专注，寻求无感（隐性）得气，方能获得"气至乃休"之效。如《灵枢·终始》讲："必一其神，令志在针，浅而留之，微而浮之，以移其神，气至乃休。"加之疼痛类疾病病位局限、病情浅轻、不易传变，故只要辨筋正确，取穴精当，施术得法，均能收到"以知为数"的治疗效果。如《灵枢·九针十二原》所言："刺之要，气至而有效，效之信，若风之吹云，明乎若见苍天，刺之道毕矣。"

综上所述，筋膜、肌腱、韧带、神经等，位于皮下，类似于皮下浅深筋膜，而皮下为卫气布散之处，卫阳之气"柔则养筋"、充养肌肤，发挥协调运动与卫外的功能。一旦卫气不布或不充，腠理空虚，风夹寒湿，乘虚侵袭，入腠袭筋，卫气与邪气相合则病痛。所以，疏调经筋、宣导卫气是治痛取效之关键，套针的浮而浅刺、定向透刺、隐性（无感）得气，能最大限度地宣导卫气，达到疏调经筋的作用，从而实现"以知为数""气至乃休"的治疗效果。

第九节　其他

（一）阿是穴的作用

阿是穴是针灸学腧穴分类的一种，所谓“阿是穴”，实际上也就是一些没有固定部位、没有既定穴名、没有纳入十四经的病理反应点（以压痛点为主要目标）。这同中医学的“经筋病灶”很类似，也是多功能套针疗法临床诊断时寻找的目标。套针疗法在病痛局部或远端的进针点如果不是经络循行线上的某一个穴位，那应该是取的“阿是穴”。

（二）部分腧穴的参与

采用套针疗法治疗颈椎病、肩周炎及颈肩综合征，常常会用到手阳明大肠经的巨骨穴（肩峰内上方，锁骨与肩胛冈结合部的凹陷中）、足少阳胆经的肩井穴（第7颈椎下的大椎穴与肩峰连线的中点）；对于胁肋疼痛，除了在疼痛的局部施加刺激以外，远端常常要配合选用上肢外侧正中部位的刺激点（比如手少阳三焦经腕背横纹中点上2寸的外关、上3寸的支沟穴）、下肢外侧正中部位的刺激点（比如足少阳胆经腘窝水平线上7寸的风市穴、腓骨小头前下方凹陷中的阳陵泉）等。何况，有不少压痛点和扳机点还与传统针灸穴位是高度吻合、完全一致的（其中与特定穴的关系最为密切）。

（三）弧形摇摆手法的参与

《灵枢·官能》曰：“伸而迎之，摇大其穴。”窦汉卿《针经指南》将其列为行针十四法：“摇者，凡泻时，欲出针，必须动摇而出者是也。”明确指出，摇针是为了开大针孔，泻其邪气，属于泻法，可治疗实证、痛症和热证（虚寒证和久病气虚者不宜）。明代杨继洲在《针灸大成》中将“摇法”列为下针八法之一，明代针灸大家汪机在《针灸问对》中说：“摇，凡退针出穴之时，必须摆撼而出之。‘青龙摆尾’亦用摇法，故曰‘摇以行气’，此出针法也。”

明代徐凤《针灸大全》记载：“青龙摆尾，如扶船舵，不进不退，一左一右，慢慢拨动。”其方法是将针斜刺或浅刺入皮下，针尖刺向病所，而后手扶针柄，将针缓缓左右摆动，如摇橹之状，或左或右，以正航向，且推动气行。此即“动而进之，推气之法”。可见，青龙摆尾针法的主要作用是行气止痛，有很好的疏通经络、行气活血、化瘀止痛等作用，乃古代“飞经走气”第一法。正如明代高武《针灸聚英》所云：“苍龙摆尾气交流，血气奋飞遍体周，任君疼痛诸般疾，一插须臾万病休。”说明青龙摆尾针法用于治疗筋骨疼痛能收到立竿见影的效果。

青龙摆尾针法在左右摇摆时，还需要配合“循而摄之”的行气手法，即用手循按针刺部位或病变部位的皮肉、筋腱，远刺近动，以加强行气止痛的力量。

套针疗法的弧形摇摆手法具有行气作用，这种气的作用力正如鱼尾摆动能让鱼在水中向前游动、摇橹能使水中的小船前进一样，能作用到针尖指向的疼痛部位（压痛点、扳机点），充分发挥疏经通络、行气活血、化瘀止痛的良好治疗作用。

（四）套针通的作用

疼痛是人的一种主观感觉，因人而异。疼痛的感觉其实是通过神经末梢上的痛觉感受器产生的，当这个感受器受到刺激后，会通过脊髓将信号传递到大脑，人就会产生疼痛感。中医认为："痛则不通，通则不痛。"套针通可减张减压、通气血、通经络，进一步改善了血液微循环，有较强的疏通经络作用，可促进局部大小环境的协调统一，使阴阳平衡，最终达到快速治愈疾病的目的。

套针通在工作时能产生持续的负压吸引，从而降低病患处的压力，减轻充血、水肿及瘀阻肿胀，加强致痛物质的排泄，且在减张减压条件下使肌肉、血管、肌腱等组织能更好地放松，气血流通更顺畅，从而有效地促进新陈代谢，使患者病患处迅速改善症状。《景岳全书》指出："病之瘀内，行之瘀外。"说明内脏的病变，可以在经脉所通过的部位或相应体表出现某些症状或阳性反应点。故浅刺一定部位、穴位或阳性反应区，可以起到疏通经络、调节脏腑虚实、调气血、平阴阳等作用。

套针通的作用机制有以下三点。

1. 通经络，通气血

经络是人体气血津液运行的通道，是联系脏腑和体表及全身各部分的传导系统，经络系统以十二经脉为主，分布于全身内外，运行气血，濡养脏腑和皮肉筋骨，使身体各功能活动得以正常运行，并保持相对平衡。《灵枢·经脉》说："经脉者，所以能决生死，处百病，调虚实，不可不通。"经络的主要作用便是运行气血，协调阴阳；抗御病邪，反映症候；传导感应，调整虚实。

通经络、通气血适用于各种原因导致的气滞血瘀，经络闭阻不通。中医认为疼痛是经络不通的一个重要表现，即所谓的不通则痛，故治疗疼痛要从疏通经络着手。经络闭塞，气血失调，使邪客于形，未入脏腑，局部经血瘀阻，荣血不行或气血不畅，甚至气滞血瘀，引起肢体肿胀，疼痛跳痛，麻木痿软。套针通有疏通经络、调和气血作用，可解痉镇痛，松解横纹肌、平滑肌的紧张，直接泻出经络中瘀滞的病邪，使闭塞的经络气血畅通，疼痛自然消失。

2. 促进微循环

套针平刺入皮下疏松结缔组织，然后接套针通形成真空现象，可促进血液循环和淋巴循环，改善疏松结缔组织内环境，使神经递质传导发生改变，离子通道畅通，更好地在相应组织中发挥作用。

套针通操作时要求针尖指向病灶方向，经过套针通负压真空作用，可改善病灶内结构，减轻压力，促进了血液循环，使病灶周围组织松弛，组织细胞恢复弹性，组织僵硬痉挛得以明显缓解，局部结节点、条索状物得以平复，患者感到明显轻松舒适，从而使疼痛减轻或消失。

当肌肉组织处于紧张状态时，局部血液循环受阻，组织缺血、缺氧。通过套针通治疗，能使血管扩张，促进局部血液循环，加强新陈代谢，使体内的毒素加速排出，改善局部组织的营养状态，使更充足的营养物质和氧气输送到细胞，增加细胞的血液灌注量，使细胞活化，肌肉得到放松，疲劳得到缓解。因此，套针通可疏经活血，增加肌肉的弹性和运动的灵活性。

3. 局部减压

套针通运用负压真空原理，可降低病患局部压力，减轻局部的充血、淤血及肿胀，加强致痛物质的排泄，促进血液循环、水肿吸收、炎症消失，使被压迫的神经、血管恢复功能，达到治愈疾病的目的。

（五）机械能转换

能量在一固定封闭环境下，既不能凭空产生，也不能凭空消失，但可以从一种形式转化为另一种形式，或是从一个物体转移到另一个物体。

套针疗法进针后以进针点为支撑点，针体弧形摇摆，可将一部分机械能转换为热能，有助于消除无菌性炎症，起到温经通络、扶正祛邪、平衡阴阳、行气活血祛瘀生新等作用。

（六）神经系统调节

神经系统（nervous system）是机体内对生理功能活动的调节起主导作用的系统，主要由神经组织组成，分为中枢神经系统和周围神经系统两大部分。中枢神经系统包括脑和脊髓，周围神经系统包括脑神经和脊神经。

神经系统是人体内起主导作用的功能调节系统。人体的结构与功能均极为复杂，人体内各器官、系统的功能和各种生理过程都不是各自孤立地进行，而是在神经系统的直接或间接调节控制下，互相联系、相互影响、密切配合，使人体成为一个完整统一的有机体，实现和维持正常的生命活动。同时，人体又是生活在经常变化的环境中，神经系统能感受到外部环境的变化，接受内外环境的变化信息，对体内各种功能不断进行迅速而完善的调整，使人体适应体内外环境的变化。可见，神经系统在人体生命活动中起着主导的调节作用。人类的神经系统高度发展，特别是大脑皮质不仅进化成为调节控制的最高中枢，而且进化成为能进行思维活动的器官。

神经系统由中枢部分及其外周部分所组成。中枢部分包括脑和脊髓，分别位于颅腔和椎管内，两者在结构和功能上紧密联系，组成中枢神经系统。外周部分包括 12 对脑神经和 31 对脊神经，它们组成外周神经系统。外周神经分布于全身，把脑和脊髓与全身其他器官联系起来，使中枢神经系统既能感受内外环境的变化（通过传入神经传输感觉信息），又能调节体内各种功能（通过传出神经传达调节指令），以保证人体的完整统一及其对环境的适应（图 3-9-1）。

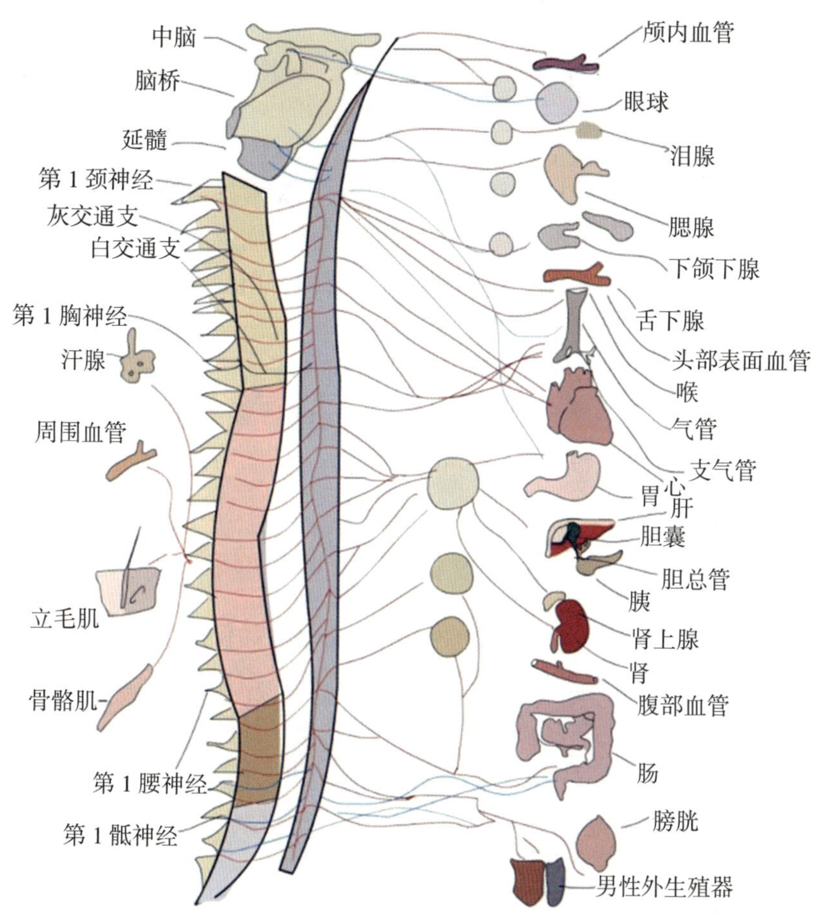

图 3–9–1 自主神经系统示意

神经系统的基本结构和功能单位是神经元（神经细胞），而神经元的活动和信息在神经系统中的传输则表现为一定的生物电变化及其传播。例如，外周神经中的传入神经纤维把感觉信息传入中枢，传出神经纤维把中枢发出的指令信息传给效应器，都是以神经冲动的形式传送的，而神经冲动就是一种被称为动作电位的生物电变化，是神经兴奋的标志。

中枢神经通过周围神经与人体其他各个器官、系统发生极其广泛复杂的联系。神经系统在维持机体内环境稳定、保持机体完整统一性及其与外环境的协调平衡中起着主导作用。在社会劳动中，人类的大脑皮质得到了高速发展和不断完善，产生了语言、思维、学习、记忆等高级功能活动，使人不仅能适应环境的变化，而且能认识和主动改造环境。内、外环境的各种信息，由感受器接受后，通过周围神经传递到脑和脊髓的各级中枢进行整合，再经周围神经控制和调节机体各系统器官的活动，以维持机体与内、外界环境的相对平衡。神经系统是由神经细胞（神经元）和神经胶质所组成。

人体各器官、系统的功能都是直接或间接处于神经系统的调节控制之下，神经系统是整体内起主导作用的调节系统。

人体是一个复杂的机体，各器官、系统的功能不是孤立的，它们之间互相联系、互相制约；同时，人体生活在经常变化的环境中，环境的变化随时影响着体内的各种功能。这就需要对体内各种功能不断作出迅速而完善的调节，使机体适应内外环境的变化。实现这一调节功能的系统主要就是神经系统。

在传统针灸疗法镇痛过程中，神经系统有很好的调节外周神经的作用，正如多功能套针进针后疼痛立即消失或者减轻；电针直接刺激传导痛觉的神经，一方面可以使这类神经中痛觉纤维的传导发生阻滞，同时又可以使脊髓背角细胞对伤害性刺激的反应受到抑制。

我们认为多功能套针针刺的调整作用是通过神经系统来实现的，针刺越表浅则疗效越好，可能与皮下皮层内有丰富的神经纤维网，分布着感觉神经末梢和自主神经有关，针刺可刺激这些神经末梢，再由神经调节血管和肌肉的功能活动，所以多功能套针疗法具有显著疗效。

（七）套针治疗慢性疼痛的疗效和局部红外热像特征分析

疼痛一般分为急性疼痛和慢性疼痛两大类，急性疼痛仅仅是一个症状。但当一种急性疾病过程或一次损伤的疼痛持续时间超过正常所需的治愈时间，或间隔几个月至几年复发，持续达 1 个月者，则称作慢性疼痛。慢性疼痛在病因学、病理解剖学、病理生理学、症状学、生物学、心理学等方面与急性疼痛之间有着显著的差异，对于二者的诊断和治疗也存在着明显的区别。慢性疼痛的伴随症状有睡眠紊乱、食欲缺乏、性欲减退、兴趣缺乏、便秘、个性改变、嗜睡等自主神经功能障碍，以及精神、社会、家庭多方面不适应的心理障碍。目前，多数学者认为慢性疼痛已经构成一种独立疾病的病理生理过程。

疼痛是人体最常见的症状之一，是一种令人不快的感觉和情绪上的感受，伴有实质上的或潜在的组织损伤，可由多种疾病引起。西医认为，慢性疼痛涉及病种含肩关节周围炎、颈椎病、骨质疏松症、慢性腰肌劳损、膝关节骨性关节炎、痛风性关节炎、坐骨神经痛、类风湿关节炎、腰椎间盘突出等，以及影响骨、关节、周围软组织的病变。中医临床中多见的慢性疼痛以颈、腰、肢体疼痛为主，中医认为慢性疼痛是由风寒湿三种邪气所致，气滞血瘀，经络不通，不通则痛，故又称之为痹症。

疼痛是一种主观感觉，缺少相应的检测技术，临床医师难以了解与掌控疼痛的准确情况，对其疗效进行准确判断。但出现疼痛的组织或器官一般都会出现感染性或非感染性炎症反应，局部会产生热态（热场）变化，目前，红外检查设备对于温度的分辨率已达到 0.05 ～ 0.08℃，对组织器官的热态变化检测非常敏感，可检测人体自然放出的波长 8 ～ 12μm 的红外线，具有非侵袭、安全、可反复检测的优点，这为临床开展疼痛研究和诊疗工作提供了一种新的诊断技术。

红外热像图属于功能性影像学检查的范畴，它所显示的并非局部的绝对分布温度值，而是显示即时左右部位相对温度差（ΔT）。其诊断方法是测试并对照比较健侧与患侧，即人体左右对称部位温差的。

此外，随着检查时间的变化，局部温度绝对值改变并不能代表异常征象；而且局部体温的变化不是简单的疼痛现象，而很可能是特征性疼痛综合征现象，提示了机体相关病理生理变化。

套针治疗慢性疼痛，尚无红外热像的相关检查和研究资料。现就笔者所做的关于套针治疗慢性疼痛疗效与红外热像检查的观察汇报如下。

1. 临床资料

（1）病例来源：20 例患者全部来自针灸科门诊就诊患者；男性 11 例，女性 9 例；年龄最大 85 岁，最小 20 岁；病程最长 10 余年，最短 1 个月。

（2）纳入标准：以疼痛为主诉的就诊者；病程超过 1 个月，相关检查无特殊发现者；疼痛部位固定，可明确范围者；检诊有压痛或条索者；48 小时内局部未经非药物疗法治疗者。

（3）排除标准：急性疼痛、继发肿瘤、骨折等器质性病变的疼痛；身体有大面积皮肤疾患；疼痛局部有破溃者；有凝血障碍者。

2. 观察方法

（1）仪器：红外检查采用宝通华 SFT 红外热像扫描仪。

（2）检测环境：受检室 24℃恒温，室内相对湿度控制在 40% ～ 60%，室内无对流空气，无阳光照射；检测前受试者在该环境下休息 15 分钟，禁饮冷热水，无不对称的覆盖或暴露皮肤。受试者检查部位完全暴露，在患者情绪稳定后进行扫描。

（3）采集部位：人体正面和背面，全身图像。

（4）采集方法：治疗前做第 1 次红外热像检查，套针治疗固定后 20 分钟内做红外热像即时复查；第 1 次或最后 1 次治疗完成、起针 48 小时后做红外热像治疗前后复查。

（5）观察指标：患部及对侧对称部位红外热像图温差的局部特征；套针治疗慢性疼痛疾患红外热图变化特征。

3. 治疗方法

根据患者主诉，对疼痛按照 VAS 疼痛评分标准（0–10 分）进行分级；在病变范围寻找一个或多个阿是穴（激痛点），进行标记，压痛以（±）（+）和（++）分为 3 级；在距离穴点 4 ～ 5cm 处消毒，取 1.0mm×25mm 侯氏侯国文一次性使用皮下套管针灸针，使针尖对着痛点，按套针的操作要领进针，做弧形摇摆手法后，让患者做疼痛部位的主动运动 10 ～ 15 分钟；治疗结束后，拔出针和针心，留置套管，保留 24 ～ 48 小时后自行起针。

（1）疗效观察：针刺行手法并让患处活动后，询问并记录其疼痛消减变化；检查局部压痛减轻程度。

（2）疗效指标

①即时疗效：第 1 次治疗后疼痛、压痛减少按百分比评价，均让患者自评。

②最终疗效：根据结束套针治疗后的临床表现，分为临床痊愈（疼痛、压痛均消失，活动功能达到正常，且停止治疗近期无复发者）、显效（疼痛消失，压痛（±）级，肢体活动基本正常）、有效（疼痛减轻为 1 级、压痛（+）级，肢体活动稍受限）、无效

（疼痛无缓解，或虽有改善但仍在 2 级或以上者）4 级。

4. 治疗结果

20 例患者按红外检查情况分为 3 组，即红外前后复查组、红外即时复查组和无复查组。全部患者均进行套针治疗和一次红外检查。

治疗前红外检查结果：疼痛局部平均温度均为不对称改变，患侧较健侧温度偏高改变者 12 例，患侧较健侧温度偏低改变者 8 例。将第 1 次套针治疗前后相比，全部患者经过 1 ～ 4 次治疗，其中有 7 例患者仅治疗 1 次，无复诊。

（1）红外检查前后复查病例 7 人，为治疗前和治疗留针 24 小时、出针 48 小时后复查红外热图对照。

一般资料：男性 5 例，女性 2 例；年龄最大 85，最小 25 岁；病程最短 2 个月，最长十余年。

涉及疾病：肌筋膜炎、颈椎病、运动伤、棘上韧带炎、肩周炎、腰骶部神经鞘膜瘤术后。

疼痛部位：背部 2 例，颈项 2 例，肩关节 1 例。腰腿 1 例，脚踝 1 例。

即时疗效：针后 20 分钟内疼痛完全消失的 5 例，消减 80% 的 1 例，1 例为发作性疼痛，治疗时无发作。

压痛变化：减轻 50% 者 4 例，减轻 80%、90%、100% 各 1 例。

最终疗效：1 次治愈 1 例，2 次治愈 2 例，3 次治愈、显效各 1 例，4 次显效 1 例，4 次无效 1 例。

红外前后复查结果：无论治疗前患侧较健侧温度高或低，套针治疗后两侧局部异常的温度差异均有改善。详见表 3-9-1。

表 3-9-1　红外前后复查结果

疼痛部位	疼痛评分	病程	红外检查局部特征		结论
			治疗前	治疗后	
背部肌筋膜炎	2 分	10 余年，加重 2 ～ 3 年	局部不对称温度改变，不连续低温	连续、均匀、升高	改善
左肩胛提肌	3 分	2 年余	不对称低温脊柱，不连续心前区低温	温度差异较前减少，脊柱温度连续，心前区低温上升	改善
左内踝运动伤	3 分	2 个月，加重 3 日	异常高温	未见明显异常	改善
右颈椎病	3 分	5 个月	异常高温	对称性提高	改善
棘上韧带炎	6 分	10 余年，加重 3 周	低温改变，左右相差 0.5℃	左右差异为 0	改善
右肩周炎	6 分	1 年，加重 2 个月	高温改变	相差 0.1℃	改善
腰骶神经鞘膜瘤术后	3 分	5 年余，加重 4 日	异常低温，相差 1.0～ 1.2℃	温度上升，相差 0 ～ 0.2℃	改善

（2）红外即时复查病例 6 人，为治疗前和第 1 次套针治疗固定 20 分钟后红外检查对照。

一般资料：男、女各 3 例；年龄最大 70 岁，最小 20 岁；病程月余至 5 年余。

诊断：臀小肌损伤、带状疱疹后神经痛、肩周炎、运动伤各 1 例，膝关节骨关节炎 2 例。

疼痛部位：膝关节 3 例，臀及下肢、肩关节、颈肩各 1 例。

即时疗效：疼痛完全消失 4 例，减轻 80%、50% 各 1 例；压痛减轻 80% 的 2 例，70% 和 20% 的各 1 例，减轻 50% 的 2 例。治疗次数 1 ～ 4 次，3 次治愈 1 例，2 次显效 1 例。4 例治疗 1 次后无复诊。

红外即时复查结果：套针治疗后红外热图均有即时改变，仍然是温差缩小，趋于对称，尤其是治疗前温差为高温表现者，局部针刺手法刺激后温差无一例增加，反而均有不同程度缩小。详见表 3–9–2。

表 3–9–2　红外即时复查结果

疼痛部位	疼痛分级	病程	红外检查局部特征		结论
			治疗前	治疗后	
右肩周炎	6 分	1 年余，加重 2 个月	高温改变，胸锁高 0.4℃，三角肌前束、喙突高 0.6℃	胸锁降至 0.1℃，三角喙突平均温差为 0℃	改善
左腰腿（臀小肌损伤）	2 分	2 个月余，加重 2 周	异常高温，小腿三头肌 0.6℃，胫前 0.5 ℃，左下肢平均高 0.6℃	低于对侧 0.5℃，胫骨前低 0.4℃	降低
左颈肩带状疱疹后神经痛	5 分	1 个月余	高温，左颈正面高 0.6℃	比平均温度低 0.1℃	改善
左膝骨关节炎	3 分	5 年	高温改变，小腿内侧腓肠肌内侧头异常高温，左膝平均温度较右膝高 0.7℃	左膝平均温度低 0.6℃	降低
左膝骨关节炎	3 分	3 年	异常高温，左股骨前平均温度高 0.5℃，膝关节高 1.1℃，胫骨前高 0.6℃	股骨前温度一致，膝关节无改变，胫骨前下降 0.3℃	改善
左膝运动伤	2 分	1 个月余	低温改变，骨外侧肌、骨直肌异常低温，平均 0.7℃。膝关节低 0.4℃	平均相差 0.2℃，膝关节无改变	改善

（3）无红外复查病例 7 人，仅有治疗前红外热像检查。

一般资料：男性 3 例，女性 4 例；年龄最大 67 岁，最小 26 岁；病程 3 个月至 5 年余。诊断为冈上肌损伤、肩胛提肌损伤、比目鱼肌损伤、膝骨关节炎、跟腱炎各 1 例，网球肘 2 例。

疼痛部位：肩部 2 例，下肢 2 例，足跟 1 例，肘部 2 例。疼痛级别 2 ～ 3 级。

疗效：疼痛完全消失者 5 例，减少 80% 的 2 例；压痛减少 100% 的 2 例，90%、70% 的各 1 例，50% 的 3 例。

最终疗效：1 次治愈 2 例，2 次显效 1 例，3 次显效 1 例，3 例无复诊。

红外局部特征：双侧不对称温度改变，温差 4 高 3 低。

5. 讨论

（1）套针对慢性疼痛的止痛作用和机制：套针止痛取效快捷，安全有效。第 1 次针刺手法程序完成后全部显效，疼痛至少减轻 50%，疼痛完全消失率为 74%（14/19）。在经过 1 ～ 4 次的治疗后，2/3 的长期饱受痛苦的慢性疼痛患者即获得临床治愈（尚不包括 7 例无复诊的患者，其间不排除有临床治愈者），令医患双方都很高兴。可见，套针对于软组织损伤引起的疼痛是有独特疗效的。压痛的缓解和消失相对疼痛的消减，疗效较差较慢，提示引起压痛的组织损伤恢复需要时间，应该继续治疗，并提示可否把压痛作为疼痛治愈的标准？套针留针过程仍然有继续治疗、稳定疗效的作用，观察病例中在留针期间很少有病情反复者，一些疼痛级别较高的患者在起针后会出现疼痛反跳的感觉，从而反证了套针的止痛作用。

慢性疼痛涉及多种疾病，因此其止痛的效果和治疗的时间及治疗次数都会有差别，所以要重视对慢性疼痛的规范诊疗和使用套针治疗的适应证，要找准反应点即阿是穴。寻找反应点应做到“一片之中找一点，准点之中找深浅”，对于痛点明确、部位不深的反应点疗效更好。套针进针在痛点附近而不直取痛点，可以从针灸腧穴的近治作用得到解释。近治作用是指每个腧穴都能治疗所在部位的局部和邻近部位的病症，多用于治疗体表部位明显和较局限的症状。套针刺入疼痛点周围的皮下后，针在皮下 2 ～ 3mm 的浅层摆动，加之留置于皮下的软管长时间的刺激，可振奋皮部经气，推动体内气血运行，濡养筋脉关节，通调经气，和调营卫，平衡阴阳而祛病。

关于针刺皮下不深入肌层即可止痛的机制，除前述的皮部理论外，也可以从肌筋膜学说中得到一些解释：引发肌肉疼痛的原因，除了损伤、劳损等原因之外，还有一个很重要的诱发因素就是“筋膜的粘连”。

当筋膜粘连之后，会造成该区域的活动范围降低，筋肉的弹性变差，甚至缩短。而相邻区域的肌肉就会代偿性地被拉长，并且过度收缩，产生过度劳损。解决这一问题的方案是，只需要轻轻地将粘连区域的筋膜松解开，问题就会迎刃而解，整个过程只需要简单的几分钟时间。的确，肌筋膜学说在这里很好地解释了套针的治疗过程和机制。

（2）红外检查是一种客观、准确、简便、快速的无创性、功能性检查技术：尽管正常人体的温度分布具有一定的稳定性和特征性，但在病理情况下和治疗过程中会出现体温分布区域高低不对称的变化。一般说来，某处的急性炎症（感染性或非感染性炎症）、肿瘤（恶性肿瘤及血管瘤等）、损伤、代谢旺盛的疾病，皮肤的温度多升高；而神经受损、肌肉紧张（挛缩）、一些慢性炎症或供血不足性疾病常导致某些区域的皮肤温度降低。疼痛可以引起皮肤某区域的温度升高，也可以引起温度的降低，出现不适症状的局部都会出现升高或降低的温度改变，特别是人体不对称性体温改变。一般情况下，左右体表温差平均在 0.3℃以内。红外热成像检查就是根据患者相应部位软组织血供改变与疾病症状改善引起的人体体温的变化而进行的，以此反映机体组织代谢、神经功能和血液循环发生的改变。两侧体温不对称分布是对红外热成像诊断进行判读时的关键因素。20 例观察病例中，高温者占 2/3，为大多数，但高温是否为慢性疼痛患者红外热像的主要表现，还需今后再证实。

观察病例中，所有患者治疗前的红外成像都出现疼痛局部、附近的组织甚至相邻的脏器的温差异常，与对侧体温的差异超出正常范围。治疗后，这些差异大都会得到改善，趋于平衡，呈现高降低升的态势。值得提出的是，套针治疗的红外前后检查和即时检查结果还是有不同意义的，前者的检查结果都显示为调整、改善，但即时复查结果却不尽然，似乎表现出了机体调整过程中的“矫枉过正”，还让我们发现了套针治疗疼痛快速起效的客观证据，前后时间相差不过 40 分钟，不仅所有的病例都表现出温差高降低升的改变外，其变化幅度之大也远超治疗起针 48h 后的复查结果。而这种变化又不能完全用局部血流增加来解释，尤其是治疗前温差呈异常增高改变者，在治疗过程中的手抓捏拿，以及针刺后 2 分钟的皮下弧形摆动等，都会使血流量增加，但血流量增加，温差并不增大反而减小的机制又是什么？这种只有红外热成像才能表现的治疗效果不仅让我们对中医学“阴阳平衡”“通则不痛”理论有了现代、具体的认识，同时也让我们发现了红外即时复查这一检查方法才能恰当地解释套针快速止痛的作用。

（3）关于阿是穴和激痛点：阿是穴，又名压痛点，是以病痛局部或敏感反应点作为针灸治疗点的一类腧穴。它的取穴方法就是以痛为腧。阿是穴既能反映疾病，也能治疗疾病，还可用于疗效判定。

阿是穴可以在全身任何地方出现，可以在经在穴，也可以不在经、不在穴。这类穴位一般都随病而定，多位于病变的附近，也可在与其距离较远的部位，没有固定的位置和具体名称。平时人体无病，不存在阿是穴，当疾病发生的时候，有时才会出现阿是现象。一旦出现阿是穴，在位置上就不会转移。

阿是穴因疾病而产生，随病情变化而变化。治疗过程中疾病好转，则阿是穴疼痛缓解；疾病未好转，则阿是穴疼痛无改善；疾病治愈，则阿是穴现象即消失。

近年来，在中国传统针灸疗法的基础之上，西方提出了所谓的西方医学针灸疗法（western medical acupuncture）或西方针灸疗法（western acupuncture），其主要刺激点是激痛点（trigger point）。激痛点是指按压时可出现局部敏感痛点，甚至可引起远端疼痛，有时还可产生感传性自主神经症状及本体感觉障碍的部位。

据统计，全身存在大约 255 个激痛点，较中国传统针灸经穴的 2/3 稍多，主要用于治疗肌筋膜炎引起的疼痛综合征等。从其临床特征来看，它与传统针灸学中的阿是穴十分类似，经比较发现，147 块肌肉中的 255 个激痛点，超过 92% 的激痛点与针灸穴位在解剖上相对应，而 79.5% 的针灸穴位所主治的局部疼痛与其对应的扳机点（MTrP）相似，二者均可以引发类似的线性感传，其中二者完全一致或基本完全一致的情况达 76%。因此，二者在解剖位置、临床主治、针刺引起线性感传等方面，都十分相似。

我们认为，激痛点理论实际是总结了阿是穴分布规律的一种理论。所以本文在完成的过程中，既使用了阿是穴，又提到了激痛点，因为二者在疼痛的治疗过程中作用几乎相同，后者有时表达更具体些。

本文仅就套针对慢性疼痛治疗的近期疗效给予了初步的观察，对治疗过程中红外热像在疼痛局部的变化特征予以总结，有了一些粗浅的认识。由于疼痛产生的原因、病理生理机制是非常复杂的，临床表现也呈现多样性，加之临床研究的不易控制，问题和不足难以避免，请大家批评指正。

（本部分内容为中国人民解放军总医院周章玲、车筱媛、王晶钊等同志的研究成果。）

第四章　多功能套针的针具、操作特点、疗效、疗程、主治

多功能套针疗法是在传统针灸疗法、腕踝针疗法基础上发展起来的，源于传统针法（《黄帝内经》的浮刺法），以传统针灸“皮部”“经筋”等理论、“阿是穴”等腧穴理论、“浮刺”“沿皮刺”“摇针”“青龙摆尾”“苍龟探穴”等针刺方法和补泻手法为支撑和指导的一种创新针法。

第一节　套针的针具结构和功能

（一）结构

套针是复式结构，专利号：ZL201520515183.0，主要由 4 个部分构成（图 4-1-1）。

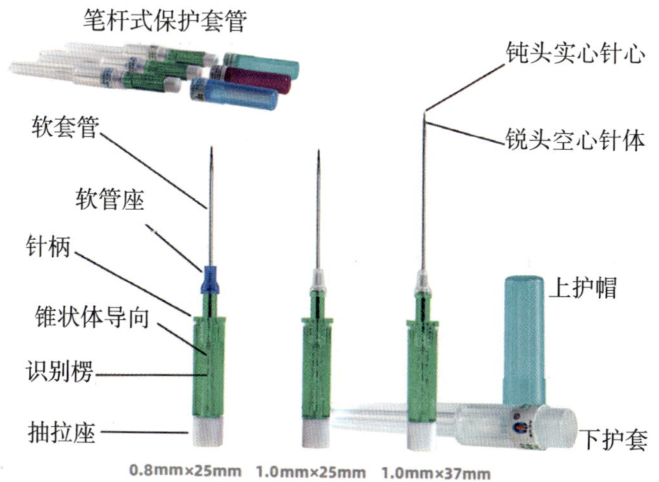

图 4-1-1　套针的结构

1. 钝头实心针心

钝头实心针心是多功能套针的核心部分，由抽拉座与钝头实心钢针组成（图 4-1-2），针尖按毫针的国际标准呈松针形。钝头实心针心为医用不锈钢材质，既有一定的硬度，又有一定的柔性，是套针区别于别的针具的一大特色。在做弧形摇摆手法时，该针心可最大程度地避免软组织的损伤，患者基本没有疼痛的感觉。值得注意的是，在进针

前需要将钝头针心退入锐头空心针体内 3 ～ 5mm，使锐头针尖外露，从而避免钝头针心直接刺伤皮肤，使患者产生疼痛感，影响进针效果。

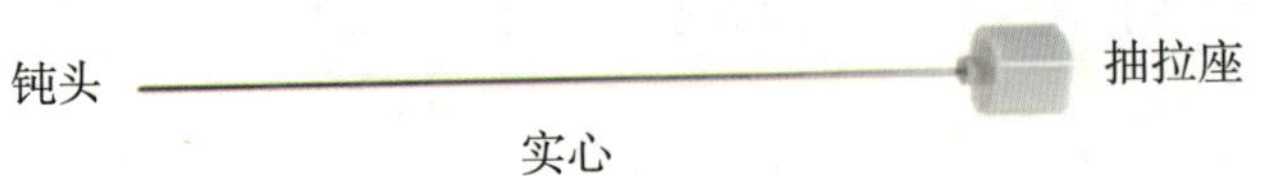

图 4-1-2　钝头实心针心组成

2. 锐头空心针体

锐头空心针体采用最新国家标准“三刀切”形式，针尖呈斜坡形，穿透力强，便于进针（图 4-1-3）。该部分能使套针快速进入皮肤，其空心结构恰好使钝头实心针心穿入，形成“钝头”针尖。

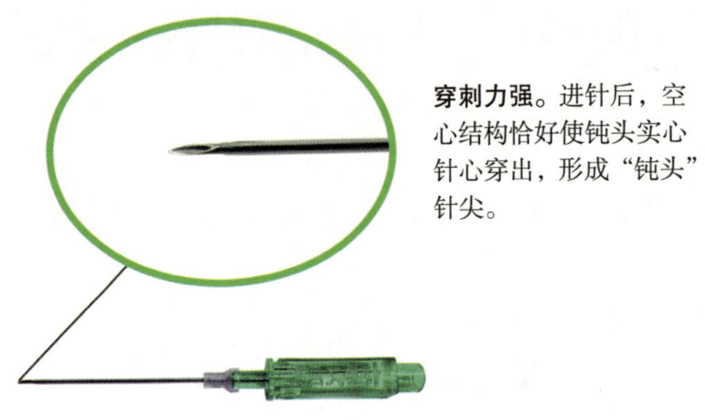

图 4-1-3　锐头空心针体

3. 软套管及软管座

软套管及软管座是多功能套针的主要结构，起关键作用。软套管套在空心针上，比空心针头短 1 ～ 2mm。“米粒”大小的软管座也是套针的一大特色，在留置过程中，患者无异物感。贴上专用防水胶贴（图 4-1-4），外形基本无凸起，患者易于接受。软管座是套针的附属结构，为防止软管脱落进入皮下，软套管与软管座之间有金属卡箍装置，起到固定软套管与软管座的作用，通过此装置可以将软套管、软管座固定留置于皮下。

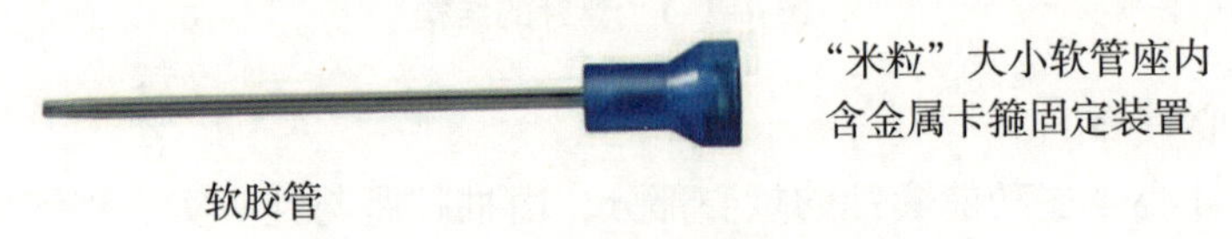

图 4-1-4　软套管及软管座加防水胶贴

4. 锥状体中空针座

锥状体中空针座采用锥状体中空导入结构（图 4–1–5），可以使钝头实心针心在生产及使用过程中，更高效率地插入锐头空心针体内，避免了“认绣花针眼式”的嵌插。

另外，锥状体中空针座的外缘，有“侯国文套针”字样（识别楞）。其作用在于识别针尖斜面（因套针在进针时需要针尖斜面朝上），有“侯国文套针”字样（识别楞）的面所对应的针尖部位，就是针尖的斜面部位。将摸到“侯国文套针”字样（识别楞）的一面朝上，针尖斜面即朝上，提高了进针效率，省时省力。

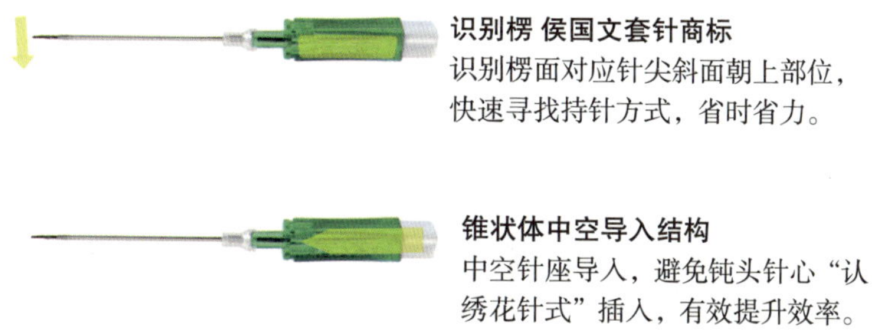

图 4–1–5　锥状体中空针座

5. 笔杆式保护套管

笔杆式保护套管由上护帽和下护套两部分组成（图 4–1–6）。这项全方位保护包装对针具提供全方位的保护，便于医者携带，避免了碰撞、挤压或针体与外包装接触而产生的针体损伤。加之上护帽和下护套之间的产品标签密封，有利于针具保持无菌状态。套针有保护套管，使用后的针具可放入保护套管中，避免了使用过的针具误伤使用者，而且便于医疗废弃物的安全处理。

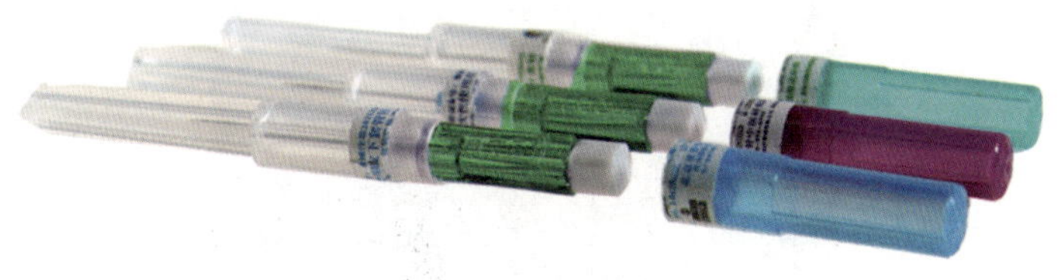

“笔杆式”全方位守护

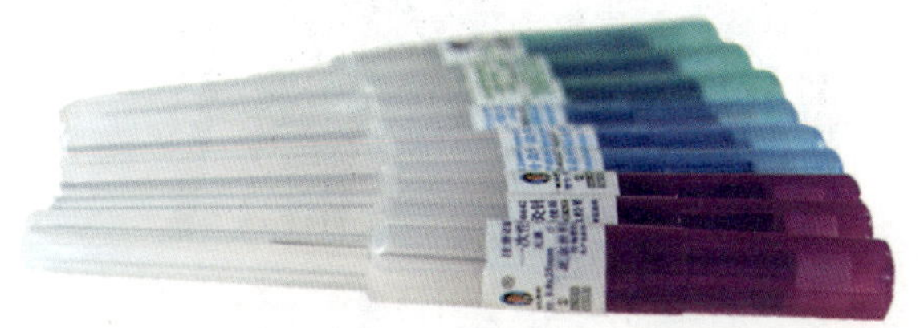

图 4–1–6　笔杆式保护套管

（二）套针的规格

套针现有 0.8mm×22mm、0.8mm×25mm、0.8mm×30mm、0.8mm×37mm、1.0mm×22mm、1.0mm×25mm、1.0mm×30mm，1.0mm×37mm；1.2mm×25mm、1.2mm×30mm、1.2mm×45mm 等多种规格（型号），其中最常用的规格是 1.0mm×25mm、1.0mm×37mm。

（三）套针的多功能性

1. 传统套针操作

套针针刺、皮下留管（图 4–1–7）。

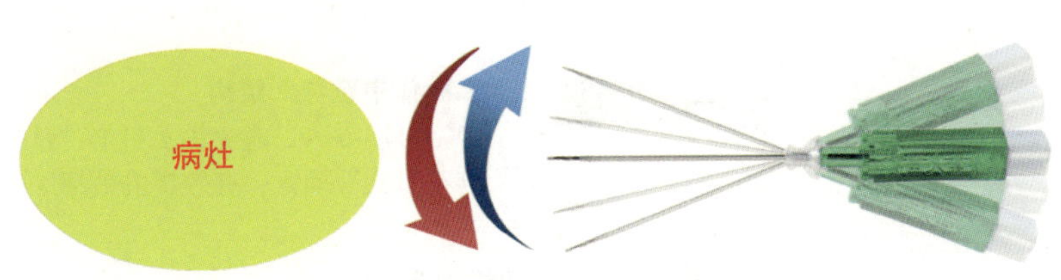

图 4–1–7　传统套针操作

2. 套针通操作

原多功能套针弧形摇摆操作频率为 2 分钟 200 次左右，现弧形摇摆操作 20 秒后，抽出钝头实心针心（图 4–1–8），然后连接套针通治疗 3 分钟，减张、减压、解痉挛，可达到通经络、通气血的作用，以代替传统套针手工弧形摇摆操作，解放了双手，并且大大提高了治疗效果。

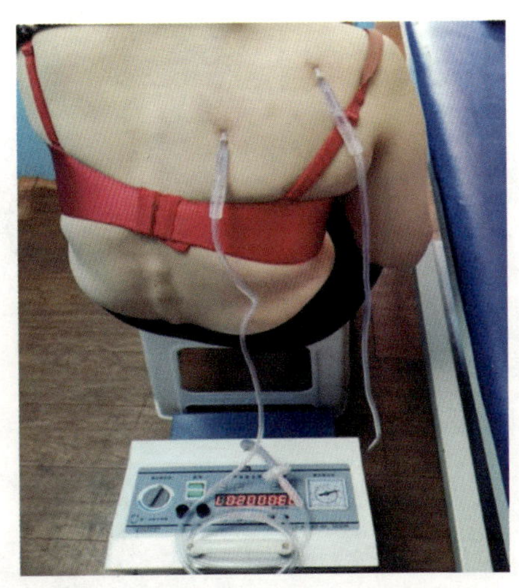

图 4–1–8　套针通操作

3. 电套针操作

电套针集现代电子技术与传统经络理论于一体，具有经皮电刺激、电针治疗及探穴等作用。

一般操作方法：套针操作完毕，在金属针心上端处夹持导电夹，借助电针仪增强套针疗效，达到稳定疗效的作用，且可提高远期疗效（图 4–1–9）。

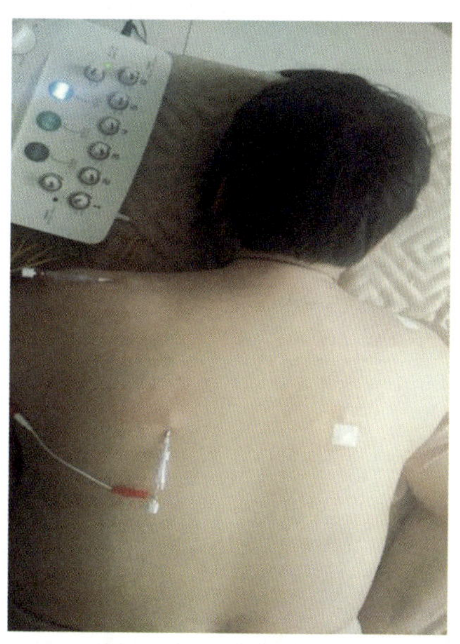

图 4–1–9　电套针操作

4. 腕踝针操作

腕踝针是从腕部和踝部取相应的点进行皮下针刺来治疗疾病的一种针刺疗法。本疗法是把病症表现的部位归纳在身体两侧的 6 个纵区，在两侧的腕部和踝部各定 6 个进针点，以横膈为界，按区选点进行治疗，具有疏通经络、调和脏腑功能的作用，适用于多种痛症及脏腑疾患。

一般操作方法：明确病变部位，确定进针点和针刺方向。常规消毒后，用 1.0mm×25mm 套针，抽拉钝头针心 3 ～ 5mm，使针心退入尖头针体内，令针尖露出。用三指持针柄，针体与皮肤呈 30°角，使针尖快速通过皮肤。针尖通过皮肤后，即将针放平，这时针尖会将皮肤挑起约 0.2mm 的皮丘，将针体贴近皮肤表面，循纵线方向沿皮下经络进针，针刺进皮下的长度一般为 25mm，不要求出现酸、麻、胀、痛等感觉，弧形摇摆 20 秒后连接套针通治疗 3 分钟，操作后将针体及针心拔出，使软管留置在皮下组织的浅层，可留置 24 ～ 48 小时。慢性病或疼痛较重时，可以适当延长留针时间。一般病例隔日 1 次，10 日为 1 个疗程，急性病例每日针 1 次。

5. 埋线针操作

通过将针具和药线埋藏在穴位内，以刺激经络、平衡阴阳、调和气血、调整脏腑，达到治疗疾病的目的。

一般操作方法：常规消毒局部皮肤，镊取一段长 1 ～ 2cm、已消毒的羊肠线，从针体前端针尖处导入（注意线体一定要完全置入针内，不可暴露在针尖外面），后接针心，左手拇指、示指绷紧或提起进针部位皮肤，右手持针，刺入到所需深度。当出现针感后，边推针心，边退针体，将羊肠线埋填在相应穴位的肌肉层内，针孔处敷盖消毒纱布，固定即可（图 4–1–10）。

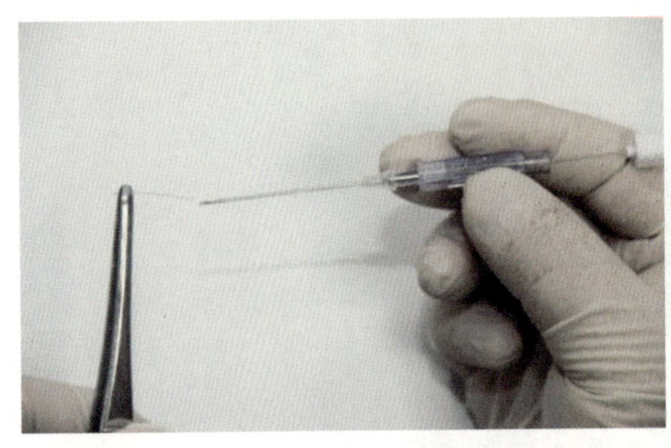

第一步：将线从锐头空心针体前端导入

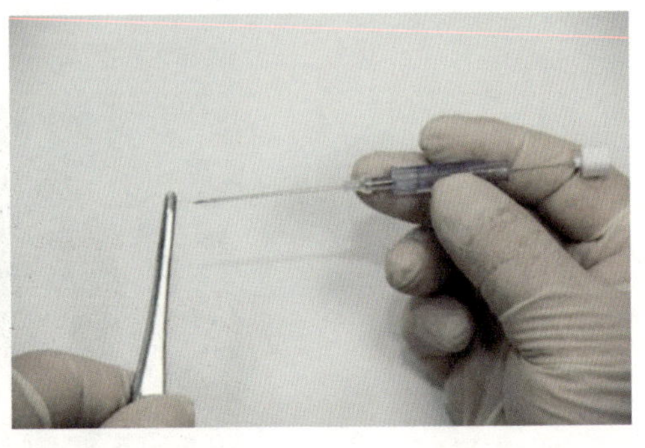

第二步：使线进入空心针内

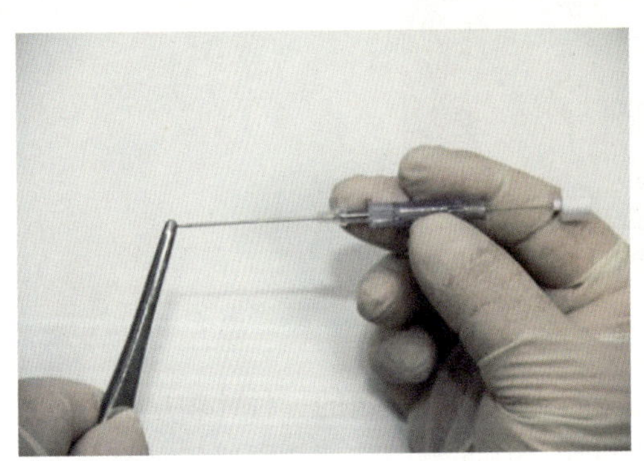

第三步：线完全进入空心针内

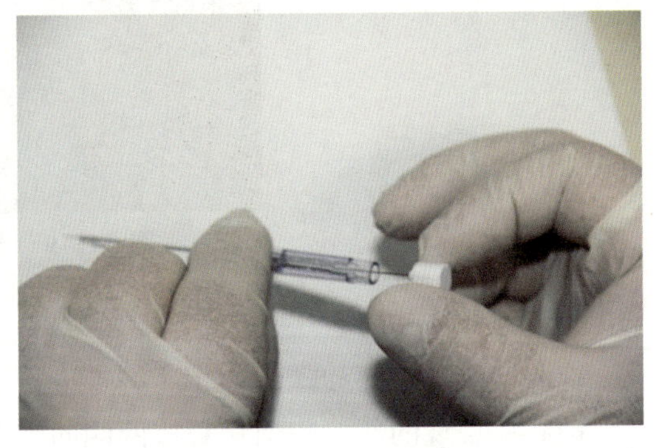

第四步：使针体呈45°角进入肌层，右手持针心不动，左手持软套管座向后退针体

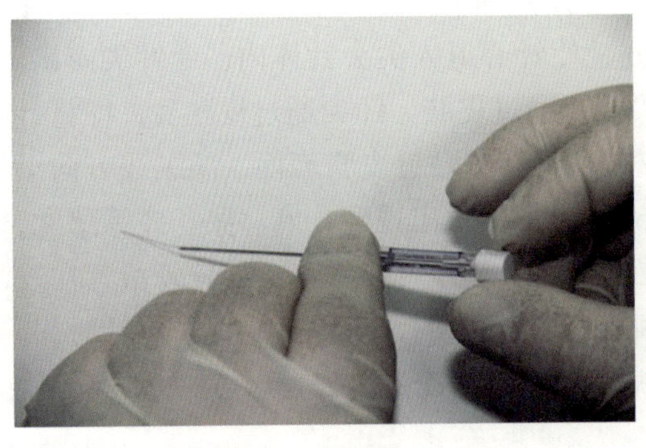

第五步：把针体退到底

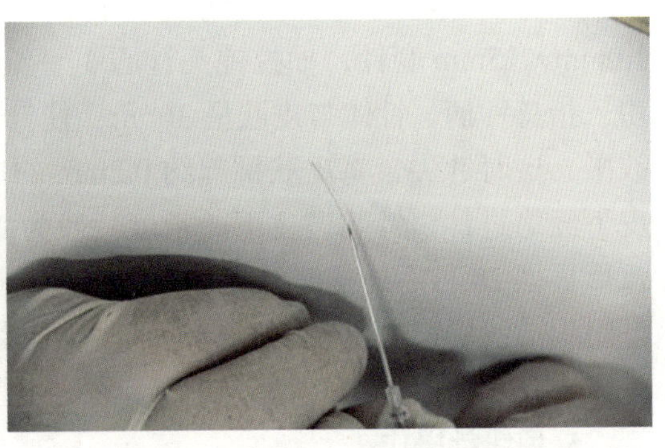

第六步：把线埋在相应穴位的肌肉层内

图 4–1–10　埋线针操作流程

6. 注入药物操作

依据具体需要，采用多功能套针的软管和医用 7 号针头注射器注入所需药物，如当归注射液、维生素 B_1 注射液、维生素 B_2 注射液、风湿宁注射液、骨肽注射液、黄瑞香注射液。可根据病情组合注射，注射量 2 ～ 3mL。

7. 刺血操作

刺血是在中医基本理论指导下，通过放血来祛除邪气，以达到和调气血、平衡阴阳和恢复正气的目的，适用于"病在血络"的各类疾病。刺血主要有络刺、赞刺及豹文刺法。现代临床刺血，首先应常规消毒，手法宜轻、浅、快、准，深度以 0.1 ～ 0.2 寸为宜。一般出血量以数滴至数毫升为宜，但也有多至 30 ～ 60mL 者。

现代刺血操作方法有很多种，常见的方法有点刺法、叩刺法、散刺法、挑刺法、割点法、针罐法、火针法等。具体操作方法，不再一一详述。

第二节　套针疗法的操作特点

套针的操作方法不同于一般针灸，其操作特点有如下几项。

（一）进针点的选取远离痛点

几乎所有的外治法，都是作用在病灶局部，如局部封闭、外敷膏药、拔罐刮痧、艾灸及针灸阿是穴等，但套针的进针点并非在病灶局部，而是远离痛点，在痛点远端进针，针尖不达病所（图 4-2-1）。这是与传统针刺"以痛为腧、以结为腧"的不同之处，也是套针疗法的特点所在。

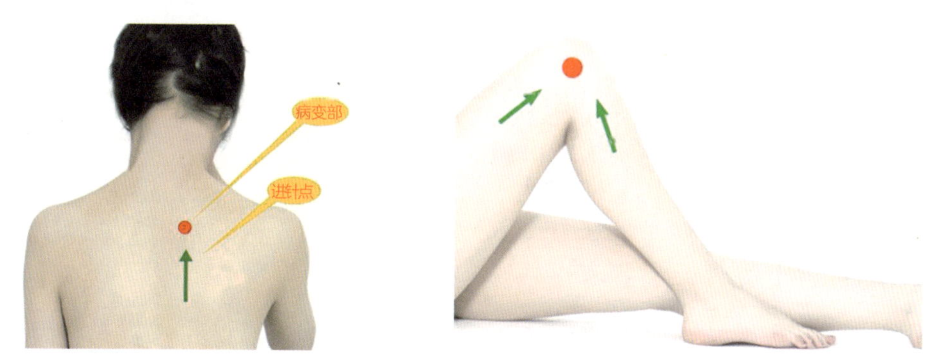

图 4-2-1　套针进针点的选取

国外治疗痛症的"肌筋膜松解术"也不触及痛点，而是用双手拇指深压痛点周围或扳机点两侧，并沿着肌纤维的分布走向，向外朝肌肉两侧的末端加压按摩（图 4-2-2）。

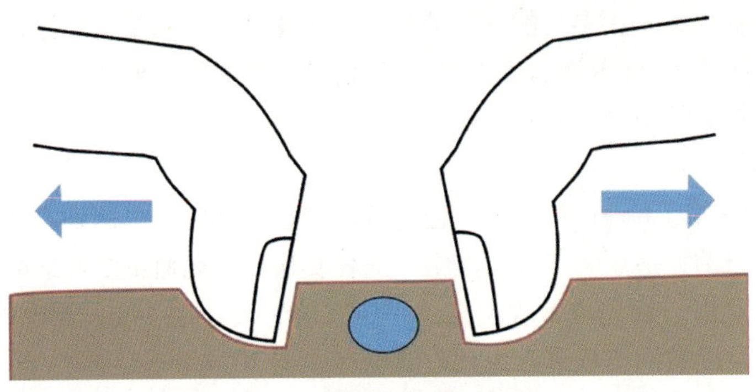

图 4-2-2 肌筋膜松解术示意

（二）靶式进针

套针进针时以阿是穴循经为依据，按靶点方向进行“靶式进针”（图 4-2-3）。遵循“气至病所”的要求将针尖刺向病所，目的是要将这种隐性感传向病所传导，从而取得更好疗效。

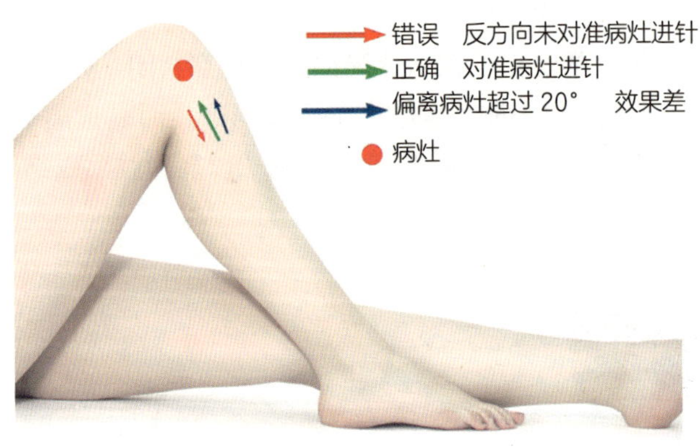

图 4-2-3 靶式进针示意

（三）皮下浅刺，不要求得气

套针刺法为皮下浅刺，不要求有酸、胀、重、麻、沉等得气感。《黄帝内经》中有“浮刺者，傍入而浮之，以治肌急而寒者也”，《灵枢·官针》中有“必一其神，令志在针，浅而留之，微而浮之，以移其神，气至乃休”“引皮乃刺之”等，所涉及的组织仅仅在皮下组织（主要是疏松结缔组织，图 4-2-4、图 4-2-5）

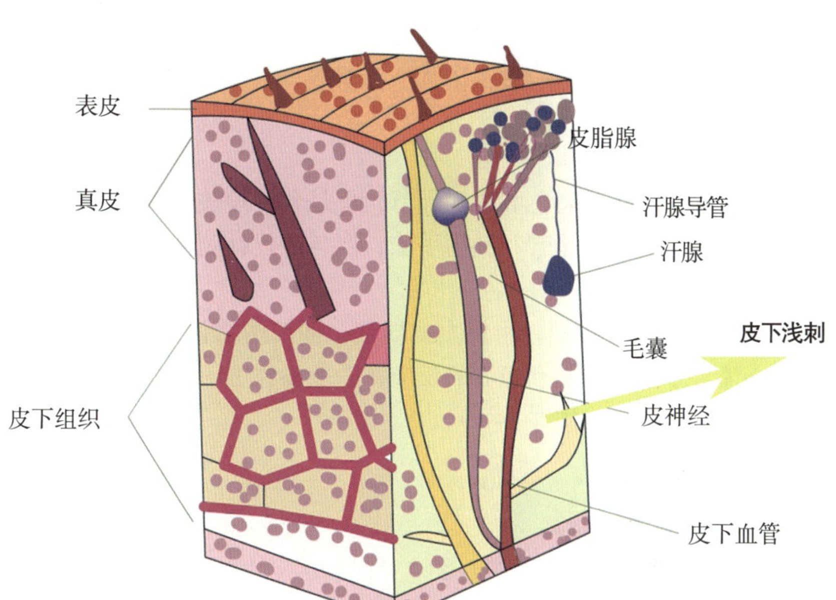

图 4-2-4 皮下组织结构示意

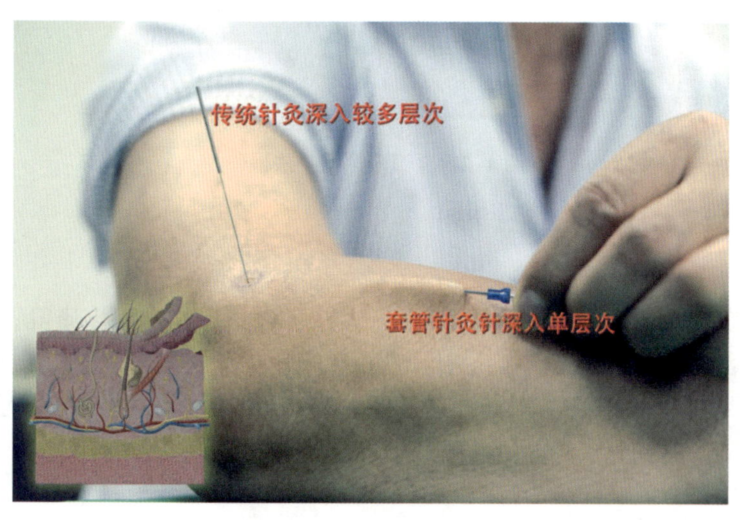

图 4-2-5 套针针刺层次

传统针刺治疗，“得气”是临床取效的一个重要标志，在临床上大多数针法强调并追求“得气”感，而套针疗法并不要求患者有“得气"感，有得气感反而不好。

套针的皮下浅刺没有显著的针感，为什么也有一定的效果呢？关于“气至”，在《灵枢·九针十二原》中有这样的记载：“刺之要，气至而有效。”这是说针刺治疗的要点是“气至”，只有达到“气至”才能获得针刺的治疗效果，“气至”也可理解为“气至”时获得了针刺效果，病痛迅速得到缓解，“效之信若风之吹云”，这应该就是患者的感觉，这一点与针灸浅刺法的临床实际基本上是一致的。针刺时无明显针感而能获得效果，这一现象于针灸临床也较为常见。在临床上应用套针进行针刺治疗时，常常没有明显的针感，医者针下也没有沉紧涩的感觉，但患者的病痛往往能得到缓解，甚至消失，功能获得恢复。

（四）弧形摇摆

弧形摇摆是套针疗法的操作特色和重要环节，也是套针疗法取效的重要因素。该手法有别于传统针刺疗法的提插、捻转和补泻手法，但与古代针刺术中的“青龙摆尾”手法类似。

沿皮下进针后，医者手持针柄，将针左右摇摆，如摇橹之状，节奏要均匀、柔和、稳定。医生要细心体会手下的感觉和患者的反应，一般操作 2 ～ 3 分钟，按压痛点，至患者不再疼痛或疼痛减轻为止（图 4–2–6）。

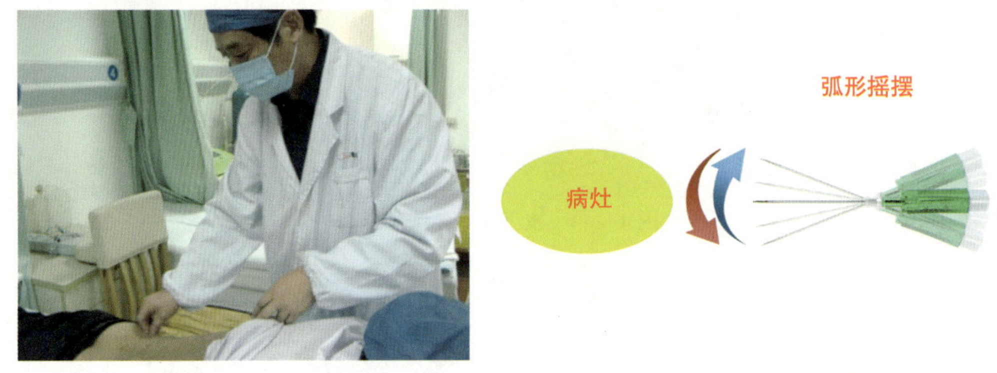

图 4–2–6　弧形摇摆手法操作

（五）留针时间长

传统针刺法一般只能留针 20 ～ 30 分钟，除了对于急性剧烈疼痛留针时间较长以外，其他很少有超过 1 小时者。而套针疗法由于运用了优质的软套管，能够达到较长时间留针的效果。套针软管留置时间，一般夏季在皮下可留 24 小时，冬季可留 48 小时。留针过程中患者一般不会有不适的感觉，甚至不会注意到软套管的存在，因而对于患者也更容易接受。

（六）进针点少

传统针刺对于一般病症，少则选取 3 ～ 5 个穴位，多则达 10 ～ 20 个或以上，而套针疗法对于一个病灶，一般取 1 ～ 2 个进针点，对于病症较为复杂的情况，取 3 ～ 5 个进针点（符合明代《医学入门》“百病一针为率，多则四针，满身针者可恶”的宗旨和规范要求）。减少针刺的数量，减轻了患者的皮肉之苦，患者自然乐于接受。

（七）安全有效

套针疗法没有药物治疗的毒副作用，因为针体仅刺入皮下疏松结缔组织，不会损伤大的神经、血管及任何脏腑组织器官，留在体内的软管也无毒性，故而非常安全。相较于传统针刺，不存在滞针、弯针、断针的现象，晕针现象也较少发生。

（八）简便易学、容易掌握

套针疗法的操作较为简便，简单易学，容易掌握，医生容易操作，患者乐于接受。

第三节 套针疗法的疗效疗程及主治

（一）疗效疗程

临床观察患者的反应，发现套针疗法疗效确切，在基层利于开展。该疗法主要可用于治疗各种疾病引起的疼痛，对酸沉、麻木、胀满也有较好的疗效，取效快捷。治疗疼痛时，进针后即可收效，一般 1 ～ 2 分钟疼痛减轻或者消失。如果无效，多数是由于针刺部位或方向不对，一般进行调针即效。

套针对于软组织伤痛的疗效最好，基本上可达到治愈或根除的远期疗效；对于有些顽固性病症，在使用其他疗法及药物无效的情况下，也可收到较好的疗效。

对于一般急性病症，需要治疗 1 ～ 2 次，每日 1 次；对于一般慢性疼痛，需要治疗 3 ～ 5 次。如急性颈椎病、腰椎病急性期，一般前 3 次每日治疗 1 次，疼痛稳定后再隔 1 日治疗 1 次，再隔 2 日治疗 1 次，再隔 3 日治疗 1 次，5 次为 1 个疗程，一般疼痛性疾病 1 ～ 2 个疗程康复，可达到临床治愈。对于麻木患者，需要治疗的次数更多，疗程更长。

（二）主治

1. 套针疗法治疗肢体软组织疼痛有较好的疗效，如落枕、颈椎病、颈肩综合征、肩周炎、冈上肌腱炎、肩峰下滑囊炎、肱骨外上髁炎或肱骨内上髁炎（网球肘、高尔夫球肘）、类风湿关节炎、腱鞘炎、弹响指、各种急性扭挫伤、慢性腰肌劳损、强直性脊柱炎、腰椎退行性病变、腰椎间盘突出症、坐骨神经痛、慢性膝关节炎、髌骨下滑囊炎、痛风性关节炎、足跟痛、肢体麻木等。以上可以说是套针疗法的优势病种。

2. 部分神经功能病变、内脏病变及五官疾病，这些多数为病程长的慢性病症，应用套针治疗虽然治疗次数多，但无论是即时疗效还是远期疗效都很显著。

具体病种如头痛、三叉神经痛、下颌关节炎、腮腺炎、眼痛、耳痛、鼻窦炎、牙痛、急性胃肠炎、急性或慢性阑尾炎、急性胆囊炎或胆结石绞痛、泌尿系结石绞痛、乳腺炎、痛经、妇科炎症、带状疱疹等乃至癌肿等引起的疼痛（副癌综合征）等。

对恶性肿瘤引起的疼痛，应用套针治疗虽然远期疗效不是很理想，但也有较好的止痛作用。

3. 近几年发现，套针疗法对于咽喉炎、乳腺炎、乳腺小叶增生、妇科炎症、前列腺炎、睾丸炎等病症的疗效也相当好；还有一些非疼痛性病症，如面瘫、面肌痉挛、其他眼病、耳疾、鼻病、心悸、咳喘等，脑血管后遗症，应用套针治疗也有较好的疗效。以上可以视为套针治疗的开拓性病种，也可以试用套针疗法。

总之，套针疗法的适应证是不断拓展的，随着不断地推广和深入实践，笔者相信，套针的治疗范围会更加广泛。

第五章　多功能套针疗法的操作

第一节　针刺前的准备

（一）选用针具

在选择针具时，应根据患者的形体肥瘦、疼痛部位和进针部位肌肉组织的厚薄，以及性别、年龄、体质的强弱，还有病症的新久虚实等不同情况，选择长短、粗细适宜的针具。正如《灵枢·官针》篇中所说："九针之宜，各有所为，长短大小，各有所施也。"

如体格壮实、形体肥胖，疼痛部位和进针部位肌肉丰厚，男性患者，可选用稍长、稍粗的套针针具（即大号针具）；反之，身体虚弱、形体瘦小、疼痛部位和进针部位肌肉浅薄（如头项、面部、手足），或者是儿童患者，就应选用较短、较细的套针针具（即小号针具）。至于根据疾病性质、病症的新久虚实选针，一般病变较为轻浅的阳性病症如肌纤维组织炎，宜用较短、较细的套针针具；病变较为深重、复杂难治，如椎间盘突出症等，宜选用较长、较粗的套针针具。

（二）选择体位

套针疗法在操作前要注意选择适宜的体位，以患者在治疗过程中感觉舒适、便于医生操作为原则，这样不至于出现晕针现象。

套针疗法虽然不像传统针刺疗法那样，对体位要求严格，但套针疗法操作时的体位也有正面坐位、俯伏坐位、仰卧位、背向坐位、侧卧位、俯卧位等。坐位适宜于头面、五官、颈项、上肢等部位的操作；俯伏坐位适宜于头项、背部、耳区、上臂外侧等部位的操作；仰卧位适宜于面部、五官、胸部、腹部、四肢等部位的操作；侧卧位适宜于身体一侧从头到脚的不同部位操作；俯卧位适宜于头项部、背部、腰部、上、下肢后部等的操作。

1. 仰卧位（图 5-1-1）

适宜于手太阴肺经、手少阴心经、手厥阴心包经、足阳明胃经、任脉等部位的治疗，适用病症如鼻窦炎、三叉神经痛、胸痛、胃痛、腹部痛、大腿前侧痛等。

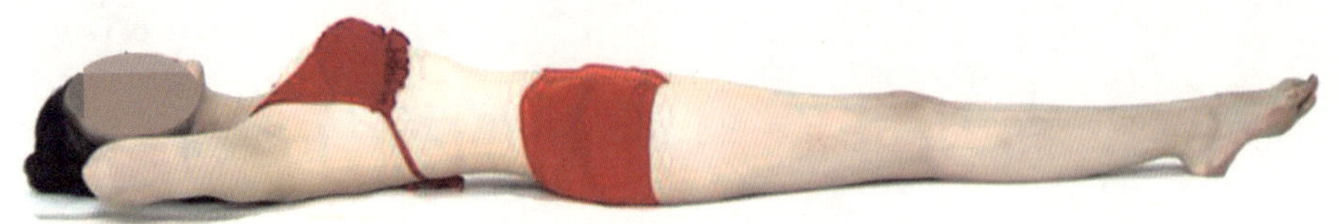

图 5-1-1 仰卧位

2. 侧卧位（图 5-1-2）

适宜于足太阴脾经、足少阴肾经、足厥阴肝经、足少阳胆经、足阳明胃经、足太阳膀胱经等部位的治疗，适用病症如身体侧面痛、肋间神经痛、下肢和上下肢痛等。

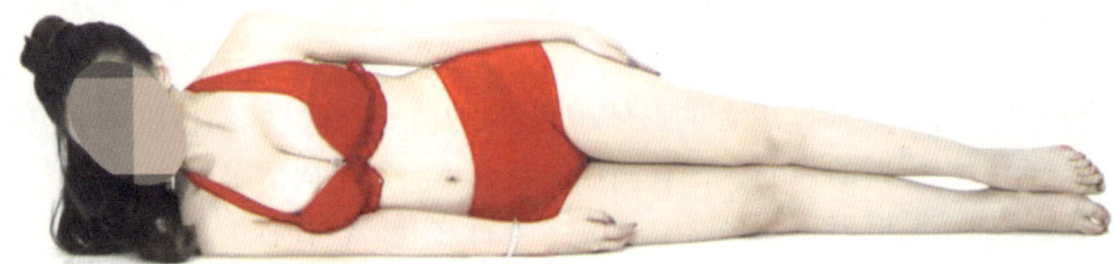

图 5-1-2 侧卧位

3. 俯卧位（图 5-1-3）

适宜于足少阴肾经、足太阴脾经、足厥阴肝经、足阳明胃经、足少阳胆经、足太阳膀胱经、督脉等部位的治疗，适用病症如强直性脊柱炎、腰肌劳损、腰椎间盘突出症等，腰臀部和下肢背侧及部分上肢的治疗也可采取俯卧位。

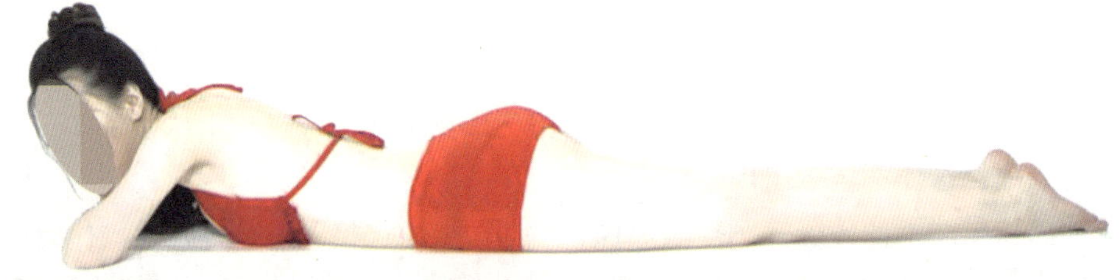

图 5-1-3 俯卧位

4. 俯伏座位（图 5-1-4）

适宜于手阳明大肠经、手少阳三焦经、手太阳小肠经、颈部足太阳膀胱经、足少阳胆经等部位的治疗，适用病症如颈椎病、肩周炎、头痛、头晕等。

5. 仰靠坐位（图 5-1-5）

适宜于手太阴肺经、手少阴心经、手厥阴心包经、手阳明大肠经、手少阳三焦经、手太阳小肠经、督脉等部位的治疗，适用症病如颜面和颈前病症，头部和百会四神穴的治疗亦可采取仰靠坐位。

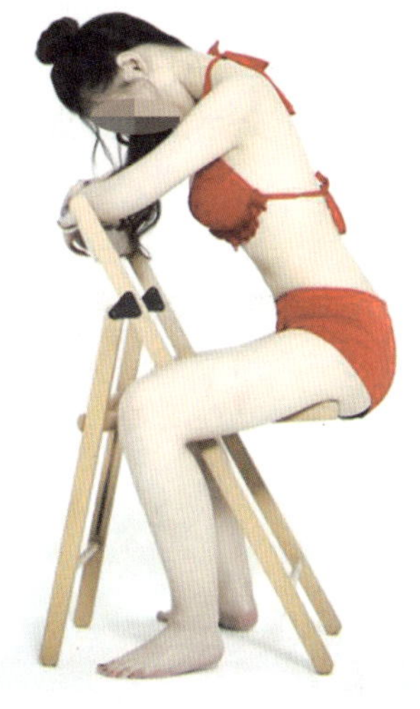

图 5-1-4　俯伏座位

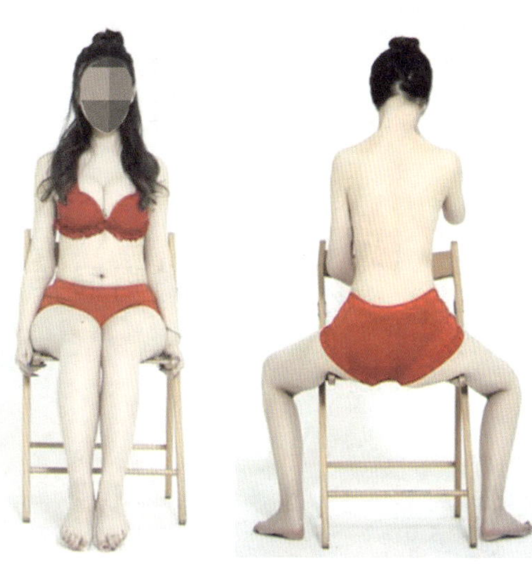

图 5-1-5　仰靠坐位

6. 膝关节治疗的屈曲位（图 5-1-6）

适宜于足少阴肾经、足太阴脾经、足厥阴肝经、足阳明胃经、足少阳胆经、足太阳膀胱经等部位的治疗，适用病症如下肢的膝关节常见病及多发病，风湿、类风湿关节炎及膝关节退行性病变的治疗亦可采取该体位。

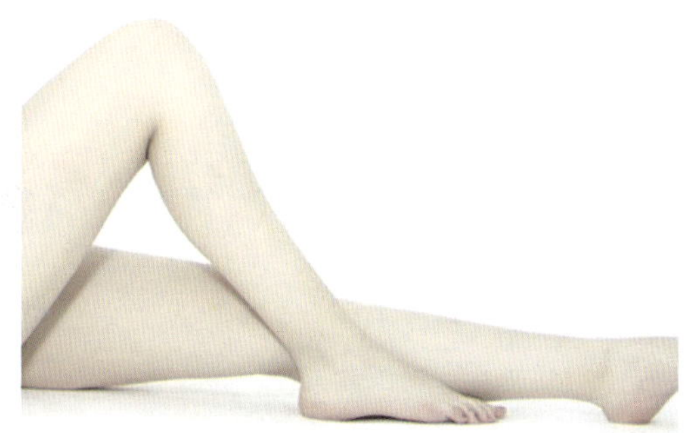

图 5-1-6　膝关节治疗的屈曲位

如体位选择不当，在施术过程中医生进针、摇针操作会不顺手，患者会感到不舒适乃至晕针。因此，治疗前必须根据所选进针点的具体部位，选择适当的体位，使患者放松、舒适，避免晕针，同时便于施术者操作。一般情况下，针刺头面部、胸背部及上肢可以采取坐位，针刺腹部、腰部、下肢最好采取仰卧位。

（三）明确病痛点（阿是穴）和所处的经络

明确病痛所在和病痛程度是进行套针疗法操作最为重要的前提。在查找痛点或阿是穴所处经络的过程中，用力要由轻而重，搜寻范围要由大而小。病痛范围大时，医者必须找到最痛点所处的经络，患者表达不清时可选中央区域循经的病所（图 5-1-7）。

有的病理反应点可能会以结节或条索状物的形式表现出来。在颈项躯干部，人体的位置感觉迟钝，较难明确疼痛的位置，这时，更需要医生耐心检查，细细体会指下的感觉，查看是否有条索样、硬结等异常。一般反映在经络上，必须按经络选点进针（图5–1–8）。

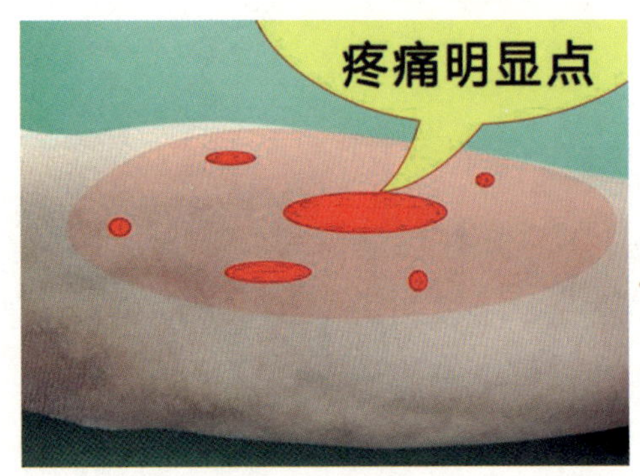

图 5–1–7　明确病痛点

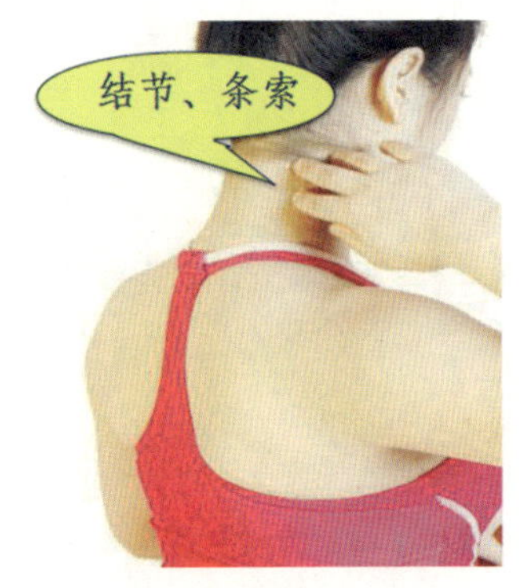

图 5–1–8　按经络选点进针

当病痛范围在关节周围或关节里面，病痛点不容易出现，或只有在某种动态体位下才能出现时，要让患者反复多次仔细体会，或者改变成某种体位，以使痛点明确，患者呈病理性体位，找准痛点后用笔做一个标记，并在保持该体位的状态下循经做套针治疗（图 5–1–9、图 5–1–10）。

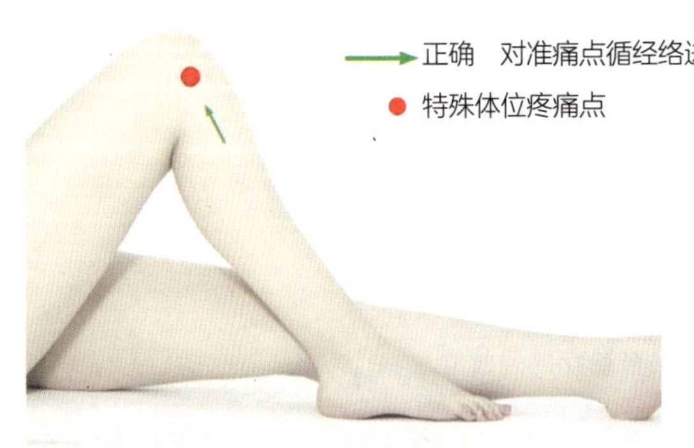

图 5–1–9　在足阳明胃经进针

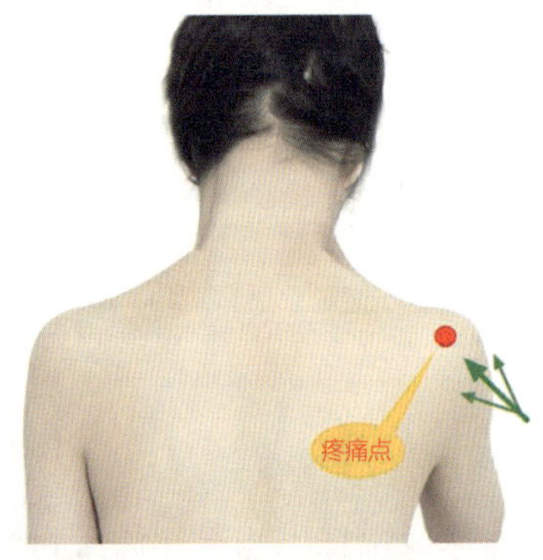

图 5–1–10　在手阳明大肠经进针

（四）确定进针点

进针点的选择，关系到进针顺利与否和疗效的好坏，通常可以结合病痛部位，在压痛点循经络确定进针点。

1. 根据病痛部位在压痛点的上、下、左、右四周确定经络，循经进针，不能距离病灶太远。对于局限性疼痛，一般在距痛点 6 ～ 8cm 处进针，针尖指向痛点而不达到痛点即可。对于有的病症，可以在相隔较远处循经进针，如梨状肌损伤综合征可以在膝关节腘窝上方足太阳膀胱经进针，甚至在踝关节上方足太阳膀胱经进针（图 5-1-11）。

2. 痛点多者，尽量找最明显的痛点确定为针刺目标。痛点散在者，尽量找集中之处。疼痛范围大或患者表达不清时，选择疼痛部位的中央点。医者查找痛点时要仔细体会手下的感觉，查找有无条索、结节，阻滞的坚硬感，找准痛点后用笔做好标记。进针应避开皮下的肌腱、韧带、浅表血管、结节和皮肤表面的溃疡面、破损处和陈旧性瘢痕（图 5-1-12）。

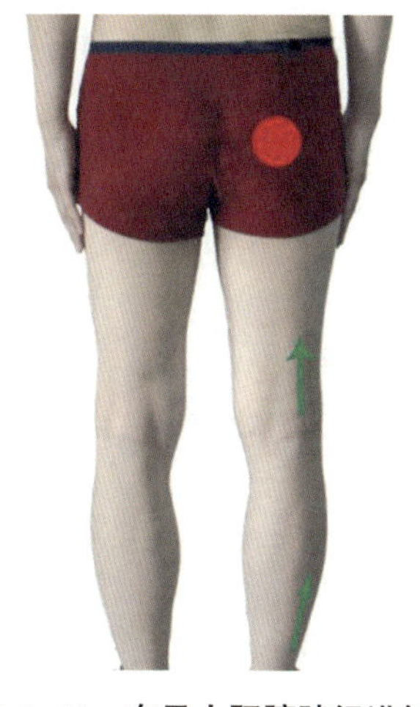

图 5-1-11　在足太阳膀胱经进针

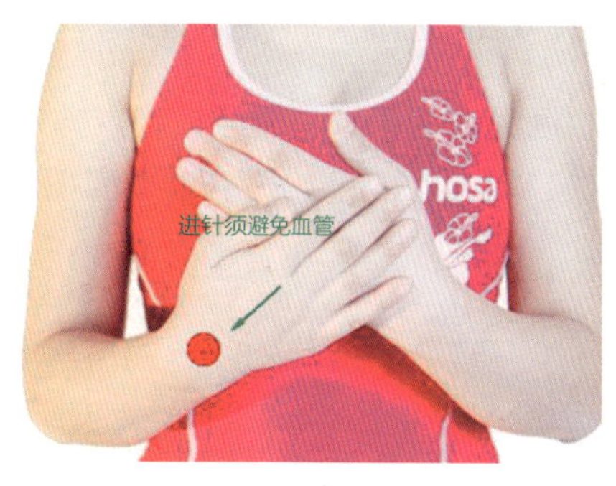

图 5-1-12　进针须避开皮下血管

3. 进针部位一般应在两个关节之间，与痛点之间尽量不要跨越关节，必须循经络进针，否则疗效欠佳（图 5-1-13）。如果病痛在胸背肋间，则沿着肋间隙对着神经根平行进针（图 5-1-14）。

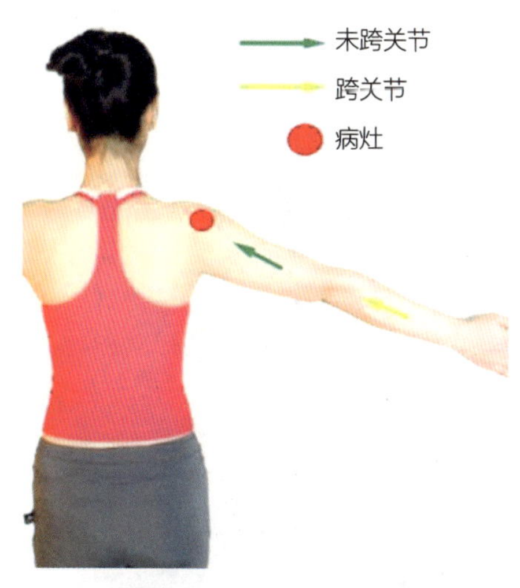

图 5-1-13　循手阳明大肠经对准肩髃穴进针

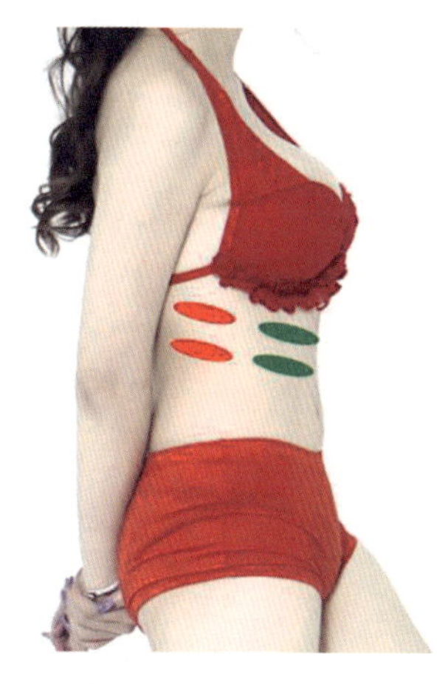

图 5-1-14　沿肋间隙对着神经根平行进针

4. 套针的进针点并非在病灶局部，而是远离痛点，在痛点远端进针，针尖不达病所（图 5-1-15、图 5-1-16）。

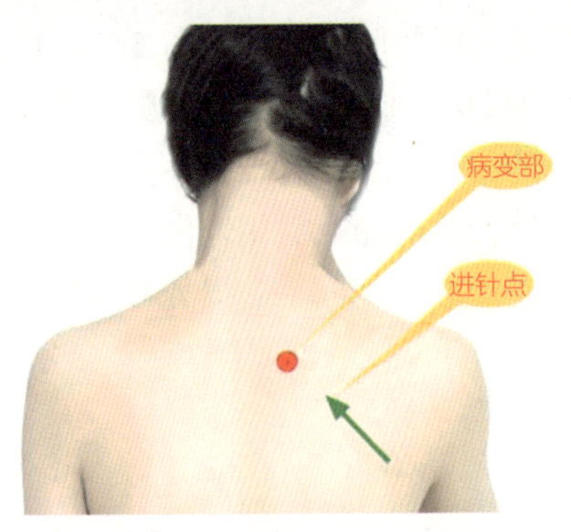

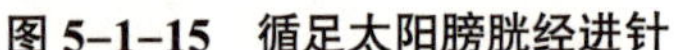

图 5-1-15　循足太阳膀胱经进针

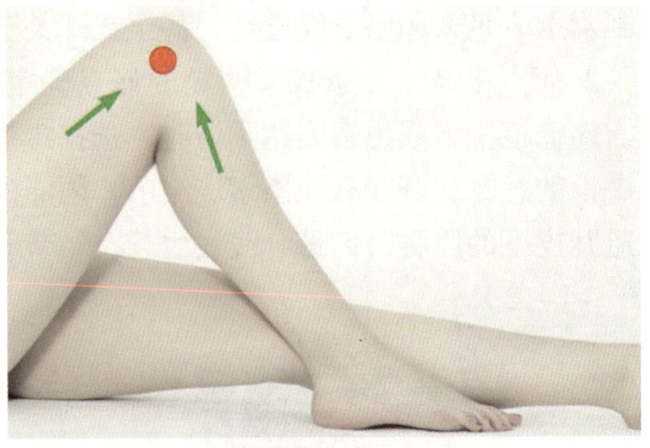

图 5-1-16　循足阳明胃经足三里向犊鼻方向进针

5. 以阿是穴为靶点，循经按靶点方向进行“靶式进针”（图 5-1-17）。行皮下浅刺，不要求酸、胀、重、麻、沉等得气感（图 5-1-18）。

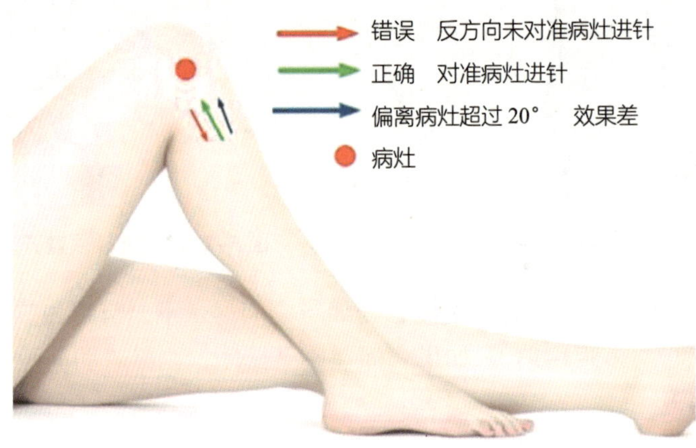

图 5-1-17　循足少阳胆经进针

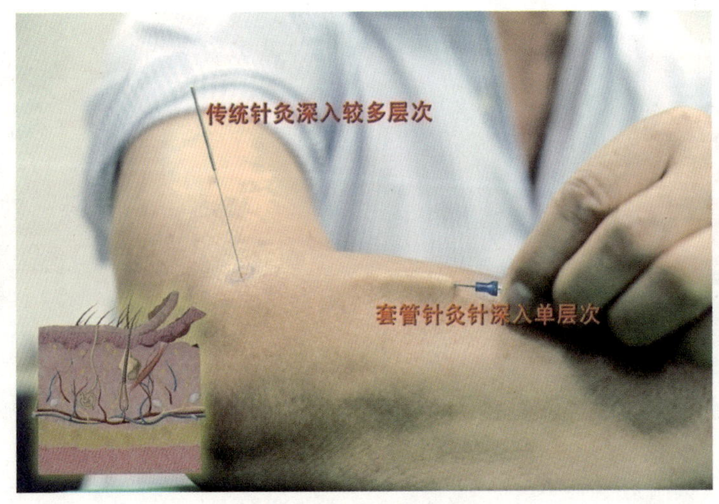

图 5-1-18　皮下浅刺

如果是颈椎病压迫上肢者，则分情况进针。

（1）大拇指和食指麻木：从腕关节向上循手阳明大肠经进针；颈部，从足少阳胆经肩井穴进针，对准颈 5–6 间隙（图 5–1–19）。

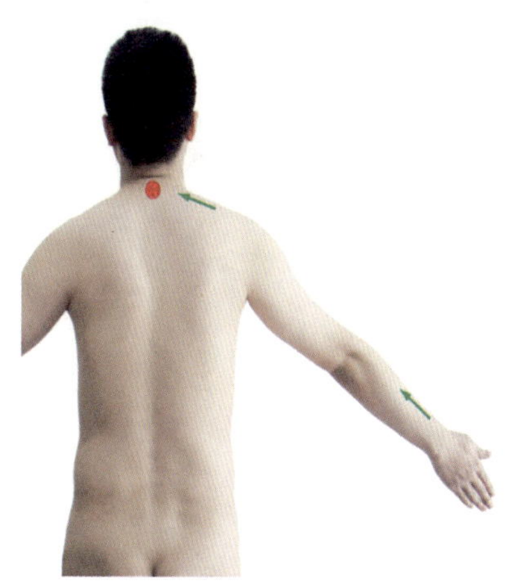

图 5–1–19　经肩井穴对准颈椎 5–6 间隙进针

（2）如果中指麻木：从腕关节向上循手少阳三焦经进针；颈部，从足少阳胆经肩井穴进针，对准颈 6–7 间隙（图 5–1–20）。

（3）如果无名指和小指麻木：从腕关节向上循手太阳小肠经进针；颈部，从足少阳胆经肩井穴进针，对准颈 7– 胸 1 间隙（图 5–1–21）。

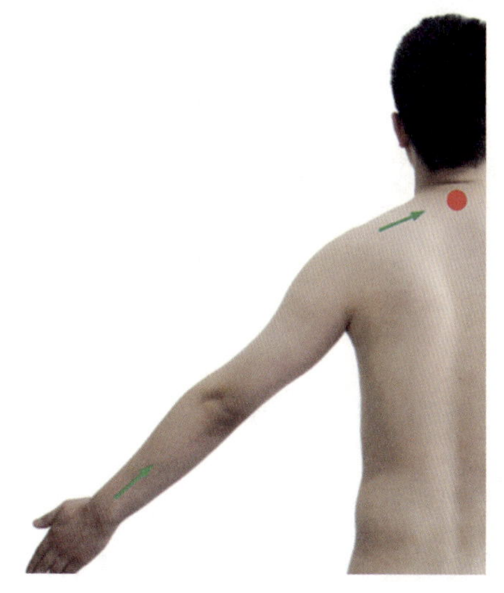

图 5–1–20　经肩井穴对准颈椎 6–7 间隙进针

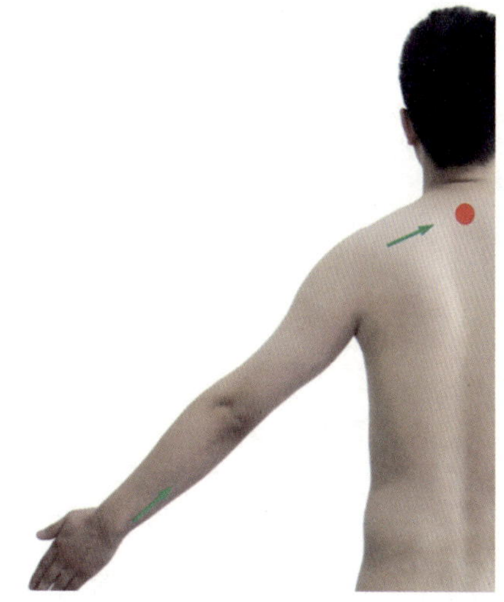

图 5–1–21　经肩井穴对准颈 7– 胸 1 间隙进针

（五）消毒

针刺前必须做好消毒工作，其中包括对医者手指的消毒和对进针部位的消毒。参照六步洗手法（图 5–1–22）。

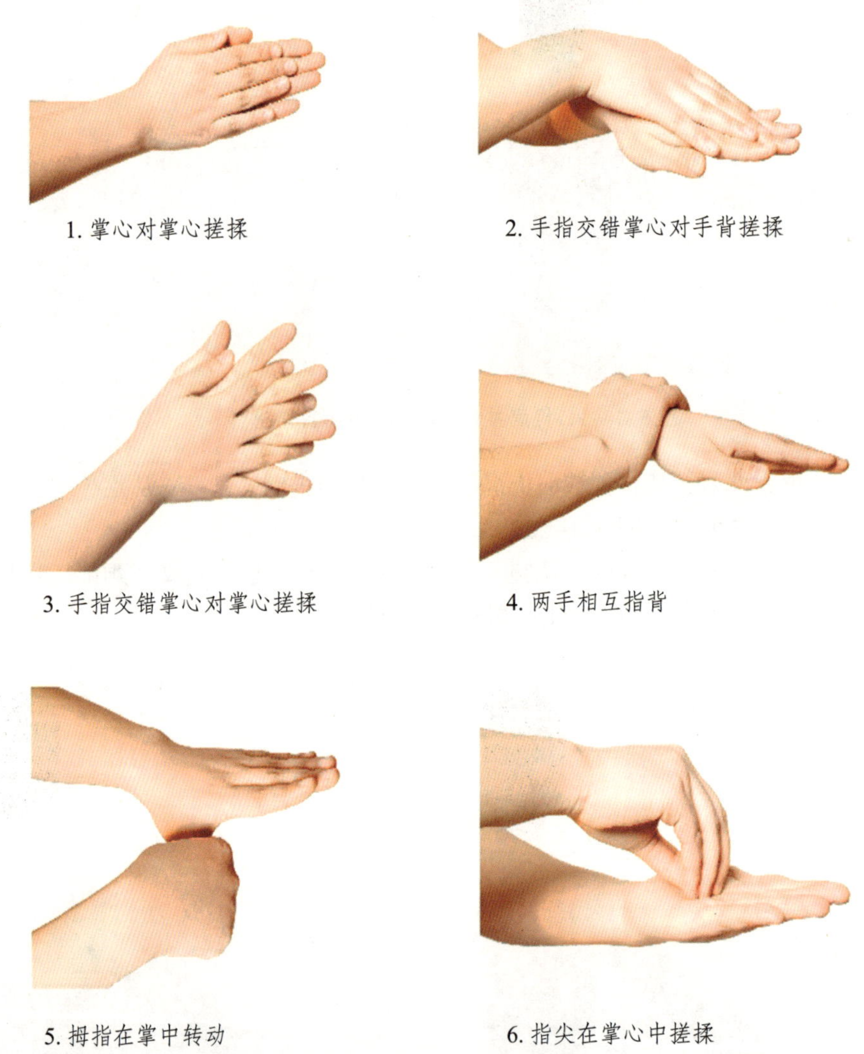

图 5–1–22　六步洗手法

医者手指消毒：施术前，医者应先将双手洗刷干净，待干后再用 75% 酒精棉球搽拭即可。

进针部位消毒：在准备针刺的部位，先用 2.5% 碘酊棉球搽拭，然后再用 75% 的酒精棉球脱碘（或只用碘伏、75% 酒精棉球搽拭也可）。应由进针点的中心向四周搽拭。当进针点消毒之后，切忌接触污物，以免重新污染。

第二节　套针针刺

（一）持针

在套针针刺过程中，医生主要以拇指、示指、中指三指夹持针柄，如斜持毛笔之势。

（二）进针

医者操作时必须聚精会神，心无杂念，这与传统针灸学强调针刺过程中“专一其神”是一致的。《素问·宝命全形论》说：“凡刺之真，必先治神……深浅在志，远近若一，如临深渊，手如握虎，神无营于众物。”

在套针疗法的操作过程中，也要讲究“治神”，持针时手如握笔，精神意志高度集中，不可左顾右盼，分散精力，甚至要达到“毋闻人声”之入静状态。因为套针疗法仅仅刺在皮下，深浅掌握得要恰到好处，方向要求准确无误，所以，更要强调“治神”这个环节。

关于进针问题，古代医籍是这样记载的：“右主推之，左持而御之”（《灵枢·九针十二原》），“知为针者信其左，不知为针者信其右”（《难经·七十八难》）。《针经指南·标幽赋》更进一步阐述其义：“左手重而多按，欲令气散；右手轻而徐入，不痛之因。”

这几段话虽然都是针对毫针刺法而言，但在强调左右手相互配合这一点上，套针疗法也是如此。

采用侯国文一次性使用皮下套管针灸针，首先要把钝头针心退到锐头针体内 5mm 左右（以隐藏钝头针心、露出锐头针体为准），在病痛点周围远端 6 ～ 8cm 沿皮下循经进针，左手的拇指和示指提起进针点的皮肤，使针体与皮肤呈 20°角左右，针尖斜面向上贴在皮肤上，用腕力使针尖快速进入皮下，透皮速度越快疼痛越小，用力适中，一般刺入 2 ～ 3mm 即可。

捏起皮肤进针有三大好处：①充分暴露进针点；②减少进针时的疼痛；③确保针身能进入到皮下。

（三）针刺的方向

套针疗法对针刺的方向要求较为严格，针尖必须由远而近地直对疼痛部位或阿是穴（刺向病所方向），不能偏斜，否则达不到预期的治疗目标，影响治疗效果。当然，更不能朝反方向针刺。

（四）皮下浅刺

皮下浅刺在针灸学中又称横刺、卧刺、沿皮刺，此即《灵枢·官针》所说的“引皮乃刺之”，适用于皮肉特别浅薄之处（如头面、手足等部位）的针刺。

皮下浅刺时，确保套针针尖位于皮下组织浅筋膜层，然后使针身自然放倒，与皮肤基本平行，针身沿皮下循经平推。若推进时有阻力，做相应的调整后再稳步进针（以不破坏软组织及血管、无疼痛为标准）。到达一定的深度后，推进时针体要稍稍提起，可见针在皮肤下像鱼游泳一样，针刺手感松软、易进、无阻力，患者没有疼痛或酸胀麻等感觉，否则就是针刺太浅（皮内）或太深（肌肉层）。针刺太浅，针尖会紧滞在皮内，进针困难，且患者会感到非常疼痛；进针太深，就不可能出现针在皮肤下像鱼游泳的现象，患者针下会有酸麻胀等感觉。

（五）不要求得气

套针疗法不要求得气，其实也属于一种隐性循经感应现象，因为针刺时患者本身是会有感觉的，只不过由于刺得浅，针尖透皮后患者感觉不明显或无明显感传线。但这种刺激信息仍能沿着经脉循行趋向病变部位，从而起到治疗作用，甚至当进针程序结束就能当即收效。

（六）调针

当发现针刺太浅或太深、患者感觉疼痛或酸麻胀重、针尖与痛点方向有偏差时，则需要调针。

将针慢慢退到皮下，再按正确角度、深度和方向推进，直至疼痛或得气感消失、针尖正对痛点为止。如进针浅，则患者感觉痛，摇摆时皮肤凹陷；如进针深，则患者感觉酸胀，摇摆时也费力，同时看不到针身的移动。

（七）特殊的行针手法——“青龙摆尾”

当套针软管及针身全部进入皮下后，把针心推至钢针内，再把全部针身退出 2mm 后（软管座不要抵住针眼）做平稳地反复弧形摇摆运动。进行弧形摇摆运动的手法与疗效有直接的关系，摇摆频率越快、幅度越大（适度）则疗效越好；没有摇摆动作，则无法保证疗效。套针疗法的摇摆动作特点是“均匀、柔和、平稳”，“要的是幅度，不单单是速度”。

（八）套针通操作

首先按照套针操作规程，平行刺入皮下疏松结缔组织后，进行弧形摇摆 20 秒左右，然后将套针钝头针心拔出，将套针通输出端软管接在套针针柄尾部，固定于局部，设置时间为 3 分钟，按下套针通启动键，开始治疗。治疗结束时设备会发出滴滴声，这时即可将套针的锐头针体和套针通软管一起拔出。注意将套针软管留于皮下，不可拔出。

（九）留针

弧形摇摆结束，将钢针连同针心一同抽出，软套管退出针眼 1 ～ 2mm 的距离。将软套管留置于皮下，用止血钳夹扁针座，然后取专用套针贴固定软管座。安全地将软套管留置于皮下是套针疗法治疗过程中的重要环节。

套针疗法留针的目的是保持和延续镇痛效应，因为临床上常常发现，运针完毕疼痛即减轻或消失，说明套针疗法有较好的即刻疗效。但若随即起针，有的疼痛会复作，而留针恰能维持疗效。这与弧形摇摆动作相似，软套管留置于在皮下，时时刻刻做相对运动，相当于不断地做微型的弧形摇摆动作，继续起到治疗作用，保持疗效。

套针疗法留针时间一般为 24 小时，长时甚至会达到 72 小时。临床观察表明，留针 24 小时针刺效果较好，留针 48 小时效果更为明显。

留针时间长短还要根据季节、气候情及患者的反应和病情的性质决定。若天气炎热、易出汗，或患者因为胶布过敏等因素造成针孔或局部皮肤瘙痒，则可改用套针专用贴，时间不宜过长（可以留 12 个小时左右）；若气候凉爽、不易出汗，患者没有反映不适感，则留针时间可适当延长一些。

关于病情的性质与留针时间长短的关系，一般而言，病情复杂、疼痛较重且顽固、缠绵难愈的，如癌症疼痛，留针时间要长；而病情轻浅、病程较短、一般疼痛性病症，留针时间可短一些。

由于套针针身未刺入肌层，加之留在体内的部分仅仅是软套管，所以，留针一般不会影响患者的肢体活动，也无痛感。

（十）出针

在留针达到既定时间和预期目的后即可出针，一般均由患者自己或家属取出。出针时要把套针贴揭掉，先用右手拇指、示指按住针孔周围皮肤，左手拇、示两指捏住套针针座，不要捻转提插，慢慢将针移至皮下，然后将针取出，用干棉签按压 1 ～ 2 分钟即可。所用过的套针配件应随后放入利器盒或污物桶做处理。

对于气滞血瘀导致的肿胀、疼痛性病症，出针时可以不用消毒干棉签按压针孔；相反，如果有出血现象更好，开始时都可以不急于止血，顺其自然，任其流出部分淤血，更有利于病症的好转和痊愈。

对于不宜出血的病症，要用消毒干棉球揉按针孔，以防止出血。

临床上虽然很少有出血情况，但偶尔也会碰到。动脉出血，当时应立即止血，隔 8 ～ 12 小时再施行热敷，促进瘀血消散；静脉出血，可以任其慢慢流出紫暗色血液少许，待血色由深转淡时再用无菌干棉球按压针孔，以免形成血肿。

套针疗法的操作程序和要领回顾、归纳、总结：

疼痛首选套针好，简便验廉疗效妙。

套针浮刺治肌寒，筋膜拘挛疗效显。

临证病因要辨清，准确定点是关键。

经络神经分走向，针向病所最关键。

针进筋膜为标准，弧形摇摆最安全。

手如握虎须治神，下针显效很关键。

风湿凉痛胀不舒，浮刺热感痛消散。
若遇顽疾病难愈，套针疏通病无踪。
侯氏套针立新意，传承创新惠民安。

第三节　注意事项

套针疗法因针具刺在皮下，较为安全。但由于人的生理状态和个体差异不同，在临床应用的过程中还应注意以下几个方面，以达到安全有效、事半功倍的目的。

1. 患者在过于饥饿、疲劳、精神紧张时，不宜立即进针。

2. 妇女妊娠期间，腰部、腹部不宜进针，合谷、肩井、三阴交穴也不宜进针，以免引起胎动不安甚至流产、早产；妇女行经时，若不是为了治疗月经不调、痛经、闭经等，也不宜进针，以免导致月经紊乱。

3. 常有自发性出血，如再生障碍性贫血、白血病、血小板减少等，或损伤后出血不止者，不宜针刺。

4. 针刺部位若有瘢痕、感染、糖尿病患者皮肤破溃或有肿瘤的部位，不宜针刺，需要避开。

5. 针刺的部位一般应选在对患者日常生活影响较小的部位，活动度较大的关节一般不宜选用，可在关节附近进针。腰部针刺点靠近腰带的部位宜横向平刺，不宜上下直刺，因为腰带的活动常影响针体的固定，并可能引起患者的不适感。根据情况，进针点可以选择在离病灶较远的地方。进针点与病痛部位之间不跨越关节，否则会影响疗效。

6. 留针过程中应注意固定针体，针口以套针专用创可贴密封，防止软管脱落或被污染。

7. 个别患者治疗 1 次则明显减轻，到第 2 日又有疼痛加重，有胀感阻塞感，这是一种退病现象，是好的征兆。继续每日治疗 1 次，连续治疗 3 次以稳定病情，再隔日治疗 1 次。

8. 对于颈椎病、腰椎病、关节痛等，患者必须要改变生活习惯，加强锻炼，防风寒湿。过于肥胖者应该减肥，减轻体重，从病因方面进行改善。

第四节　异常情况的处理和预防

因为套针疗法针体仅在皮下，患者没有酸胀麻木等感觉，只是在针尖透过皮肤的一瞬间有一点刺痛，所以比传统针刺疗法安全，一般不会出现滞针、弯针、断针等异常情况。比较常见的异常情况，主要有皮下淤血、血肿及晕针。

（一）皮下淤血、血肿

在皮下疏松的结缔组织中有丰富的小血管。对于皮下脂肪组织少的部位或偏瘦的患者，较粗的血管尚可区分，在针刺时可注意避开，但皮下脂肪较厚处，虽较粗的血管也不易辨认，如不慎刺破可导致皮下出血。

若是微量的皮下出血致局部小块青紫时，一般不必处理，略作局部按揉或热敷，青紫即可很快自行消退。对于比较多的出血，可先采取冷敷止血措施，24 小时以后可作热敷。若出血后局部肿胀疼痛、青紫面积大，应在局部先行刺血拔罐，再行热敷消散，每日 3 ～ 5 次，以促使局部淤血消散或吸收。

（二）晕针

晕针是在针刺过程中，患者因大脑一时性缺血、缺氧出现的晕厥现象。相对于传统针刺而言，套针疗法刺激较浅、疼痛较轻，临床很少发生晕针，仅个别体质虚弱敏感者偶然会出现此类情况。

（1）晕针的表现：轻者精神倦息、头晕目眩、心慌、胸闷、恶心欲吐：重者面色苍白、出虚汗、四肢发冷、血压直降；重点甚至出现神志昏迷、扑倒在地、口唇青紫、二便失禁等。

（2）晕针的处理：立即停止进针，将针取出。让患者平卧（最好是头低足高位），热天注意通风，冷天注意保暖。轻者仰卧片刻、饮少许温开水或糖水即可恢复正常；重者在上述处理的基础上，可掐按人中、素髎、内关、足三里，灸百会、关元、气海、神阙（隔盐灸）等即可清醒：若仍不省人事、呼吸微弱、血压下降、脉微欲绝，应立即配合其他急救措施。

（3）晕针的原因：套针疗法刺激较浅、疼痛较轻，临床很少发生晕针，仅偶然发生于个别体质敏感者，尤其是在患者身体虚弱、饥饿、疲劳、精神高度紧张、体位不当等情况下针刺，才有可能发生。当然，有时也与医者操作手法过重有关。

第五节 客观疗效及评价

1. 取效快捷。治疗疼痛时，在进针之后或施术完毕即可产生疼痛减轻或疼痛完全消失的即时效果。如果无效，多数情况下是由于针刺部位不当或方法有误，调针即效。

2. 留针过程中能保持这种疗效；当留针达到一定的时间，起针后疗效也能维持。

3. 对软组织伤痛等病症，疗效最好，基本上能够达到痊愈或根除的效果，并且治疗次数少。

4. 软套管留针期间，患者不必有心理障碍，可以自由活动或安心睡觉，不需要像传统针刺那样躺在治疗床或椅子上留针，所以治疗场所的空间利用率较高。患者也可以自行在家中取出针具。

5. 临床显示，套针疗法对疼痛类病症有即时止痛的效果，但是对于部分疾病，远期疗效（即“治本”）还不是很满意。故对于治疗难度比较大、远期疗效不满意的病症，应该适当配合多功能套针的其他几项功能或者其他综合治疗措施，以提高疗效，减少复发。如免疫力低下，要用太极神针调理阴阳，补元气，提高免疫力，排除风寒湿。

第六章 各科疾病治疗

第一节 颈面部疾病

一、颈椎病

颈椎病是指由于颈椎椎间盘、颈椎骨关节、软骨及韧带、肌肉、筋膜等发生退行性改变或继发改变，致使脊髓、神经、血管等组织受损害（如压迫、刺激、失稳等）所产生的一系列临床症状（图 6–1–1）。颈椎病多见于 40 岁以上的中老年人，起病缓慢，好发部位为颈 4–5 椎间隙、颈 5–6 和颈 6–7，可发生于一侧或两侧。

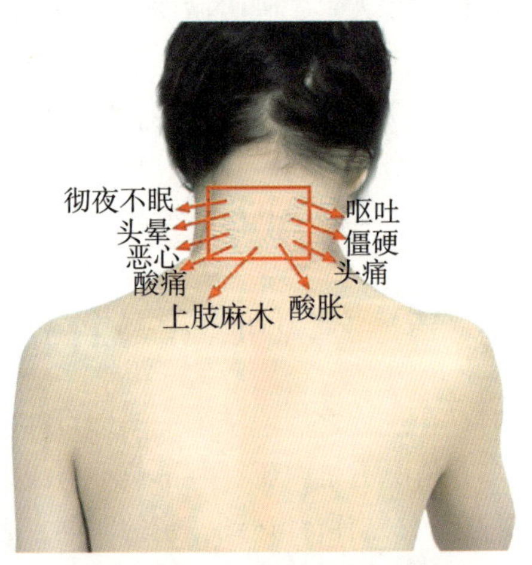

图 6–1–1　颈椎病常见临床症状

【病理病因】

现代医学认为颈椎病的主要内在因素为椎间盘退行变。40 岁以后椎间盘退变明显，脱水、纤维化，椎间隙变窄、椎间关节不稳，继发骨、关节软骨、韧带的增生肥厚，导致椎管、椎间孔变形或狭窄，导致神经刺激压迫症状（图 6–1–2）。颈椎的急慢性损伤可加速椎间盘退变，而椎间盘退变后又会引起椎间不稳，相互作用，导致颈椎病的发生与发展。

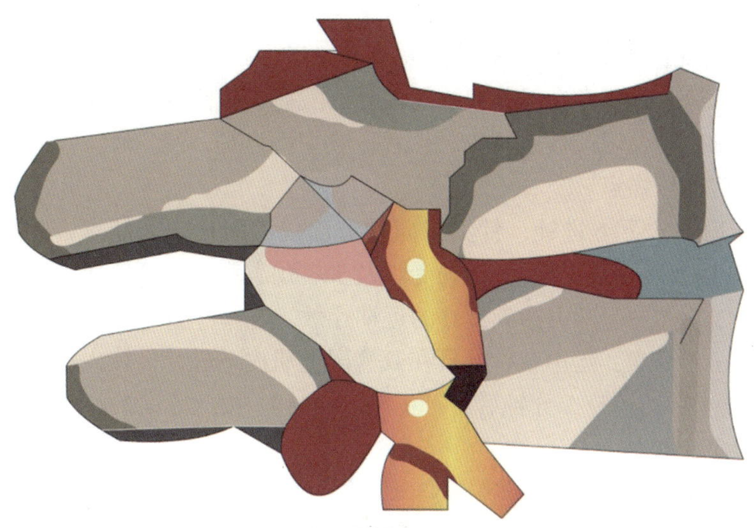

图 6–1–2　神经刺激压迫示意

【临床表现】

初期可见单侧或双侧头颈肩部麻木、胀痛，颈部活动不灵，头痛头晕，出汗、走路不稳等。症状典型者，疼痛可向头面、肩背或手臂放射，按压同侧相应的颈椎间隙或叩击头顶则疼痛加重。将患侧上肢外展并尽量后伸时，或将颈部向健侧极度旋转时，其放射痛可明显加剧。个别患者，颈椎棘突或患侧肩胛骨内上角常有压痛点，亦可摸到条索状硬结。皮神经分布显示阶段性，实际上相邻两个皮节存在相互重叠现象（图 6–1–3）。

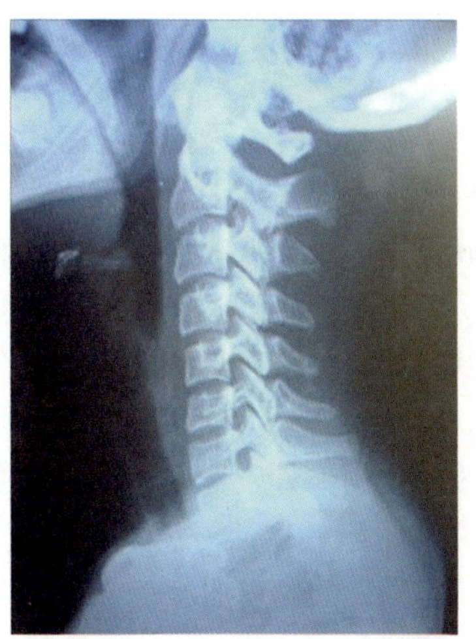

图 6–1–3　相邻两个皮节相互重叠现象

【治疗方案】

1. 颈项型

早期可有头颈、背部疼痛，有的疼痛剧烈，不敢触碰颈肩部，有的则轻微，但治疗总是无效或反复发作；头颈部不敢转动或歪向一侧，转动时往往随同躯体一起转动。颈项部肌肉可肿胀或痉挛，有明显的压痛。

颈椎间盘病变，颈部肌肉、韧带、关节囊急慢性损伤，小关节错缝等，是造成本型病变的基本病因。颈椎存在局部或放射性颈部酸痛、胀麻等不适感，大约有半数患者由此可出现颈部活动受限或被迫体位。患者一般主诉为头、颈、肩、臂部疼痛等异常感觉，并伴有相应的压痛点。

治疗可在肩井穴下方进针，针尖指向颈肩部位的阿是穴病痛点，此类疾病治疗 1 次，通常颈肩部酸痛、胀麻与颈部活动受限及头、颈、肩、臂部疼痛等异常感觉即可消失，连续治疗 3 次左右，即可达到良好的远期疗效。

（1）套针治疗方案：运用套针针具在双侧冈上肌皮下进针，针尖指向痛点，弧形摇摆 20 秒，连接套针通治疗 3 分钟后留针（图 6-1-4）。按此方案治疗 1 次症状减轻，一般 1 ～ 3 次，症状消失。

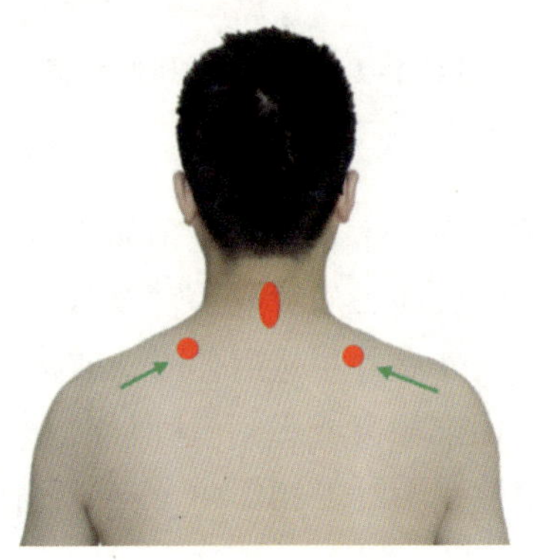

图 6-1-4　颈项型颈椎病套针治疗

（2）辅助治疗：太极神针于双侧肩井、大椎轮换治疗。

（3）防治知识：早期颈椎病，主要表现为颈部和肩背部酸痛发紧、头痛、头晕、上肢麻木，程度较轻，这个时候可先不做特殊治疗，注意以下几个方面的调节。

①注意适当休息，避免睡眠不足。睡眠不足、工作过度紧张及长时间持续保持固定姿势等，将导致神经、肌肉的过度紧张，强化颈椎病症状。

②改变用枕习惯。颈椎的生理曲度（简称颈曲）并非一成不变的。随着年龄的增长，人体颈椎会出现退行性改变，颈椎骨质增生，颈曲发生改变，甚至颈曲可变直或反张弯曲。再有，当人们长期姿势不当、生活习惯不良，比如长时间低头工作、睡高枕，或遭受颈部外伤、外感风寒时，颈椎的生理曲度也容易发生改变。

颈曲的改变或消失，往往意味着椎体稳定性变差，椎间隙变窄，椎间孔变小，椎体退变，神经受压及颈伸肌慢性损伤。另外，颈曲的消失也会导致黄韧带肥厚、颈韧带损伤、椎体旁有关肌肉的损伤等，进而诱发颈椎病变。这时，人很有可能出现头颈肩背疼痛或感觉麻木无力，甚至出现大小便失禁、瘫痪等一系列颈椎综合征。

③积极锻炼，特别是对颈肩背部肌肉进行锻炼。正确的锻炼可以强化肌肉力量，强化正常的颈椎生理曲度，增加颈椎生物力学结构的稳定性，同时促进血液淋巴的循环，

有利于颈椎病的恢复。

④热敷，对于缓解局部神经、肌肉紧张有一定作用。

2. 神经根型

此型最常见，颈椎间盘退行性改变或骨质增生，可压迫脊神经根，引起上肢的感觉、运动功能障碍，常表现为一侧上肢节段的运动障碍或感觉麻木（图 6–1–5）。

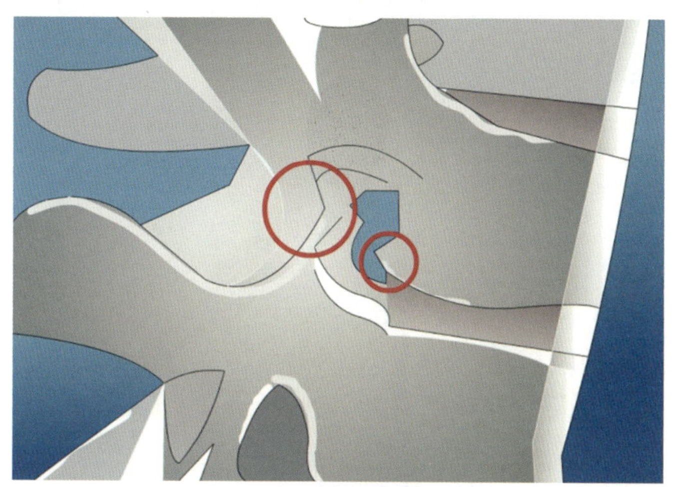

图 6–1–5 椎体增生示意

（1）套针治疗方案

①颈 5– 颈 6 病变压迫颈 6 神经根，大拇指麻木。

治疗可在前臂外侧手阳明大肠经向上进针，再从肩井穴下方进针，针尖指向颈 5–6 椎间盘，各做弧形摇摆 20 秒，连接套针通治疗 3 分钟后留针（图 6–1–6），然后运用套针的斜面针头，在右手拇指和示指尖处点刺放血。治疗 1 次，可减轻症状，隔日治疗 1 次，直至症状完全消失。

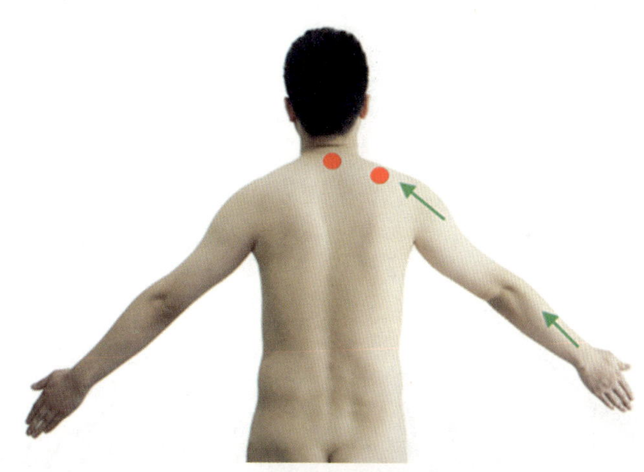

图 6–1–6 颈 5– 颈 6 病变的套针治疗

②颈 6– 颈 7 病变压迫颈 7 神经根，中指麻木。

治疗可运用套针在双腕手少阳三焦经外关穴向上刺入，再从三角肌止点处向压痛点处刺入，各做弧形摇摆 20 秒，连接套针通治疗 3 分钟后留针（图 6–1–7），然后运用斜面针头，在右手中、示指尖处放血。治疗 1 次症状缓解，隔日治疗 1 次，直至症状完全消失。

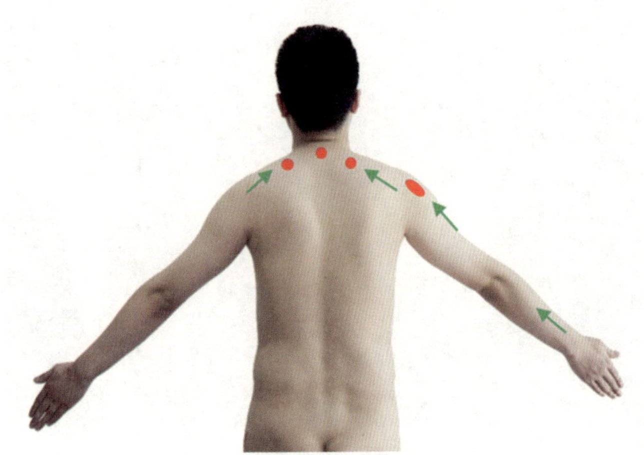

图 6–1–7　颈 6– 颈 7 病变套针治疗

③颈 7– 胸 1 病变压迫胸 1 神经根、小指和环指麻木。

运用套针在双腕手太阳小肠经向上刺入，再从肩胛骨内侧缘向压痛点处刺入，各做弧形摇摆 20 秒，连接套针通治疗 3 分钟后留针，注射适量的维生素 B_1、维生素 B_2 和当归注射液。顺肩井穴下对应痛点刺入，弧形摇摆 20 秒，连接套针通治疗 3 分钟后留针（图 6–1–8），又在颈椎旁埋入羊肠线，然后运用套针斜面针头于小指和环指指尖处放血。治疗 1 次麻木缓解，隔日治疗 1 次，直至症状完全消失。

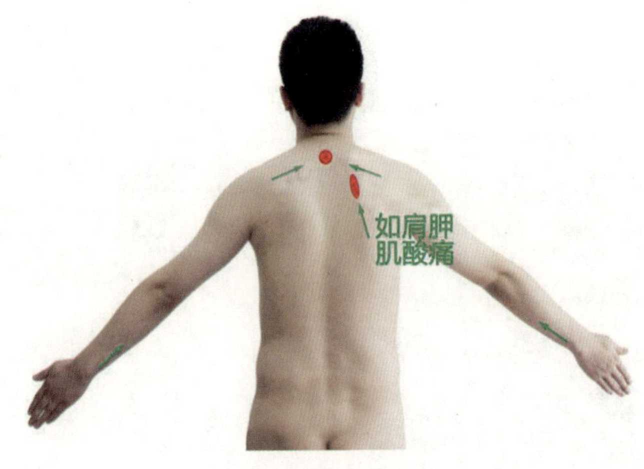

图 6–1–8　颈 7– 胸 1 病变套针治疗

（2）辅助治疗：太极神针治疗，取合谷、外关、曲池、肩峰、肩井、大椎穴轮换使用。

3. 脊髓型

症状严重，临床常见锥体束征，颈椎间盘突出、韧带肥厚骨化，或者其他原因造成的颈椎椎管狭窄（图 6–1–9），脊髓受压或缺血，引起脊髓传导功能障碍。有的从上肢开始发病，向下肢发展；有的从下肢开始发病，向上肢发展。该病主要表现为走路不稳、四肢麻木、大小便功能障碍等。

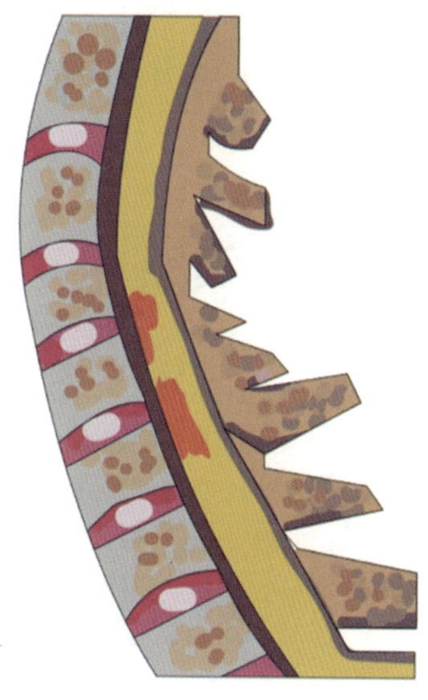

图 6–1–9　颈椎椎管狭窄示意

（1）套针治疗方案：运用套针在双小腿后侧足太阳膀胱经和小腿外侧足少阳胆经向上刺入，各弧形摇摆 20 秒，连接套针通治疗 3 分钟后留针；如腰有束带感，再从腰部进针，向阿是穴对刺，弧形摇摆 20 秒，连接套针通治疗 3 分钟后留针。取腕踝针的上 4、5、6 区，双腕 2 寸处，沿手阳明大肠经、手少阳三焦经和手太阳小肠经向上刺入，各做弧形摇摆 20 秒，连接套针通治疗 3 分钟后留针。顺肩井穴下对应阿是穴刺入，弧形摇摆 20 秒，连接套针通治疗 3 分钟后留针（图 6–1–10）。隔日治疗 1 次，直至症状完全消失。

对于脊髓型颈椎病部分压迫交感神经引起的头痛头晕，治疗可在颈 3–4 旁开 0.5 寸向上各刺一针。

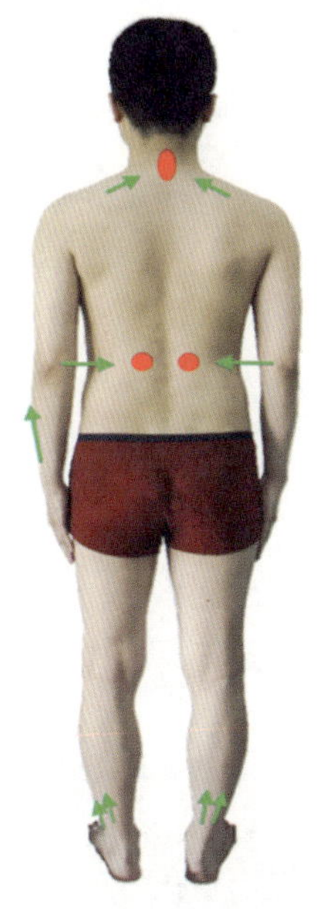

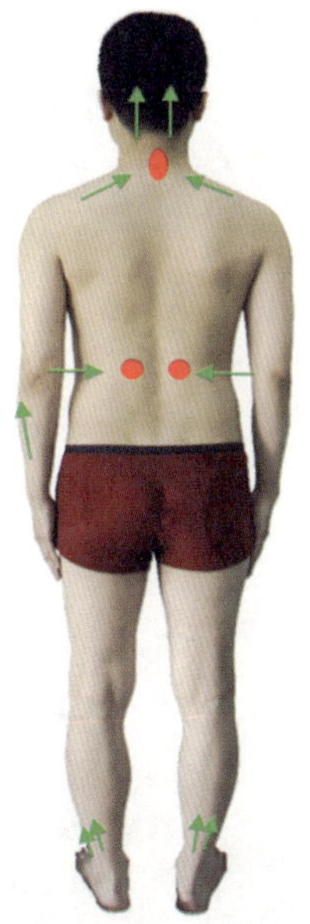

图 6–1–10　脊髓型颈椎病套针治疗

（2）辅助治疗：用太极神针，取承山、委中、殷门、承扶、环跳、肾俞、命门、外关、曲池、肩峰、肩井、大椎等穴。如头晕，加风池轮换治疗。

4. 椎动脉型

钩椎关节退行性改变引起的刺激，可压迫椎动脉，造成椎 – 基底动脉供血不全者（图 6–1–11），常伴有头晕、黑矇等症状，与颈部旋转有关。

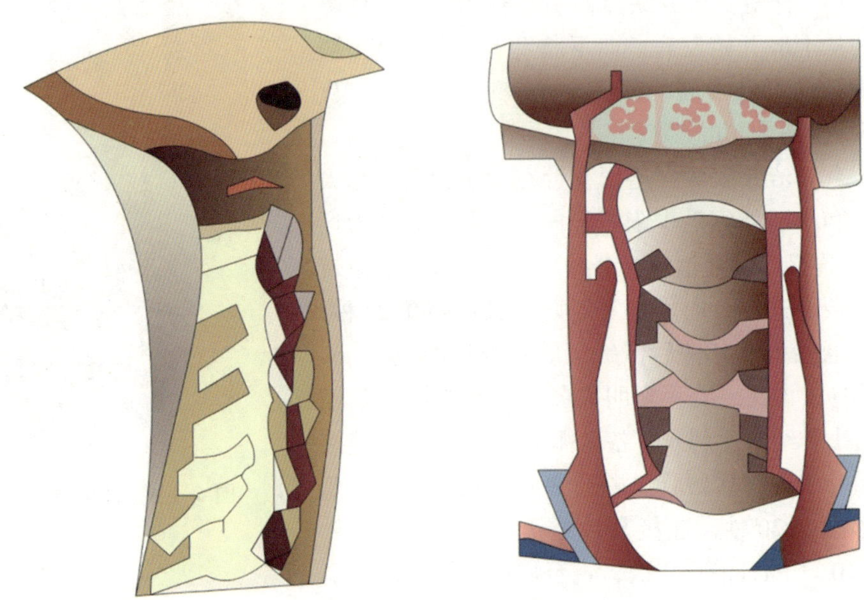

图 6–1–11　钩椎关节退行性改变示意

（1）套针治疗方案：运用套针，顺肩井穴下双侧对应阿是穴刺入，弧形摇摆 20 秒，连接套针通治疗 3 分钟后留针，在颈 3、颈 4 旁开 0.5 寸处向上各刺一针，弧形摇摆 20 秒，连接套针通治疗 3 分钟后留针（图 6–1–12）。治疗 1 次减轻，隔日治疗 1 次，头晕不适的症状消失，连续治疗 3 次。

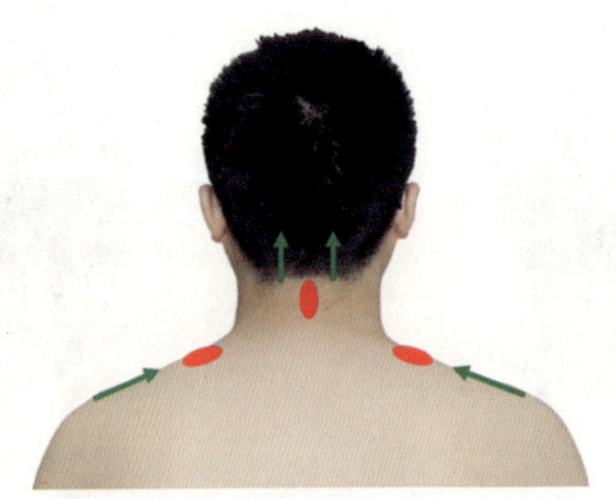

图 6–1–12　椎动脉型颈椎病套针治疗

（2）辅助治疗：用太极神针，取肩井、大椎、风池等穴轮换治疗。

5. 交感神经型

常与前述其他型症状相伴存在，主要症状为偏头痛，视物模糊，眼睑无力，肢体半身发凉或有灼热感，出汗异常及心律失常等。交感与副交感神经系统作用示意见图6-1-13。

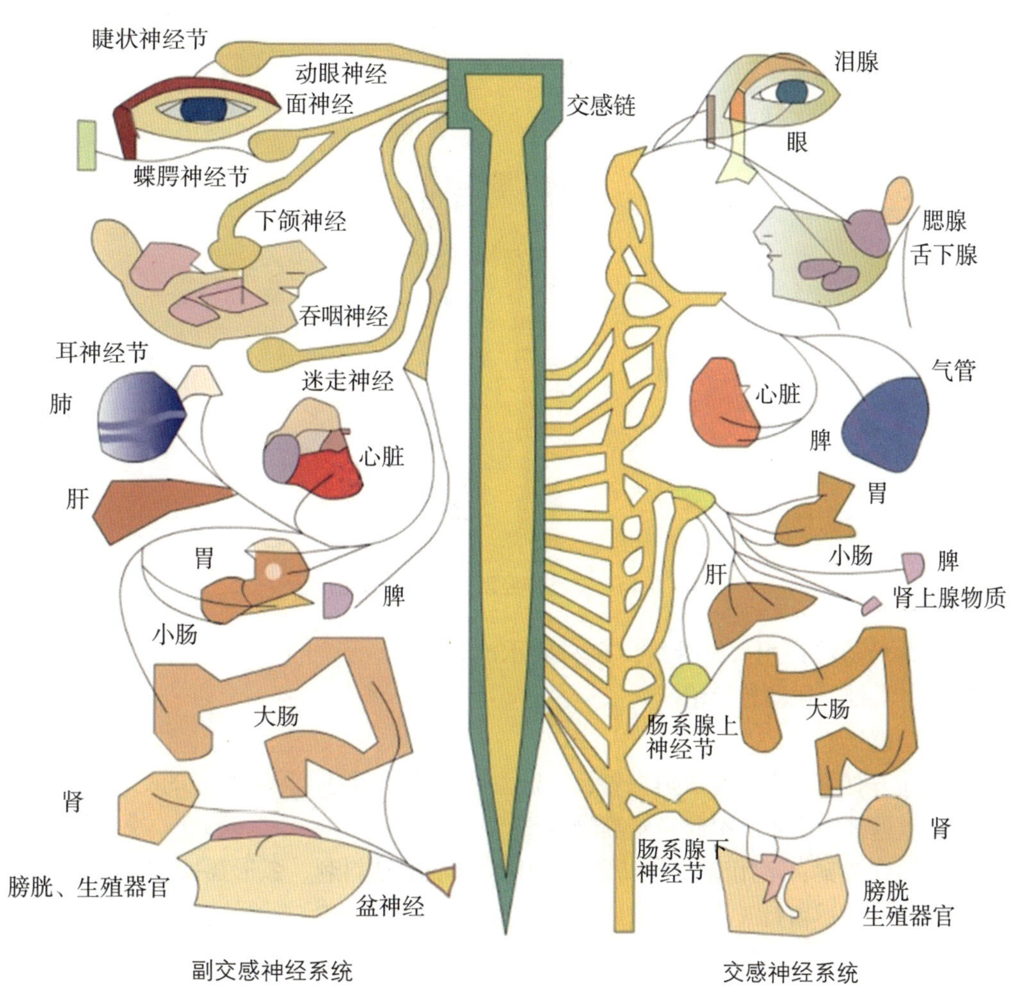

图 6-1-13 交感与副交感神经系统示意

（1）套针治疗方案：运用套针在小腿后侧正中向上刺入，弧形摇摆 20 秒，连接套针通治疗 3 分钟后留针，从腰三横突旁外 5cm 处进针，向阿是穴刺入，弧形摇摆 20 秒，连接套针通治疗 3 分钟后留针。在腕踝针的上 5 区，沿右腕手少阳三焦经向上刺入，弧形摇摆 20 秒，连接套针通治疗 3 分钟后留针。在右侧顺肩井穴下对准阿是穴，弧形摇摆 20 秒，连接套针通治疗 3 分钟后留针。在右侧颈 3、4 旁开 0.5 寸处右侧，向上刺入一针，弧形摇摆 20 秒，连接套针通治疗 3 分钟后留针（图 6-1-14）。隔日治疗 1 次，治疗 3 次减轻，直至症状完全消失。

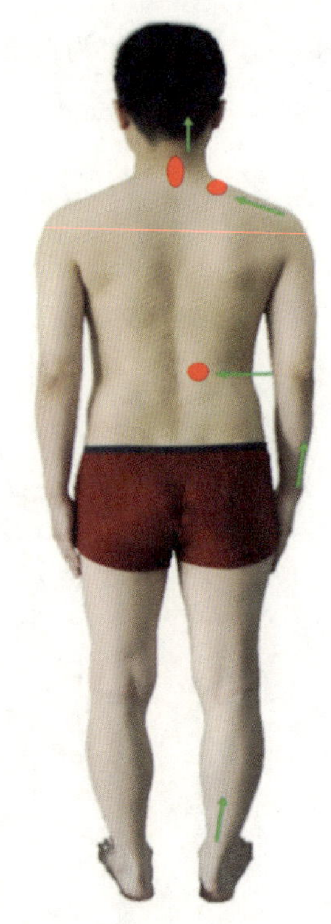

图 6-1-14　交感神经型颈椎病套针治疗

（2）辅助治疗：用太极神针，在右侧承山、委中、殷门、承扶、肾俞、外关、曲池、肩井、大椎、风池轮换治疗。

6. 食管型

椎体前方骨赘过大，可压迫食管，引起吞咽困难，同时可因隔神经的受累而发生呼吸困难，喉返神经受累，引起声音嘶哑等。

套针治疗方案：运用套针在双侧前正中线对准喉结斜刺，弧形摇摆 20 秒，连接套针通治疗 3 分钟后留针（图 6-1-15）。1 次治疗，吞咽、下咽噎闷的感觉就会减轻，隔日治疗 1 次，直至症状完全消失。

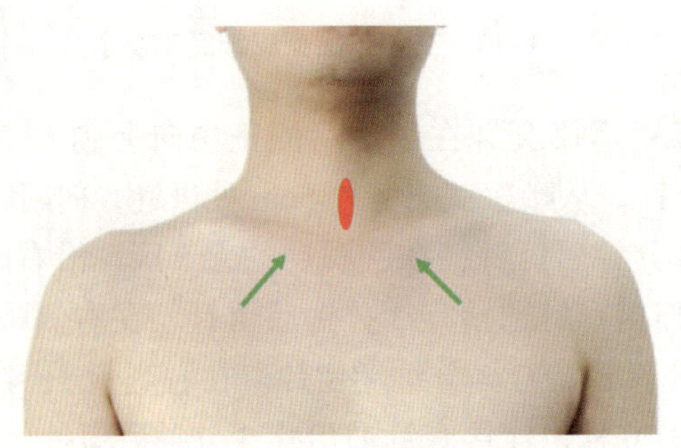

图 6-1-15　食管型颈椎病套针治疗

7. 混合型

凡同时存在上述两型或两型以上的症状和体征者，临床即可得出明确诊断。如椎动脉型和神经根型颈椎病。

（1）套针治疗方案：运用套针在腕踝针的上4、5、6区，双腕向上刺入，弧形摇摆20秒，连接套针通治疗3分钟后留针；顺背阔肌向左天宗穴方向刺入，弧形摇摆20秒，连接套针通治疗3分钟后留针；双顺肩井穴下，在对应痛点外10cm处刺入，弧形摇摆20秒，连接套针通治疗3分钟后留针；双侧颈3、4旁开0.5寸处向上刺入1针，弧形摇摆20秒，连接套针通治疗3分钟后留针（图6–1–16）。隔日治疗1次，治疗3次减轻，直至症状完全消失。

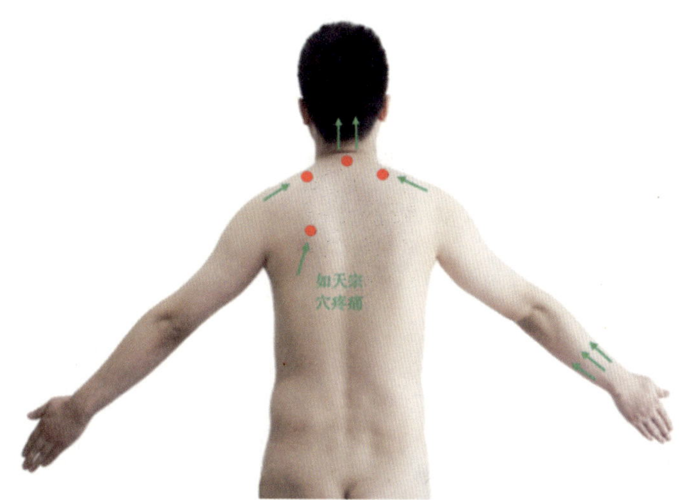

图6–1–16　混合型颈椎病套针治疗

（2）辅助治疗：用太极神针，于双外关、曲池、肩井、大椎、风池、阿是穴轮换治疗。

【按语】

套针治疗较适用于颈椎病退变过程中的颈椎失稳期和骨赘刺激期，用于压迫期改善症状也很好，但要综合套针的多项功能整体操作，如对套针埋线、电套针、套针经络刺血、套针之水针注药等方法的综合运用。有手术指征者，尚需进行手术治疗。患者应养成良好的工作习惯、生活习惯，进行自主功能锻炼，对本病的康复有重要意义。

二、落枕

【概述】

落枕是指颈项疼痛牵强及活动困难，属于颈部软组织急性损伤，多数是由于胸锁乳突肌或斜方肌损伤导致。

【病理病因】

经常作扭转颈部活动或经常突然转头或睡眠姿势不良，颈部扭转过重，牵拉损伤胸锁乳突肌，造成胸锁乳突肌肌腱或斜方肌肌膜积累性损伤。

肌腱损伤后，由于受寒，或再次过度牵拉，造成局部代谢障碍而水肿，代谢物不能及时排出，刺激神经末梢而发病。

睡眠姿势不当，颈部长时间过伸，均可引起某些肌肉和附属组织器官的损伤。风寒湿也可以诱发本病。

【临床表现】

多于晨起后感到一侧颈或肩部酸痛不适，颈项旋转功能受限，重者疼痛牵涉患侧肩背及上肢，并见头向一侧歪斜，转头时身体一起活动。

查体见胸锁乳突肌起止点或斜方肌明显压痛和肌肉紧张，病程长者可触及肌腹有条索状物。

【治疗方案】

套针疗法治疗见图 6–1–17。

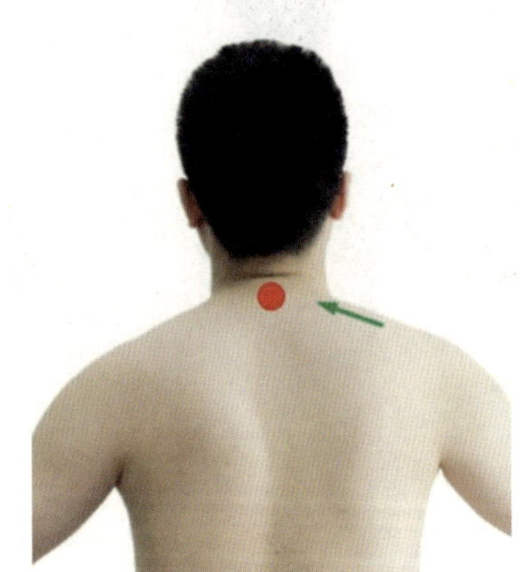

图 6–1–17　落枕的套针治疗

【预防】

1. 保持正确的坐姿

在坐姿上，要尽可能保持自然端坐位，调节桌、椅之间的高度比例，避免头颈部过度后仰或前倾、前屈，使头、颈、肩、胸保持正常生理曲线。

2. 注意劳逸结合，适当活动颈部

在工作一段时间后，一般在 30 分钟左右，让头颈部向另一方向转动。进行转动时宜轻柔、缓慢，在短时间内重复数次，以达到该方向的最大运动范围为佳。

3. 保持正确的睡眠方式

睡觉时不可俯着睡，枕头不可过高、过硬或过低。枕头中央应略凹进，颈部应充分接触枕头并保持略后仰，不要悬空。

习惯侧卧位者，应使枕头与肩同高。睡觉时，不要躺着看书，不要对着头颈部吹风。

侧卧位时，应将颈部置于枕头中间凹陷处，使枕头的支点位于颈侧部的中央处，整个枕头的高度应与肩同高。

三、头后大、小直肌损伤

【概述】

头后大直肌起于第 2 颈椎（枢椎）棘突，向下止于枕骨项线的外侧骨面，一侧收缩时可使头向同侧旋转，两侧同时收缩可使头后仰（图 6–1–18）。头后小直肌起自第 1 颈椎（寰椎）后结节，在头后大直肌的内侧止于枕骨项线的骨面，其作用是使头后仰。

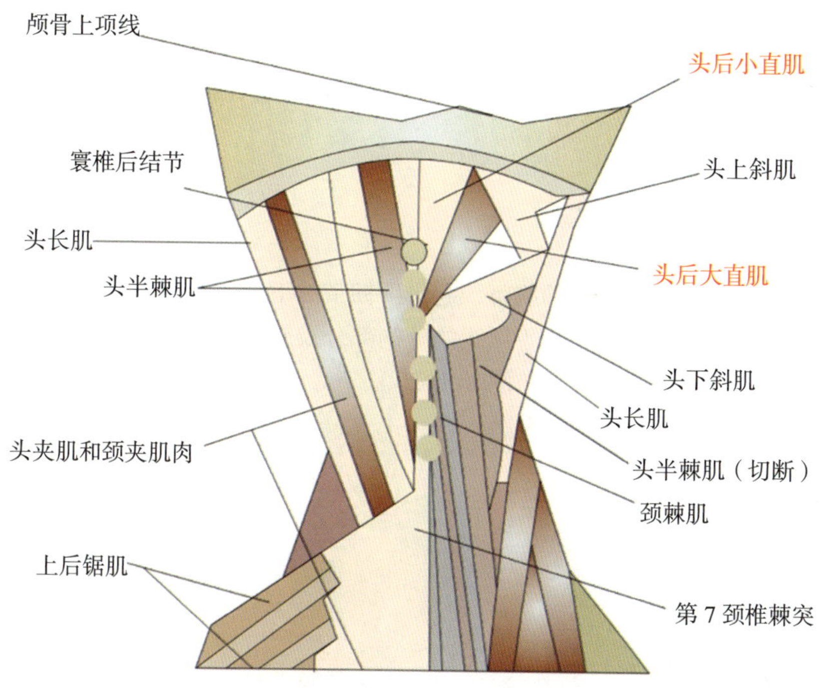

图 6–1–18　头后大、小直肌位置示意

【病理病因】

在坐直的状态下，长期持续低头，如伏案、打牌、高枕、打毛衣等，易损伤上述肌肉。

【临床表现】

以颈枕部疼痛为主，最典型的症状是不能做点头动作。

与头半棘肌损伤的低头动作不同的是，该病能缓慢低头，但不能轻度点头。

伴有头痛。影响到椎动脉及神经还可出现头晕、放射痛等症状。

头后大直肌在枕骨止点即下项线以下处压痛明显，第 2 颈椎棘突上缘处可有轻度压痛。

【治疗方案】

套针疗法治疗见图 6–1–19。

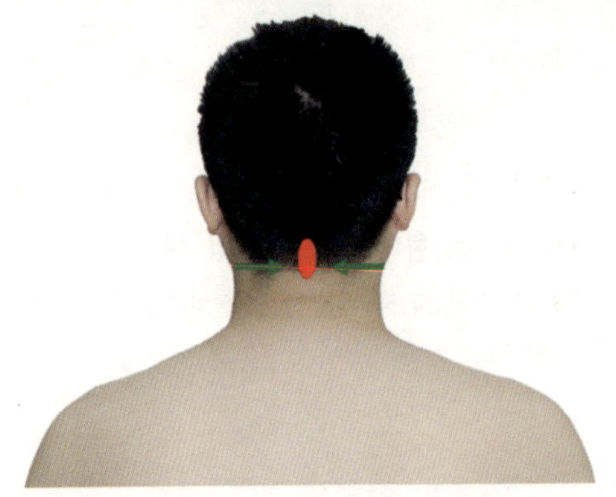

图 6-1-19　头后大、小直肌损伤的套针治疗

四、头夹肌损伤

【概述】

头夹肌为夹肌上部大部分的肌束，起自项韧带的下部（约第 3 颈椎以下）及第 3 胸椎棘突，肌纤维斜向外上方，止于项线的外侧部分及胸锁乳突肌深侧，部分肌束止于乳突的后缘，其作用是使头部后仰（图 6-1-20）。

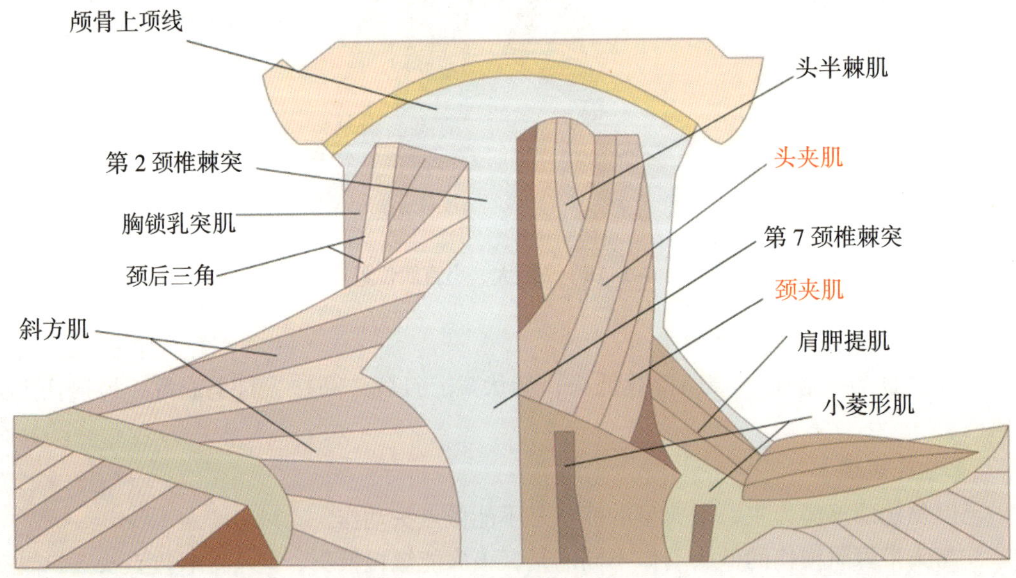

图 6-1-20　头夹肌位置示意

【病理病因】

肩部经常负重（如挑担子）的人易患此病，因为第 7 颈椎处是颈胸交界部位，头颈部的活动以第 1 胸椎为支点，而第 1 胸椎本身活动幅度很小，因此在头颈部频繁大幅度活动时，第 7 颈椎棘突部是应力集中的地方。挑担子的人极易使头夹肌第 7 颈椎附着点

处劳损，常形成一个圆形隆起，俗称扁担疙瘩，这是因为头夹肌的附着点处损伤后，头颈部在别的肌肉作用下，还能左右转动、后仰，已损伤的头夹肌则不能得到安静休息而修复。即使损伤的肌肉处在镇痛的制动状态下，其肌腹部仍在不停地收缩。头夹肌一旦损伤，修复和继续损伤的两个过程同时进行，因而损伤点的瘢痕组织较大、较厚。

【临床表现】

颈枕部不适，肌紧张，枕骨缘的上项线单侧或双侧疼痛，或第 7 颈椎棘突处疼痛，头转动、后仰受限，自觉颈项部有硬直棒支撑着似的，热敷可使颈项松弛下来。

头转动幅度加大，但附着点处疼痛始终不得解除。气候变化时，不适感加重。肌肉起止点压痛，以第 7 颈椎棘突或枕骨上项线明显。

【治疗方案】

套针疗法治疗见图 6–1–21。

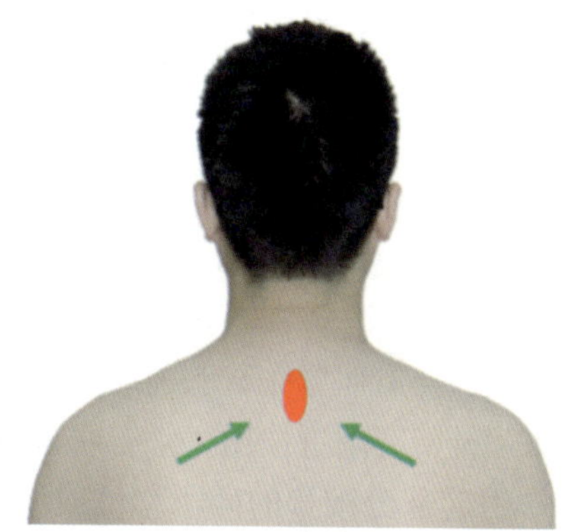

图 6–1–21　头夹肌损伤套针治疗

五、项韧带劳损

【概述】

项韧带劳损指颈部过度前屈，长时间持续低头或高枕睡眠引起的项韧带积累性劳损。

【病理病因】

长期伏案低头工作或长时间枕高枕头时，颈部前屈，项韧带持续被牵拉，从枕外隆凸到第 7 颈椎棘突先以纵向纤维相连接，再发出纤维到各个颈椎的棘突。比较特殊的是第 1 颈椎和第 2 颈椎的棘突。第 7 颈椎棘突最长，第 2 颈椎的棘突相对第 1 颈椎、第 3 颈椎和第 4 颈椎的棘突长而粗大。从枕外隆凸至枕中部，第 2 颈椎的棘突和第 7 颈椎棘突都是高应力部位，为慢性损伤的好发部位。

在项韧带两侧，颈神经的后支在棘突尖部的平面处与韧带相邻近。韧带在应力作用下可硬化、软骨化或骨化（图 6–1–22），这些变化一般不引起症状，但如果在神经周围，则可引起较重的神经压迫症状。

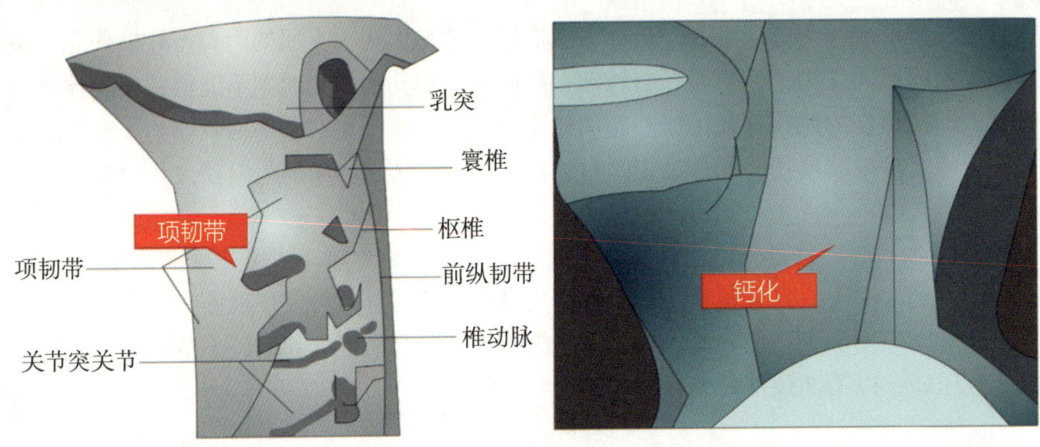

图 6-1-22 项韧带位置与劳损示意

项韧带出现劳损的常见部位为韧带在下位颈椎的附着点处、枕骨粗隆下缘附着点处，或在项韧带两侧肌肉的附丽区，急性暴力损伤也会使项韧带撕裂而变性。

【临床表现】

以颈部不适为主，在低头动作后加重。如在颈上部，头项和枕部有“压顶”或戴“沉重的钢盔”感，伴有疼痛不适；如为第 7 颈椎附近韧带损伤，则第 7 颈椎两侧出现疼痛。

以钝痛为主，有时较剧烈，伴有肌紧张。头前屈位，项韧带被拉紧，在枕外隆凸至枕中，第 3 颈椎棘突和第 4 颈椎棘突附近按压，常有明显的弹响声或坚硬感。

另外，项韧带劳损也常引起部分椎骨的微小移位或增生，出现的症状就更为复杂。也有项韧带上虽有钙化点而没有临床症状者。

【治疗方案】

套针疗法治疗见图 6-1-23。

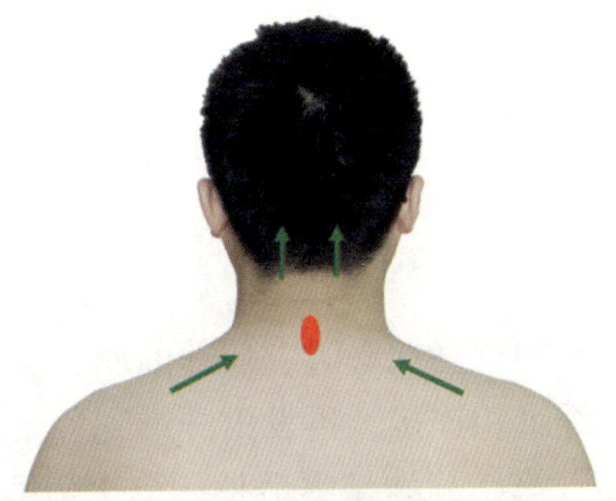

图 6-1-23 项韧带劳损套针治疗

六、寰枕关节外周筋膜损伤

【概述】

颈椎的平行或旋转移位，可以引起复杂的移位性颈椎病症状，这是由颈椎外周肌肉痉挛或挛缩所造成的。寰枕外周筋膜的损伤、挛缩也可引起类似的症状。

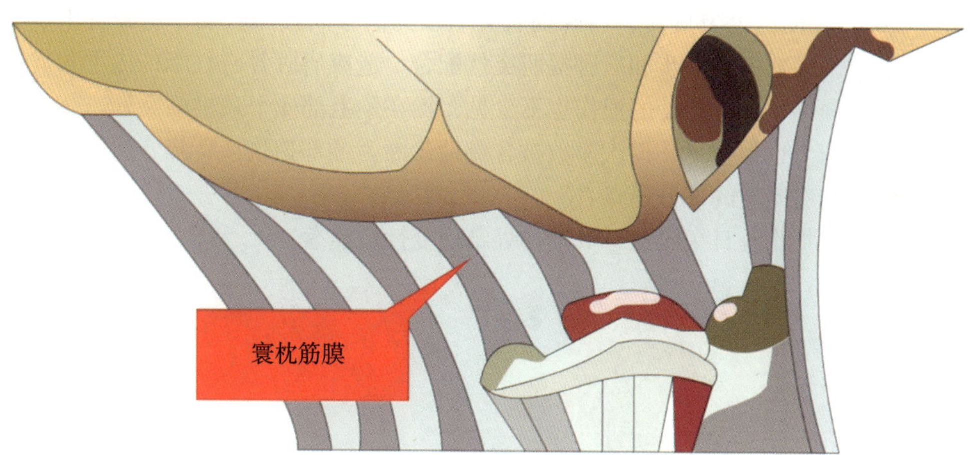

图 6–1–24 寰枕外周筋膜位置示意

寰枕关节是由两个关节组成的联合关节，由寰椎侧块上面的关节与枕骨髁构成，它是单纯滑液性关节，有松弛的关节囊，此关节有两个互相垂直的运动轴，可使头作屈伸、内收和外展运动。该关节借寰枕前后的筋膜加强稳定，前后两层筋膜正好将寰椎与枕骨的裂孔封闭（图 6–1–24）。前膜宽而致密，位于寰椎前弓上缘与枕骨大孔前缘之间，不易劳损；寰枕后膜位于寰椎后弓上缘与枕骨大孔后缘之间，椎动脉由此处穿入颅内，而从颅内穿出的是第 1 颈神经。寰枕后膜相对薄弱，但部位重要，容易损伤。

【病理病因】

由于长期低头工作，该筋膜受到牵拉失去弹性而变性挛缩，寰枕间隙变窄，造成椎动脉受压，枕大神经、枕小神经被卡压，出现寰枕膜挛缩症状。

【临床表现】

因椎动脉是大脑、小脑及内耳迷路等的供血动脉，受压后可呈现眩晕和头昏症状。枕大神经受压可表现为枕部一侧或双侧头痛、偏头痛，并且症状在旋转时加重。根据受累的程度，还可以出现其他神经、血管症状。

压痛点在寰椎后结节（棘突）与枕骨粗隆正中或两侧，有时为单侧，常与头夹肌同时存在压痛，这些部位不时能触及柔韧的结节或条索。

【治疗方案】

套针疗法治疗见图 6–1–25。

图 6–1–25 寰枕关节外周筋膜损伤套针治疗

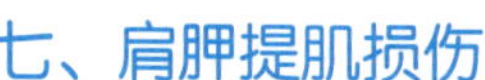

七、肩胛提肌损伤

【概述】

肩胛提肌大多是由于突然的动作造成损伤。如上肢突然过度后伸，要求肩胛骨上提

（图 6-1-26），并向内上方旋转，肩胛提肌突然收到信号而强烈收缩，肩胛骨由于其他软组织的影响，多数不能同步和肩胛提肌突然配合，造成肩胛骨脊柱缘的内上角肩胛提肌附着点处的损伤，在起点处的损伤也不少见，均在颈上部 4 个颈椎横突处。

该病在临床上也很常见，但大多数被含糊地诊断为颈部损伤或背痛、肩胛痛，亦有被诊为颈椎病和肩周炎的部分痛点者。

肩胛提肌的损伤，日久难愈，其损伤处结疤变性较显著。

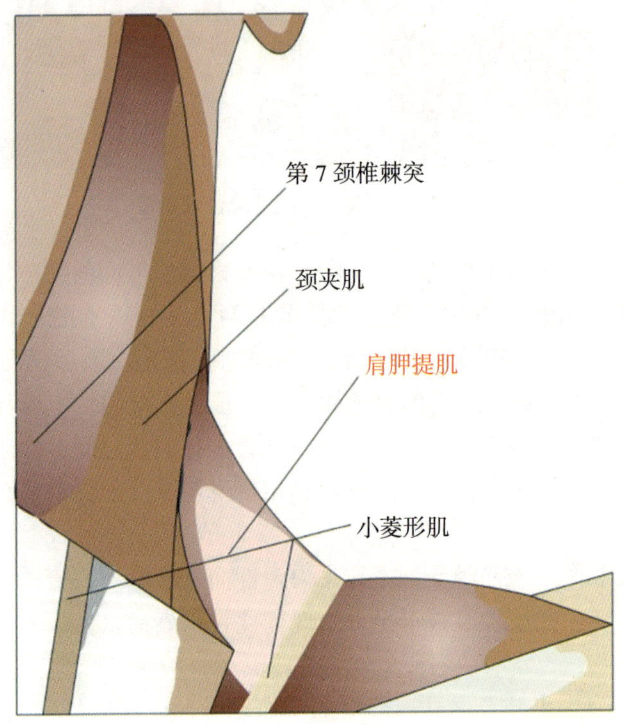

图 6-1-26 肩胛提肌位置示意

【病理病因】

肩胛提肌起自上 4 个颈椎横突的后结节，止于肩胛骨脊柱缘内侧角的上部，作用是上提肩胛骨并使肩胛骨转向内上方。由于某种特殊的情况，要求肩胛骨迅速上提和向内上旋转，肩胛提肌突然收缩，而肩胛骨多数不能同步配合（因为肩胛骨受到许多不同方向肌肉的制约），所以常导致肩胛提肌损伤。

该肌的损伤多在肌腱部位，即在该肌的起止点处，影响工作和休息。急性期常在肩胛骨内侧缘上部感到肿胀、疼痛，抑或在颈部上段出现疼痛、拒按。经休息和自我制动后，都有所缓解。以后出现慢性症状。

【临床表现】

慢性期病情绵延难愈。此病大多数为单侧，双侧起病很少见。上肢做后伸活动受限。肩胛骨内侧上端疼痛。手不能伸到背部抓痒，或合并颈部活动受限。

【治疗方案】

套针疗法治疗见图 6–1–27。

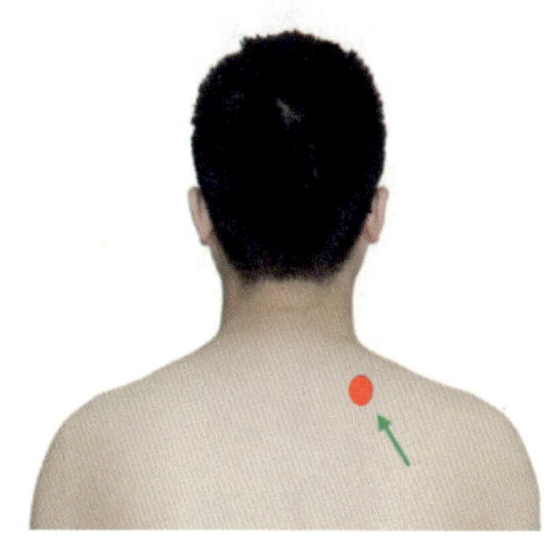

图 6–1–27 肩胛提肌损伤套针治疗

八、颞下颌关节炎

【概述】

颞下颌关节炎是咀嚼肌平衡失调、颞下颌关节（图 6–1–28）各组成结构之间运动失常或结构损伤而引起病症，表现为疼痛、张口受限、弹响等综合症状。

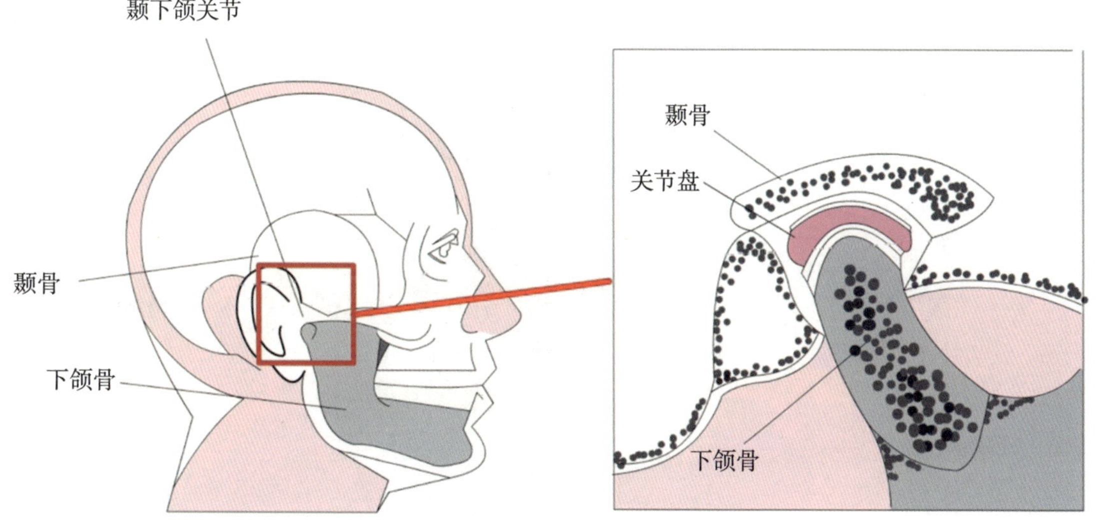

图 6–1–28 颞下颌关节示意

【病理病因】

颞下颌关节炎病因比较复杂。一般认为是由于颞下颌关节急、慢性损伤所致，与局部外伤、寒冷刺激、单侧过度咬合等有关。上述因素使有关周围肌群失去力学平衡，引起翼外肌痉挛性收缩，颞下颌关节充血、水肿，关节囊松弛，且与周围韧带发生粘连，导致挛缩而出现疼痛、弹响。

【临床表现】

急性期，颞下颌关节疼痛以开口时明显，局部肿胀、压痛。慢性期，颞下颌关节隐痛不适，开口、闭口运动时颞下颌关节有弹响，局部有按压痛，用力咀嚼时局部疼痛加重。

【治疗方案】

套针疗法治疗见图 6–1–29。

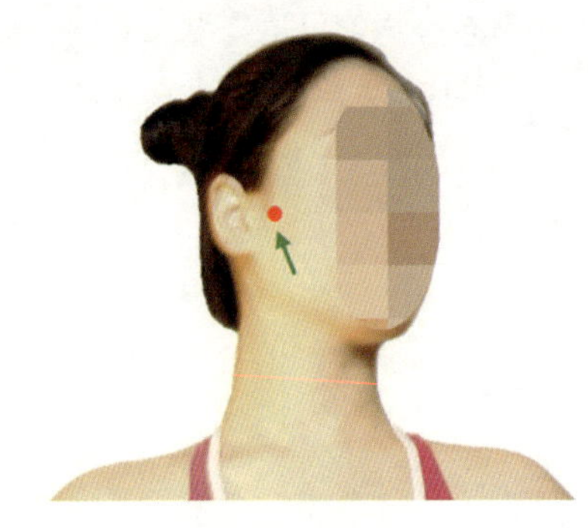

图 6–1–29 颞下颌关节炎套针治疗

九、三叉神经痛

【概述】

三叉神经为混合神经，是第 5 对脑神经，也是面部最粗大的神经，含有一般躯体感觉和特殊内脏运动两种纤维（图 6–1–30），支配脸部、口腔、鼻腔的感觉和咀嚼肌的运动，并负责将头部的感觉讯息传送至大脑。三叉神经由眼支（第 1 支）、上颌支（第 2 支）和下颌支（第 3 支）汇合而成，分别支配眼裂以上、眼裂和口裂之间、口裂以下的感觉和咀嚼肌收缩。

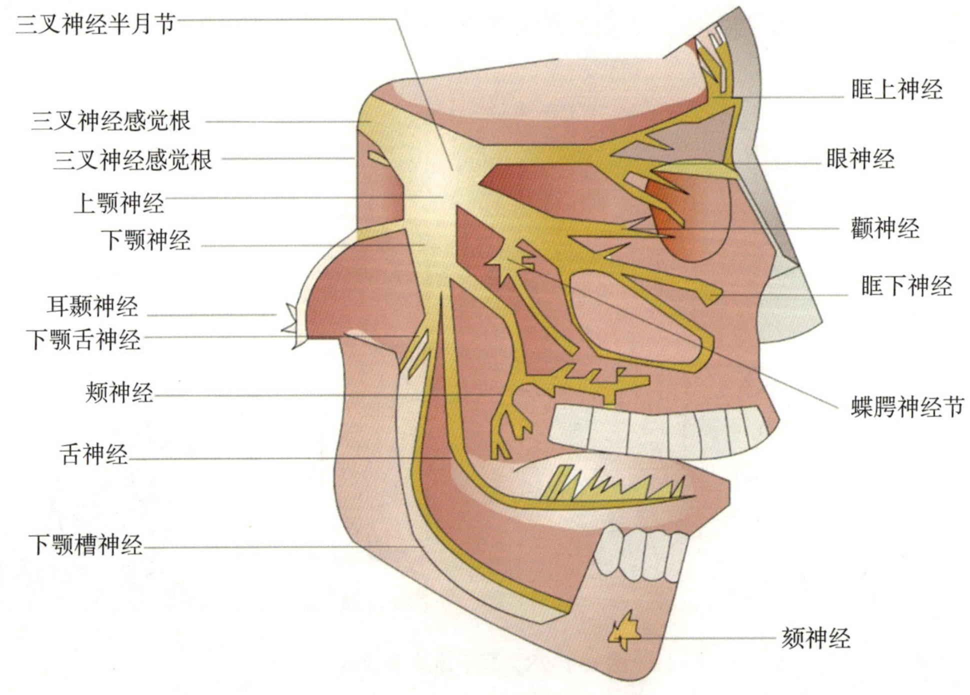

图 6–1–30 三叉神经示意

【病理病因】

1. 身体缺乏营养

患者由于触发点在嘴角处，平时不敢说话、不敢吃饭、不敢喝水，造成身体缺乏必要的营养成分，进一步则会引发疼痛。再加上平时心情烦躁，很可能会加重三叉神经痛。神经是燃烧及消耗糖的组织，若缺乏维生素 B_1 会引起乳酸堆积，影响中枢神经系统，使脑组织消耗氧的能力减弱，以致引起暂时性的痉挛。

2. 情绪的过度紧张

患者一般情绪不太稳定，平时越怕头痛头就越痛，进而导致精神刺激，这也是诱发三叉神经痛的重要因素。

有少数患者因为情绪和心情上放不开，整天心事重重，眉头紧锁，为可能到来的头痛提心吊胆，造成自己心情烦躁而导致疼痛发作。在同样的疼痛刺激作用下，情绪镇静者比情绪紧张者对痛的感觉要轻，疼痛反应要轻。

3. 必要的防护不到位

三叉神经痛患者一定要谨慎善待疼痛触发点，尤其是在面部，患者一般都有一个或多个特别敏感的"触发点"，稍不注意就会触动而引发疼痛，并放射到全身。

这些"触发点"的位置、大小各不相同，甚至小到一个点或一根胡须，大多分布在嘴唇、鼻翼、脸颊、口角、舌头和眼睛等处。同时，天气和气候的变化也是三叉神经痛的诱发因素，被风吹着，或是乍热乍寒，都可使患者的疼痛加剧。

【临床表现】

三叉神经半月节以上损伤时，可出现患侧头面部皮肤及舌、口、鼻腔黏膜的一般感觉丧失，角膜反射消失，患侧咀嚼肌瘫痪，张口时下颌偏向患侧。

三叉神经半月节以下受损时，可出现各单支损伤的表现。眼神经受损时，出现患侧睑裂以上皮肤感觉障碍，角膜反射消失；上颌神经损伤时可致患侧下睑及上唇皮肤、上颌牙齿、牙龈及硬腭黏膜的感觉障碍；下颌神经受损时可致患侧下颌牙齿、牙龈及舌前2/3和下颌皮肤的一般感觉障碍，并有患侧咀嚼肌的运动障碍。

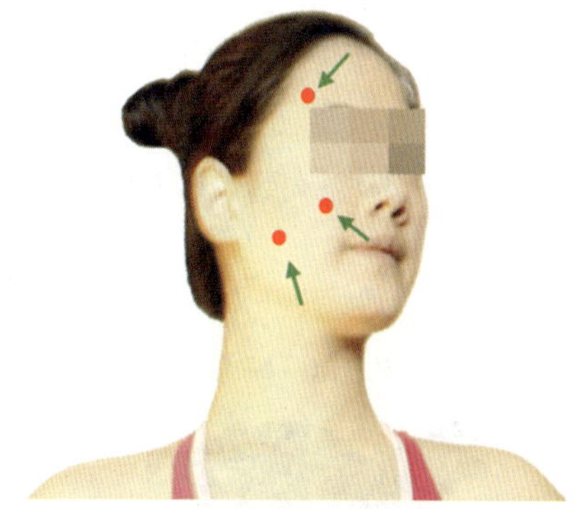

图 6-1-31 三叉神经痛套针治疗

【治疗方案】

套针疗法治疗见图 6-1-31。

十、腮腺炎

【概述】

流行性腮腺炎简称腮腺炎或流腮、痄腮，是儿童和青少年常见的呼吸道传染病，由腮腺炎病毒引起。

该病以腮腺的非化脓性肿胀疼痛为突出的病征，病毒可侵犯各种腺组织或神经系统，以及肝、肾、心、关节等几乎所有的器官，因此常可引起脑膜脑炎、睾丸炎、胰腺炎、乳腺炎、卵巢炎等。

早发现早治疗，尽早治疗具有重要意义。

【病理病因】

腮腺炎病毒与副流感、麻疹、呼吸道合胞病毒等病毒同属于副黏液病毒，腮腺炎病毒的核壳蛋白具有可溶性抗原（S 抗原），其外层表面含有神经氨酸酶和一种血凝素糖蛋白，具有病毒抗原（V 抗原）。

S 抗原和 V 抗原各有其相应的抗体。

S 抗体于起病后第 7 日即出现，并于 2 周内达高峰，以后逐渐降低，可保持 6 ～ 12 个月，可用补体结合方法测得，S 抗体无保护性。

V 抗体出现较晚，起病 2 ～ 3 周才能测得，1 ～ 2 周达高峰，V 抗体有保护作用。感染腮腺炎病毒后无论发病与否，都会产生免疫反应，再次感染而发病者很少见。

【临床表现】

起病大多较急，有发热、寒意、头痛、咽痛、食欲不佳、恶心、呕吐、全身疼痛等表现，数小时至 1 ～ 2 日，腮腺即显著肿大。发热，体温 38 ～ 40℃。症状轻重也很不一致，成人患者一般较严重。

腮腺肿胀最具特征性，一侧先肿胀，但也有两侧同时肿胀者；一般以耳垂为中心，向前、后、下发展，状如梨形而具坚韧感，边缘不清。当腺体肿大明显时出现胀痛及感觉过敏，张口咀嚼及进酸性饮食时更甚。局部皮肤紧张发亮，表面灼热，但多不红，有轻触痛。腮腺四周的蜂松结缔组织也可呈水肿，可上达颞部及颧骨弓，下至颌部及颈部，胸锁乳突肌处也可被波及，因而使面貌变形。通常一侧腮腺肿胀后 1 ～ 4 日至 1 周后累及对侧，双侧肿胀者约占 3/4。

颌下腺或舌下腺也可同时被波及，颌下腺肿大时颈部明显肿胀，颌下可扪及柔韧而具轻触痛的椭圆形腺体。舌下腺也可同时被累及，舌下腺肿大时可见舌及颈部肿胀，并出现吞咽困难。

【治疗方案】

套针治疗见图 6-1-32。

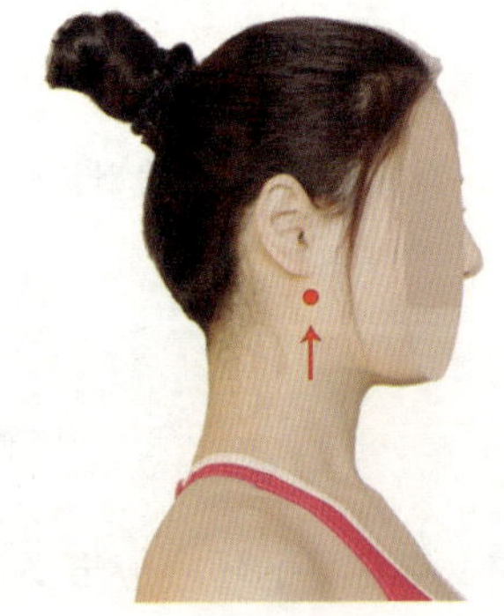

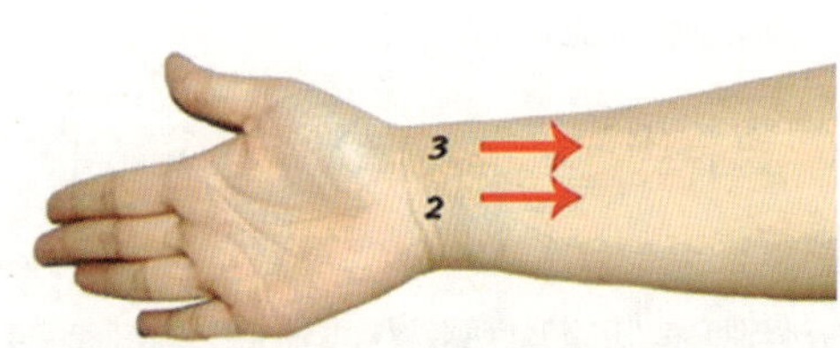

图 6-1-32　腮腺炎套针治疗

十一、眼痛

【概述】

眼痛是眼部疾病的主要现象，主要表现为眼睛酸胀或有痛感。对于眼痛应予重视，除了明显的局部原因如异物、急性眼睑感染或外伤所引起的眼痛以外，还有一些为疾病的先期征兆，需进一步查明原因，确定病因，以免贻误病情。

【病理病因】

眼睛异物感多是由于角膜或结膜上皮的刺激或外伤所致（如外伤性擦伤、异物、干眼、角膜溃疡、角膜炎）。眼痛（眼内或眼后的深部钝痛）通常是由于眼内或眼眶疾病引起（例如葡萄膜炎、青光眼、巩膜炎、眼内炎、眼眶假瘤）。干眼亦可引起眼痛。

【临床表现】

整个眼部都会出现疼痛症状，或者是放射性的疼痛，酸胀或胀痛，常伴发眼睛流泪。

【治疗方案】

套针治疗见图 6–1–33。

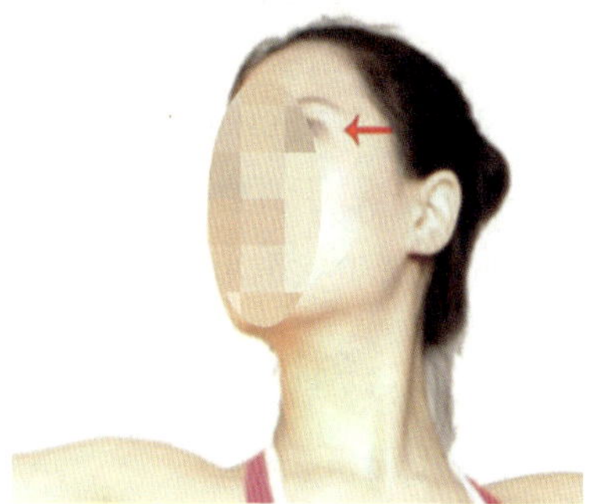

图 6–1–33　眼痛套针治疗

十二、近视

【概述】

近视是眼在调节松弛状态下，平行光线经眼的屈光系统折射后焦点落在视网膜之前。古代医籍对本病早有认识，称为目不能远视，又名能近怯远症，至《目经大成》始称近视。近视程度较高者又称近觑。

近视的发生与遗传、发育、环境、个人习惯等诸多因素有关，但确切的发病机制仍有待研究。

本病多发于青少年，是眼科常见病症之一。凡由睫状肌痉挛引起的近视称为调节性近视、功能性近视或假性近视。若日久失治，则睫状肌痉挛可发展到眼轴变长，而成为器质性近视、真性近视。

【病理病因】

1. 过用目力，久视伤血，血伤气损，以致目中神光不能发越于远处。

2. 肝肾两虚，禀赋不足，神光衰弱，光华不能远及而仅能视近。

【临床表现】

1. 远视力减退，近视力正常。

2. 验光检查为近视。

【治疗方案】

套针治疗：眼睛位于 1 区，故选择上 1 进针点进针。或参照斜视的套针治疗 3 个方案进行选择。

【预防调护】

1. 养成良好的用眼习惯，阅读和书写时保持端正的姿势，眼与书本应保持 30cm 左右的距离，不在走路、乘车或卧床情况下看书。

2. 学习和工作环境照明要适度，照明应无眩光、闪烁，黑板不反光，不在阳光直射或暗光下阅读或写字。

3. 定期检查视力，验光确诊近视者应佩戴合适的眼镜以保持良好的视力。

4. 加强体育锻炼，注意营养，增强体质。

【按语】

对于先天性眼球发育不良所致者，套针治疗的效果不好。对于其他原因所致的近视，应用套针治疗均有一定的疗效，对于轻、中度近视的疗效肯定。对于假性近视的疗效显著，能在较短时间内纠正眼睫状肌的痉挛，使视力明显改善，但需要按疗程治疗，巩固疗效。对于真性近视，只能改善症状，尽量使其近视度数不发展或减缓。

年龄越小、治愈率越高。多数患者，经配镜矫正者不如不配镜者效果好。

十三、斜视

【概述】

斜视俗称“斗鸡眼”“斜眼”，中医称为“通睛”“风牵偏视”，是指双眼不能同时注视同一物体的眼位异常疾病。中医认为本病与脾胃虚弱、肝肾不足或风邪侵袭相关。

西医将其分为共同性斜视与麻痹性斜视两类，前者表现为眼球运动正常但位置持续偏斜，占临床病例的 70% 以上；后者多因眼外肌麻痹导致眼球转动受限，常见于糖尿病神经病变、颅脑外伤或病毒感染后。

中医认为本病根源在于脏腑功能失调，《审视瑶函》强调脾胃虚弱则气血生化不足，难以濡养眼肌；肝肾亏虚则精血不充，目系失于濡润；若遇风邪外袭或外伤瘀阻，可致经筋拘急或弛缓，最终引发眼位偏斜。

现代研究表明，约 4% 的儿童存在斜视问题，其中半数以上若未在 3 岁前干预，可能继发弱视，造成永久性视力损害。

【病理病因】

从发病机制看，西医认为眼球调节功能异常是重要诱因：远视儿童因过度使用调节力，迫使双眼向内聚集而形成内斜视；近视者因调节需求降低，双眼集合不足则易发展为外斜视。解剖因素如眼外肌发育异常（肌肉过紧或过弱）、眼眶结构不对称等，可破坏眼球运动平衡。

中医则从气血运行角度解释。脾主肌肉，脾虚则眼肌失养而弛缓；肝主筋，肝血不足则目系挛急；若孕期禀赋不足或后天喂养失调，可致患儿精气不能上注于目，出现“睛珠偏斜”。

临床发现，父母一方有斜视史者，子女患病风险较常人高 3 ～ 5 倍，这与西医遗传学说及中医“先天禀赋不足”理论相契合。

1. 调节学说

眼的调节作用与眼的集合作用是互相联系的，一定的调节带来相应的集合。由于调节－集合反射过强，眼内直肌的作用有超出外直肌的趋向，因而形成共同性内斜视。近视眼看近目标时少用或不用调节，集合力同时减弱，因此其内直肌的张力降低，有时就形成了共同性外斜视。

2. 双眼反射学说

双眼单视是条件反射，依靠融合功能来完成，是后天获得的。如果在这个条件反射形成的过程中两眼视力不同，一眼视力出现明显的感觉或运动障碍，妨碍了双眼单视的功能，就会产生一种眼位分离状态，即斜视。

3. 解剖学说

某一眼外肌发育过度或发育不全，眼外肌附着点异常，眼眶的发育、眶内筋膜结构的异常等，均可导致肌力不平衡而产生斜视。

4. 遗传学说

临床上常见在同一家族中有许多人患有共同性斜视，斜视可能与遗传因素有关。

【临床表现】

斜视的患者因为眼位不正，其注意一个物体时，此物体影像会落在中心凹以外的位置，如此视物就会出现复视。一眼影像受到抑制，丧失两眼之单一视功能与立体感，有的还会导致视力发育不良而造成弱视。

1. 内斜视

眼位向内偏斜。出生后 6 个月内发生者称为先天性内斜视。偏斜角度通常很大。后天性内斜视又分为调节性与非调节性，调节性内斜视常发生在 2 ～ 3 岁儿童，患儿通常会伴中高度远视，或是异常的调节内聚力与调节比率。

2. 外斜视

眼位向外偏斜，一般可分为间歇性与恒定性外斜视。间歇性外斜视因患者具有较好的融像能力，大部分时间眼位可由融像能力维持在正常位置，只有偶尔在阳光下或疲劳走神的时候，才表现出外斜的眼位。有些儿童还表现为在强烈的太阳光下常会闭一只眼睛。间歇性外斜视常会发展成恒定性外斜视。

3. 上下斜视

眼位向上或向下偏斜，比内斜视和外斜视少见，上下斜视常伴头部歪斜，即代偿头位。

【治疗方案】

1. 按经络治疗，选双上 1 进针。

2. 在眼球外周局部进针，把支配眼球患病的肌群作为阿是穴，针尖指向患病的肌群体表投影，进针治疗。治疗结束后采用电套针治疗方案，再加强刺激。

3. 在头针视区穴线进针治疗（图 6–1–34）。

依据病情，可 3 个方案同时应用。

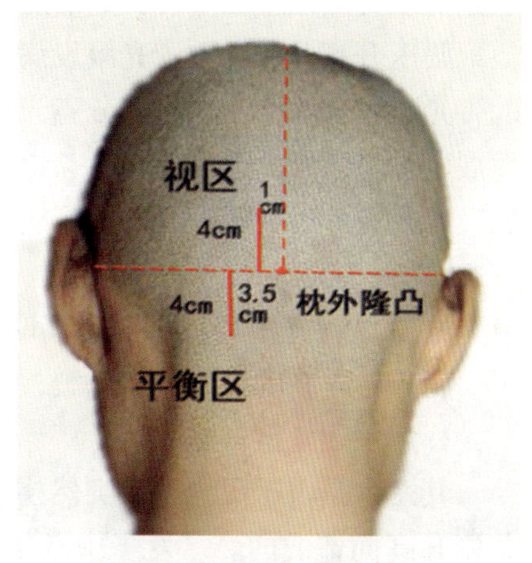

图 6–1–34　套针治疗斜视常用区域

【按语】

该病病程越短，疗效越好，因此，应早发现早治疗。若是迁延失治，经络气血凝定，则难以治愈。如属于共同性斜视，可以佩戴眼镜矫正，同时按上述方案给予治疗，以提高疗效。若治疗 1 个疗程未见好转，可以考虑手术。眼肌麻痹治愈后，远期疗效较好。患者要避风寒，注意休息，注意饮食营养搭配，不能过度用眼，治疗期间，应配合做患眼矫正训练，这样有助于巩固恢复双眼视觉。

十四、青光眼

【概述】

青光眼是一组以视乳头萎缩及凹陷、视野缺损及视力下降为共同特征的疾病，病理性眼压增高、视神经供血不足是导致其发病的原发性危险因素，视神经对压力损害的耐受性也与青光眼的发生和发展有关。

在房水循环途径中，任何一环发生阻碍，均可导致眼压升高而引起的病理改变，但也有部分患者呈现正常眼压青光眼。

青光眼是导致人类失明的三大致盲眼病之一，总人群发病率为 1%，45 岁以后为 2%。临床上根据病因、房角、眼压描记等情况将青光眼分为原发性、继发性和先天性三大类。

原发性青光眼根据房角宽窄可分为闭角型和开角型青光眼。开角型也就是慢性单纯性青光眼，急性发作期属于中医“偏头风”范畴，后期称为“青风内障”等。继发性青光眼是由于某些眼病或全身疾病干扰了正常的房水循环而引起的，如眼外伤所致的青光眼、新生血管性青光眼、虹膜睫状体炎继发性青光眼、糖皮质激素性青光眼等，其致病原因均较为明确。先天性青光眼是由于胚胎发育异常、房角结构先天变异所致。

本病的病因病机为忧郁愤怒，肝气郁结，郁而化火，肝胆风火上扰；或肝郁脾虚，疏泄失常，痰浊上逆；或劳倦太过，真阴耗损，化火动风，交织于目。

【病理病因】

病理性眼压增高是导致青光眼的主要危险因素。增高的眼压通过机械压迫和引起视神经缺血两种机制导致视神经损害。眼压增高持续时间愈久，视功能损害愈严重。青光眼眼压增高的原因是房水循环的动态平衡受到了破坏。少数由于房水分泌过多，但多数还是房水流出发生了障碍，如前房角狭窄甚至关闭、小梁硬化等。

眼压升高并非导致青光眼发病的唯一危险因素，部分患者眼压正常但也发生了典型的青光眼病理改变；也有部分青光眼患者眼压虽得到控制，但视神经损害仍然呈进行性发展，说明还有其他一些因素与青光眼的发病有关，如眼球局部解剖学变异、年龄、种族、家族史、近视眼、心血管疾病、糖尿病、血液流变学异常等。

【临床表现】

原发性青光眼根据眼压升高时前房角的状态，可分为闭角型青光眼和开角型青光眼。闭角型青光眼根据发病急缓，又可分为急性闭角型青光眼和慢性闭角型青光眼。

1. 急性闭角型青光眼

其发生是由于眼内房角突然狭窄或关闭，房水不能及时排出，引起房水涨满，眼压急剧升高而造成的。多发于中老年人，40 岁以上占 90%，女性发病率较高，男女比例为 1 ∶ 4，来势凶猛，症状急剧，急性发病前可有一过性或反复多次的小发作，表现为突感雾视、虹视，伴额部疼痛或鼻根部酸胀。发病时前房狭窄或完全关闭，表现为突然发作的剧烈眼胀、眼痛、畏光、流泪、头痛、视力锐减、眼球坚硬如石、结膜充血，伴有恶心呕吐等全身症状。

急性发作后可进入视神经持续损害的慢性期，直至视神经遭到严重破坏，视力降至无光感且无法挽回的绝对期。

2. 慢性闭角型青光眼

发病年龄 30 岁以上。此型发作一般都有明显的诱因，如情绪激动、视疲劳、用眼及用脑过度、长期失眠、习惯性便秘、妇女在经期，或局部、全身用药不当等，均可诱发，表现为眼部干涩、疲劳不适、胀痛、视物模糊或视力下降、虹视、头昏痛、失眠、血压升高，休息后可缓解。有的患者无任何症状即可失明，检查时眼压可正常或波动，或不太高，20 ～ 30mmHg，眼底早期可正常，此型最易被误诊。如此反复发作，前房角一旦粘连关闭，即可形成暴发型青光眼。

早期症状有 4 种：①经常感觉眼睛疲劳不适。②眼睛常常酸胀，休息之后就会有所缓解。③视物模糊、近视眼或老花眼突然加深。④眼睛经常感觉干涩。

3. 原发性开角型青光眼

多发生于 40 岁以上的人，25% 的患者有家族史，绝大多数患者无明显症状，常常是疾病发展到晚期，视功能严重受损时才发觉。患者眼压虽然升高，前房角始终是开放的。

【治疗方案】

眼睛位于上 1 区，选患侧上 1 区进针治疗。

【按语】

本病经治疗有一定的疗效，具有良好的镇痛作用和一定的降低眼压作用。原发性青光眼如能早期治疗，大多数是完全可以治愈的。若治疗不力或者误治，则会失明。

治疗时应观察眼压变化，必要时应在眼科协同下配合药物治疗或者手术治疗。

患者应合理用眼，注意休息眼睛，不要长时间在暗室逗留，不宜戴黑色眼镜，宜选用绿色太阳镜。合理安排生活，保证睡眠充足，心情舒畅，忌食辛辣之品，少饮酒，多吃水果、蔬菜，保持大便通畅，不喝浓茶、咖啡，不要一次大量饮水。

十五、耳痛

【概述】

耳痛是一种常见病，为耳部常见症状，常因耳部疾病引起，也可因耳部邻近器官或其他器官疾病所致。

耳痛的严重程度与病变的严重性不一定都一致，也可能是某些严重疾病的信号（如耳部的恶性肿瘤）。

耳咽管（从喉咙背后通到中耳的管道）阻塞是儿童及成人最常见的耳痛原因，通常感冒、鼻窦感染或过敏都会加重耳痛。

【病理生理】

耳朵周围神经较多，在受到过强过久的噪声或不明原因的刺激时常常会出现阵阵耳痛，通常时隐时现，患者往往能忍受，但在检查时却发现不了什么问题。

多有耳道外伤、感染、耳耵、耳道肿瘤等。

【临床表现】

导致耳痛最主要的原因是发炎，包括两种，一是外耳道炎（即耳疖肿），一是急性化脓性中耳炎。

两种耳痛都较剧烈，重者可以影响睡眠，但是疼痛的性质又有所不同。耳疖发展的不同时期可为持续性痛和跳痛。当用手触压耳道周围、张口或咀嚼运动时，疼痛可加重。疖肿化脓破溃后，耳痛迅即消退。而急性化脓性中耳炎所致的耳痛，疼痛部位在耳道深部，外部的触压和咀嚼运动对它无明显影响，而在吞咽、打哈欠或擤涕时耳痛加重。

【治疗方案】

套针治疗见图 6–1–35。

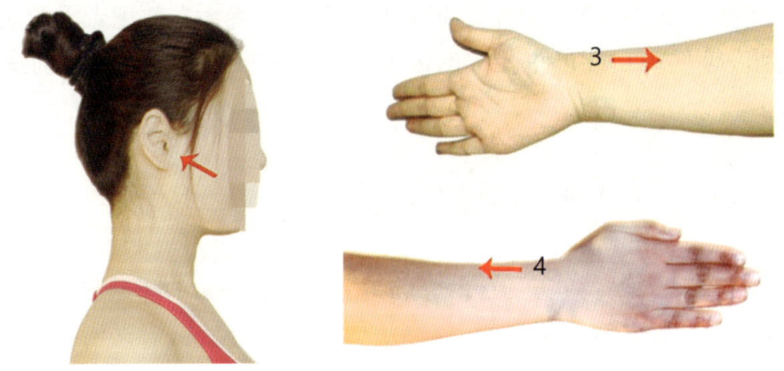

图 6–1–35 耳痛套针治疗

十六、中耳炎

【概述】

耳又名位听器，包括外耳、中耳和内耳三部分，听觉感受器和位觉感受器位于内耳，也有人将外耳和中耳列为位听器的附属器。外耳包括耳郭和外耳道两部分。另外，在外耳道的皮肤上生有耳毛和一些腺体，腺体的分泌物和耳毛对外界灰尘等异物的进入有一定的阻挡作用。

中耳炎是累及中耳（包括咽鼓管、鼓室、鼓窦及乳突气房）全部或部分结构的炎性病变，可分为非化脓性及化脓性两大类，两者都有急性和慢性之分。

化脓性中耳炎是一种中耳黏膜及鼓膜的化脓性疾病，一般为急性发病，部分病例可转为慢性，其发病多由细菌感染所致，好发于儿童。婴幼儿咽鼓管比成人短粗而平，因吸乳过急，乳汁流于咽鼓管，易导致感染发病。中医学将本病称为“聤耳”“脓耳”。

非化脓性中耳炎，主要与咽鼓管功能障碍、感染和免疫反应等有关，属于中医学“耳胀”“耳闭”范畴。

本病冬春季多见，以成人较多发；儿童患病者常因未被重视而延误治疗，转为慢性，这是儿童常见的致聋原因之一。

化脓性中耳炎多由外感风热邪毒，或肝胆之火结于耳窍，化腐生脓，或因鼻咽部炎症感染、擤鼻不当、婴儿哺乳体位不当、鼓膜受伤、污水入耳等而致。

非化脓性中耳炎多因外感风热，循经上扰，闭塞经气，日久则气血瘀滞，毒邪阻塞耳窍，也有因肝肾不足或脾虚，精气不能上注于耳，以致外邪稽留日久而成者。

【病理病因】

1. 急性中耳炎是中耳黏膜的急性化脓性炎症，由咽鼓管途径感染。感冒后咽部、鼻部的炎症向咽鼓管蔓延，咽鼓管咽口及管腔黏膜出现充血、肿胀，纤毛运动发生障碍，引起中耳炎。常见的致病菌主要是肺炎球菌、流感嗜血杆菌等。

2. 鼻涕中含有大量的病毒和细菌，如果两侧鼻孔都捏住用力擤，则压力迫使鼻涕向鼻后孔挤出，到达咽鼓管，引发中耳炎。

3. 游泳时应避免将水咽入口中，以免水通过鼻咽部而进入中耳引发中耳炎。外伤所致的鼓膜穿孔，禁止滴任何水样液体，以免影响创口的愈合，可用消毒棉球堵塞外耳道，以免感染诱发中耳炎。

4. 如果婴幼儿取仰卧位吃奶，由于幼儿的咽鼓管比较平直，且管腔较短，内径较宽，奶汁可经咽鼓管呛入中耳而引发中耳炎。

5. 吸烟包括吸二手烟，也会引起中耳炎。吸烟可引起全身性的动脉硬化，尤其是香烟中的尼古丁进入血液，可使小血管痉挛，血液黏度增加，为内耳供应血液的微动脉发生硬化，造成内耳供血不足，严重影响听力。

6. 长时间用耳机听摇滚类的大分贝的音乐，如果时间较长的话，也容易引起慢性中耳炎。

【临床表现】

1. 化脓性中耳炎

（1）急性化脓性中耳炎：化脓性细菌感染引起的中耳炎症，其症状主要是耳痛、流脓。小儿的全身症状比成人明显，可有发热、呕吐等。严重的并发症有颅内并发症，如脑膜炎、脑脓肿等。其他并发症有迷路炎、面神经麻痹等。

（2）慢性化脓性中耳炎：指中耳黏膜、骨膜或深达骨质的慢性化脓性炎症。本病在临床上较为常见，常以耳内间断或持续性流脓、鼓膜穿孔、听力下降为主要临床表现，严重时可引起颅内、颅外的并发症。

①全身症状：轻重不一，可有怕冷、发热、乏力、食欲减退。小儿全身症状较重，常伴呕吐、腹泻等消化道症状。鼓膜一旦穿孔，体温即逐渐下降，全身症状明显减轻。

②耳痛：耳深部疼痛，逐渐加重，常呈搏动性跳痛或刺痛，可向同侧头部或牙齿放射。吞咽及咳嗽时耳痛加重。耳痛剧烈者夜不能眠，烦躁不安。鼓膜穿孔流脓后，耳痛顿减。

③耳流脓：这是本病的主要症状，脓液可为黏液、黏脓或纯脓。非危险型流脓较稀薄，无臭味。危险型流脓虽不多，但较稠，多为纯脓，并伴有异臭味。

④听力减退及耳鸣：开始感耳闷，继则听力渐降，伴耳鸣。耳痛剧者耳聋可被忽略。有些患者可伴眩晕，穿孔后耳聋反而减轻。

⑤耳聋：轻重不一，因多是单耳发病，易被忽视。一般为传导性聋。

2. 非化脓性中耳炎（分泌性中耳炎）

（1）听力下降：急性分泌性中耳炎大多可于感冒后、乘飞机下降或潜水时，出现听力下降，可有“自声增强”现象。慢性分泌性中耳炎患者耳聋的严重程度常有波动。压迫耳屏或头位改变时，听力可有所改善，中耳积液黏稠时，听力不会因为头位的变动而改变。儿童多无听力下降的主诉，表现为对父母的呼唤不理睬、注意力不集中，或看电视时要求过大的音量。

（2）耳痛：急性分泌性中耳炎可有轻微耳痛，慢性分泌性中耳炎多在继发感染时出现耳痛。

（3）耳内闷胀感或闭塞感。

（4）耳鸣：一般不重，可为间歇性，当头部运动、打呵欠或擤鼻时可闻及气过水声。少数分泌性中耳炎患者还可出现耳内流水，但是持续时间甚短，仅为数小时或 1 日左右。

（5）耳镜检查可见急性期鼓膜周边有放射状血管纹。鼓膜紧张部内陷，表现为光锥缩短、变形或消失；锤骨柄向后、上方移位；锤骨短突外突明显。鼓室积液时鼓膜失去正常光泽，呈淡黄、橙红或琥珀色；慢性者鼓膜乳白色或灰蓝色，不透明。若分泌物为浆液性，且未充满鼓室，可透过鼓膜见到液平面，呈凹面向上的弧形线，透过鼓膜有时可见到气泡，咽鼓管吹张后气泡增多；若鼓室内积液多，则鼓膜外突，鼓膜活动度受限。

【治疗方案】

耳分别位于上 3 和 4 区，所以在患侧上 3、4 进针治疗。

【按语】

采用此方案治疗，对各类型的中耳炎均有效，尤其是急性期、未化脓前，消炎止痛效果更明显，可大大加速疾病康复。

本病的治疗要采取综合措施，同时要做好感染病灶局部的科学清洗与处理。先清洗外耳道及中耳腔内脓液，可用 3% 双氧水或硼酸水清洗，后用棉花签拭净或以吸引器吸尽脓液方可滴药。单纯型以局部用药为主，可用抗生素水溶液或抗生素与类固醇激素类药物混合液（如 0.25% 氯霉素液、氯霉素可的松液、氧氟沙星滴耳液等），治疗中耳炎及外耳道炎等。并且治疗疗程要充足，确保病灶完全消失，康复之后，从发病原因入手，要注意保护，避免复发。

十七、牙痛

【概述】

牙痛是指牙齿因各种原因引起的疼痛，可见于西医学的龋齿、牙髓炎、根尖周围炎和牙本质过敏等，遇冷、热、酸、甜等刺激时牙痛发作或加重。

【病理病因】

中医认为，风热侵袭，风火邪毒侵犯，伤及牙体及牙龈，邪聚不散，气血滞留，气穴不通，瘀阻脉络而为病。手、足阳明经脉分别主下齿、上齿，大肠、胃腑积热或风邪外袭经络，郁于阳明而化火，火邪循经上炎而发牙痛。肾主骨，齿为骨之余，肾阴不足，虚火上炎，亦可引起牙痛。亦有多食甘酸之物，口齿不洁，垢秽蚀齿而作痛者。因此，牙痛主因是气穴的通畅与否，次之与手足阳明经和肾经有关。

【临床表现】

牙痛主要表现为牙龈红肿、遇冷热刺激痛、面颊部肿胀等，分为原发性牙痛和并发性牙痛。

原发性牙痛是指牙齿和牙龈本身的直接原因造成的疼痛，主要是由于一些口腔疾病造成的牙痛，如蛀牙引起的牙痛、牙周炎引起的牙痛、红肿型牙痛。

并发性牙痛主要是由于一些周身疾病造成的，当然也有一些是由心理因素造成的，需要特别注意。

【治疗方案】

套针治疗：在面颊部沿下颌神经根的方向进针，见图 6-1-36。

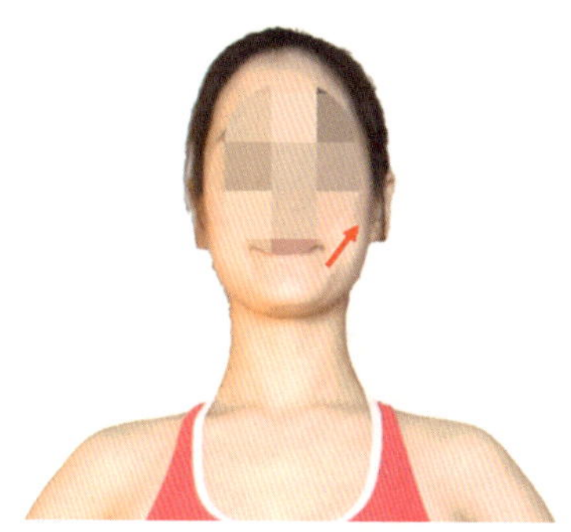

图 6-1-36　牙痛套针治疗

腕踝针治疗：前牙痛扎上 1，后牙痛扎上 2。

十八、咽喉肿痛

【概述】

咽喉肿痛是指咽喉部红肿疼痛的症状，在多种外感及咽部疾病中可出现此症状。现代医学的急慢性咽炎即可表现为显著的咽喉肿痛，中医称之为“喉痹”。

本病可常年发病，以秋、冬、春季多见，多发于成年人。其发病多因外邪侵袭、饮食失调、情志所伤、环境污染及粉尘刺激，而使火热之邪壅滞咽部，灼伤肌膜所致。

古人将“喉风”“喉痛”“乳蛾”等病统称为“喉痹”。在此专指咽部红肿、咽中不适的咽病，即咽部黏膜与黏膜下组织的急慢性炎症。

【病理病因】

任何刺激咽喉及口腔黏膜的物质都可能引起咽喉肿痛，包括病毒或细菌感染、过敏反应、灰尘、香烟、废气、热饮料或食物，牙齿或牙龈感染有时也会累及咽喉，慢性咳嗽、极干燥的环境、胃食管反流及说话声音过大同样会刺激咽喉，声音嘶哑是常见的伴随症状。常见疾病如全身病毒感染、腮腺炎、咽炎或扁桃体炎、感冒、咽喉炎等都可表现出咽喉痛的症状。

【临床表现】

咽部微红、微肿、微痛，吞咽不利或困难，伴发热、恶寒、咳嗽、咳痰等症状，为实热之证。迁延日久或者是长时间烟酒刺激、用嗓过度，则形成虚热之证，症见咽中不适、微痛、干痒、灼热感、异物感。不同病因引起的咽喉肿痛伴随症状也不相同。

1. 鼻咽部炎症

在急性炎症期，患者会有一种干痛的感觉，同时炎症期的血管扩张，会导致患者将鼻涕回吸吐出时略带血性。

2. 口咽部位炎症

多为急性扁桃体发炎和急性咽炎，这两种情况多与感冒有关。扁桃体急性发炎时，患者感觉咽痛，并伴有中度发热或高热，严重时还会出现扁桃体肿胀化脓。

3. 喉咽部炎症

多是急性会厌炎和急性喉炎。急性会厌炎是耳鼻咽喉头颈外科常见的急危重症之一，患者多感觉咽部很痛，甚至不敢吞咽食物，说话时有含水的声音，同时，咽部还有被堵住的感觉，严重时会导致呼吸困难，危及生命。患者遇到这种情况，一定要尽快到医院急诊。

急性喉炎发作时患者也有咽痛、咽部有异物感，但与急性会厌炎有一个明显的区别，患者说话的声音嘶哑，非含水说话声。

4. 非炎性疾病

咽喉痛的原因有很多，也很复杂，并非都由炎症引起，如舌咽神经痛、外界刺激、口腔溃疡等，都会引起咽痛。

（1）舌咽神经痛引起的疼痛：多是一侧疼痛，且疼痛较剧，没有一定的原因，在使用消炎药以后症状没有明显改善，此时，医生多建议使用治疗三叉神经痛的止痛药以消除疼痛。

（2）茎突过长导致的疼痛：咽部一侧疼痛，吞咽时痛得更加明显，与舌咽神经痛不同的是，这种疼痛会在咽部同一侧上下放射。患者需要尽早到医院摄片确诊。

（3）口腔溃疡：由于维生素缺乏等原因导致的口腔溃疡多是自愈性疾病，7～10日就会愈合，在发病过程中，会引发咽部持续性疼痛。对于一些恶性的、经久不愈的口腔溃疡，需要积极治疗。

5. 外界刺激

某些外界刺激也会引起咽部疼痛，如吃瓜子过多可刺激咽喉，引发淋巴组织非炎症性疼痛。

6. 其他

（1）肿瘤：如扁桃体肿物、喉癌、鼻咽癌等，在早期没有明显的疼痛感，患者自感疼痛就医时往往病情已经发展到了中晚期。因此这些没有疼痛感觉的咽喉疾病更需要人们重视，一旦感觉咽部不明原因出现了异物感、鼻涕中带血、面部有麻木感、耳后下部出现活动度差的肿块等症状时，要尽早就医检查。

（2）心肌梗死：出现咽喉痛，如找不到明确原因，并伴有胸闷、出汗或恶心症状时，要警惕心肌梗死的发生。这是因为咽喉和心脏的神经受到同一节段脊神经的支配，当心肌缺血、缺氧时，产生的乳酸、丙酮酸、磷酸等酸性物质及多肽类物质会刺激神经而导致疼痛，并扩散至咽部的迷走神经，诱发咽喉疼痛症状。因此，有高血压、冠心病的老人出现咽喉疼痛时要当心，最好卧床休息，避免精神过度紧张，舌下含服硝酸甘油，并立即就医。

【治疗方案】

套针治疗：由于咽喉部位位于双上 1 区，所以进针方案选取双上 1 进针点，各做弧形摇摆 20 秒 20 次左右，连接套针通治疗 3 分钟后留针。

【按语】

运用此方案治疗，首次治疗后疼痛即可明显减轻，每日 1 次连续治疗，一般 1 ～ 3 次，不适症状即可完全消失，不仅疼痛消失，而且肿胀也会消失。

患者平时应忌食辛辣刺激食物，勤饮水，多吃蔬菜水果；保持室内空气流通，避免呼吸道受刺激；进行适度锻炼，减少或者避免过度讲话，注意保暖和休息，提高机体的抗病能力。

十九、面瘫

【概述】

面瘫是以面部表情肌群运动功能障碍为主要特征的一种常见病，一般症状是口眼㖞斜。它是一种常见病、多发病，发病无年龄限制。患者面部往往连最基本的抬眉、闭眼、鼓嘴等动作都无法完成。

【病理病因】

1. 特发性面神经麻痹

面神经麻痹的主要类型是特发性面神经麻痹，占所有面神经麻痹病例的 60% ～ 75%。最常见的是单侧面神经麻痹，面神经麻痹的程度可以是完全性或不完全性麻痹，在排除其他病因后考虑此诊断。在不予治疗下，特发性面神经麻痹完全恢复率为 71%，13% 的患者仅遗留轻度的后遗症，16% 的患者中度恢复或恢复差。

2. 感染

感染是面神经麻痹的第 2 大常见病因。常见的感染原因有病毒、螺旋体及细菌等。面神经麻痹患者中约 5.7% 的患者由感染引起。带状疱疹是感染类型中最常见的病因之一，一般病情较重。此类型的面神经麻痹占所有面神经麻痹的 12%，伴有不同程度的蜗神经受累，表现为蜗神经和前庭神经症状的约占 20%。其他的病毒感染还有单纯疱疹病毒、麻疹病毒和巨细胞病毒也可以产生类似于耳部带状疱疹的临床症状。

3. 肿瘤

肿瘤是仅次于感染的常见病因，约 5% 的面神经麻痹患者由肿瘤引起。这些肿瘤包括听神经瘤、腮腺瘤、原发性胆脂瘤及颈静脉球肿瘤。在异常情况下，肿瘤本身及外科切除肿瘤均可以引起面神经麻痹。

4. 神经源性病因

该原因引起的面神经麻痹占全部面神经麻痹的5%。非创伤性神经源性面神经麻痹及脑血管病，都可以是造成面神经麻痹的病因。

5. 创伤性损伤

创伤性操作是造成面神经麻痹常见的病因之一，其中颞骨骨折是最常见的。

【临床表现】

患者病侧额纹消失，不能抬额、蹙眉，眼睑不能闭合或闭合不全，闭眼时眼球向上方转动而露出白色巩膜。因眼轮匝肌瘫痪，下眼睑外翻，泪液不易流入鼻泪管而渗出眼外。部分患者病侧鼻唇沟变浅，口角下垂，嘴被牵向病灶对侧，不能撅嘴和吹口哨，鼓腮时病侧嘴角漏气。由于颊肌瘫痪，咀嚼时易咬伤颊黏膜，食物常滞留于齿颊之间等。

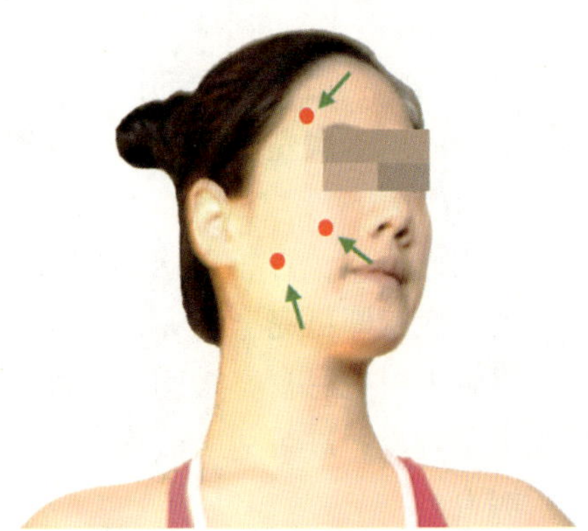

图 6-1-37 面瘫套针治疗

【治疗方案】

套针治疗：双上1、2，面部沿三叉神经走向进针（图6-1-37）。

运用套针顺手少阴心经（上1）向上刺入，顺手少阴心包经（上2）向上刺入，面部沿三叉神经根（眼神经、上颌神经、下颌神经）的方向进针，各做弧形摇摆20秒，先分别做电套针疏密波20分钟治疗，再连接套针通治疗3分钟留针，每日1次，一般1～3次明显见效，1～2个疗程即可达到临床治愈。

【康复护理】

1. 眼部护理

急性期减少户外活动，保持眼部清洁；可用眼罩盖住患眼或涂抹眼药膏，预防结膜及角膜感染；尽量减少用眼。

2. 饮食护理

有味觉障碍的患者应注意食物的冷热度；避免坚硬的食物；尽量将食物放在健侧舌后方，细嚼慢咽；注意饭后及时漱口，保持口腔清洁。

3. 康复护理

可对患侧进行热敷，促进局部血液循环。面肌开始恢复时，需做面肌的肌力训练，以训练表情肌为主，做睁眼、皱额、吸吮、翘嘴唇、开口笑、提嘴角、吹口哨、噘嘴唇、拉下颌等动作，每次约20分钟，每日1次，直至康复。

【按语】

本病比较顽固，套针治疗具有一定的疗效，并且见效快、疗程短。但是目前仍缺少对此病的规律性把握，临床疗效有差异，须进一步研究病因。

现代医学对于该病的病因尚未有明确定论，主要认为有周围性和中枢性两大类病因。在治疗的时候，既要对症治疗，也要对因治疗，根据病情结合临床，采用针、灸、药并用，中西医结合的方式综合治疗，以便获得更确切的疗效。

二十、鼻窦炎

【概述】

鼻窦炎以大量黏性或脓性鼻涕、鼻塞、头痛或头昏为主症，急性期可伴发热及全身不适，发病迅速，病程较短，可转为慢性。一个或多个鼻窦发生炎症称为鼻窦炎，累及的鼻窦包括上颌窦、筛窦、额窦和蝶窦，这是一种发病率较高的疾病，影响患者生活质量。

鼻窦炎可分为急性、慢性鼻窦炎两种。急性鼻窦炎多由上呼吸道感染引起，细菌感染与病毒感染可同时并发。慢性鼻窦炎较急性者多见，常为多个鼻窦同时受累。

【病因机制】

急性鼻窦炎的感染通常包括窦源性感染、鼻腔源性感染、邻近组织源性感染、血源性感染、创伤源性感染，还有由全身因素和中毒因素导致的情况。

慢性鼻窦炎多由急性鼻窦炎转变而来，多因对急性鼻窦炎治疗不当，或对其未予彻底治疗以致反复发作，迁延不愈，转为慢性。

【临床表现】

1. 急性鼻窦炎

（1）全身症状：急性鼻炎病程中常出现患侧症状加重，继而出现畏寒发热、周身不适、精神不振、食欲减退等，儿童发热较高，严重者可发生抽搐、呕吐和腹泻等全身症状。

（2）局部症状：鼻阻塞、脓涕、局部疼痛和头痛、嗅觉下降。

2. 慢性鼻窦炎

（1）全身症状：症状较轻缓或不明显，一般可有头昏、易倦、精神抑郁、萎靡不振、纳差、失眠、记忆力减退、注意力不集中、工作效率降低等。

（2）局部症状：脓涕，鼻塞，嗅觉障碍，头痛。由于脓涕流入咽部和长期用口呼吸，常伴有慢性咽炎症状，头部沉重压迫感，或仅有钝痛或闷胀痛。

【治疗方案】

套针疗法治疗见图 6-1-38。

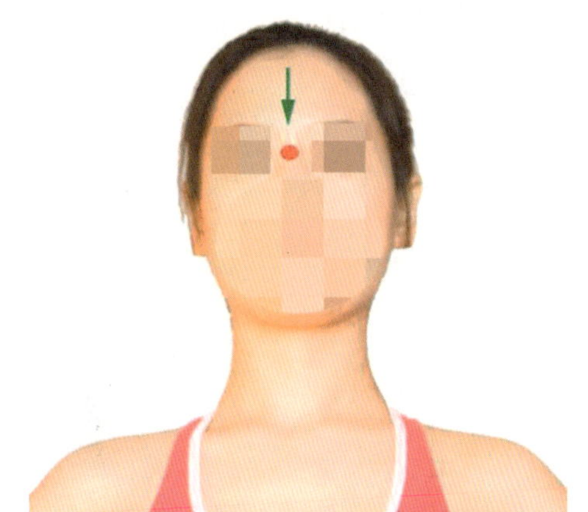

图 6-1-38 鼻窦炎套针治疗

第二节　肩及上肢疾病

一、肩周炎

【概述】

肩关节周围炎是肩关节周围的软组织及关节腔本身的慢性无菌性炎症所致软组织广泛粘连，可引起肩关节功能障碍及疼痛。

【病理病因】

该病真正的病因迄今尚未明了。有人认为与内分泌改变有关，这大概是指发病大多在更年期，故又称“五十肩”。患者中女性较多。

最早认为外伤性肩峰下滑囊炎是本病的病因，并得到组织病理的证实，后来不断出现新的见解，如认为本病为神经炎、风湿症、肱二头肌肌腱特发性脱位、肌腱滑膜炎、肩手综合征等，相继出现 10 多种病名，显示本病较复杂的一面。笔者认为可能是冈上肌、肱二头肌肌腱炎、颈椎病等单独形成或综合形成的疾病。

【临床表现】

初起以肩臂疼痛为主，且区域弥散，无明显确切痛点，常为一侧发病。双肩同时发病者甚少，即使是双侧发病，通常也是一轻一重。夜间疼痛为重，功能并非完全受限时为急性炎症期；病情逐渐加剧，局部肌肉僵硬，功能广泛受限，并且夜间痛甚，无意识碰撞关节会引起剧痛，肩关节已有粘连，有相对固定的痛点可查时，为中期；3 ～ 6 个月，肌肉萎缩，肩关节僵硬，完全冻结，肩关节基本失去功能，梳头、擦汗、系腰带、穿袜子等复合动作均受限。

【治疗方案】

套针疗法治疗见图 6–2–1。

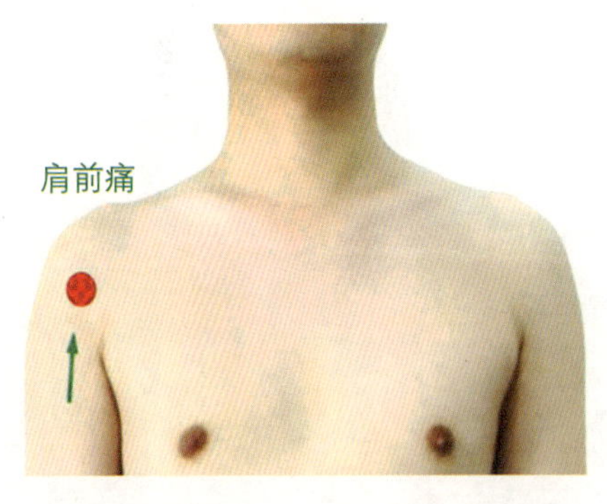

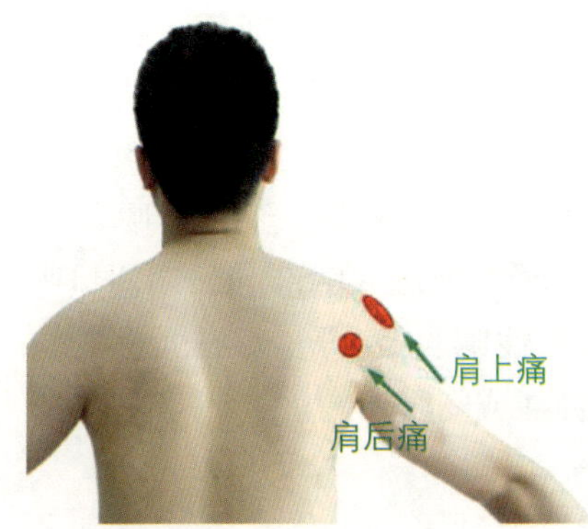

图 6–2–1　肩周炎套针治疗

二、冈上肌损伤

【概述】

冈上肌受突发外力作用发生损伤，多在肌起点处，但也有在肌腱处、肌腹部等止点外的损伤（图 6–2–2）。临床上容易误诊为肩周炎、颈椎病。

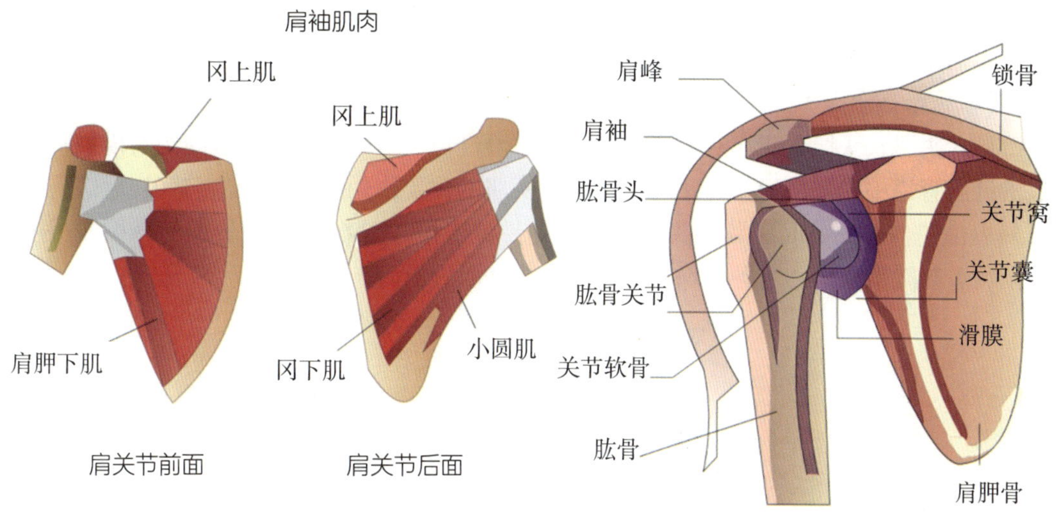

图 6–2–2　冈上肌损伤部位示意

【病理病因】

摔跤、抬重物或参加重体力劳动等，上肢突然猛力外展，容易造成冈上肌损伤，严重者可造成冈上肌断裂。损伤修复之后，损伤处有瘢痕组织粘连，上肢活动时，瘢痕处受到牵连，引起急性发作。中年以后，由于人体气血渐衰，冈上肌失去营养而易于劳损，加上肩关节活动频繁，或感受风寒，或直接受外伤，也容易造成冈上肌腱损伤；当肩关节活动在 90°左右时，冈上肌无肩峰下滑膜囊保护而与肩峰摩擦，更容易损伤，继而出现水肿、发炎，甚则纤维化、钙化。

【临床表现】

外伤后冈上肌腱断裂时，有剧烈的疼痛，有时感到似折断的感觉，肩部立感无力，外展抬举困难，愈想肩外展，耸肩愈高，而主动外展只能达到 70°左右，但被动活动可明显大于主动活动或到正常。不管急、慢性期都有这一特点。

此外，只有在被动帮助外展上臂达 90°后，患者才能主动外展上臂。患者常对疼痛部位定位不清。疼痛呈持续性胀痛，夜间睡觉痛，但也有睡觉时被窝内温度升高造成肩部痛阈降低，其疼痛加重。

【治疗方案】

套针疗法治疗见图 6–2–3。

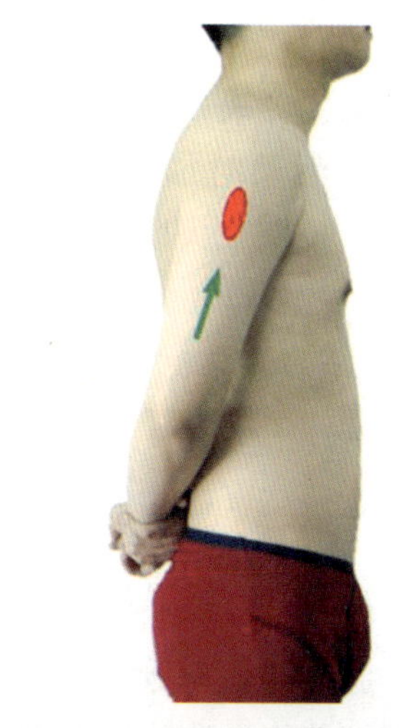

图 6–2–3　冈上肌损伤套针治疗

三、肱二头肌长头肌腱炎和腱鞘炎

【概述】

本病是一种劳损性病变，属中医“筋痹”“伤筋”范畴。

【病理病因】

肱二头肌长头肌起于肩胛骨盂上粗隆，肌腱经肩关节，在肱骨结节间沟与横韧带形成的纤维管道中通过；短头起于喙突。肱二头肌的主要作用为屈肘和使前臂旋后。当上肢外展位屈伸肘关节时，肱二头肌长头肌腱易被磨损（图 6–2–4），长期的摩擦或过度活动可引起腱鞘充血、水肿、增厚，导致粘连和肌腱退变。

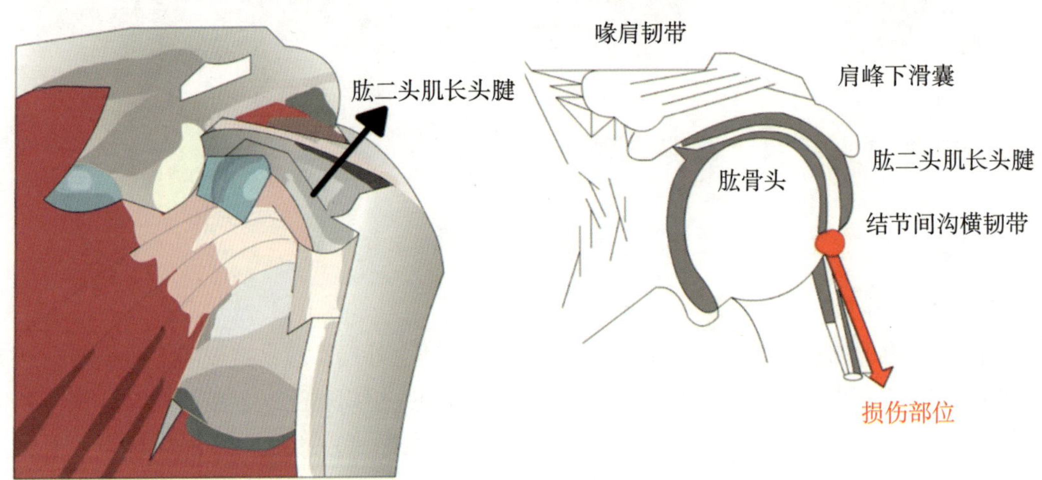

图 6–2–4　肱二头肌肌腱损伤部位示意

【临床表现】

多发于中老年人，常与其他肩周疾病并存，急性期主要表现为三角肌保护性痉挛，局部肿胀疼痛，活动时加重，休息时好转，自动收缩或被动牵拉肱二头肌时产生疼痛，可向肩部及前臂放射。

【治疗方案】

套针疗法治疗见图 6–2–5。

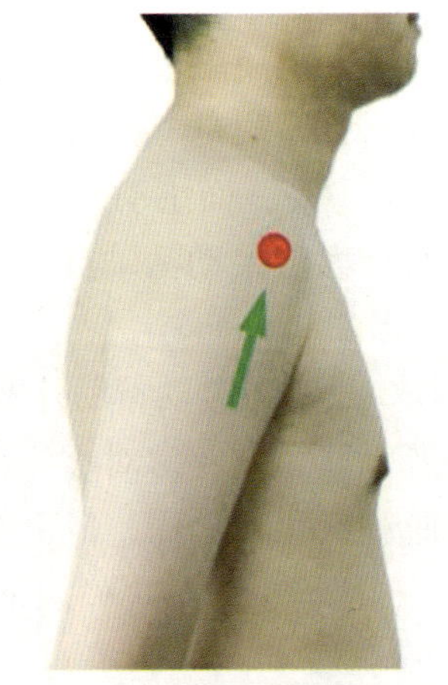

图 6–2–5　肱二头肌长头肌腱炎和腱鞘炎套针治疗

四、肱三头肌肌腱损伤

【概述】

肱三头肌肌腱损伤是指因各种急性外伤或长期慢性劳损导致肱三头肌肌腱损伤而致炎症水肿，表现为局部肿痛、肘关节伸屈活动受限等。

【病理病因】

中医认为，手三阴、手三阳经络结聚于肘部，经络联属肌肉与肘关节，产生屈伸、旋转运动。肘部后侧为手太阳与手少阳经络分布，该病变由于长期反复劳损或局部急性损伤，经络受损，导致气凝筋聚；或卫气不布，复受风寒湿邪入侵，邪结经络，气结津聚而成。

【临床表现】

运动或休息时肘后侧疼痛或肿胀，以及手肘活动受限，伸肘时诱发疼痛，于肌腱的位置可以触摸到压痛点。若肌腱完全断裂，则会丧失伸肘功能。

【治疗方案】

套针疗法治疗见图 6-2-6。

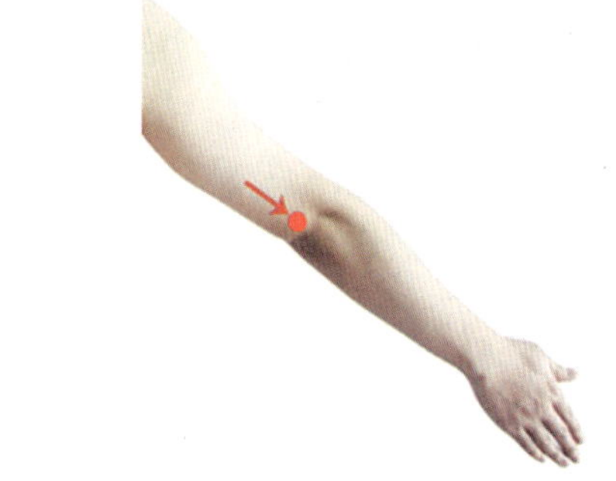

图 6-2-6 肱三头肌肌腱损伤套针治疗

五、肩关节周围滑囊炎

【概述】

肩关节周围存在大量的滑膜囊，如肩峰下囊、肩胛下肌腱下囊、胸大肌滑囊、背阔肌和大圆肌及肱骨结节间沟两侧的滑膜囊等（图 6-2-7）。滑囊炎常发生于肩峰下囊，故本病以肩峰下囊炎为主。

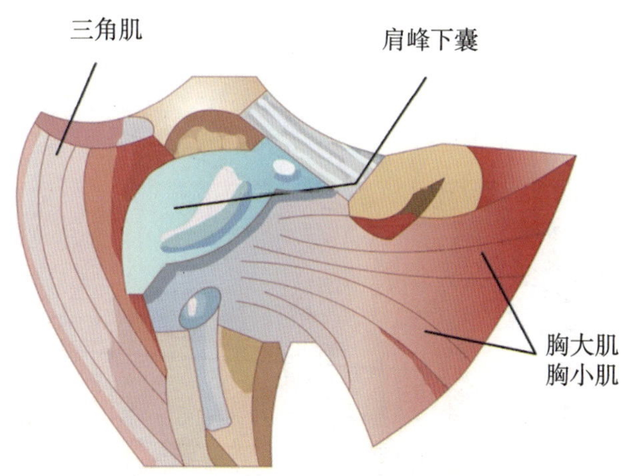

图 6-2-7 肩关节周围组织示意

【病理病因】

现代医学认为本病常在老年性变性、骨结构异常突出部位和违反劳动操作规程等基础上，由于长期、持续、反复、集中和力量稍大的摩擦和压迫引起。其病理变化为滑膜水肿、充血、增厚呈绒毛状；滑液增多，充盈滑囊；囊壁增厚或纤维化。

【临床表现】

夜间疼痛严重时可影响睡眠，患肩一侧不敢躺卧。肩部运动受限，随着滑囊壁的增厚、粘连，肩关节活动度逐渐减小，活动肩部时疼痛加重，尤以肩关节处于外展内旋位时疼痛更为显著。

滑囊肿胀明显时，局部压痛常在肩峰下至肱骨大结节部位，可触及肿胀的滑囊，且整个肩部均有压痛。患侧上肢外展及旋转活动时疼痛明显。晚期可见肩带肌萎缩。

【治疗方案】

套针疗法治疗见图 6–2–8。

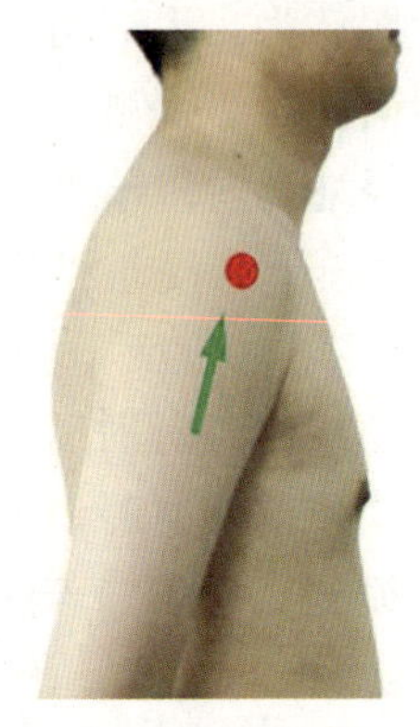

图 6–2–8　肩关节周围滑囊炎套针治疗

六、大、小菱形肌损伤

【概述】

菱形肌损伤，是胸背痛的主要原因之一，青壮年好发，女性多见。

大、小菱形肌在肩胛提肌的下方。小菱形肌呈窄带状，起自下位两个颈椎的棘突，附着于肩胛骨脊柱缘的上部，在大菱形肌上方，与大菱形肌之间隔以菲薄的疏松结缔组织层。大菱形肌菲薄而扁阔，呈菱形，起自上位 4 个胸椎的棘突，向外下，几乎全附着于肩胛骨脊柱缘。大、小菱形肌能内收及内旋肩胛骨，并上提肩胛骨，使之接近中线（图 6–2–9）

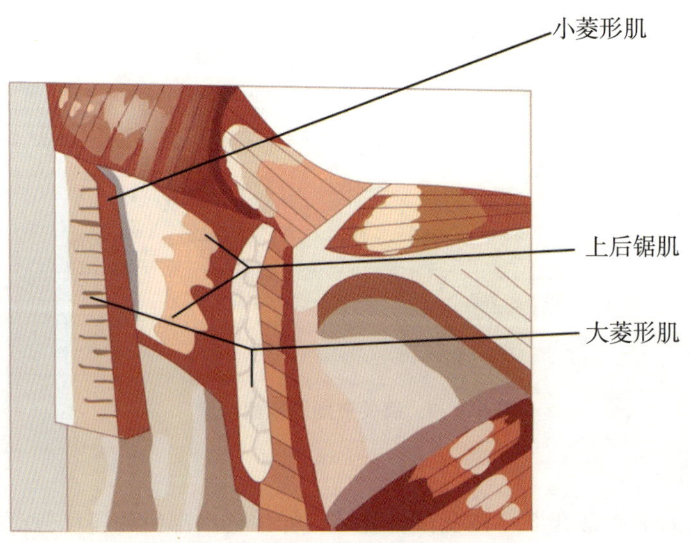

图 6–2–9　大、小菱形肌位置示意

【病理病因】

该病变常由于上肢用力过猛，或直接外力引起急性损伤，也有积累性慢性损伤所致者；部分不明原因、无菌性炎症或粘连、寒冷刺激均可诱发加重；肌束的痉挛导致脊椎关节错位而造成交感神经损害，是临床上自主神经功能紊乱的原因之一；椎小关节错位又可引起周围软组织损伤而致炎性渗出、水肿。

脊神经根与交感神经一方面受到软组织无菌性炎症刺激，或因软组织肿胀、粘连、深筋膜的牵张而受压迫，另一面，神经继发损害，导致自主神经功能紊乱而使其支配的脏器出现功能障碍，表现为心慌气短、憋闷感等症状。

【临床表现】

因软组织无菌性炎症、肌肉痉挛紧缩而形成顽固性痛点是其主要特征，在脊柱与肩胛骨内缘之间，痛域弥漫（指压可寻到确切痛点），背心沉重如负重物感，睡眠翻身困难，走路上坡感胸闷、心慌、心跳，久坐常挺胸叹息。

【治疗方案】

套针疗法治疗见图 6-2-10。

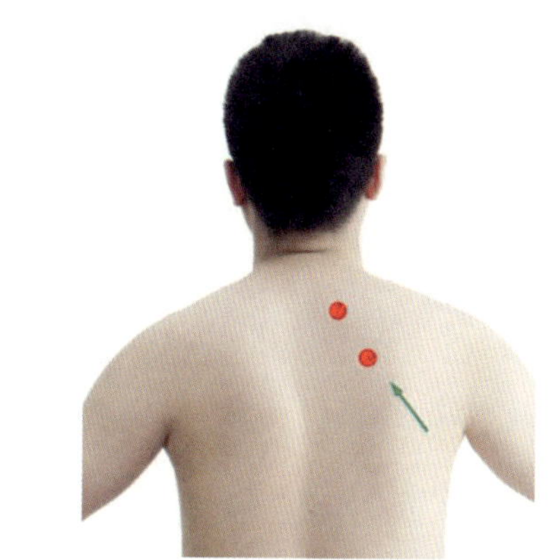

图 6-2-10　大、小菱形肌损伤套针治疗

七、肱骨外上髁炎

【概述】

急慢性损伤造成肱骨外上髁周围软组织疼痛称为肱骨外上髁炎。本病多见于网球运动员，故又称网球肘。

【病理病因】

由于跌扑闪扭或运动，肘关节被强力扭转，或劳动时前臂及腕部用力过度，或较长时间提携重物等，均可引起本病。但无论何种原因，受伤时前臂多处于旋前位，伸肌群突然收缩而引起本病。

桡侧伸腕肌起点的骨膜撕裂，可引起骨膜下出血，形成小血肿，血肿钙化、骨化，刺激伸肌群，引起疼痛。

慢性劳损，由于工作性质，前臂经常处于紧张的旋前、伸腕活动状态，使桡侧伸腕长、短肌经常处于紧张状态，牵拉周围软组织引起肌痉挛，从而挤压肌肉的血管神经束，引起疼痛。

桡侧伸腕短肌起点的炎症作用，刺激与其相交织的桡侧副韧带引起炎症，桡侧副韧带止于桡骨小头环状韧带，又造成环状韧带炎症，形成肘外侧结构的疼痛。

此外，还有人认为本病是由于桡侧伸腕肌群深层与肱桡关节间的滑囊炎引起疼痛。

【临床表现】

一般起病缓慢，因急性损伤而发病者较为少见。发病后痛及肩前和前臂，局部有轻度肿胀者，亦有无明显肿胀者，活动前臂后疼痛加重，不能做握拳、旋转前臂动作，握物无力，严重者握在手中的东西会自行掉下来。

【治疗方法】

套针疗法治疗见图 6–2–11。

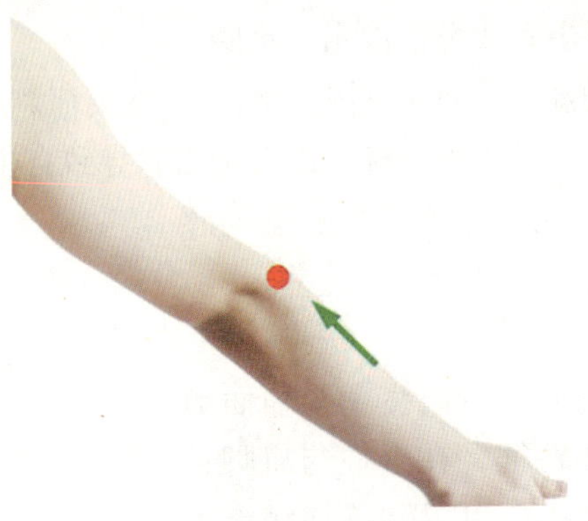

图 6–2–11　肱骨外上髁炎套针治疗

八、肱骨内上髁炎

【概述】

肱骨内上髁炎常由损伤或劳损引起，表现为肱骨内上髁处及周围软组织疼痛。本病多见于高尔夫运动员，故又称高尔夫肘（图 6–2–12）。

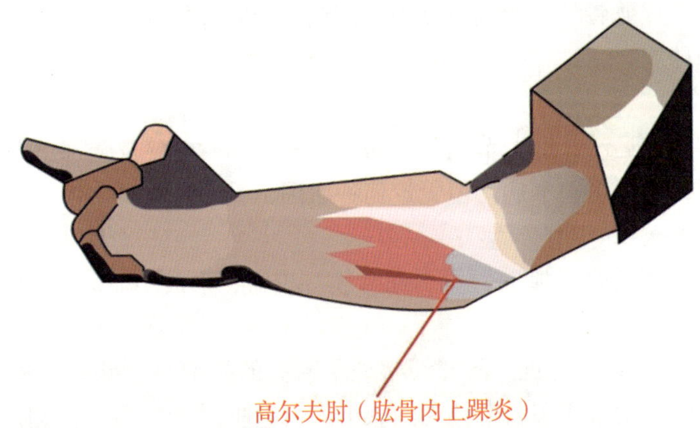

图 6–2–12　肱骨内上髁炎示意

【病理病因】

屈肌总腱和旋前圆肌附于肱骨内上髁，在肱骨内上髁后部内侧的浅沟内，有尺神经通过。急性牵拉和积累性劳损可引起肱骨内上髁处的屈肌肌腱和旋前圆肌起点部位部分断裂、出血或渗出，长期如此，造成肱骨内上髁受压，引起缺血，在修复过程中形成瘢痕和粘连。

【临床表现】

肘内侧疼痛，病情时轻时重，急性发作时患肢不能提重物和拧毛巾，前臂旋前、屈腕时疼痛加重，严重影响日常生活和自理。

【治疗方案】

套针疗法治疗见图 6-2-13。

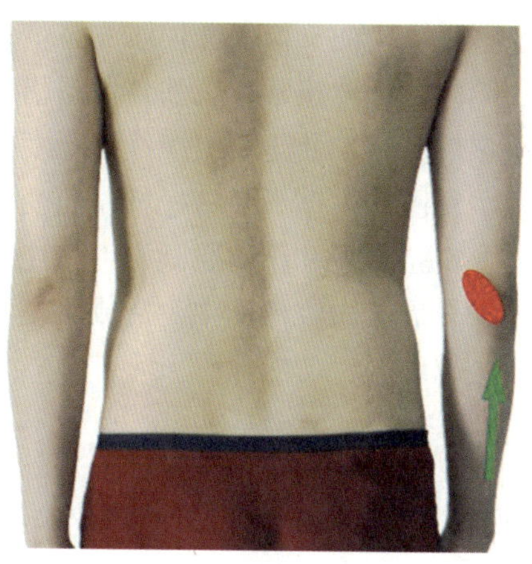

图 6-2-13　肱骨内上髁炎套针治疗

九、桡骨茎突部狭窄性腱鞘炎

【概述】

狭窄性腱鞘炎在指、腕、踝等部位均可发生，但以桡骨茎突部发病较为多见（图 6-2-14）。在腱鞘炎中，以狭窄性腱鞘炎较为难治，普通保守疗法难以奏效。

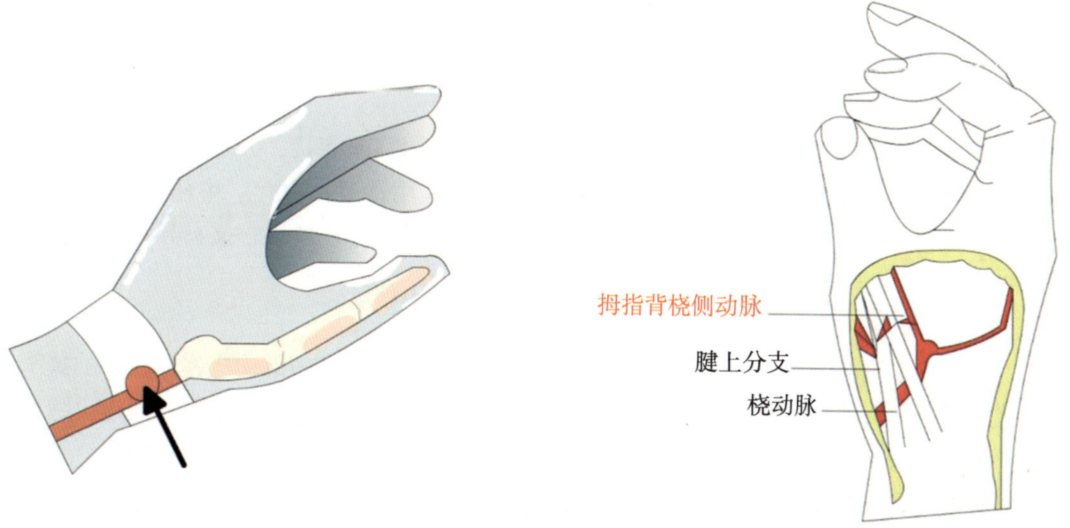

图 6-2-14　狭窄性腱鞘炎发病部位示意

【病理病因】

桡骨下端外侧面粗糙，向远侧延伸为茎突，茎突基底稍上方有肱桡肌附着，茎突末端有桡侧副韧带附着。在桡骨茎突的外侧，有一条浅沟，拇长展肌腱及拇短伸肌腱共同经此沟外面的骨纤维性腔管到达拇指，腕背韧带附着于桡骨下端的外侧缘及桡骨茎突。腱沟表浅而狭窄，底面突出不平，沟面又覆盖着伸肌支持带，所以在正常时，两腔只能紧密地并排通过这一坚强的鞘内，因此正常持久的外展拇指时，使肌腱在狭窄的鞘内不断地运动、摩擦，会造成积累性劳损，使腱鞘组织纤维轻度撕裂、破裂，轻度出血、水肿，在水肿吸收和修复过程中，腔鞘内壁不断结疤增厚而变狭窄，使两肌腱受挤压和粘连。腔鞘内层不断结疤，在一定条件下和鞘内肌腱发生粘连，肌肉又受挤压，致使肌肉功能出现障碍，拇指在做勉强外展、内收活动中，造成肌腱和鞘内壁的撕裂，使拇长展肌和拇短伸肌痉挛、疼痛，局部肿胀，功能障碍。

【临床表现】

一般发病缓慢，桡骨茎突周围疼痛，局部肿胀，亦有肿胀不明显的，亦有小肿块突起，拇指活动受限，腕部活动无力或受限，疼痛可放射到手指和前臂。

【治疗方案】

套针疗法治疗见图 6-2-15。

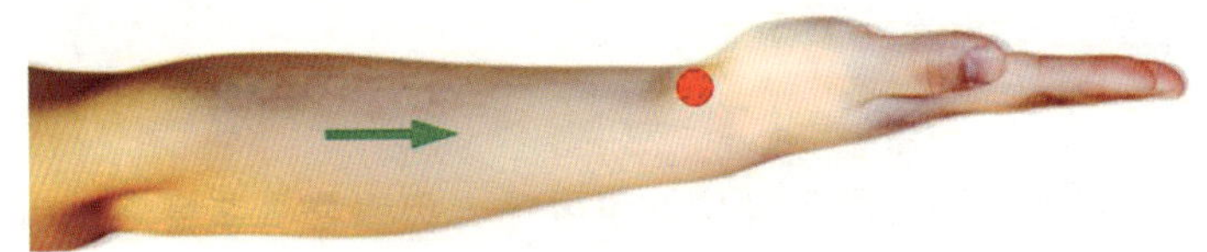

图 6-2-15　狭窄性腱鞘炎套针治疗

十、腕管综合征

【概述】

当腕部劳损或损伤引起腕管狭窄，会出现顽固性的临床症状，如手掌顽麻、腕部疼痛、腕关节和手指伸屈受限。过去对该病的治疗常采用针灸、电疗、中药熏洗等方法，很难奏效。保守方法治疗无效时，外科常采用腕横韧带切开松解术，又易导致粘连和腕关节无力。

【病理病因】

腕管位于腕部的掌侧面，背面由掌面腕骨沟、掌面由腕横韧带构成弹性较少的狭窄管道，其中有正中神经及指浅屈肌腱、指深屈肌腱、拇长屈肌腱等九条肌腱通过。腕横韧带厚而坚韧，宽约 2.5cm，弹性较差。一旦损伤，结疤挛缩，使腕管容积变小，管腔变窄，可造成肌腱和神经的挤压牵拉，局部运动障碍。

【临床表现】

腕关节掌侧酸、胀、痛、僵硬，手掌麻。腕关节和手指伸屈受限。

【治疗方案】

套针疗法治疗见图 6–2–16。

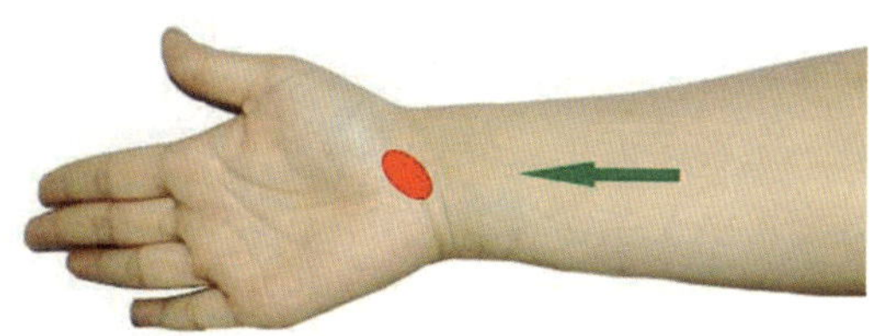

图 6–2–16 腕管综合征套针治疗

十一、屈指肌腱鞘炎

【概述】

手指伸屈频繁，屈指肌腱和腱鞘因摩擦劳损而发病，特别常见。尤其以拇指和示指腱鞘炎最为常见（图 6–2–17）。另外，手指掌侧指横纹处因无皮下组织，故皮肤直接与腱鞘相连、外伤直接可达腱鞘处造成腱鞘炎。由于这个原因，屈指腱鞘炎发病部位大多在手指掌侧指横纹处。

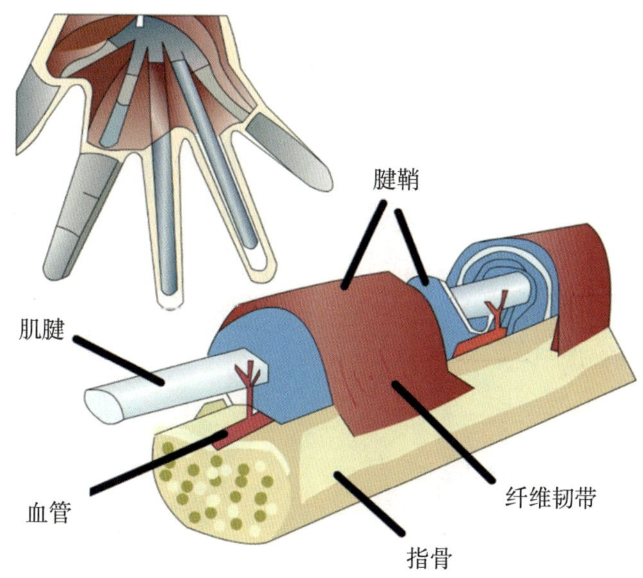

图 6–2–17 屈指肌腱鞘示意

【病理病因】

屈指肌腱鞘包绕指浅屈肌腱和指深屈肌腱，此腱鞘由外层肌纤维鞘及内层滑液鞘组成。肌纤维鞘是由掌侧深筋膜增厚所形成的管道，附着于指骨关节囊的两侧，对肌腱起着固定和润滑作用。肌腱滑液鞘是包绕肌腱的双层套管状的滑液鞘，分脏层和壁层。脏层包绕肌腱，壁层紧贴纤维鞘的内侧面。滑液鞘起着保护肌腱、避免摩擦、润滑等作用。损伤或劳损后，腱鞘修复结疤，且伤后滑液分泌减少，更增加其摩擦损伤。

【临床表现】

患指的伸屈受限，多在指掌侧，指横纹处疼痛，或有肿胀，有时患者拿筷和扣钮扣均感困难。病程日久者，患者多诉指关节处有弹响声。在压痛点处多可触及条索状、块状硬结。

【治疗方案】

套针疗法治疗见图 6–2–18。

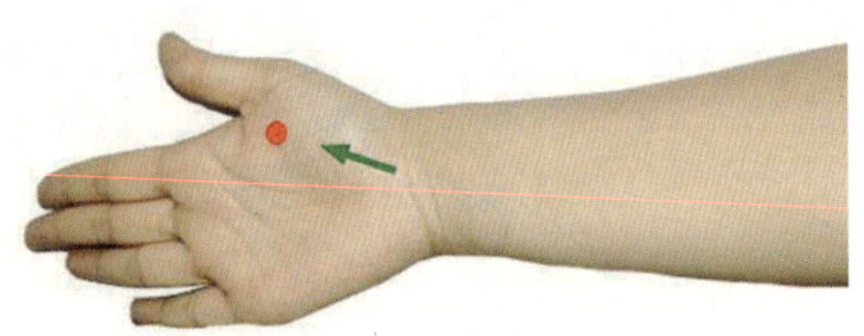

图 6–2–18　屈指肌腱鞘炎套针治疗

十二、旋前圆肌综合征

【概述】

旋前圆肌综合征是指旋前圆肌劳损并刺激或压迫正中神经所出现的症状。

旋前圆肌起点有两处，其一起自肱骨内上髁，称为肱骨头；另一起自尺骨冠状突，称为尺骨头。这两头之间有正中神经通过（图 6–2–19）。两头于下行过程中于正中神经前面汇合，肌束斜向外下方，先在肱肌和肱二头肌的浅面，后于桡骨掌侧面，止于桡骨中 1/3 的背面和外侧面。此肌收缩时，使前臂旋前和屈肘。

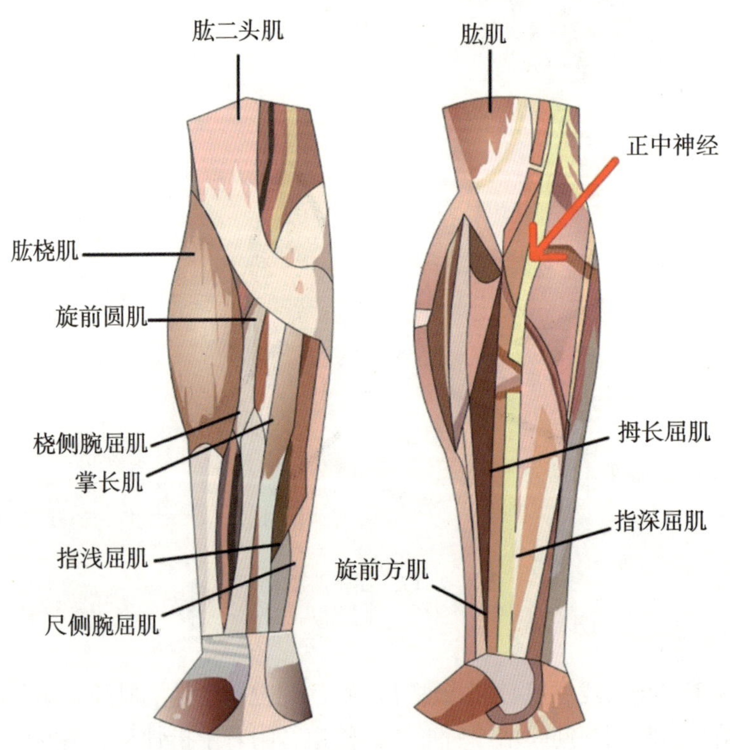

图 6–2–19　旋前圆肌解剖示意

【病理病因】

本病的损伤是由于肘部反复屈伸和前臂旋转而形成的一种慢性、劳损性损害，多见于长期紧握工具的操作者和常做前臂旋转运动者。前臂掌侧部分肌肉因反复运动而过度劳累，可造成旋前圆肌肥大和肱二头肌腱膜、指浅屈肌纤维弓增厚，使该肌所在的筋膜腔内压力增高。腱性结构的存在是产生旋前圆肌综合征的形态基础，骨性组织和肌肉的劳损、外伤或者囊肿压迫是致病因素。肌纤维和腱性纤维因炎症水肿而发生纤维化和粘连，压迫正中神经，导致旋前圆肌综合征。

【临床表现】

前臂旋前及屈肘关节时前臂有酸胀不适感觉，易引起疲劳。旋前圆肌处疼痛，病程久者，疼痛在夜间为甚，向正中神经分布区放射。局部可有感觉障碍，或有时出现指和腕抽搐。

【治疗方案】

套针治疗见图 6–2–20。

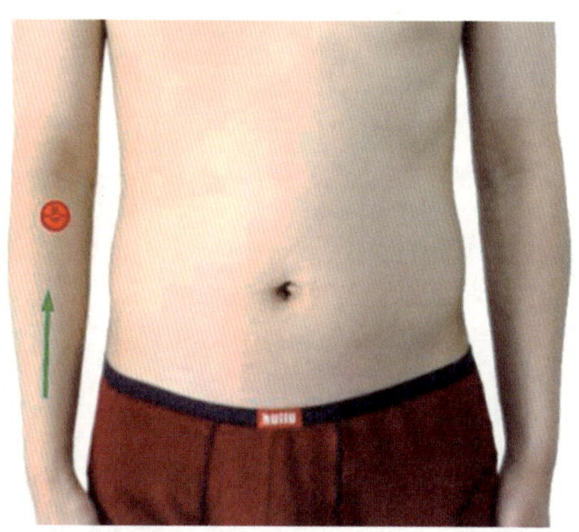

图 6–2–20　旋前圆肌综合征套针治疗

十三、肘关节扭伤

【概述】

肘关节扭挫伤是常见的肘关节闭合性损伤，多在劳动、运动、玩耍时致伤。

凡使肘关节发生超过正常活动范围的运动，均可引起关节内、外软组织损伤，常见有肘关节尺、桡侧副韧带撕裂，关节囊、肱二头肌腱部分撕裂及其他肘部肌肉、韧带、筋膜撕裂。其撕裂程度差异性较大，有的在骨折、脱位纠正后，肘关节扭挫伤就成为突出的病症；也有某些运动造成肘关节扭挫伤，损伤后并未引起注意，至出现并发症引起肘关节活动受限时，才引起重视。

【病理病因】

直接暴力可造成肘关节软组织挫伤，如跌扑滑倒，手掌撑地，传导暴力可使肘关节过度外展、伸直或扭转，造成肘关节扭伤。

关节的稳定性主要依靠关节囊和韧带约束，故临床以桡侧韧带损伤最为常见，尺侧次之，后侧较少。

严重的肘关节扭伤、挫伤，伤后不固定或固定不恰当，或因进行不适当的反复按摩，都可使血肿扩大。这种血肿有软组织内血肿和骨膜下血肿，常互相联通。血肿机化时，通过膜下化骨及骨质内钙质进入结缔组织肿块内，造成关节周围组织的钙化、骨化，即造成所谓骨化性肌炎。

【临床表现】

有明显的外伤史，肘关节呈半屈伸位，患者以手托肘，关节活动受限。重者关节伤侧肿痛明显，皮下有瘀斑，甚至有波动感。

初起时肘部疼痛，活动无力。肿胀常因关节内积液和鹰嘴窝脂肪垫炎，或肱桡关节后滑膜囊肿胀而逐渐加重，以致伸肘时鹰嘴外观消失。

部分严重的肘部扭伤有可能是肘关节脱位后已自动复位，只有关节明显肿胀，已无脱位症，易误认为单纯扭伤。其中关节囊和韧带、筋膜若有撕裂性损伤，做关节被动活动时有“关节松动”的不稳定感，并引起肘部剧烈性疼痛。

【治疗方案】

套针治疗图 6–2–21。

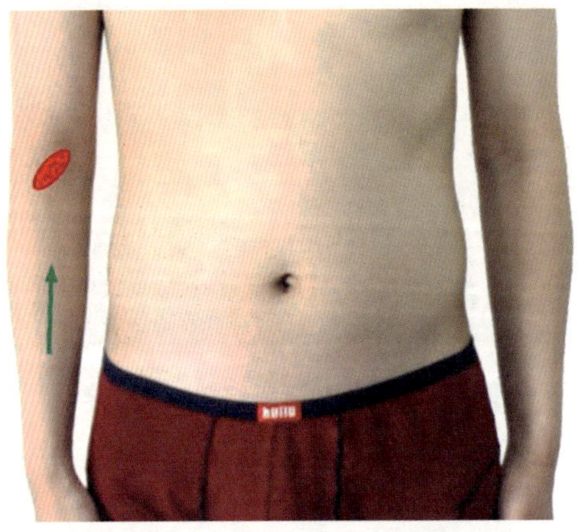

图 6–2–21　肘关节扭伤套针治疗

十四、腕关节扭伤

【概述】

本病是指外力使腕关节活动超出正常范围，导致相应的腕部韧带筋膜等组织损伤，以在相应或相反的受力部位发生肿胀、腕部酸痛无力，局部有压痛、肿胀，因肌肉痉挛，腕关节的功能活动受到限制为主要表现的疾病。

【病理病因】

直接暴力可造成腕关节软组织挫伤，如跌扑滑倒，手掌撑地，传导暴力可使腕关节过度伸展，导致损伤。

【临床表现】

腕关节各向活动受限，局部肿胀，疼痛明显。

【治疗方案】

套针治疗图 6-2-22。

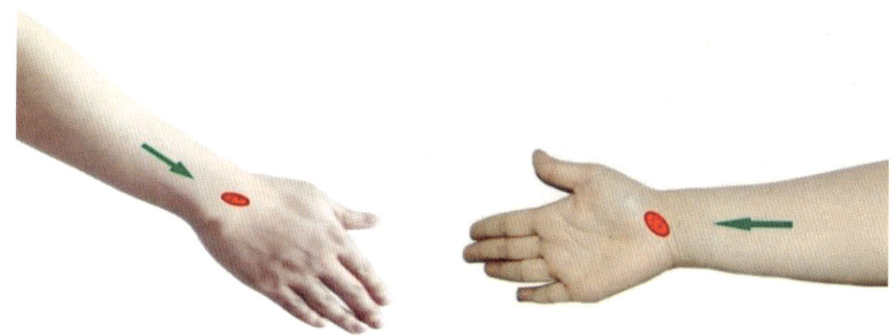

图 6-2-22 腕关节扭伤套针治疗

十五、手指关节肿痛

【概述】

本病以手指间关节最常受累，尤其是远端指间关节。肿痛和压痛明显，影响关节活动，是指关节炎的一种。

【病理病因】

指关节炎可以分成原发性和继发性两种。原发性的病因尚不明确，继发性的系在原有疾病基础上发展成骨关节炎。

有许多疾病，包括先天性关节发育异常、儿童时期关节病变、外伤、各种代谢性疾病和多种促使软骨崩溃的关节内炎症，共同通路是骨性关节炎。

【临床表现】

骨性结节一般无疼痛，先为单个，而后逐渐增多。

手部操劳或下凉水，可诱发疼痛或伴发结节周围软组织红、肿、疼痛或压痛的症状。

【治疗方案】

套针治疗图 6-2-23。

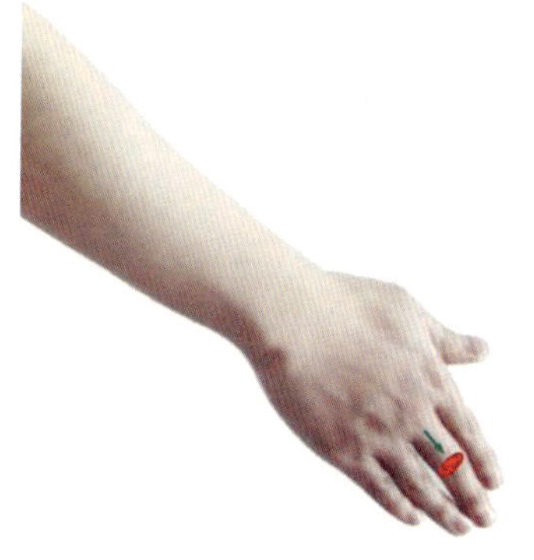

图 6-2-23 手指关节肿痛套针治疗

第三节 胸、腰、骶、髋部疾病

一、背肌筋膜炎

【概述】

背肌筋膜炎又称腰背肌损伤或腰背部纤维炎，是指肌肉和筋膜的无菌性炎症反应。机体受到风寒侵袭、疲劳、外伤或睡眠姿势不当等外界不良因素刺激时，可以诱发肌肉筋膜炎的急性发作。迁延不愈，可由急性期转入慢性期；或者患者受到反复的劳损、风寒等不良刺激，可以反复出现持续或者间断的慢性肌肉疼痛、酸软无力等症状。

【病理病因】

肌肉、韧带为人体进行各种活动的组织基础，其末端装置是各肌肉附着骨骼处，是带动骨骼、关节力量的传递枢纽，也是应力集中和交汇的部位，因此极容易损伤。肌肉局部缺血使其末梢神经受刺激而引起疼痛，患者不能耐受长时间的体力活动，甚至活动减少。

【临床表现】

一般多见于伏案工作者或中年妇女。

一侧或双侧背痛，呈弥漫性钝痛，酸胀困重，可向颈肩或腰部反射，以两肩胛区为甚。

背痛间歇发作，晨起较重，活动后减轻，阴雨天常诱发或加重。

【治疗方案】

套针治疗：在后背部进针，针尖指向背肌筋膜疼痛部位，弧形摇摆 20 秒，连接套针通治疗 3 分钟后留针（图 6–3–1）。

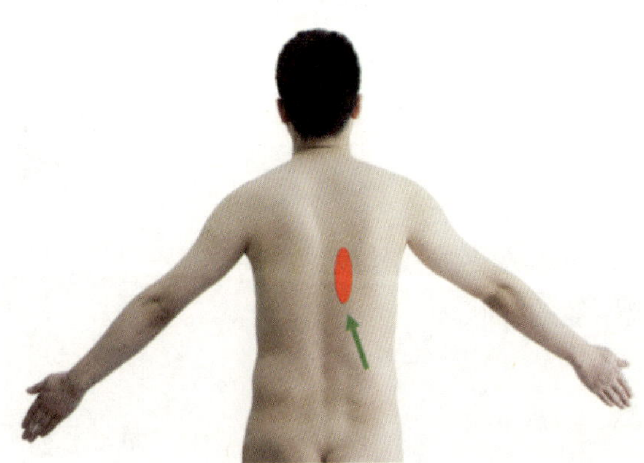

图 6–3–1 背肌筋膜炎套针治疗

二、胸椎后小关节紊乱

【概述】

胸椎后小关节紊乱是指胸椎后关节、肋椎小关节、肋横突关节在旋转外力作用下发生关节错位或滑膜嵌顿所致的具有疼痛、功能受限等症状的疾病。

【病理病因】

长期从事体力劳动，脊背筋肉劳损，骨节松弛，出现脊背筋肉不适疼痛，当突然旋转、用力咳嗽时，可导致胸椎后小关节错位或滑膜嵌顿，筋气受阻。

【临床表现】

一般有慢性劳损史，在突然用力的时候发生疾病，多见于青壮年男性。平时脊背部酸痛，一侧或双侧发病，疲劳或阴雨天气常诱发本病，而后加重，活动后减轻。

在发病的时候，背脊剧痛，可向胸肋、腰部放射，转侧活动受限。

【治疗方案】

套针治疗：在胸椎椎体两侧各进 1 针，针尖均指向椎体，弧形摇摆 20 秒，连接套针通治疗 3 分钟后留针（图 6–3–2）。

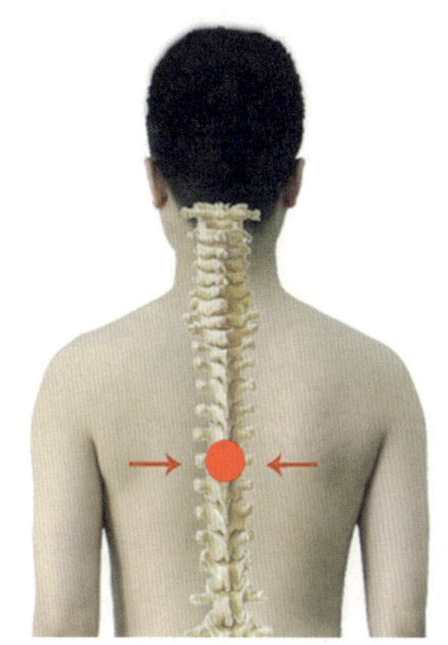

图 6–3–2　胸椎后小关节紊乱套针治疗

三、胸壁扭挫伤

【概述】

胸部因胸廓相对稳定而损伤较小，但是如因自身突然扭转、举重或者屏气搬运重物时牵拉肌肉、韧带，或者直接外伤伤及胸壁，导致胸部疼痛者，即称为胸壁扭挫伤。

【病理病因】

猛烈扭转活动，屏气劳动，姿势改变，导致胸部筋气错乱，卫气受困，气不布津则筋结而痛；或直接外伤，损伤络脉，血溢脉外则瘀阻筋肉。

【临床表现】

有明显外伤史或扭挫伤史，胸肋痛可在受伤后数小时或者数日内出现，疼痛有时牵及背部，咳嗽或者深呼吸时加重，转侧受限。筋肉损伤以疼痛为主，而脉络损伤以瘀肿为主。

【治疗方案】

套针治疗：在胸前壁进针，针尖指向患处，弧形摇摆 20 秒左右，连接套针通治疗 3 分钟后留针（图 6–3–3）。

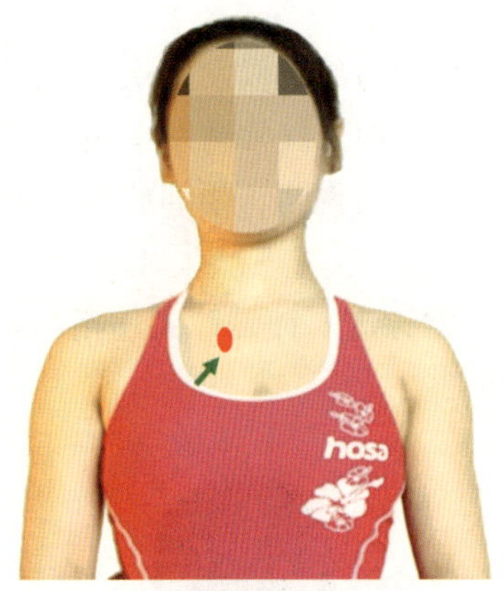

图 6–3–3 胸壁扭挫伤套针治疗

四、急性腰扭伤

【概述】

因劳损或运动及外伤等原因，致使腰部肌肉、筋膜和韧带承受超负荷活动，引起不同程度的纤维损伤，迅速产生一系列临床症状，称为急性腰扭伤。

【病理病因】

常由间接外力所致。患者通常能陈述致病原因和受伤时状态，少数轻微扭伤后次日加重，但不能具体说明致伤因素。

急性腰扭伤的病理变化，主要是损伤组织出血、水肿和吸收修复的过程。

损伤的程度和范围及损伤的部位，与受伤时腰的位置及应力的大小有关。损伤多为组织的撕裂伤或扭挫伤，出血可为散在的点状、片状或较大的血肿，可有肌肉痉挛。相邻组织产生炎性渗出可导致水肿。渗出及血肿吸收后，组织粘连增生形成瘢痕，使局部承载力减弱，成为再损伤的内因。

【临床表现】

急性腰扭伤以男性多见，通常有明显外伤史。受伤时患者可感到腰部有断裂感或撕裂声，重者即刻不能活动，腰部一侧或两侧剧烈疼痛，不能挺直，俯仰屈伸、转侧起坐均感困难。腰肌常有明显痉挛，深呼吸、咳嗽等均能加重疼痛。患者常以手扶腰，严重者不能站立，疼痛汗出。腰脊柱多向患侧倾斜。也有的受伤当时疼痛不重，还能继续工作，但休息一夜后腰部剧痛。腰部疼痛有明显的局限性，患者常能指出扭伤或疼痛的区域。20% ～ 60% 的患者同时有牵扯性下肢痛，疼痛的部位以下腰部、骶髂关节附近多见。疼痛呈持续性。

【治疗方案】

套针疗法治疗：用套针对准脊柱阿是穴外 7cm 处进针，弧形摇摆 20 秒，连接套针通治疗 3 分钟后留针（图 6–3–4）。

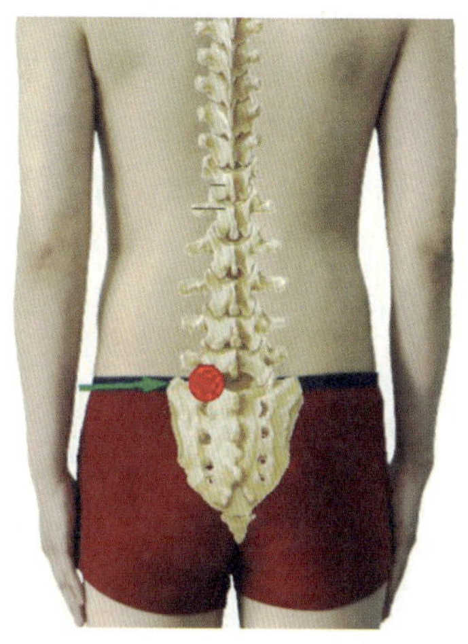

图 6–3–4　急性腰扭伤套针治疗

休息制动：患者平卧硬板床休息（图 6–3–5）。

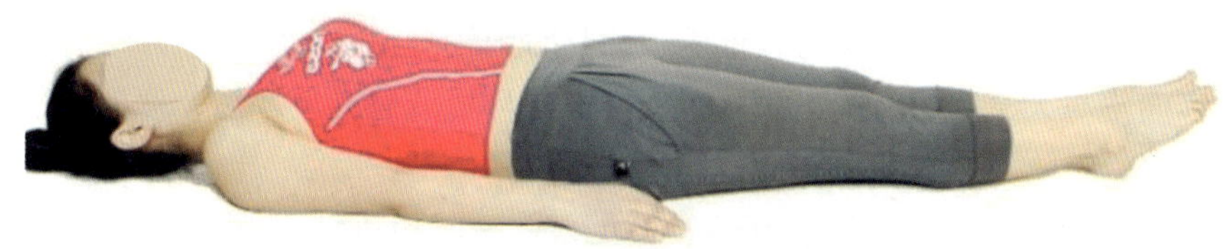

图 6–3–5　急性腰扭伤平卧硬板床休息

五、慢性腰肌劳损

【概述】

急性腰扭伤治疗不当或治疗不彻底，或长期保持不良姿势，导致腰部软组织劳损，腰肌疲劳而出现疼痛，称为慢性腰肌劳损，是慢性腰痛的常见病因之一，又称为“功能性腰痛”。

【病理病因】

1. 急性腰扭伤之后，治疗不及时、不正确、不彻底，损伤的肌肉、筋膜、韧带未能充分修复，局部无菌性炎症继续存在，产生较多的瘢痕和粘连，使腰部功能减弱且易出现疼痛，长期不愈。

2. 腰部肌肉、韧带在日常生活和劳动中经常受到牵拉，受力大而频繁的组织会出现小的纤维损伤、出血和渗出，损伤组织修复和出血渗出被吸收后，常遗留瘢痕和组织粘连。如果工作或生活姿势不良，一侧腰肌紧张、一侧松弛，则使两侧腰肌不平衡，久之则发生劳损。这些已劳损的组织功能差，易受牵拉，常因其压迫内在神经纤维而产生腰痛。

3. 长期保持某一个姿势重复劳作，使腰背肌长期不能放松，日久肌纤维细胞肿胀、变性，出现腰筋膜无菌性炎症。肿胀的肌细胞使肌束体积增大，撑张肌筋膜，筋膜张力增大；筋膜又反过来挤压肌肉及肌肉中的血管、神经，使循环受阻，肌细胞缺乏营养，代谢产物不能排出而产生代谢障碍，长此以往，又会加重肌细胞的变性、肿胀；或感受寒湿，也可使腰肌紧张，出现痉挛、缺血、水肿、粘连等，无菌性炎症因此类恶性循环而加重，引起腰背部疼痛无力。

4. 先天性的脊柱畸形或下肢功能结构缺陷均可引起腰部肌力的不平衡，最终导致腰背部组织的劳损，产生腰背痛。

此外，脊柱骨折之后，伴随韧带损伤，脊柱内在平衡系统破坏，从而引起外源性平衡系统的失调，也会造成腰肌劳损。

总之，导致慢性腰肌劳损的原因很多，主要病理变化是肌肉、筋膜、韧带的出血、渗出、水肿等无菌性炎症反应，日久发生粘连及纤维变性。

【临床表现】

腰背部及骶部有酸胀、疼痛、无力感。休息时减轻，劳累后加重，若适当活动或经常改变体位，有助于减轻症状。

患者不能久站，不能坚持弯腰工作，常被迫频频伸腰或以拳击腰部以缓解疼痛。仰卧时腰部垫枕可使肌肉放松，保持腰椎生理前凸时则较舒适。

腰部疼痛常与天气变化有关，阴雨天气、潮湿环境或感受风寒后，疼痛往往加重。

【治疗方案】

套针治疗：用套针对准竖棘肌部位，循足太阳膀胱经进针，弧形摇摆 20 秒，连接套针通治疗 3 分钟后留针。如腰 3 横突有压痛点明显，对痛点横扎（图 6–3–6）。

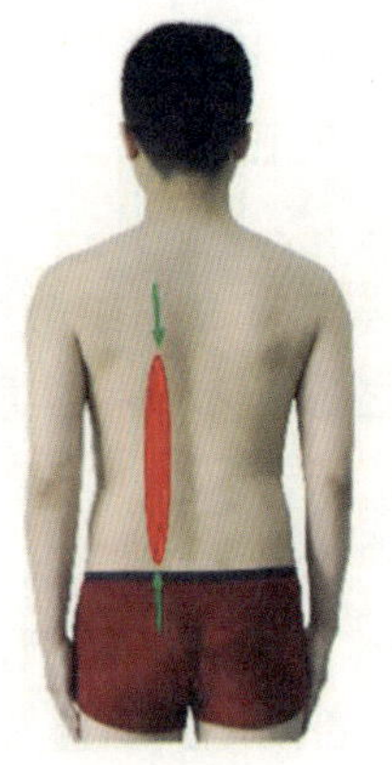
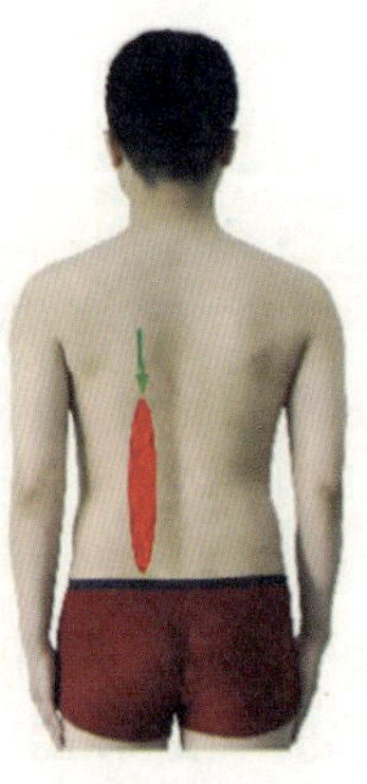
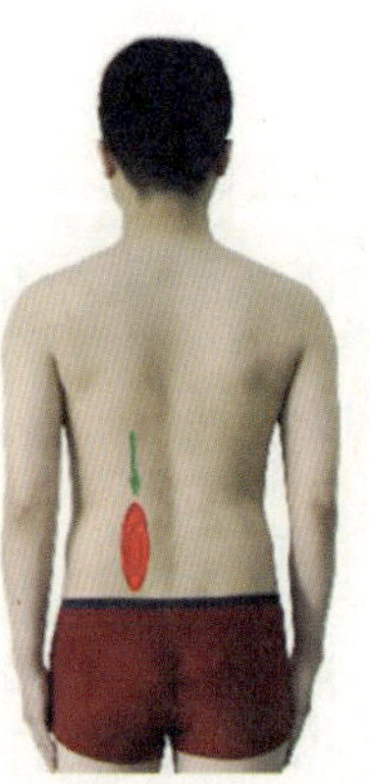
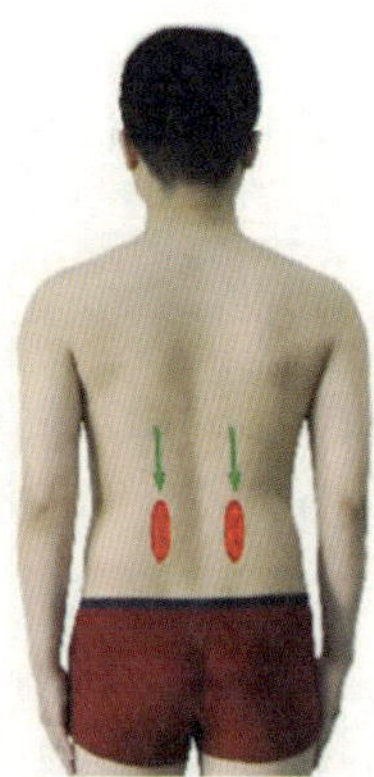

图 6–3–6　慢性腰肌劳损套针治疗

辅助治疗：应用太极神针，取肾俞、命门、志室、委中、大肠俞、阿是等穴。

六、第 3 腰椎横突综合征

【概述】

第 3 腰椎横突综合征是以第 3 腰椎横突部压痛为最明显，呈特征性的慢性腰痛，是腰肌筋膜劳损的一种。

【病理病因】

腰椎横突是腰背筋膜的附着点。第 3 腰椎位于腰椎段生理前突的顶点，第 3 腰椎横突最长，故当腰部屈伸转侧，腰腹部肌肉强力收缩时，该横突尖部所承受的拉应力最大、最集中。该处的韧带、肌腱、筋膜最易发生损伤，形成无菌性炎症。若迁延日久，可形成粘连、瘢痕、挛缩等病理变化。

在该横突的前面有腰 2 神经前支、股外侧皮神经通过；后面则有腰 1–3 神经后支（臀上皮神经）通过，当无菌性炎症、粘连、瘢痕、挛缩等刺激局部的神经、血管等组织时，可导致腰臀甚至股外侧疼痛。当遇风寒湿及过劳时，可使局部的病理变化加重或复发，故此病呈迁延性、反复发作性。当一侧发病，腰背肌紧张或痉挛时，可导致对侧肌肉反射性或补偿性地紧张或痉挛，导致对侧也出现疼痛。

【临床表现】

1. 曾有急、慢性腰部损伤史。主要表现为腰痛或腰臀部的弥漫性疼痛，常见疼痛向股外侧或后侧放散，休息可缓解。但遇劳累、风寒湿及弯腰可使疼痛加重。

2. 在腰 2–3 棘突间隙旁开 5cm 许，骶棘肌外缘（第 3 腰椎横突尖部）压痛（+），局部可扪及肿硬及条索状物。常见患侧第 3 腰椎横突较健侧或健康人表浅，易于触及。直腿抬高试验可呈阳性，但加强试验呈阴性。

3. X 线摄片除可见腰 3 横突较长，亦常见双侧横突高低不对称。

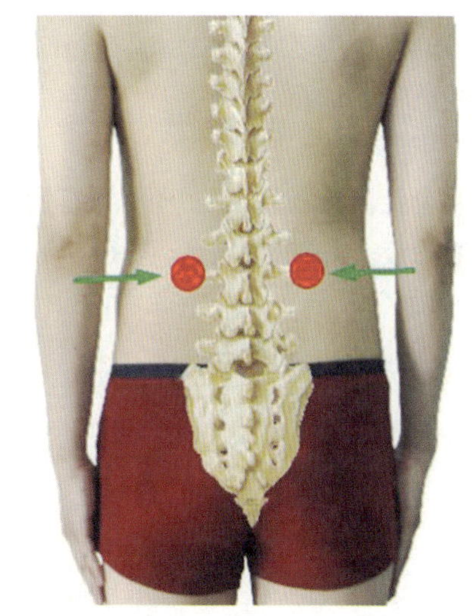

图 6–3–7 第 3 腰椎横突综合征套针治疗

【治疗方案】

套针疗法治疗：用套针对准腰 3 横突部位外 6cm 处进针，弧形摇摆 20 秒，连接套针通治疗 3 分钟后留针；如下肢前外侧有症状，则从膝关节向上弧形摇摆 20 秒，连接套针通治疗 3 分钟后留针（图 6–3–7）。

辅助治：应用太极神针，取阿是穴治疗。

七、腰椎管狭窄症

【概述】

腰椎管狭窄症是由于黄韧带肥厚增生、小关节增生内聚、椎间盘膨隆突出、骨性退变导致的腰椎中央管、神经根管或侧隐窝狭窄，引起其中的内容物——马尾、神经根受压而出现相应的神经功能障碍。

【病理病因】

先天发育性腰椎管狭窄症主要是由于椎节在生长过程中发育不良造成的，导致椎管本身或神经根管狭窄，致使神经受到刺激和压迫，引发一系列的临床症状，但这类患者仅腰椎管狭窄症患者的 1% ～ 2%。

临床上更为多见的是后天获得性腰椎管狭窄症，多是由于腰椎的退行性变引起的，包括黄韧带的肥厚与松弛、小关节和椎体后缘骨质的退变增生肥大、椎间盘的突出与脱出等病理解剖改变。

临床上可分为椎管中央狭窄、周边侧隐窝狭窄、神经根管狭窄及腰椎滑脱。

【临床表现】

60% 以上的患者伴有腰背痛，相对于椎间盘突出引起的疼痛常常较轻微，并且有慢性加重的趋势，有些患者不活动时出现疼痛，活动数小时后反而减轻，但若活动过久，反而可产生更加剧烈的疼痛。

间歇性跛行，这是最具有特点的症状。患者行走数十米或百米即可出现下肢酸胀、乏力、疼痛，甚至麻木、步态失稳，难以继续行走；坐或下蹲休息后症状可缓解或消失，但继续行走后又可重复出现上述表现。

很多患者喜欢在走路时身体往前倾，这是一种为减轻疼痛所做的姿势性代偿，通过身体前倾，可以避免黄韧带折叠等使腰椎管狭窄加重的因素，使椎管容积相对增大，受压迫的神经暂时得到减压，疼痛也能得到缓解。

同样，患者在上山、骑自行车、上楼梯等屈曲姿势下症状也能得到减轻，在下山和脊柱后伸时加重。

【治疗方案】

套针治疗：用套针顺腰部疼痛点外 8cm 处两侧相对刺入，弧形摇摆 20 秒，连接套针通治疗 3 分钟后留针（图 6-3-8）。

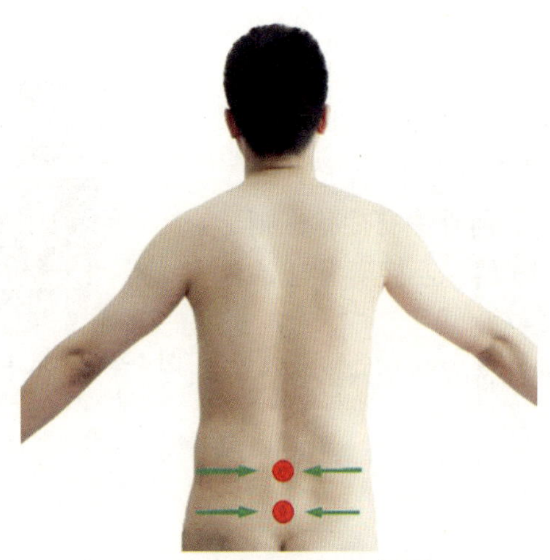

图 6-3-8　腰椎管狭窄症套针治疗

辅助治疗：应用太极神针，取阿是穴，每日 1 次。

八、腰椎滑脱症

【概述】

腰椎滑脱是指由于病理或外伤等原因引起腰椎上一椎体沿下一椎体上缘的斜面向前下方向滑移并引起腰痛，甚至出现马尾神经损害症状的疾病。多数病例为腰 5 椎体沿骶骨上缘斜向前下方滑移，其次为腰 4–5 间滑脱（图 6–3–9）。

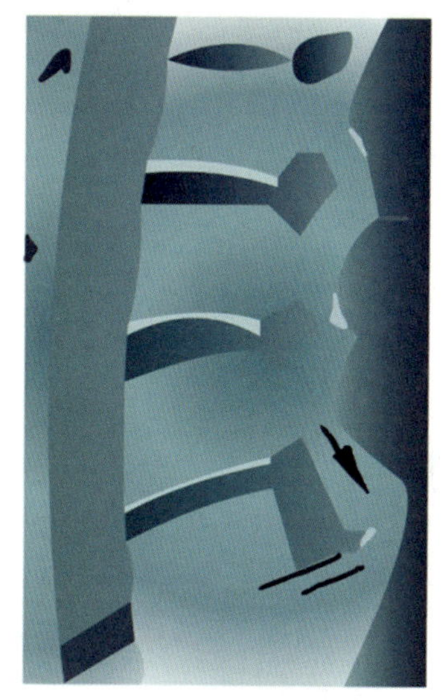

图 6–3–9　腰椎滑脱

【病理病因】

脊柱在任一运动节段上均存在剪切力，在腰骶部，由于椎间隙是倾斜的，所以剪切力尤为明显，因此，上一椎体相对下一椎体有向前滑移、旋转的趋势。在生理重量负荷下，腰椎保持相互间的正常位置关系有赖于关节突关节、完整椎间盘的纤维环、周围韧带、背伸肌收缩的力量和正常的脊柱力线。任何一种或数种抗剪切力机制的减弱或丧失，均可能导致腰骶部不稳，久之产生滑脱。滑脱的椎体可引起或加重椎管狭窄，刺激或挤压神经，引起腰痛、下肢痛、下肢麻木甚至大小便功能障碍等症状。

另外，滑脱后腰背肌的保护性收缩可引起腰背肌劳损，产生腰背痛。

【临床表现】

1. 腰骶部疼痛

多表现为钝痛，极少数患者可发生严重的尾骨疼痛。疼痛可在劳累后出现，或于一次扭伤之后持续存在；站立、弯腰时加重，卧床休息后减轻或消失。

2. 坐骨神经受累

表现为下肢放射痛和麻木，这是由于峡部断裂处的纤维结缔组织或增生骨痂可压迫神经根，滑脱时神经根受牵拉；直腿抬高试验多为阳性。

3. 间歇性跛行

若神经受压或合并腰椎管狭窄则常出现间歇性跛行症状。

4. 马尾神经受牵拉或受压迫症状

滑脱严重时，马尾神经受累可出现下肢乏力、鞍区麻木及大小便功能障碍等症状；腰椎前凸更加明显，臀部后凸。滑脱较重的患者可能会出现腰部凹陷、腹部前凸，甚至躯干缩短、走路时出现摇摆。触诊可发现滑脱上一个棘突前移，腰后部有台阶感，棘突压痛。

【治疗方案】

套针疗法：用套针顺腰部疼痛点外 8cm 处刺入，弧形摇摆 20 秒，连接套针通治疗 3 分钟后留针（图 6–3–10）。

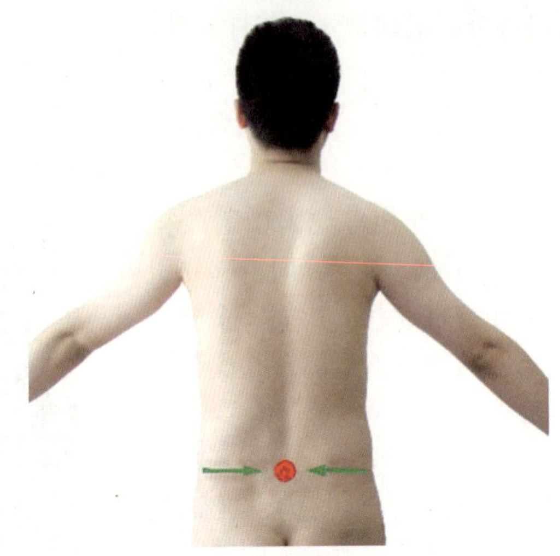

图 6-3-10 腰椎滑脱套针治疗

辅助治疗：太极神针阿是穴治疗。

九、腰椎间盘突出症

【概述】

腰椎间盘突出症是软组织伤科的常见病、多发病，是导致腰腿痛最常见的原因之一。本病多发于青壮年，表现为腰腿痛和运动功能障碍，有马尾神经损害时可有大小便功能障碍，严重者可致截瘫，对患者的生活、工作、心理均可造成很大影响。

【病理病因】

1. 椎间盘退变

一般认为腰椎间盘突出症是在椎间盘退变的基础上发生的。人在成年以后，椎间盘即开始退变，髓核含水量逐渐减少，椎间盘的弹性和抗负荷能力也随之减退。日常生活中腰椎间盘反复承受挤压、屈曲和扭转等负荷，容易在腰椎间盘受应力作用最大的地方，即纤维环的后部由里向外产生裂隙，这种变化不断累积，裂隙不断加大，使纤维环逐渐薄弱。在此基础上，由于某次较重的外伤，或反复多次轻度外伤，均可促使退变和积累性损伤的纤维环进一步破裂，已变性的髓核组织由纤维环软弱处或破裂处突出，突出的纤维环可直接压迫神经根，但多数情况下并不直接压迫神经根，而是损伤周围的软组织，导致炎症，从而影响到神经根或马尾神经，引起腰痛和放射性下肢痛，出现神经功能损害的症状和体征（图 6-3-11）。

2. 外伤和劳损

外伤常为导致腰椎间盘突出的重要原因。腰椎间盘是身体负荷最重的部分，一般成人平卧时腰 3、腰 4 椎间盘承受压力为 20kg，坐起来时达 270kg。正常椎间盘富有弹性和韧性，具有强大的抗压能力，可承受 450kg 的压力而无损伤。在不当弯腰状态或受到过度压力时，腰椎间盘变形，纤维环后方张力过大而发生破裂，从而导致椎间盘突出，表现出一系列症状（图 6-3-12）。

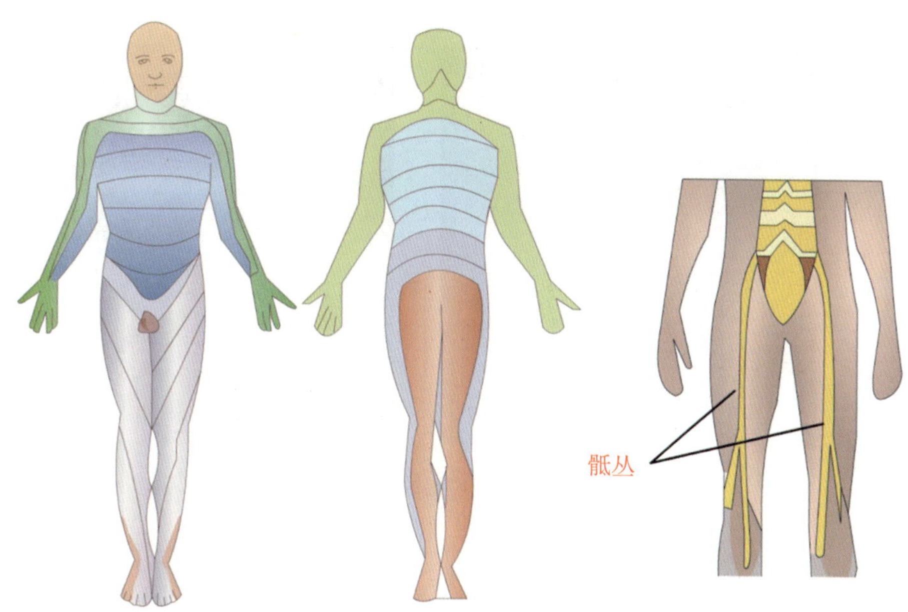

图 6-3-11 椎间盘退变损伤神经示意

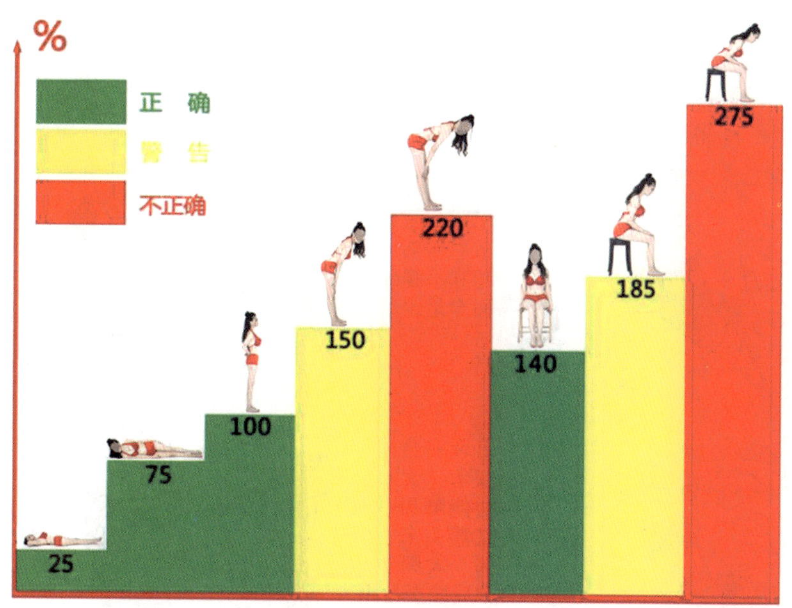

图 6-3-12 人体不同体位椎间盘内压力变化及正确姿势

3. 环境因素

不少腰椎间盘突出患者，既无外伤史，也无劳损病史，只因感受寒湿而发病，原因是寒湿可使小血管收缩和肌肉痉挛，二者又可影响局部的血液循环，进而影响椎间盘的营养；肌肉的紧张和痉挛，可增加对椎间盘的压力，如果椎间盘出现变性，可以进一步造成损伤，导致椎间盘突出（图 6-3-13、图 6-3-14）。

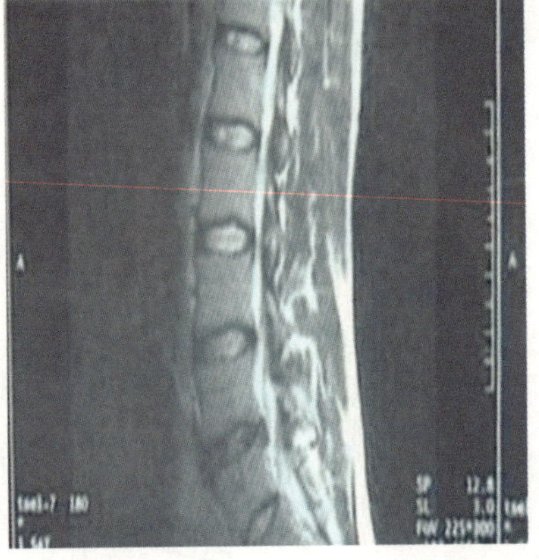

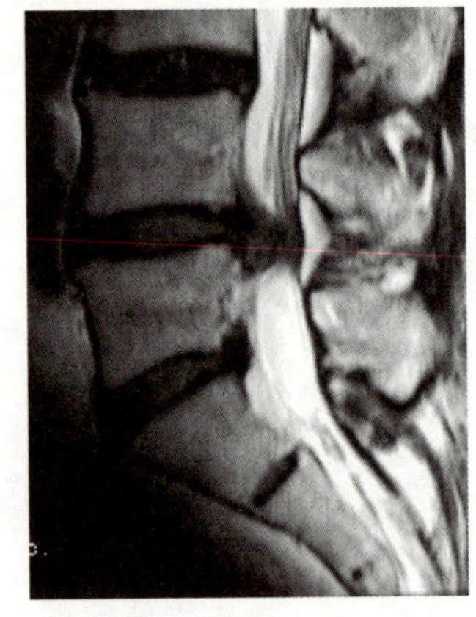

图 6-3-13　腰椎间盘突出的 MRI 影像学变化

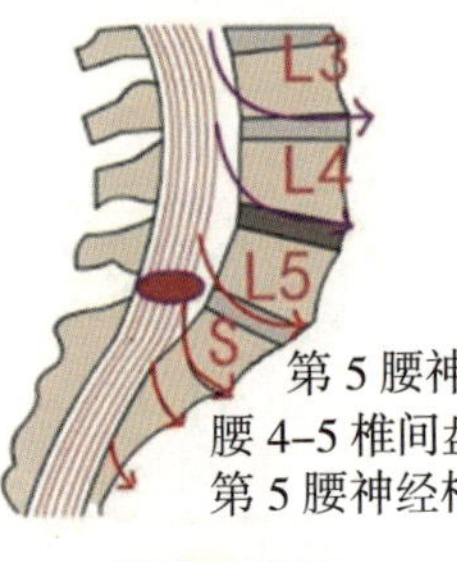

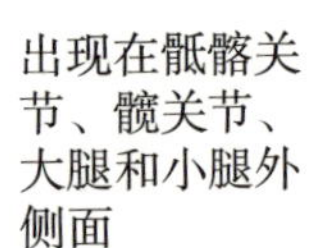

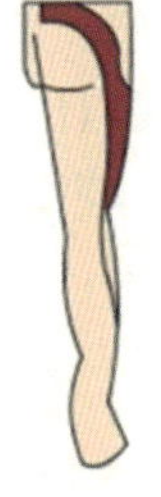

小腿外侧面、第 1-3 趾

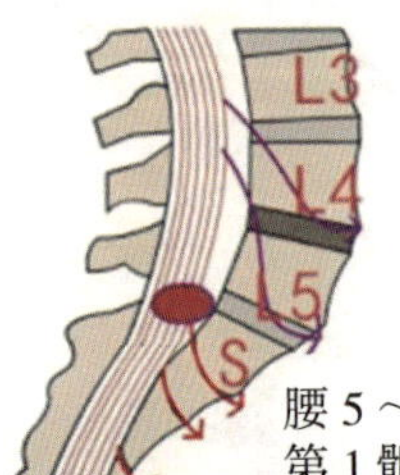

出现在骶髂关节、臀部、大腿和小腿外侧面至足跟

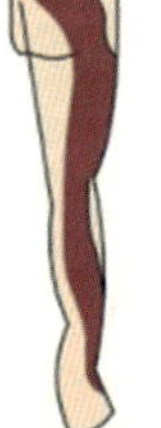

小腿后面、足跟、足与趾外侧面

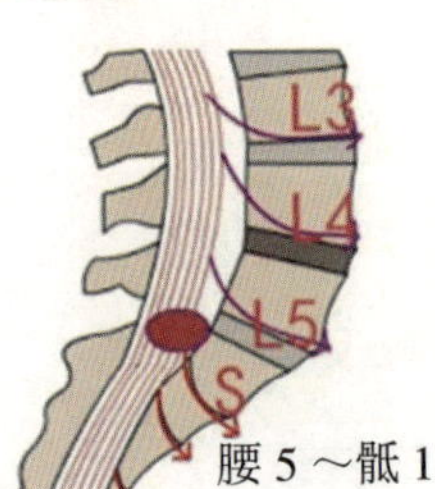

出现在会阴部麻木、大小便功能障碍、双骶髂关节、臀部、大腿和小腿后面至足跟

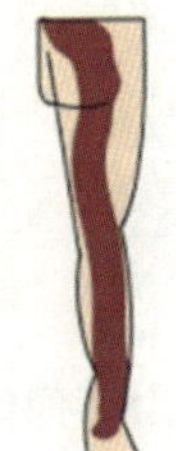

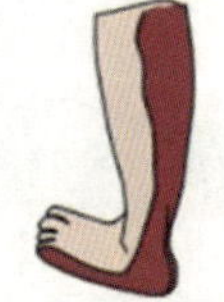

小腿后面、足跟、足与趾外侧面

图 6-3-14　不同节段椎间盘突出的体表神经感觉示意

【临床表现】

1. 腰痛和放射性下肢痛

腰痛和放射性下肢痛（图 6–3–15）是本病的突出表现，发生率高达 96.5%。

多数患者先有腰痛，而后出现腿痛，部分患者腰痛和腿痛同时发生；少数患者只有腿痛而无腰痛。有的患者出现腿痛后，腰痛可减轻或消失。

疼痛程度轻者可坚持工作，重者疼痛难忍，卧床不起，翻身困难。

痛的性质多为刺痛、烧灼样痛或刀割样痛，且伴有麻、胀等感觉。腹压和脑脊液压力增高的动作，如咳嗽、打喷嚏、排便，甚至大笑或大声说话，可致疼痛加剧。

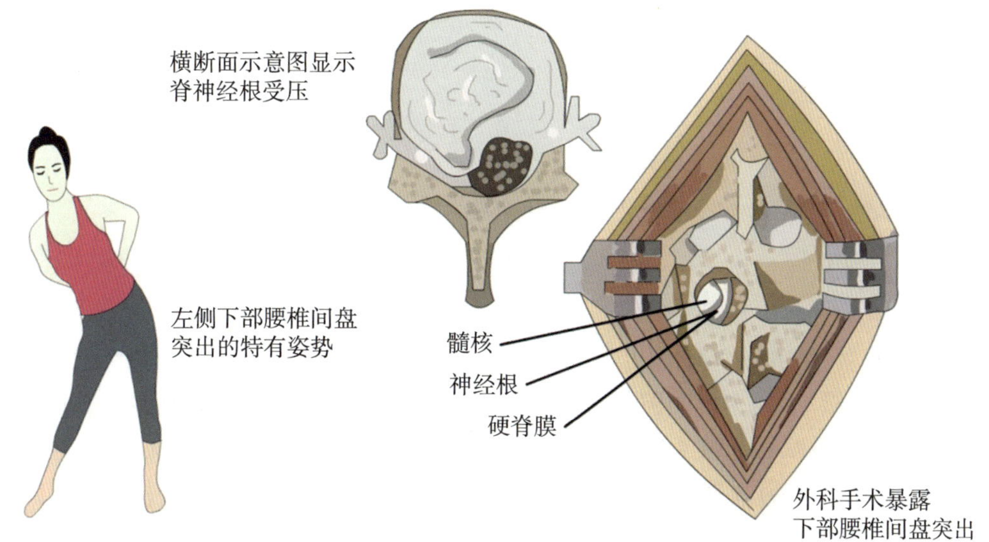

图 6–3–15 腰椎间盘突出特有姿势与病理示意

2. 跛行

中规中矩时行走常有跛行，严重者须扶拐或不能行走。

3. 腰肌痉挛、脊柱畸形和活动受限

常有一侧或两侧腰肌痉挛，脊柱后凸或侧弯畸形，前屈、后伸活动受限。

4. 棘突间旁侧压痛、叩击痛与向下肢的放射痛

压痛点与放射痛的始发点，一般即病变处。尤其在站立伸腰挺腹时，压痛与放射痛更为明显。

5. 神经功能损害

受累神经根所支配的肌肉发生萎缩，肌力减退。受累神经根分布区可出现感觉过敏、减退或消失（图 6–3–16）。

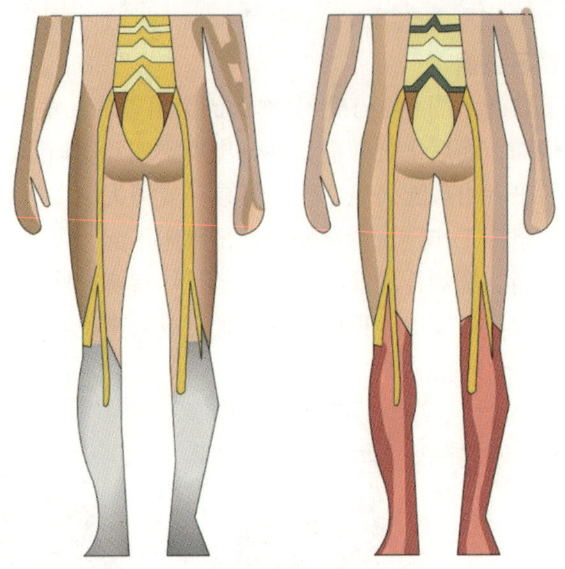

图 6-3-16　神经受压下肢麻木示意

【治疗案例】

病例 1

套针治疗：第 1 次用套针从小腿后侧循足阳明膀胱经和外侧循足少阳胆经向上各扎 1 针，腰 4–5、腰 5– 骶 1 椎间隙 6cm 处外中间对刺，弧形摇摆 20 秒，连接套针通治疗 3 分钟后疼痛明显减轻，腰 4–5 椎间隙旁 0.5 寸夹脊穴埋线（图 6-3-17）。前 3 次每日治疗 1 次，再隔日治疗 1 次，直至症状完全消失。

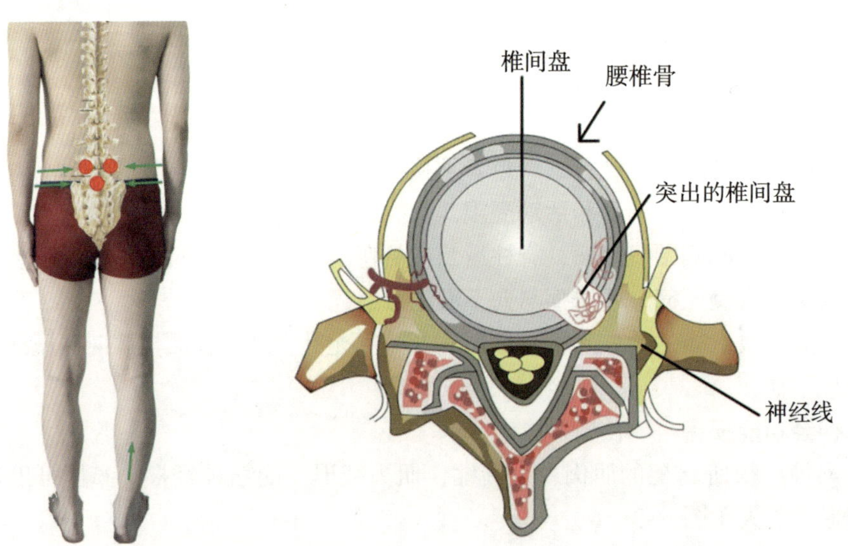

图 6-3-17　腰 4–5、腰 5– 骶 1 椎间盘突出压迫右下肢套针治疗

辅助治疗：应用太极神针治疗，取右下肢承山、足三里、委中、殷门、承扶、环跳、腰眼、肾俞、阿是等穴。

病例 2

套针治疗：用套针从外侧向腰 4–5、腰 5– 骶 1 椎间隙正中线旁开 6cm 处对刺，弧形摇摆 20 秒，连接套针通治疗 3 分钟，疼痛明显减轻；左环跳穴疼痛点外 6cm 处再用套针斜刺，弧形摇摆 20 秒，连接套针通治疗 3 分钟后留针（图 6–3–18）。隔日治疗 1 次，直至症状完全消失。

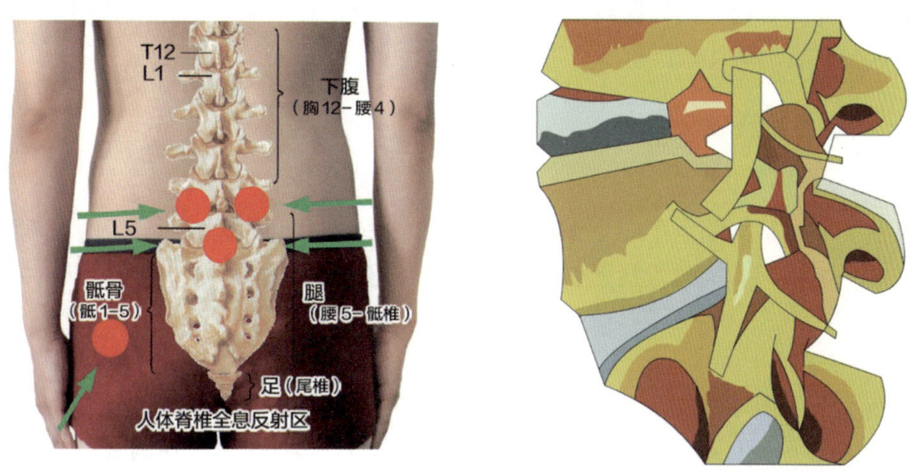

图 6–3–18 腰 4–5、腰 5– 骶 1 椎间盘突出压迫左侧环跳穴套镇里治疗

辅助治疗：应用太极神针治疗，取环跳、腰眼、肾俞、命门、阿是等穴。

病例 3

套针治疗：用套针从双侧向腰 5– 骶 1 椎间隙正中线压痛点外 8cm 处刺入，弧形摇摆 20 秒，连接套针通治疗 3 分钟后留针；对应双侧腰 3 横突处再用套针刺入，弧形摇摆 20 秒，连接套针通治疗 3 分钟后留针；沿双侧小腿后足阳明膀胱经和外侧足少阳胆经刺入，弧形摇摆 20 秒，连接套针通治疗 3 分钟后留针（图 6–3–19）。治疗 1 次疼痛减轻，隔日治疗 1 次，直至症状完全消失。

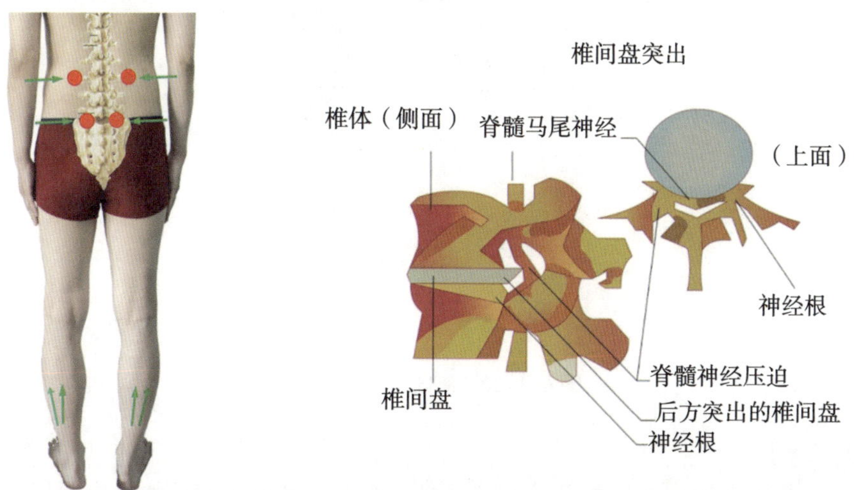

图 6–3–19 中央型椎间盘突出压迫双下肢伴腰 3 横突痛点套针治疗

辅助治疗：应用太极神针，取双下肢承山、委中、足三里、殷门、承扶、环跳、腰眼、肾俞、阿是等穴轮换治疗。

【按语】

本病患者应卧硬板床休息，避免腰部受凉、避免潮湿。在症状消失之后，做飞燕式，锻炼腰背部肌群。临床对于腰椎间盘突出症的治疗疗程较长，需要综合运用套针的多项功能，如电套针、套针埋线、套针注药等的综合治疗。如果是经保守治疗，远期疗效不持久，或者患病比较严重者，可考虑手术治疗。

十、骶髂关节痛

【概述】

骶髂关节痛是指发生在该关节周围的以非感染性和非肿瘤因素所导致的以疼痛为主要症状的一组疾病，大致包括骶髂关节损伤、骶髂关节周围软组织损伤、骶髂关节炎、骶髂关节错缝等。

【病理病因】

骶髂关节（图 6–3–20）是一对被诸多强大的肌肉和韧带所包绕固定的微动滑膜关节，一般情况下，该关节极为稳定，不容易出现损伤。但如果因体质因素出现关节旁软组织薄弱，或遇到强大的暴力打击、牵拉时，也可以造成骶髂关节周围的软组织损伤，甚至关节的微小移位。因为骶髂关节面间并不光滑，摩擦系数较大，当出现微小移位时，就可能被周围强大的软组织拉力所束缚，从而稳定在非正常的位置上，不能自行复位。关节旁软组织损伤，应力加大，继发的炎症反应，均可导致疼痛。

另外，强直性脊柱炎或其他原因导致的骶髂关节炎在发作时，亦会产生疼痛。

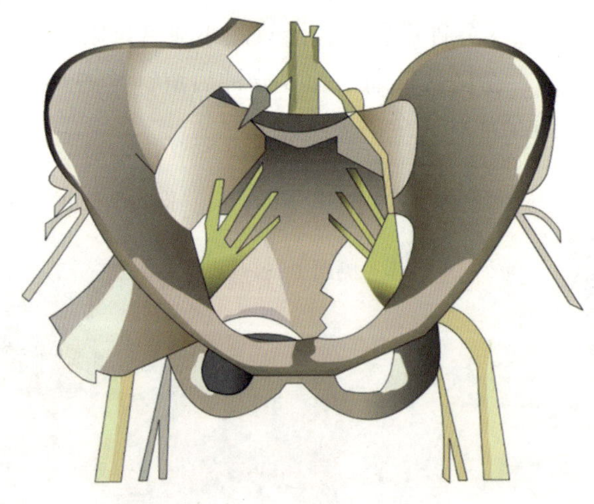

图 6–3–20　骶髂关节示意

【临床表现】

患者有骶髂关节损伤或慢性下腰部劳损史。骶髂关节处疼痛，如是外力损伤所致，一般为单侧痛，痛的程度相对恒定；如为强直性脊柱炎等内源性炎症所致，则多见双侧同发，或交替发作，进行性加重。

疼痛常向腰腹、臀股部放射。患肢负重困难，甚至出现跛行步态，弯腰或扭转身躯受限。

【治疗方案】

套针治疗：用套针从骶髂关节疼痛点外 8cm 处刺入，弧形摇摆 20 秒，连接套针通治疗 3 分钟后留针（图 6–3–21）。

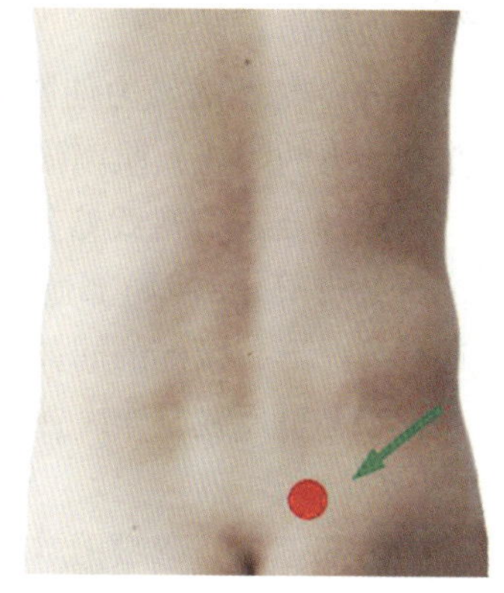

图 6–3–21 骶髂关节痛套针治疗

十一、骶棘肌下段损伤

【概述】

骶棘肌下段（图 6–3–22）损伤，大多被笼统地称为腰肌劳损。当然，骶棘肌下段损伤是腰肌劳损的一小部分，还有更多的腰部软组织损伤疾病被称为腰肌劳损。腰肌劳损之所以成为患者腰痛、医生头痛的老大难疾病，主要是过去对腰肌劳损的病因病理缺乏深入而科学的认识，缺乏细微而深入的研究。

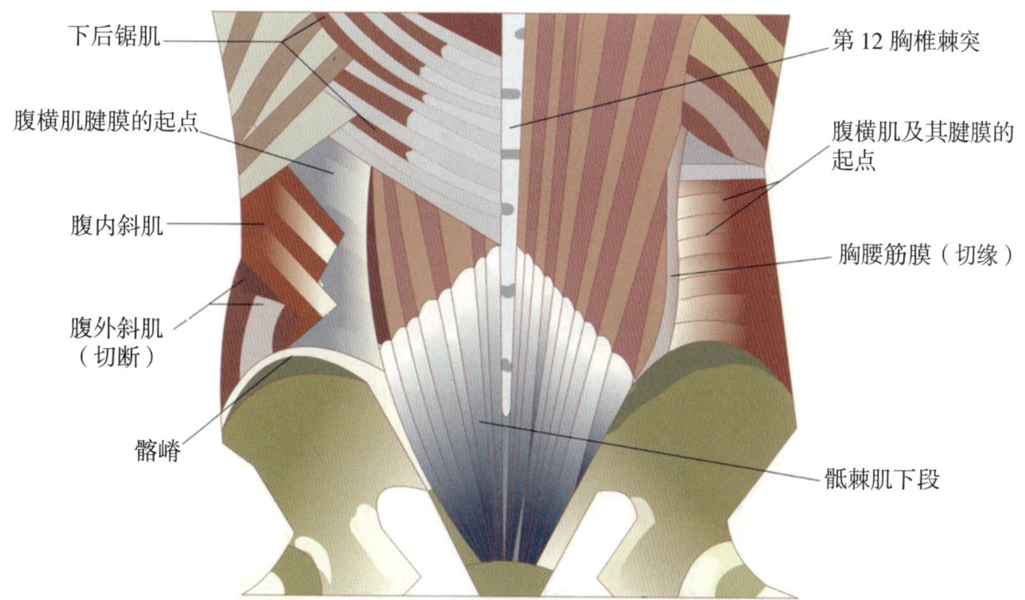

图 6–3–22 骶棘肌下段位置示意

【病理病因】

骶棘肌下段是指骶棘肌腰骶部分，因骶棘肌腰骶部分损伤最为常见，故单独叙述。

骶棘肌下段处在人体腰骶部位，是脊柱做屈伸、侧弯活动最频繁的部位，也是做这些运动时应力最集中的地方，它的损伤分为积累性劳损和突然暴力引起的牵拉伤两种情况。前者是人体持续过度牵拉而导致的缓慢损伤，或肌纤维、肌腱受到附近骨突的摩擦而缓慢地损伤。

另外，突然的暴力使腰部过度前屈，或人体欲努力将脊柱从屈曲位变为伸直位而又受到暴力的阻止，肌肉强烈收缩，使骶棘肌的肌纤维突然断裂而损伤。这些急慢性损伤，人体都要进行自我修复，在修复过程中，肌肉结疤，与周围组织器官粘连（筋膜、骨突、韧带等），使局部血液和水液代谢出现障碍，和周围组织的动态关系受到破坏，在这种情况下，腰部的屈伸和侧屈活动受到限制，有时勉强活动而导致进一步损伤，所以在临床上呈反复发作，并有逐渐加剧的趋势。

【临床表现】

腰骶部疼痛，弯腰困难，不能久坐和久立，不能持续做脊柱弯曲体位的工作。

患者喜欢用手或桌子的一角顶压腰骶部的疼痛部位，严重者上下床均感困难，生活不能自理。

【治疗方案】

套针治疗：用套针从腰骶部双侧对准疼痛点外 8cm 处刺入，弧形摇摆 20 秒，连接套针通治疗 3 分钟后留针（图 6–3–23）。

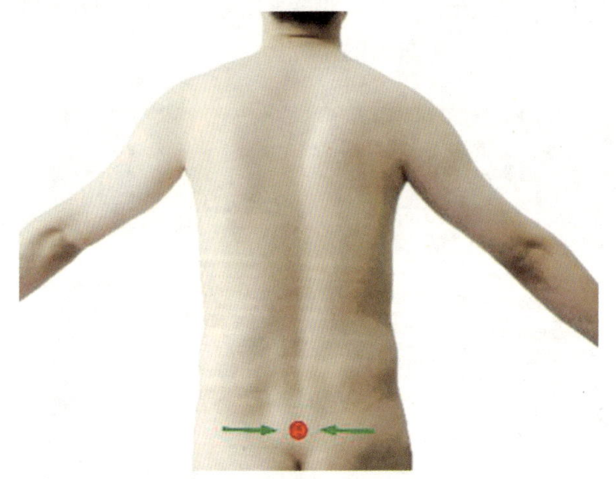

图 6–3–23 骶棘肌下段损伤套针治疗

十二、尾骨痛

【概述】

尾痛症不是一个疾病的名称，而是对尾椎部由于各种原因导致的疼痛的统称，包括急慢性软组织损伤、尾骨损伤、炎症等所致的尾骨部疼痛（图 6–3–24）。

【病理病因】

人类的尾骨是退化性器官，骶尾部的肌肉少而薄，尾骨的活动度也小，所以该局部对外力作用的抵御不足，正常情况下由肌肉丰厚的臀部承受所遇到的力。当尾骨部遇到跌仆、撞击等外力作用，或分娩异常，可造成尾椎或椎旁软组织损伤，出现尾痛症；或坐的时间过久、坐姿异常，以及盆腔的肿瘤、炎症，异常的性生活等，也可造成尾痛症。

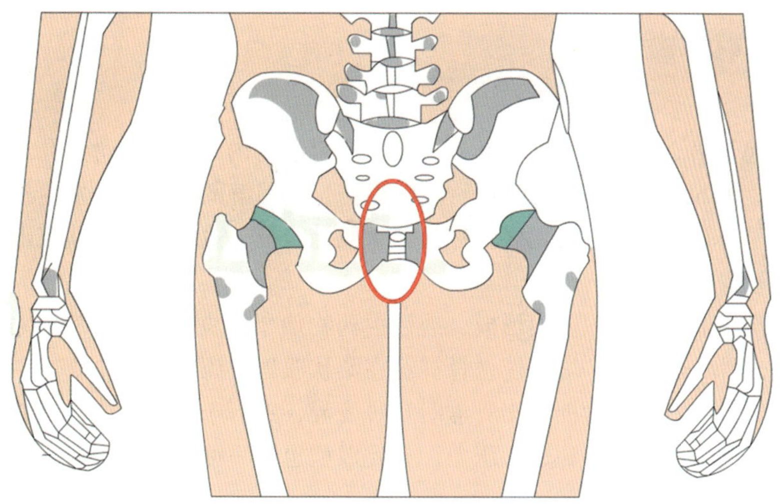

图 6-3-24 尾骨痛位置示意

【临床表现】

多数患者有跌仆等尾部遭受外力撞击史，尾部疼痛是最主要的症状。当坐硬板凳、咳嗽、大便或性生活时疼痛加重，疼痛常向臀部放散。患者不敢坐，或喜用胶圈、海绵软垫等防止局部受压。局部压痛明显。按压或通过肛门指检摇动尾骨时疼痛加重，或尾骨有活动感。骶尾部正侧位片虽常见尾骨向前成角或向侧方偏斜，但此种畸形也常见于正常人群，故难以作为诊断依据。偶可见尾骨骨折或脱位。

【治疗方案】

套针治疗：用套针对准尾骨疼痛点双侧 8cm 处斜刺，弧形摇摆 20 秒，连接套针通治疗 3 分钟后留针（图 6-3-25），隔日治疗 1 次。

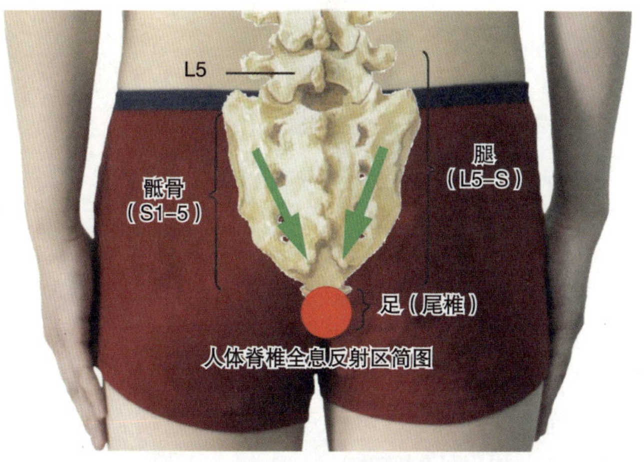

图 6-3-25 尾骨痛套针治疗

十三、梨状肌综合征

【概述】

梨状肌起于第2、3、4骶椎前面，分布于小骨盆的内面，经坐骨大孔入臀部，止于股骨大粗隆（图6–3–26）。此肌因急、慢性损伤，或因解剖变异，易发生损伤性炎性改变，刺激或压迫神经而产生腰腿痛，称为梨状肌综合征，也称股神经盆腔出口综合征。

【病理病因】

臀部外伤出血、粘连、瘢痕形成，或注射药物使梨状肌变性、纤维挛缩，髋臼后上部骨折移位、骨痂过大等，均可使坐骨神经在梨状肌处受压。

此外，少数患者因坐骨神经出骨盆时行径变异，穿行于梨状肌内，当髋外旋时肌肉强力收缩，可使坐骨神经受到过大压力，长此以往也是一种慢性致伤因素。

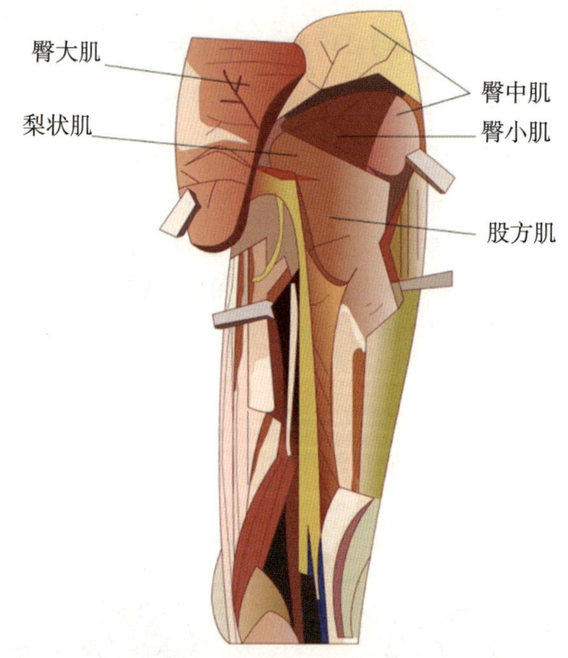

图6–3–26　梨状肌位置示意

【临床表现】

临床表现与损伤程度有关。轻者臀部酸胀、发沉，自觉患肢稍短，轻度跛行，大腿后外侧及小腿外侧有放射性疼痛，有时仅表现为小腿后侧疼痛；重者臀部疼痛并大腿后外侧和小腿放射性疼痛、麻木、跛行明显，少数感阴部不适或阴囊有抽痛。严重者双下肢不敢伸直，臀、腿疼痛剧烈，甚至咳嗽时双下肢呈放射痛。

日久患肢肌肉萎缩，大腿后外侧麻木。

【治疗方案】

套针治疗：用套针在小腿后循足太阳膀胱经、小腿外侧循足少阳胆经向上进针，弧形摇摆 20 秒，连接套针通治疗 3 分钟后留针；臀部右环跳穴部疼痛点外侧 6cm 处斜刺进针，弧形摇摆 20 秒，连接套针通治疗 3 分钟后留针，并结合蛋白线植入（图 6–3–27）。

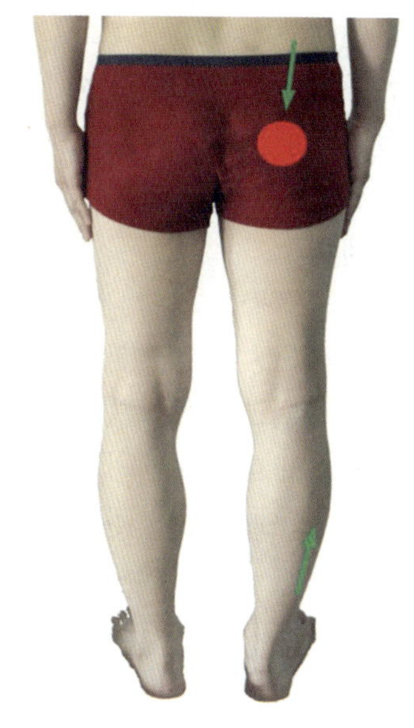

图 6–3–27　梨状肌综合征套针治疗

十四、股骨头坏死

【概述】

股骨头坏死，又称股骨头缺血性坏死，为常见的骨关节病之一。大多因风湿病、血液病、潜水病、烧伤等疾患引起，先破坏邻近关节面组织的血液供应，进而造成坏死。其主要症状，从间断性疼痛逐渐发展到持续性疼痛，再由疼痛引发肌肉痉挛、关节活动受限，最后造成严重致残而跛行（图 6–3–28）。

股骨头坏死发展阶段：

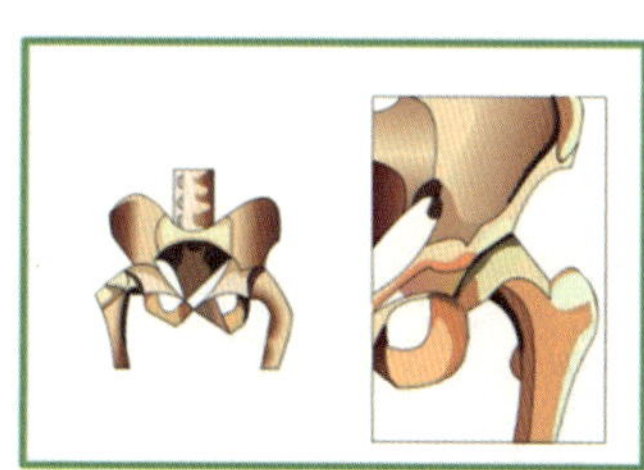

股骨头

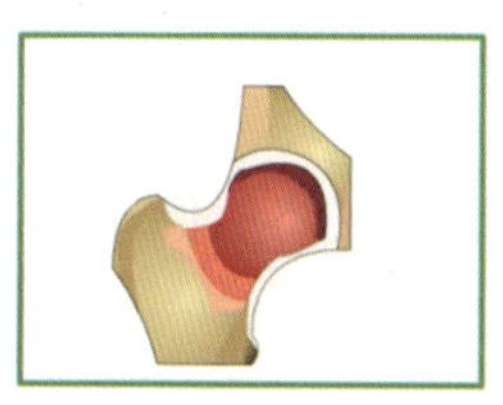

完好的股骨头血液供应充足

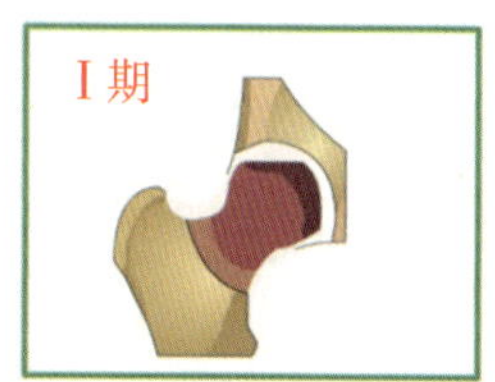

病变的股骨头血液供应不足

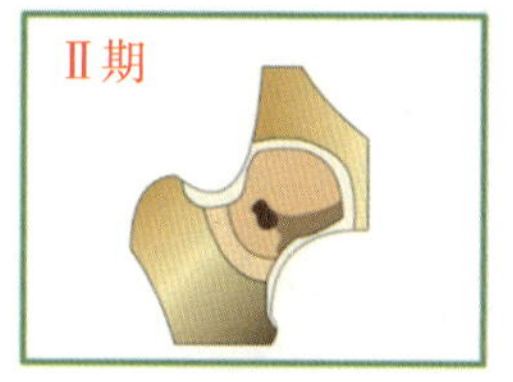

没有血液营养的股骨头慢慢坏死

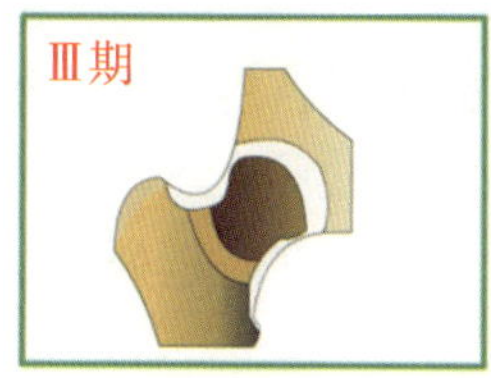

坏死的股骨头逐渐变小、变形

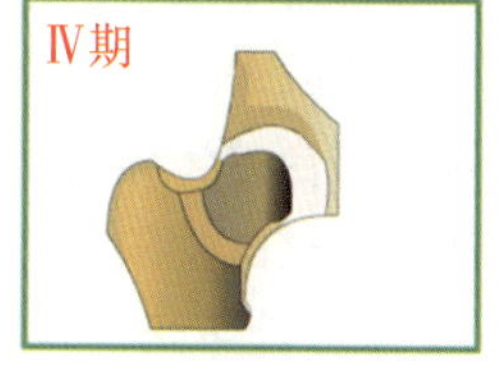

最后股骨头完全塌陷

图 6–3–28　股骨头坏死发展阶段示意

【病理病因】

股骨头坏死的病因多种多样（约 60 多种），比较复杂，难以全面系统地分类，这与发病机制不清有关。笔者在长期的理论研究和临床诊治中归纳了以下几种常见的致病因素。

1. 创伤

如外力撞击引起股骨颈骨折、髋关节脱位、髋关节扭挫伤等。创伤是造成股骨头坏死的主要因素。但创伤性股骨头缺血坏死发生与否、范围大小，主要取决于血管破坏程度和侧支循环的代偿能力。

2. 药物

如因气管炎、哮喘、风湿、类风湿、颈肩腰腿痛、糖尿病、皮肤疾患等而长期服用激素类药物。大量或长期使用激素，导致了激素在机体内的积蓄而发病，这是早期的一种说法。近期认为股骨头坏死的发生与激素使用的种类、剂型、给药途径有直接关系，与应用激素的总量及时间并不成正比。但激素的长期大量使用或日用量过大，剂量增减突变，也是导致股骨头坏死的原因之一。

3. 酒精

由于长期大量饮酒而造成酒精在体内蓄积，导致血脂增高和肝功能损害。血脂的升高，造成了血液黏稠度的增高，血流速度减缓，使血液呈凝固性改变，形成血管堵塞、出血或脂肪栓塞，造成骨坏死。临床表现为行走鸭子步、心力衰竭、乏力、腹痛、恶心呕吐等。

4. 风、寒、湿

临床表现为髋关节疼痛，寒湿为甚，下蹲困难。

5. 肝肾亏虚

表现为全身消瘦、面黄、阳痿、早泄、多梦、遗精、乏力等。

6. 骨质疏松

临床表现为下肢酸软无力、困痛、不能负重、易骨折。

7. 扁平髋

临床表现为行走鸭子步、下肢短、肌肉萎缩，行 50m 左右疼痛逐渐加重，功能受限等。

8. 骨髓异常增生

表现为患肢寒冷、酸痛、不能负重、易骨折、骨明显萎缩等。

9. 骨结核合并骨坏死

表现为结核试验阳性，午后低热，痛有定处、消瘦、盗汗、乏力等。

10. 手术后骨坏死

骨移植后、血管移植后、骨血供应不足，可导致骨坏死。

11. 其他

气压性、放射性、血液性疾病。

在以上诸多因素中，以局部创伤、滥用激素药、过量饮酒引起的股骨头坏死多见。其共同的核心问题是各种原因引起的股骨头血液循环障碍，而导致骨细胞缺血、变性、坏死。

【临床表现】

进行性髋关节疼痛，站立或行走时加重。首发症状分别有髋关节疼痛、腰骶部疼痛、膝关节疼痛、臀部疼痛或腹股沟区疼痛，髋关节活动受限（特别是内旋），伴有下肢疼痛或畏寒（怕冷）、跛行。

【治疗方案】

套针治疗：用套针在小腿后外侧进针，弧形摇摆 20 秒，连接套针通治疗 3 分钟后留针；右腹股沟中点处，从大腿前向上进针，弧形摇摆 20 秒，连接套针通治疗 3 分钟后留针；臀部环跳穴处，痛点上下对刺进针，弧形摇摆 20 秒，连接套针通治疗 3 分钟后留针（图 6–3–29）。

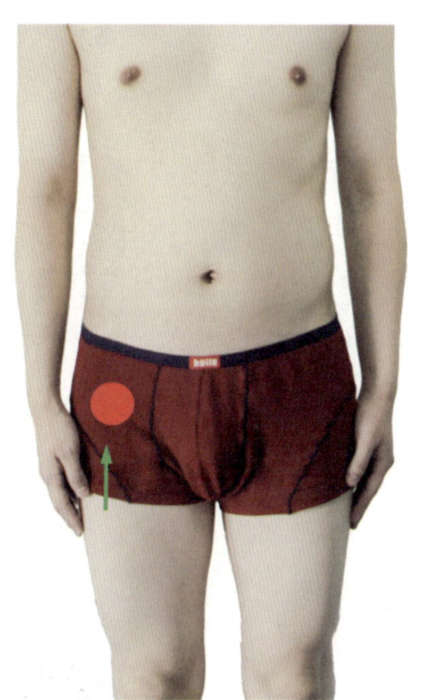

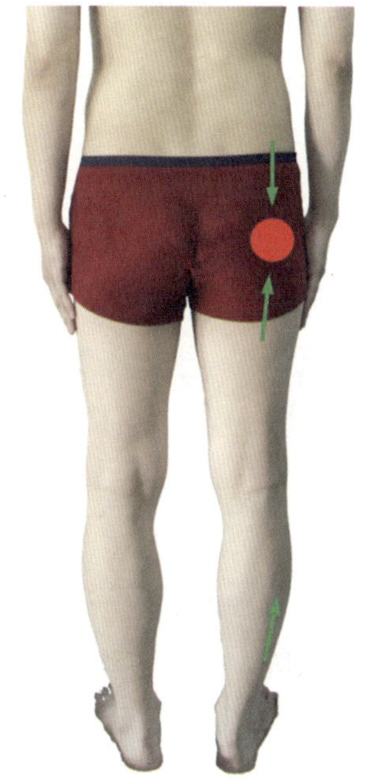

图 6–3–29　股骨头坏死套针治疗

辅助治疗：应用太极神针治疗，取下肢承山、足三里、委中、殷门、承扶、环跳、阿是等穴。

十五、强直性脊柱炎

【概述】

强直性脊柱炎是一种慢性炎性疾病，主要侵犯骶髂关节、脊柱骨突、脊柱旁软组织及外周关节，并可伴发关节外表现。临床主要表现为腰、背、颈、臀、髋部疼痛及关节肿痛，严重者可发生脊柱畸形和关节强直。

【病理病因】

强直性脊柱炎的病因未明。流行病学调查发现，基因和环境因素在本病的发病中有重要作用。

已证实强直性脊柱炎的发病和人白细胞抗原 HLA2B27 密切相关，并有明显的家族发病倾向。正常人群的 HLA2B27 阳性率因种族和地区不同，差别很大，如欧洲的白种人为 4% ～ 13%，我国为 2% ～ 7%，而强直性脊柱炎患者 HLA2B27 的阳性率在我国患者中可达 91%。

强直性脊柱炎的病理性标志和早期表现之一为骶髂关节炎。脊柱受累到晚期的典型表现为竹节状脊柱（图 6–3–30）。外周关节的滑膜炎在组织学上与类风湿关节炎难以区别。肌腱末端病变为本病的特征之一。因主动脉根部局灶性中层坏死可引起主动脉环状扩张，以及主动脉瓣膜尖缩短变厚，从而导致主动脉瓣关闭不全。

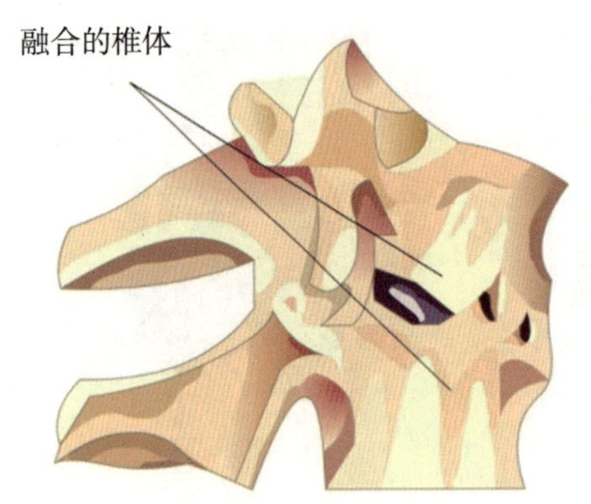

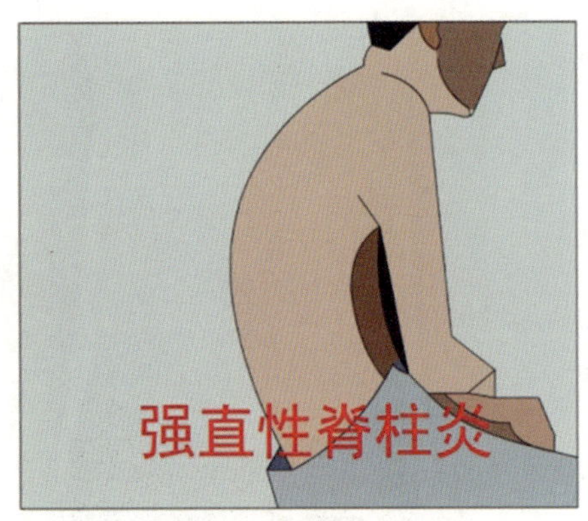

图 6–3–30　竹节状脊柱示意

【临床表现】

本病发病隐匿。患者逐渐出现腰背部或骶髂部疼痛或发僵，半夜痛醒，翻身困难，晨起或久坐后起立时腰部发僵明显，但活动后减轻。有的患者感臀部钝痛或骶髂部剧痛，偶尔向周边放射。咳嗽、打喷嚏、突然扭动腰部，疼痛可加重。

疾病早期，疼痛在一侧，呈间断性；数月后，疼痛多在双侧，呈持续性。随病情进展，由腰椎向胸颈部脊椎发展，则出现相应部位疼痛、活动受限或脊柱畸形。

据报道，我国患者中大约 45% 的患者是从外周关节炎开始发病。

【治疗方案】

套针治疗：用套针在对应脊柱疼痛明显点外 8cm 处对刺，弧形摇摆 20 秒，连接套针通治疗 3 分钟后留针，并结合腰骶植入蛋白线（图 6–3–31）。临床中常采用轮换治疗，如胸 7 疼痛消失，下一次治疗则换在其他椎体旁。

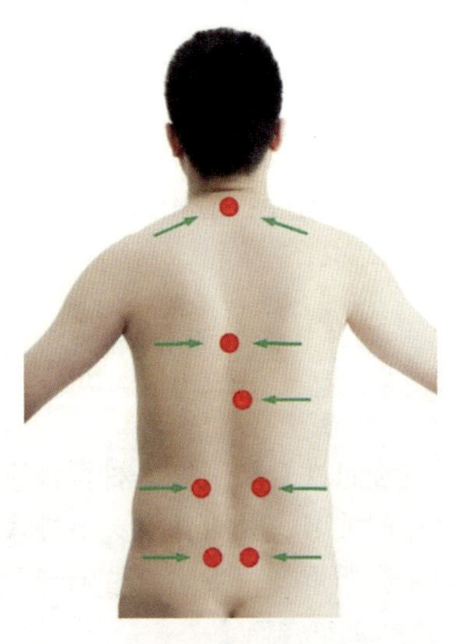

图 6–3–31　强直性脊柱炎套针治疗

辅助治疗：应用太极神针治疗，从腰骶部顺脊柱向上轮换治疗，取肾俞、脾俞、后溪、三阴交、足三里等穴。每日坚持1次，54日为1个疗程，休息7日再继续治疗。

【预防】

1. 保持良好的生活习惯，防止腰腿受凉，防止过度劳累。

2. 长期坐位工作要注意调整桌椅高度，尽量坐在靠背椅上，靠背椅在腰部应当有一个向前的平缓突出，或者在靠背椅的腰部放一个小垫枕，能够稍稍顶住腰部，使腰肌充分放松。

3. 久坐时应当经常变换坐姿，适当伸伸腰、捶捶腰背，起来在室内散散步。以长期工作后不至于导致腰背酸痛疲劳为度。

4. 提重物时不要弯腰，应该先蹲下拿到重物，然后慢慢起身，尽量做到不弯腰。

5. 要有正确的站姿或坐姿，站如松、坐如钟，胸部挺起、腰部平直。同一姿势不应保持太久，适当原地活动或做腰背部的运动，以解除腰背部疲劳。

6. 加强腰背肌的锻炼，如做拱桥式、飞燕式、俯卧桥式、五点支撑式。还可采用辅助治疗，如太极神针，以调节阴阳平衡、补元气、增强免疫功能、排除风寒湿，防止再损伤与复发。

7. 平时多吃含钙食物，如奶制品、鱼骨、虾皮、海带、芝麻酱、豆制品等。

十六、肋间神经痛

【概述】

肋间神经痛是指一个或几个肋间部位发生的经常性疼痛，并呈发作性加剧。

原发性肋间神经痛极少见，继发性者多与病毒感染、毒素刺激、机械损伤及异物压迫等有关。其疼痛性质多为刺痛或灼痛，并沿肋间神经分布（图 6–3–32）。

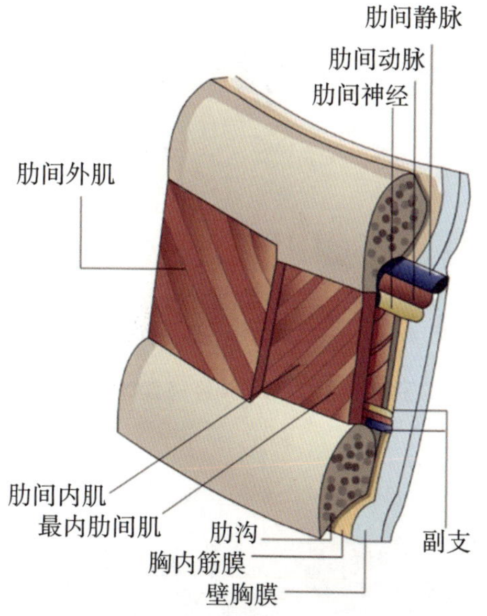

图 6–3–32 肋间神经位置示意

【病理病因】

肋间神经痛有原发性和继发性两种，临床上通常见到的是继发性肋间神经痛，而原发性肋间神经痛较少见。继发性肋间神经痛是由邻近器官和组织的病变引起，如胸腔器官的病变（胸膜炎、慢性肺部炎症、主动脉瘤等）、脊柱和肋骨的损伤、老年性脊椎骨性关节炎、胸椎段脊柱的畸形、胸椎段脊髓肿瘤特别是髓外瘤，常压迫神经根而致肋间神经痛的症状。还有一种带状疱疹病毒引起的肋间神经炎，也可出现肋间神经痛。

【临床表现】

咳嗽、喷嚏时疼痛加重。疼痛剧烈时可放射至同侧的肩部或背部，有时呈带状分布。检查时可发现相应皮肤区的感觉过敏和相应肋骨边缘压痛，于肋间神经穿出椎间孔后在背部、胸侧壁、前胸穿出处尤为显著。有些患者可出现各种原发病变的相应症状和体征。

另外，带状疱疹病毒性神经炎引起的肋间神经痛是指疱疹病毒侵犯皮肤及背根神经节，在其神经支配区的皮肤上产生成群的水疱和丘疹，而以水疱为多见，按肋间神经分布排列呈带状，同时伴有一个或几个邻近肋间神经分布区的神经痛。发病时有低热、疲倦、食欲不振等前驱症状，继而局部出现感觉过敏、烧灼感或程度不等的胸腹壁深部疼痛。

【治疗方案】

套针治疗见图 6-3-33。

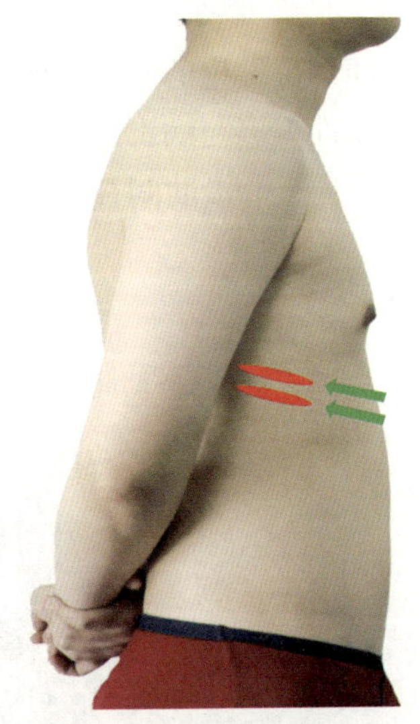

图 6-3-33　肋间神经痛套针治疗

第四节 下肢疾病

一、股四头肌损伤

【概述】

股四头肌位于大腿前面（图 6–4–1），占大腿浅表较大面积，是大腿的主要肌肉，完成伸膝运动的主要肌肉。由于它所处位置和功能关系，在日常生活、工作和运动中常易致伤。轻者为牵拉伤、扭挫伤，重者可致肌腱断裂。如处理不及时或有皮肤破损、局部感染，则日久而生成瘢痕组织。

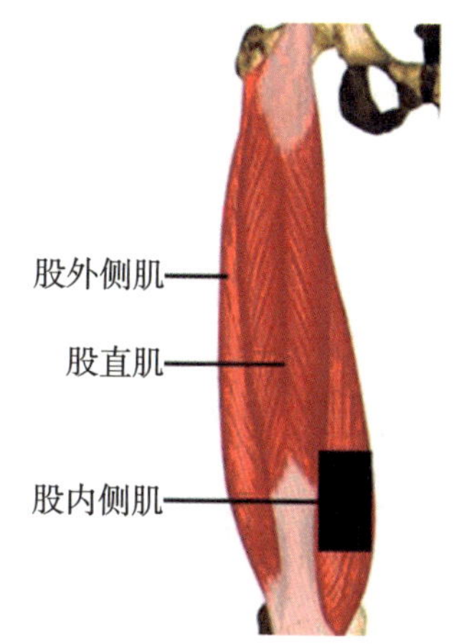

图 6–4–1 股四头肌示意

【病理病因】

进行跑步、跳跃、踢足球等运动时，髋膝关节由屈曲位突然伸直，使股四头肌强烈收缩或过度牵拉，可引起牵拉性损伤。如用力过猛，可使肌腱断裂，或止点撕裂，甚至骨折。直接暴力撞击，可造成股四头肌挫伤。

股四头肌位置表浅，烧伤、烫伤、化脓性感染等日久都可侵蚀股四头肌，使肌纤维变性。长期行走，如纺织女工、战士、登山运动员、重体力劳动者等，都容易出现股四头肌慢性劳损。

损伤轻者，可形成小的血肿或粘连。损伤重者，组织内广泛出血，形成大的血肿，日久血肿机化，瘢痕组织形成，断裂纤维修补、增生而使周围组织粘连。

慢性劳损，使肌腱于附着处少量撕裂，日久损伤组织机化粘连，形成瘢痕。如在髌骨上缘，瘢痕组织长期摩擦髌上滑膜囊，可出现滑膜炎，继发髌上滑囊炎。

【临床表现】

急性外伤后，伤处局部疼痛，髋膝关节屈伸受限，主动收缩股四头肌时疼痛加重。肌腱断裂者，患处疼痛剧烈，行走困难或跛行，局部肿胀或有皮下淤血。

慢性劳损或损伤后期患者，多自诉大腿前、内、外侧酸胀痛。不能骤然踢腿，后伸下肢会引起疼痛，行走时患肢不稳、乏力。下楼时疼痛明显，下蹲、站起困难，特别是由下蹲位站起至半蹲位时，多须拉物以协助。

【治疗方案】

套针治疗：用套针在对应股四头肌处刺入，弧形摇摆 20 秒，连接套针通治疗 3 分钟后留针（图 6–4–2）。

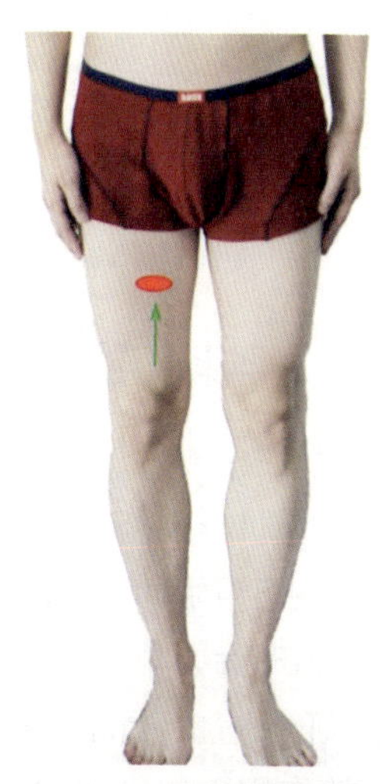

图 6–4–2 股四头肌损伤套针治疗

二、股内收肌群损伤

【概述】

股内收肌受到外来的暴力，或持久反复用力，导致损伤，称为股内收肌群损伤。多见于体操、瑜伽、田径及马术运动员，又称为骑士损伤。

【病理病因】

有明显的股内收肌群扭挫伤或劳损史，如在骑马、滑雪、骑车、劈腿等运动中，股内收肌反复牵拉或者过度拉扯，导致大腿内侧经筋受损，或直接外来暴力损伤经脉，久之筋病及骨。

【临床表现】

有明显的外伤史或者反复牵拉史。大腿内侧尤其是耻骨出现疼痛，脚尖着地可诱发疼痛，下肢呈屈曲状，行走困难，需要扶持才能行走。

【治疗方案】

套针治疗：在大腿内侧进针，针尖指向大腿内侧病变肌群，弧形摇摆 20 秒，连接套针通治疗 3 分钟后留针（图 6-4-3），疼痛可基本消失，活动范围加大，基本正常。后巩固治疗 3 次，每日 1 次，至症状完全消失，活动自如。

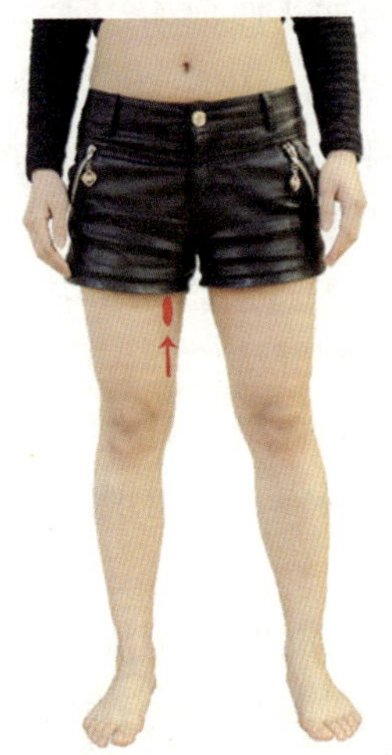

图 6-4-3　股内收肌群损伤套针治疗

三、腓肠肌群损伤

【概述】

腓肠肌群损伤是指腓肠肌和肌腱部分受到过分牵拉，甚至发生肌纤维撕裂的病症。本病多见于下肢负重或者活动过久的人群。

【病理病因】

人的站立、行走、跳跃等活动有赖于筋骨肌肉的协同作用，其中筋膜和肌腱发挥着重要的作用，如果用力不当或者长时间受累，则肌肉容易受到损伤。

【临床表现】

急性损伤有明显的外伤史，运动时感觉小腿后方有突然爆裂声，小腿后侧疼痛，通常位于肌腱和肌腹的结合处，局部肿胀，明显压痛，小腿不能屈伸，行走困难，尤其是踮脚活动受限。

慢性损伤，小腿后侧肿胀不明显，有压痛，主动或者被动运动时，小腿后侧肌肉呈牵拉痛。

【治疗方案】

套针治疗：在小腿后方腓肠肌下缘进针，针尖向上，弧形摇摆 20 秒，连接套针通治疗 3 分钟后留针（图 6–4–4）。

图 6–4–4 腓肠肌群损伤套针治疗

四、髌韧带损伤

【概述】

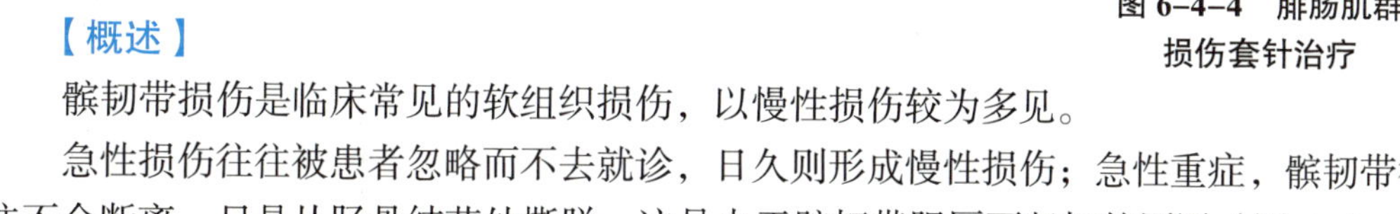

髌韧带损伤是临床常见的软组织损伤，以慢性损伤较为多见。

急性损伤往往被患者忽略而不去就诊，日久则形成慢性损伤；急性重症，髌韧带往往不会断离，只是从胫骨结节处撕脱，这是由于髌韧带肥厚而坚韧的原因（图 6–4–5）。本病采用常规治疗收效缓慢，极易复发。

【病理病因】

突然猛力伸腿、急剧收缩股四头肌时，多容易损伤髌韧带；或强制屈曲膝关节，也容易拉伤髌韧带。

急性损伤后在胫骨粗隆附着处有部分纤维撕脱或撕裂，致慢性少量出血，病程日久，机化形成瘢痕。

局部血液循环和代谢受阻，形成慢性无菌性炎症，引起顽固性慢性疼痛。

【临床表现】

髌韧带的附着点胫骨粗隆处疼痛，膝关节不易伸直，跛行，下台阶时疼痛加剧。

【治疗方案】

套针治疗：用套针在髌韧带下 15cm 处向上刺入，弧形摇摆 20 秒，连接套针通治疗 3 分钟后留针（图 6–4–5）。

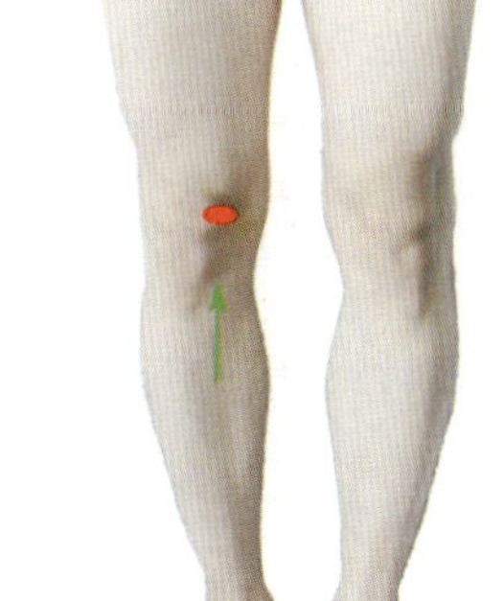

图 6–4–5 髌韧带损伤套针治疗

五、腘绳肌损伤

【概述】

腘绳肌猛烈收缩或受到过度牵拉，长期劳损，使腘绳肌起止点、肌腹部分撕裂。失治、误治，迁延日久，损伤部位形成瘢痕而粘连，大腿后部肌群僵硬，膝关节伸直受限。

【病理病因】

大腿后侧肌群外形细长，肌腱部分亦较长，因而收缩性与弹性较小，在未充分活动或过度被动牵拉的情况下极易拉伤肌纤维或肌腱。在进行跑步、跳跃、练体操、跳舞等运动时，如做压腿、踢腿等动作或突然踏空，腘绳肌猛烈收缩或过度牵拉，极易使腘绳肌上、下附着点处撕伤，甚至出现肌腹断裂等。

因下肢在不断地运动，修复过程与轻微拉伤伴行，易在伤处形成瘢痕，压迫周围神经、血管。

【临床表现】

急性损伤，大腿后侧、臀部及腘窝部疼痛、肿胀，局部有瘀斑，行走时疼痛加剧。有时可向前、向下放射。如有肌纤维断裂，疼痛剧烈，伤处可触及凹陷裂隙。

陈旧性损伤及慢性劳损患者，踢腿、抬腿时疼痛，由半蹲位站起时困难，上楼时患膝乏力，膝关节活动范围缩小。膝关节可屈曲呈一定角度而难以伸直或伸直时疼痛。不能久立、久行，天气变化时症状加重。患者大腿后侧有酸胀感、僵硬感。

【治疗方案】

套针治疗：用套针从腘窝下 8cm 处刺入，弧形摇摆 20 秒，连接套针通治疗 3 分钟后留针（图 6-4-6）。

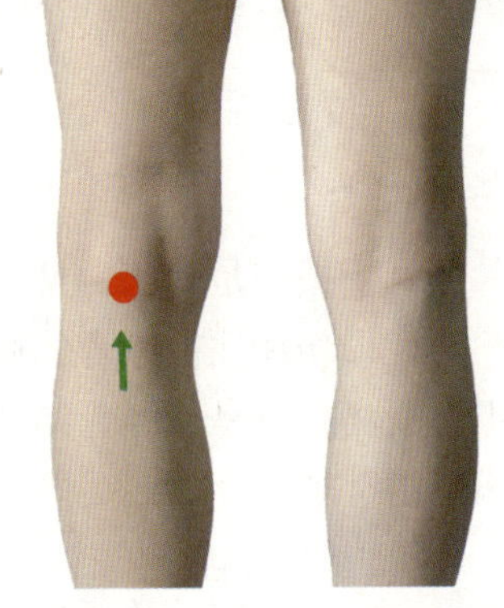

图 6-4-6 腘绳肌损伤套针治疗

六、髌骨软化症

【概述】

膝关节实际上由 3 个关节组成：①股骨外侧髁与胫骨外侧髁形成的股胫关节；②股骨内髁与胫骨内侧髁形成的内侧股胫关节；③髌骨与股骨形成的髌股关节（图 6-4-7）。

髌股关节病变，常是造成膝关节疼痛的原因。髌骨对关节的保护作用很重要，也是膝关节伸直装置不可缺少的组成部分。经临床观察和实践，髌骨切除后则失去了增加股四头肌杠杆的作用，膝关节伸直功能减弱。

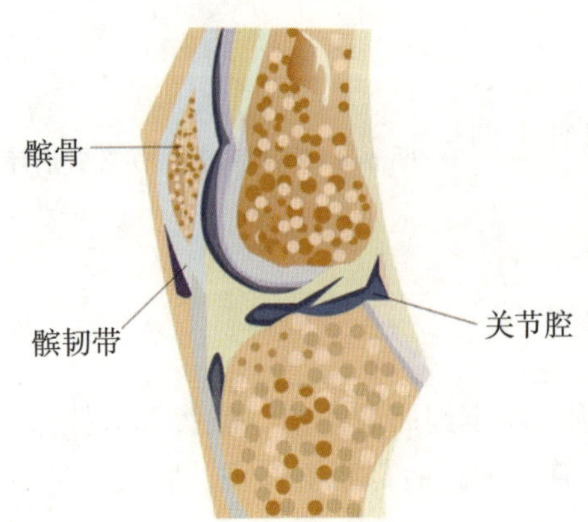

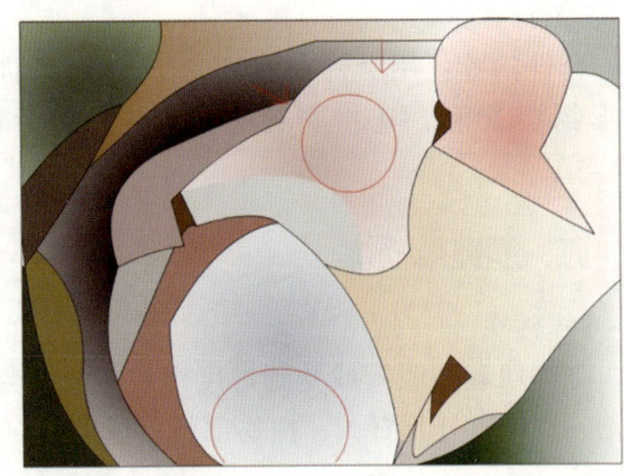

图 6-4-7 髌股关节示意

【病理病因】

正常软骨呈浅蓝色，具有光泽，无血管血液供养，髌软骨的弹性及软骨不断被挤压而产生唧筒作用，是保证软骨从滑液中获得营养的重要机制。软骨的弹性改变，或滑膜受到刺激后分泌滑液增多，其质量的改变，都会影响软骨的营养状况。

髌骨具有较厚的软骨关节面，其厚薄不均，凹凸不平，形成7个关节面而与股骨面相吻合。当髌骨周围的软组织因损伤、劳损而产生痉挛及挛缩时，可形成髌骨骨刺，与股面关节的活动不相协调。髌骨关节面如交合不严，偏离正常运行轨迹，则会损伤软骨面。

当膝成半蹲位，膝关节反复屈伸扭转，髌骨相应关节面“不合槽”，相互异常捻挫、撞击与摩擦，可使软骨面的某些部分发生剥离，多发生在中心区，随后朝内外侧扩展。

髌骨软骨病变可分4个阶段：①早期软骨失去光泽，呈黄白色或灰白色，表面有结节或条索状隆起，或游离的薄膜，局部软化引起裂纹或龟裂；②稍后逐渐加重而解体；③再后引起全部髌骨软化，小块软骨分离，关节腔内游离体出现；④最后，关节软骨面大部分消失，髌骨变硬、变厚，并呈不规则状，发生晚期增生性改变。

此外，由于髌骨周围的韧带、纤维牵扯拽拉常会累及脂肪垫、滑膜囊，导致这些组织出现挤压、充血、闭锁，日久导致无菌性炎症，使滑液分泌增多或减少或疏阻，又是一个继发性损伤的恶性循环过程。

【临床表现】

1. 膝关节疼痛，上、下楼或半蹲位时疼痛加重。

2. 有时出现“假交锁”，轻微活动即可“解锁”，此时往往可听到清脆的响声。

3. 严重时常有“腿打软”症状。

【治疗方案】

套针治疗：以套针对膝关节内外膝眼下15cm处刺入，弧形摇摆20秒，连接套针通治疗3分钟后留针（图6-4-8）。

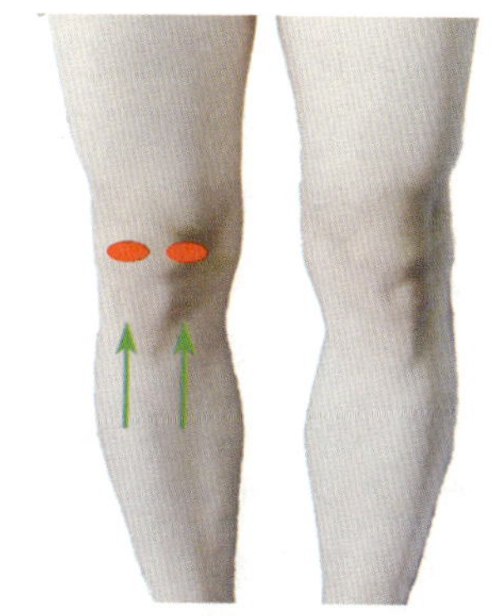

图6-4-8 髌骨软化症套针治疗

七、膝关节骨性关节炎

【概述】

膝关节骨性关节炎是一种慢性关节疾病，它的主要改变是关节软骨面的退行性变和继发性的骨质增生，主要表现是关节疼痛和活动不灵活，X线表现关节间隙变窄，软骨下骨质致密，骨小梁断裂，有硬化和囊性变（图6-4-9），关节边缘有唇样增生。后期骨端变形，关节面凹凸不平。关节内软骨剥落，骨质碎裂，进入关节，形成关节内游离体。骨性关节炎又叫退行性关节炎。

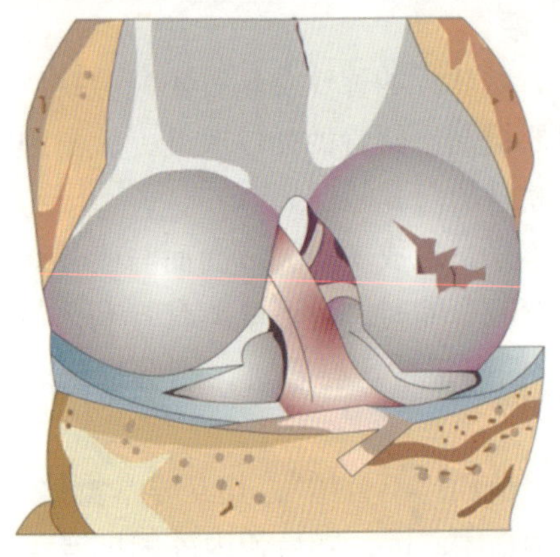
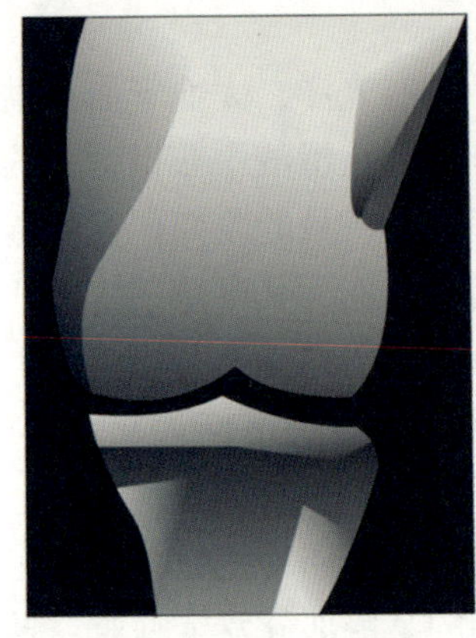
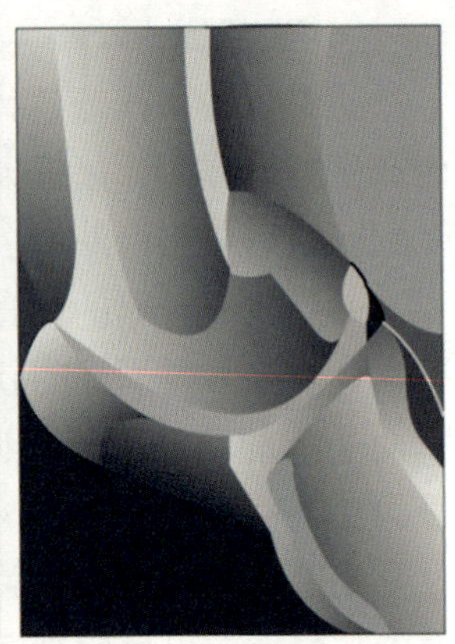

图 6-4-9　膝关节骨性关节炎示意

【病理病因】

1. 慢性劳损

长期姿势不良，负重用力，体重过重，导致膝关节软组织损伤。

2. 肥胖

体重的增加和膝关节骨性关节炎的发病有密切关系。肥胖是使病情加重的因素。肥胖者的体重下降，则可以减少膝关节骨性关节炎的发病。

3. 骨质疏松

当软骨下骨小梁变薄、变僵硬时，其承受压力的耐受性就减少，因此，骨质疏松者出现骨性关节炎的概率增高。

4. 外伤和力的承受异常

经常的膝关节损伤，如骨折、软骨、韧带的损伤。

5. 遗传因素

不同种族人群的关节受累情况是各不相同的，如髋关节、腕掌关节的骨性关节炎在白种人多见，但有色人种中少见。

6. 性别因素

性别亦有影响，本病在女性较多见。

【临床表现】

发病缓慢，多见于中老年肥胖女性，往往有劳累史。膝关节活动时疼痛加重，其特点是初起疼痛为阵发性，后为持续性，劳累及夜间更甚，上下楼梯疼痛明显。膝关节活动受限，甚则跛行。极少数患者可出现交锁现象或膝关节积液。关节活动时可有弹响、摩擦音，部分患者关节肿胀，日久可见关节畸形。膝关节痛是本病患者就医时常见的主诉。

【治疗方案】

套针治疗：用套针对膝关节内外膝眼下 15cm 处向上刺入，弧形摇摆 20 秒，连接套针通治疗 3 分钟后留针（图 6-4-10）。内膝眼下肌肉少，应把皮肤捏起，平刺进针。

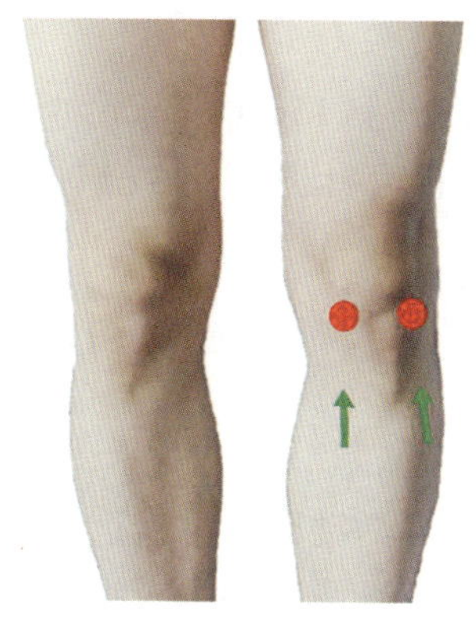

图 6-4-10　膝关节骨性关节炎套针治疗

八、跟痛症

【概述】

跟痛症是以足跟部疼痛而命名的疾病，是指跟骨结节周围由慢性劳损所引起的以疼痛及行走困难为主的病症，常伴有跟骨结节部骨刺形成（图 6-4-11）。本病多见于 40 ～ 60 岁的中老年及肥胖之人。

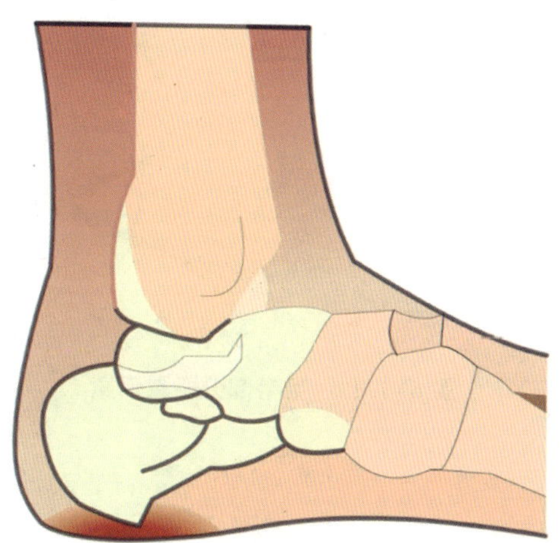

图 6-4-11　跟骨结节部骨刺形成示意

【病理病因】

临床跟痛症常伴有骨刺形成，但足跟痛的程度与骨刺的大小不成正比，而与骨刺的方向有关。如骨刺斜向下方则常有疼痛，若骨刺与跟骨平行，可没有症状。引起跟痛症的原因虽有多种，但主要的病因是跖腱膜或跟腱附着处的慢性炎症。

【临床表现】

足跟部疼痛，走路可现跛行，运动后疼痛加剧，跟骨结节后下部疼痛，有轻微肿胀。局部按压痛明显。

【治疗方案】

套针治疗：用套针顺跟腱内外侧 15cm 处向下对应跟骨刺入，弧形摇摆 20 秒，连接套针通治疗 3 分钟后留针（图 6–4–12）。

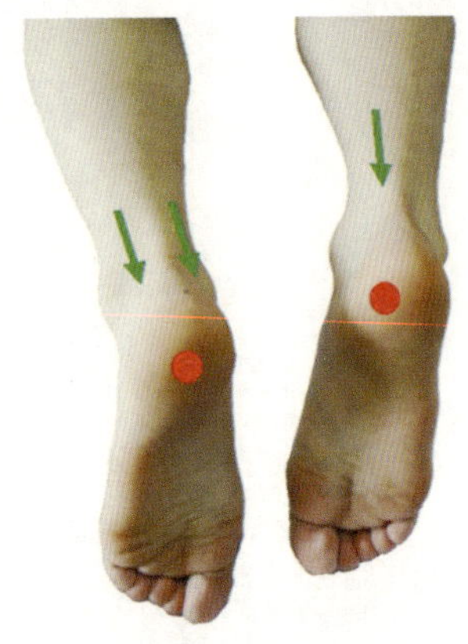

图 6–4–12 跟痛症套针治疗

九、内外踝损伤

【概述】

外力作用下，关节骤然向一侧活动而超过其正常活动度时，引起关节周围软组织如关节囊、韧带、肌腱等发生撕裂伤，称为关节扭伤。轻者仅有部分韧带纤维撕裂，重者可使韧带完全断裂或韧带及关节囊附着处的骨质撕脱，甚至发生关节脱位（图 6–4–13）。

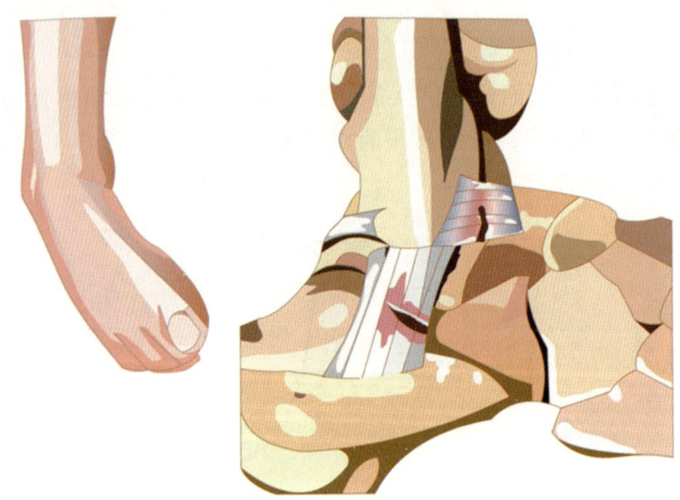

图 6–4–13 韧带部分撕裂示意

【病理病因】

多有外伤史。

【临床表现】

1. 外侧韧带损伤

由足部强力内翻引起。因外踝较内踝长，外侧韧带薄弱，使足内翻活动度较大，临床上外侧韧带损伤较为常见。外侧韧带部分撕裂，较多见，其临床表现是踝外侧疼痛、肿胀、走路跛行；有时可见皮下淤血；外侧韧带部位有压痛；足内翻时，引起外侧韧带部位疼痛加剧。外侧韧带完全断裂较少见，局部症状更明显。由于失去外侧韧带的控制，可出现异常内翻活动度。有时外踝有小片骨质连同韧带撕脱，为撕脱骨折。内翻位摄片时，胫距关节面的倾斜度远远超过 5°～ 10°的正常范围，伤侧关节间隙增宽。X 线检查可见撕脱骨片。

2. 内侧韧带损伤

由足部强力外翻引起，发生较少。其临床表现与外侧韧带损伤相似，但位置和方向相反。表现为内侧韧带部位疼痛、肿胀、压痛，足外翻时引起内侧韧带部位疼痛，也可有撕脱骨折。

【治疗方案】

套针治疗：用套针对疼痛点上下 10cm 处刺入，弧形摇摆 20 秒，连接套针通治疗 3 分钟后留针（图 6-4-14）。如果急性期患者踝关节扭伤，踝关节肿胀明显，在 24 小时内应该浸冷水冷敷，利于消肿，消肿后再用套针治疗效果佳。

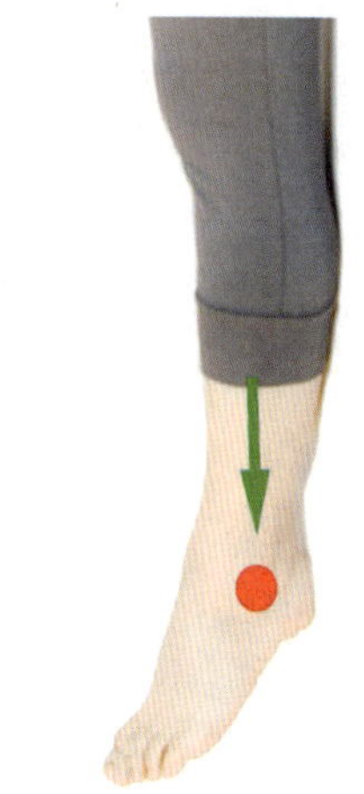

图 6-4-14　内外踝损伤套针治疗

十、痛风

【概述】

痛风又称“高尿酸血症”，嘌呤代谢障碍，属于关节炎的一种。痛风是人体内嘌呤的新陈代谢发生紊乱，尿酸的合成增加或排出减少，造成高尿酸血症。血尿酸浓度过高时，尿酸以钠盐的形式沉积在关节、软骨和肾中，引起组织异物炎性反应（图 6-4-15）。

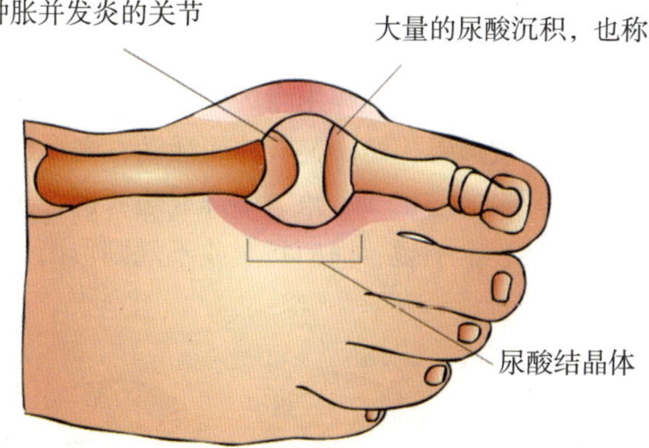

图 6-4-15　痛风足病变示意

【病理病因】

痛风是长期嘌呤代谢障碍、血尿酸增高引致组织损伤的一组疾病。临床特点是高尿酸血症、急性关节炎反复发作、痛风石形成、慢性关节炎和关节畸形，以及在病程后期出现肾尿酸结石和痛风性肾实质病变。

【临床表现】

急性痛风发作部位出现红、肿、热、剧烈疼痛，一般多在子夜发作，可使人从睡眠中惊醒。痛风初期，发作多见于下肢。

【治疗方案】

套针治疗：用套针对踇指痛点外8cm处向下刺入，弧形摇摆20秒，连接套针通治疗3分钟后留针（图6-4-16）。

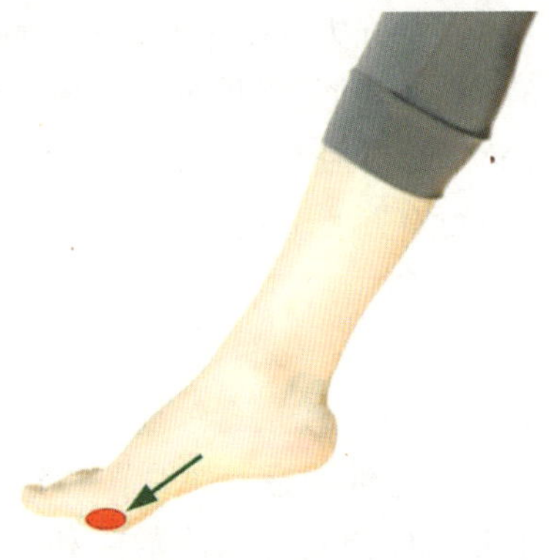

图 6-4-16 痛风套针治疗

尿酸高的饮食宜忌：禁食动物内脏、鱼子、骨髓、沙丁鱼、牡蛎、小虾皮、鲭鱼、淡菜、蛤蜊、蟹、鱼汤、鸡汤、豌豆、扁豆、蘑菇等。烹调方法多用烩、煮、熬等，少用煎、炸方法。食物尽量易消化；少盐，每日应限制在2～5g。少吃肉，但不能不吃，因为动物脂肪和动物蛋白中含有蛋白质，是其他食物不可代替的，也是人体所必需的，但一定要控制好量。

只要做到合理搭配饮食，一般尿酸高病就能得到很好的预防和控制。

每日晚上吃50～80粒枸杞有助于减少复发。

十一、膝关节半月板损伤

【概述】

膝关节半月板损伤多由扭转外力引起，当一腿承重，小腿固定在半屈曲、外展位时，身体及股骨强烈内旋，内侧半月板在股骨髁与胫骨之间，受到旋转压力，可致半月板撕裂。外侧半月板损伤的机制同上，但作用力的方向相反，破裂的半月板如部分滑入关节之间，使关节活动发生机械障碍，妨碍关节伸屈活动，则形成“交锁”。

半月板损伤可发生在半月板的前角、后角、中部或边缘部，按撕裂的形态可分为垂直纵行裂、斜行裂、放射状裂、水平裂、桶柄状裂或不规则形撕裂等，甚至破碎成关节内游离体（图6-4-17）。

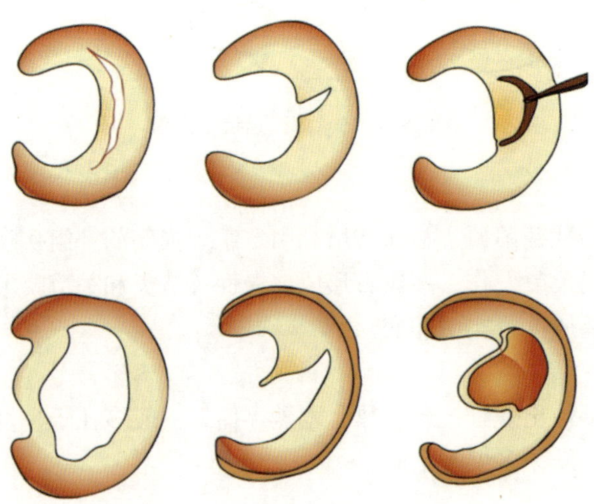

图 6-4-17 半月板撕裂形态示意

【病理病因】

半月板损伤是很常见的运动伤。患者多有膝关节突然旋转、跳起落地时扭伤史，或有多次膝关节扭伤、肿痛史。

【临床表现】

损伤时患膝内有撕裂感。随即关节疼痛、肿胀，关节内积血。一般关节一侧或后方痛，位置较固定。关节间隙压痛，有时伴有响声。部分患者会发生关节交锁（伸屈障碍）、不稳或滑落感（俗称打软腿），在上、下楼梯时明显。损伤后期，股四头肌萎缩，肌力减弱，腿变细。半月板损伤有时会合并膝关节交叉韧带、侧副韧带损伤，当合并韧带伤时，可能会有关节不稳的表现。膝关节过伸、过屈试验可引起疼痛，回旋挤压试验阳性。损伤后，膝关节剧痛，不能自动伸直，关节肿胀。

膝关节间隙处出现压痛是判断半月板损伤的重要依据。

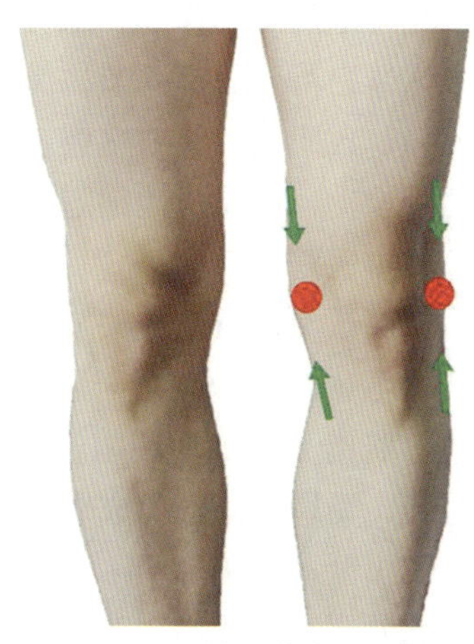

图 6-4-18　膝关节半月板损伤套针治疗

【治疗方案】

套针治疗：用套针对两侧痛点下 8cm 处向上刺入，弧形摇摆 20 秒，连接套针通治疗 3 分钟后留针（图 6-4-18）。

十二、膝关节侧副韧带损伤

【概述】

膝关节侧副韧带损伤，多由直接撞击伤或在屈膝旋转位突然跌倒引起。轻者侧副韧带部分损伤，重者可致侧副韧带完全断裂，或伴有半月板、十字韧带损伤。若不及时诊治，会严重影响关节功能。

【临床表现】

外伤后关节疼痛，活动受限。患侧副韧带压痛，侧方挤压试验阳性。

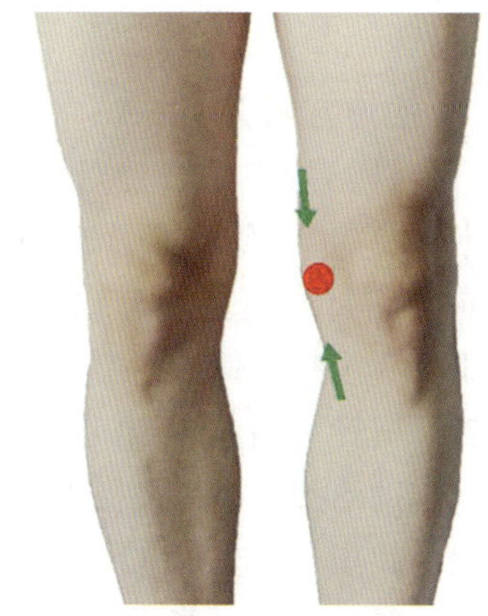

图 6-4-19　膝关节侧副韧带损伤套针治疗

【治疗方案】

套针治疗：用套针对痛点下 8cm 处向上刺入，弧形摇摆 20 秒，连接套针通治疗 3 分钟后留针（图 6-4-19）。

十三、风寒湿性关节痛

【概述】

风湿寒性关节痛是指人体感受风寒湿邪后所引起的以肌肉、关节疼痛为主要表现的疾病。其临床特点是遇寒冷或天气变化则病情加重。

【病理病因】

1. 西医观点

西医认为风湿寒性关节痛的病因尚未清楚。从客观看，风湿寒邪是本病发生的重要外在因素，通过病史调查发现，本病患者都有被风湿寒邪侵袭的历史，其常见的病因有久居潮湿、寒冷处所；汗后淋雨、游泳和长期水中作业；汗后感受风寒；妇女产后受风寒；高寒地区野外作业；感冒后未彻底治愈等。在人体抗病能力低的情况下，风湿寒邪侵入人体，留于肌肉关节，像异物一样刺激周围神经、血管、肌肉等组织，引起气血运行不畅，致肌肉、关节疼痛、酸麻、沉重等一系列风湿寒性关节痛的临床表现。通过病理切片检查，可见炎性细胞或小血管管壁增厚和血管内皮细胞增生。

2. 中医观点

中医认为风湿寒性关节痛的病因病理可分两方面。

（1）体弱邪侵：由于素体虚弱，腠理疏松，营卫不固，外邪乘虚而入，留于经络、关节、肌肉，致气血闭阻，流通不畅而发本病。如《济生方·痹》曰："皆因体虚，腠理空疏，受风寒湿气而成痹也。"说明痹证是由体虚而感受外邪所致。

（2）外感风寒湿邪：凡气候变化无常，冷热交错，或居处潮湿，涉水冒雨而患病者，此外邪直入肌肉关节筋脉而为痹证。《素问·痹论》曰："风寒湿三气杂至，合而为痹也。"《儒门事亲·痹论》云："此疾之作，多在四时阴雨之时，及三月九月，太阴寒水用事之月……或濒水之地，劳力之人辛苦过度，触冒风雨，寝处浸湿，痹从外入。"

【临床表现】

临床表现多以疼痛为主，受累关节局部无红肿热的炎症表现，实验室检查血沉大多数正常，抗链"O"及类风湿因子均为阴性，故本病有别于风湿性关节炎及类风湿关节炎。

【治疗方案】

套针治疗：用套针对痛点外 8cm 处，从下向上刺入 2 针，弧形摇摆 20 秒，连接套针通治疗 3 分钟后留针。再使用套针对痛点外 8cm 处，从上向下刺入 1 针，弧形摇摆 20 秒，连接套针通治疗 3 分钟后留针（图 6–4–20）。

辅助治疗：应用太极神针治疗，取里膝眼、外膝眼、鹤顶、阿是等穴配曲池、足三里、血海、肝俞。行痹加风池，着痹加阴陵泉，热痹加大椎。每日 1 次，54 日为 1 个疗程。

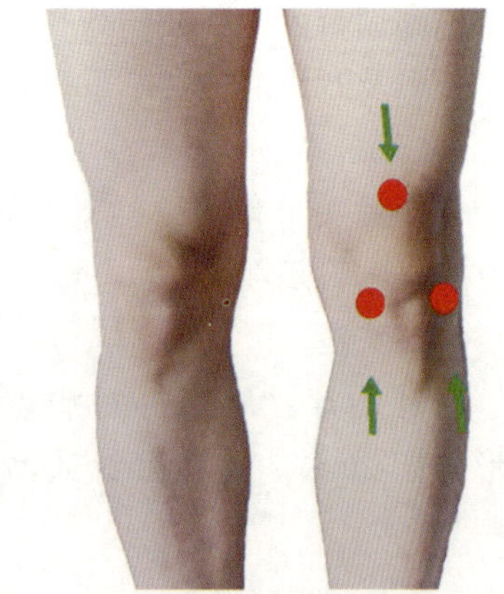

图 6–4–20　风湿寒性关节痛套针治疗

十四、类风湿关节炎

【概述】

类风湿关节炎患病率为 0.4% ～ 1.0%，可发生在任何年龄，发病率一般随年龄增长而增加。男女发病之比为 1 ∶ 2.5。其基本病变是滑膜炎症，所以主要累及有滑膜覆盖的外周关节，而中轴关节除颈椎寰枢关节外，基本无滑膜，故很少受累。病变常呈对称性，受累的关节分布以腕、手、膝、足最为常见，其中以掌指关节和近节指间关节受累多见（图 6–4–21），而末节之间关节很少发病，其次为踝、肘、肩关节，颈椎的寰枢关节、下颌关节亦可受累，而脊柱和骶髂关节少见。

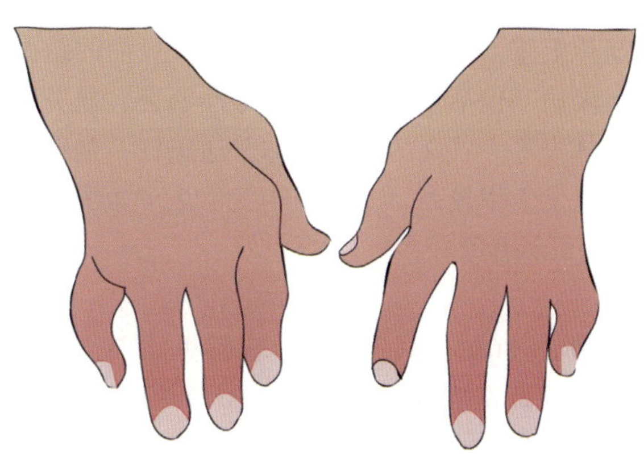

图 6–4–21　类风湿关节炎手部改变示意

【病理病因】

类风湿关节炎系长期慢性消耗性疾病，多有蛋白质和维生素不足，以及疾病后期的全身性骨质疏松等，均要求适当补充营养，增加优质蛋白质和高维生素食物，并补充维生素 D 和钙剂。

类风湿关节炎的发病常伴有疲劳、乏力、食欲不振、体重下降、全身酸痛和僵硬、贫血等全身症状，常与疾病的发展程度有关，病变活动时加重，部分患者可伴低热。

关节受累，早期患者常主诉关节疼痛、肿胀、僵硬、晨僵、活动受限，临床检查常见红、肿、热、痛、功能障碍等炎症体征，晚期则表现为各种特异性畸形。

【临床表现】

受累关节晨僵、疼痛、压痛、肿胀及活动受限，初呈游走性，以后固定。由单个至多个关节受累，且呈对称性。手足小关节先受累，近端指间关节、掌指关节及腕关节受累多见。

最多见的畸形有近端指间关节梭形肿大、爪形手、手指“天鹅颈”畸形、尺侧偏斜、掌指关节半脱位及腕关节固定等；关节周围可发生腱鞘炎、滑囊炎、肌萎缩等；皮下结节，多见于关节突起部及经常受压处，质韧如橡皮，无明显压痛，存在时间较长；风湿性心包炎。其他如肌炎、周围神经炎、巩膜炎等。

【治疗方案】

套针治疗见图 6–4–22。

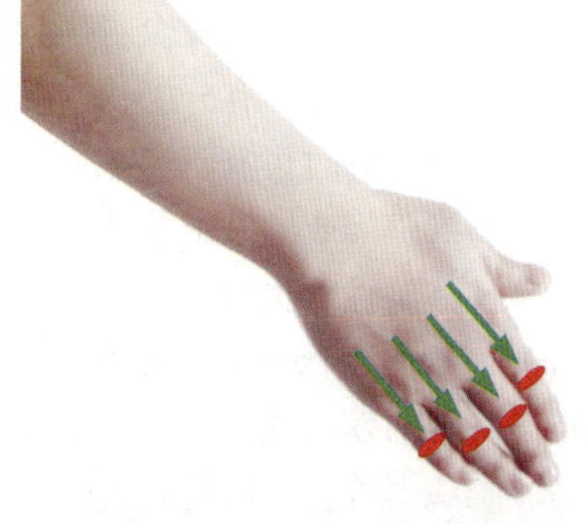

图 6–4–22　类风湿关节炎套针治疗

第五节　其他各科疾病

一、感冒

【概述】

上呼吸道感染，简称上感，是鼻腔、咽或喉部急性炎症的总称。广义的上感不是一个疾病诊断，而是一组疾病，包括普通感冒、病毒性咽炎、喉炎、疱疹性咽峡炎、咽结膜热、细菌性咽－扁桃体炎等。狭义的上感又称普通感冒，是最常见的急性呼吸道感染性疾病，多呈自限性，但发生率较高。成人每年发生 2 ～ 4 次，儿童发生率更高，每年 6 ～ 8 次。全年皆可发病，冬春季较多。

【病理病因】

上呼吸道感染有 70% ～ 80% 由病毒引起，包括鼻病毒、冠状病毒、腺病毒、呼吸道合胞病毒、埃可病毒、柯萨奇病毒等。另有 20% ～ 30% 的上感由细菌引起。细菌感染可直接感染或继发于病毒感染之后，以溶血性链球菌最常见，其次为流感嗜血杆菌、肺炎球菌、葡萄球菌等，偶或为革兰阴性细菌。

各种导致全身或呼吸道局部防御功能降低的原因如受凉、淋雨、气候突变、过度疲劳等，可使原已存在于上呼吸道或从外界侵入的病毒或细菌迅速繁殖，从而诱发本病。

老幼体弱、免疫功能低下或患有慢性呼吸道疾病者易感。

【临床表现】

根据病因和病变范围的不同，临床表现可有不同的类型。

1. 普通感冒

俗称“伤风”，又称急性鼻炎或上呼吸道卡他症，多由鼻病毒引起，其次可由冠状病毒、呼吸道合胞病毒、埃可病毒、柯萨奇病毒等引起。

起病较急，潜伏期 1 ～ 3 日，随病毒而异，肠病毒潜伏期较短，腺病毒、呼吸道合胞病毒等潜伏期较长。主要表现为鼻部症状，如喷嚏、鼻塞、流清水样鼻涕，也可表现为咳嗽、咽干、咽痒或灼热感，甚至鼻后滴漏感。发病同时或数小时后可有喷嚏、鼻塞、流清水样鼻涕等症状。2 ～ 3 日，鼻涕变稠，常伴咽痛、流泪、味觉减退、呼吸不畅、声嘶等。一般无发热及全身症状，或仅有低热、不适、轻度畏寒、头痛。体检可见鼻腔黏膜充血、水肿、有分泌物，咽部轻度充血。

并发咽鼓管炎时可有听力减退等症状。脓性痰或严重的下呼吸道症状提示合并鼻病毒以外的病毒感染或继发细菌性感染。如无并发症，5 ～ 7 日可痊愈。

2. 急性病毒性咽炎或喉炎

（1）*急性病毒性咽炎*：多由鼻病毒、腺病毒及肠道病毒、呼吸道合胞病毒等引起。临床特征为咽部发痒或灼热感，咳嗽少见，咽痛不明显。当吞咽疼痛时，常提示有链球菌感染。腺病毒等感染时可有发热和乏力。腺病毒咽炎可伴有眼结合膜炎。体检见咽部明显充血水肿，颌下淋巴结肿大且触痛。

（2）急性病毒性喉炎：多由鼻病毒及腺病毒等引起。临床特征为声嘶、讲话困难、咳嗽时疼痛，常有发热、咽痛或咳嗽。体检可见喉部水肿、充血，局部淋巴结轻度肿大和触痛，可闻及喉部的喘鸣音。

3. 急性疱疹性咽峡炎

常由柯萨奇病毒 A 引起，表现为明显咽痛、发热，病程约 1 周，多于夏季发作，儿童多见，偶见于成人。体检可见咽充血，软腭、悬雍垂、咽及扁桃体表面有灰白色疱疹及浅表溃疡，周围有红晕，以后形成疱疹。

4. 咽结膜热

主要由腺病毒、柯萨奇病毒等引起。临床表现有发热、咽痛、畏光、流泪，体检可见咽及结合膜明显充血。病程 4 ～ 6 日，常发生于夏季，儿童多见，游泳者易于传播。

5. 细菌性咽 – 扁桃体炎

多由溶血性链球菌引起，其次为流感嗜血杆菌、肺炎球菌、葡萄球菌等引起。起病急，明显咽痛，畏寒、发热（体温可达 39℃以上）。体检可见咽部明显充血，扁桃体肿大、充血，表面有黄色脓性分泌物，颌下淋巴结肿大、压痛，肺部无异常体征。

【治疗方案】

套针治疗：双上 1、2、3。分别在双侧选取手少阴心经（上 1）、手厥阴心包经（上 2）、手太阴肺经（上 3）从手腕部进针，针尖向上，做弧形摇摆 20 秒，连接套针通治疗 3 分钟留针，症状可明显减轻。

嘱患者多喝开水。每日 1 次，一般 1 ～ 3 次，直至症状完全消失。

【按语】

套针治疗本病疗效较明显。若出现高热持续不退、咳嗽加剧、咳痰吐血等症状时，宜尽快采取综合治疗措施。保持勤通风，多喝开水，避免交叉感染。配合灸法效果更佳，例如太极神针灸。

二、咳嗽

【概述】

咳嗽是呼吸道疾病中最常见症状之一。这是人体的一种保护性措施，借以排除自外界侵入呼吸道的异物及呼吸道中的分泌物，消除呼吸道刺激因子，在防御呼吸道感染方面具有重要意义。另外，咳嗽也是有害的。它可使呼吸道内的感染扩散，使胸内压增高，加重心脏负担，对心力衰竭患者不利。剧烈的咳嗽可能使已受损的呼吸道出血，也可使胸膜下气肿泡破裂，形成自发性气胸。长期咳嗽是促进肺气肿形成的一个因素；频繁的咳嗽也可引起呕吐，影响睡眠，消耗体力。

从流行病学看，咳嗽可使含有致病原的分泌物播散，引起疾病传播。

【病理病因】

1. 感染因素

（1）上呼吸道：感冒、腺病毒感染，鼻炎、鼻窦炎或扁桃体炎，急慢性咽炎或喉炎、急性会厌炎、喉结核等。

（2）气管、支气管疾患：急性及慢性气管支气管炎、细支气管炎、支气管内膜结核、支气管扩张等。

（3）肺、胸膜疾患：病毒性或细菌性肺炎，支原体、立克次体或衣原体肺炎，肺真菌病、肺脓肿、肺结核、肺肿瘤、胸膜炎等。

（4）传染病、寄生虫病：麻疹、百日咳、白喉、流感、钩端螺旋体病、流行性出血热、肺吸虫病、肺包虫病、肺阿米巴病、急性血吸虫病、蛔虫病、钩虫病、卡氏肺孢子虫病等。

2. 理化因素

任何可阻塞、压迫或牵引呼吸道，使管壁受刺激或管腔被扭曲变窄的病变，都可引起咳嗽。

（1）呼吸道阻塞：呼吸道分泌物、血液、呕吐物或其他异物吸入呼吸道、支气管腺瘤或癌、支气管狭窄（如结核）、肺不张、肺水肿、肺气肿、肺出血、肺泡微结石症、特发性肺含铁血黄素沉着症、肺泡蛋白沉着症、黏液黏稠病等。

（2）呼吸道受压迫：纵隔肿瘤或淋巴结肿大、胸骨后甲状腺、食管囊肿、憩室或癌、肺门或支气管淋巴结结核、肺囊肿、肺充血或淤血、尘肺、弥漫性肺间质纤维化、结节病、韦格纳肉芽肿病、放射性肺炎、肺肿瘤、心脏增大、心包积液、胸腔积液、气胸、胸膜肿瘤等。

（3）气雾刺激吸入：高温气体或寒冷空气、吸烟，吸入刺激性工业气体如氯、氨、光气、臭氧、二氧化硫、氮氧化物，或硫酸、硝酸、甲醛等散发出的雾气。

3. 过敏因素

变应性鼻炎、支气管哮喘、外源性变应性肺泡炎、单纯性肺嗜酸细胞浸润症、热带嗜酸粒细胞增多症、风湿性肺炎、血管神经性水肿等。

4. 其他

膈疝、膈下脓肿、肝脓肿（可形成支气管胸膜瘘）、白血病、霍奇金病、系统性红斑狼疮、类风湿关节炎、硬皮病、结节性多动脉炎、皮肌炎、干燥综合征、尿毒症等。

【临床表现】

1. 咳嗽性质

干咳或刺激性咳嗽见于慢性喉炎、喉癌、气管炎、气管受压、支气管异物、支气管肿瘤及外耳道刺激；湿性或多痰的咳嗽见于支气管炎、支气管扩张、肺脓肿、肺寄生虫病、肺结核有空洞者。

2. 咳嗽节律

单声微咳多见于喉炎、气管炎、吸烟者及早期肺结核患者。习惯性咳嗽也属此型。阵发（痉挛）性咳嗽多见于异物吸入、百日咳、支气管哮喘、支气管内膜结核及支气管肿瘤。连续性咳嗽多见于一般支气管肺脏炎症。

3. 咳嗽时间

晨间咳嗽多见于上呼吸道慢性炎症、慢性支气管炎及支气管扩张患者，睡眠时分泌物流入或潴留于支气管内，晨起后即有阵阵剧咳以排出分泌物。夜间咳嗽则多见于肺结核与心力衰竭者。

4. 咳嗽音色

短促的轻咳、咳而不爽多见于干性胸膜炎、大叶性肺炎、胸腹部创伤或手术后，患者在咳嗽时常用手按住患处以减轻疼痛。犬吠样咳嗽多见于喉头疾患、声带肿胀、气管异物或支气管受压。嘶哑性咳嗽见于声带炎症或纵隔肿块压迫喉返神经所致声带麻痹。

5. 阵发特征

百日咳患者的咳嗽为阵发（痉挛）性的连续剧咳，在 10 ～ 20 次咳嗽后深吸气时，气流经过狭窄的喉头可产生高音调吼鸣。支气管哮喘患者在发作将停时出现阵发性咳嗽伴呼气性哮鸣。

6. 体姿改变

严重支气管扩张患者因支气管内壁破坏，咳嗽反射减弱。虽有大量痰液潴留，但咳嗽少而无力；一旦改变体位时，分泌物流动，刺激支气管黏膜而发生咳嗽，咳出大量积痰后咳嗽才缓解。脓胸有支气管胸膜瘘时，在一定位置下脓液进入瘘管引发咳嗽，咳出大量脓液。纵隔肿瘤、大量胸腔积液患者改变体位时也会引起咳嗽。

【治疗方案】

套针治疗：双上 1、2、3。分别在双侧选取手少阴心经（上 1）、手厥阴心包经（上 2）、手太阴肺经（上 3），从手腕部进针，针尖向上，做弧形摇摆 20 秒，连接套针通治疗 3 分钟留针。1 次治疗，患者的咳、嗓子干痒的症状可明显减轻。嘱患者多喝开水。每日 1 次，一般 1 ～ 3 次治疗，直至症状完全消失。

【按语】

对于这类疾病，用套针疗法控制症状见效较快。在急性发作期以控制症状为主，在缓解期以扶助正气、提高免疫力、控制急性发作为主。应采用中西医结合综合治疗。有感冒症状的，及时治疗感冒，患者注意多喝开水，应积极锻炼身体，增强体质，提高免疫力。

三、哮喘

【概述】

哮喘又名支气管哮喘。支气管哮喘是由多种细胞及细胞组分参与的慢性气道炎症，此种炎症常伴随引起气道反应性增高，导致反复发作的喘息、气促、胸闷和（或）咳嗽等症状，多在夜间和（或）凌晨发生，此类症状常伴有广泛而多变的气流阻塞，可以自行逆转或通过治疗而逆转。

【病理病因】

1. 遗传因素

哮喘是一种具有复杂性状的、具多基因遗传倾向的疾病。其特征为：①外显不全；②遗传异质化；③多基因遗传；④协同作用。

2. 变应原哮喘

最重要的激发因素可能是吸入变应原。

（1）室内外变应原：①螨虫是最常见的、危害最大的室内变应原，是世界范围内哮喘的重要发病因素。常见的有 4 种——屋尘螨、粉尘螨、宇尘螨和多毛螨。90% 以上螨类存在于屋尘中，屋尘螨是持续潮湿空气中最主要的螨虫。主要抗原为 Derp Ⅰ和 Derp Ⅱ，主要成分为半胱氨酸蛋白酶或酪氨酸蛋白酶。②家中饲养的宠物如猫、狗、鸟释放变应原在它们的皮毛、唾液、尿液与粪便等分泌物里。猫是这些动物中最重要的致敏者，其主要变应原成分 Feldl，存在于猫的皮毛及皮脂分泌物中，是引起哮喘急性发作的主要危险因子。③蟑螂为亚洲国家常见的室内变应原，与哮喘有关的常见蟑螂为美洲大蠊、德国小蠊、东方小蠊和黑胸大蠊，其中以黑胸大蠊在我国最为常见。④真菌亦是存在于室内空气中的变应原之一，特别是在阴暗、潮湿及通风不良的地方，常见如青霉、曲霉、交链孢霉、分枝孢子菌和念珠菌等。其中链格孢霉已被确认为致哮喘的危险因子。⑤花粉与草粉是最常见的引起哮喘发作的室外变应原。木本植物（树花粉）常引起春季哮喘，而禾本植物的草类和莠草类花粉常引起秋季哮喘。我国东部地区主要为豚草花粉，北部主要为蒿草类。

（2）职业性变应原：可引起职业性哮喘常见的变应原有谷物粉、面粉、木材、饲料、茶、咖啡豆、家蚕、鸽子、蘑菇、抗生素（青霉素、头孢霉素）、异氰酸盐、邻苯二甲酸、松香、活性染料、过硫酸盐、乙二胺等。

（3）药物及食物添加剂：阿司匹林和一些非皮质激素类抗炎药是药物所致哮喘的主要变应原。水杨酸酯、防腐剂及染色剂等食物添加剂也可引起哮喘急性发作。蜂王浆口服液是我国及东南亚地区国家和地区广泛用来作为健康保健品的食物，目前已证实蜂王浆可引起一些患者哮喘急性发作，是由 IgE 介导的变态反应。

3. 促发因素

（1）大气污染：空气污染（二氧化硫、一氧化氮）可致支气管收缩、一过性气道反应性增高，并能增强对变应原的反应。

（2）吸烟：香烟烟雾（包括被动吸烟）是户内促发因素的主要来源，是一种重要的哮喘促发因子，特别是对于那些父母抽烟的哮喘儿童，常因吸烟引起哮喘发作。

（3）呼吸道病毒感染：呼吸道病毒感染与哮喘发作有密切关系。婴儿支气管病毒感染作为哮喘发病的启动病因尤其受到关注。呼吸道感染的常见病毒有呼吸道合胞病毒（RSV）、腺病毒、鼻病毒、流感病毒、副流感病毒、冠状病毒，以及某些肠道病毒。与成人哮喘有关的病毒以鼻病毒和流感病毒为主；呼吸道合胞病毒、副流感病毒、腺病毒和鼻病毒则与儿童哮喘发作关系密切。合胞病毒是新生儿出生后第 1 年哮喘的主要病原，在 2 岁以下的感染性哮喘中占 44%，在大儿童哮喘中也有 10% 以上与其感染有关。有报道称，呼吸道合胞病毒感染后近 100% 的哮喘或毛细支气管炎患者的上皮细胞有 IgE 附着；因急性呼吸道合胞病毒感染住院的儿童在 10 年后，有 42% 发生哮喘。

（4）围生期胎儿的环境：妊娠 9 周的胎儿胸腺已可产生 T 淋巴细胞，第 19 ～ 20 周，在胎儿各器官中已产生 B 淋巴细胞，由于在整个妊娠期，胎盘主要产生辅助性Ⅱ型 T 细胞（Th2）细胞因子，因而在肺的微环境中，Th2 的反应是占优势的，若母亲已有特异性体质，又在妊娠期接触大量的变应原（如牛奶中的乳球蛋白、鸡蛋中的卵蛋白或螨虫的 DerpI 等），或受到呼吸道病毒特别是合胞病毒的反复感染，即可能加重其 Th2 调控的变态反应，以致增加出生后变态反应和哮喘发病的可能性。

此外，在妊娠晚期，体内摄入多价不饱和脂肪酸的数量，将影响前列腺素 E 的生成，对 Th2 细胞调控的变态反应可能有影响。母亲在妊娠期间吸烟肯定会影响胎儿的肺功能及日后发生喘鸣的易感性。

（5）*其他*：剧烈运动、气候转变及多种非特异性刺激，如吸入冷空气、蒸馏水雾滴等。此外，精神因素亦可诱发哮喘。

【临床表现】

哮喘表现为发作性咳嗽、胸闷及呼吸困难。部分患者咳痰，多于发作趋于缓解时痰多，如无合并感染，常为白黏痰，质韧，有时呈米粒状或黏液柱状。发作时的严重程度和持续时间的个体差异很大，轻者仅有胸部紧迫感，持续数分钟，重者极度呼吸困难，持续数周或更长时间。

症状的特点是可逆性，即经治疗后可在较短时间内缓解，部分自然缓解，当然，少部分不缓解而呈持续状态。

发作常有一定的诱发因素，不少患者发作有明显的生物规律，每日凌晨 2 ～ 6 时发作或加重，一般好发于春夏交接时或冬天，部分女性（约 20%）在月经前或经期哮喘发作或加重。要注意非典型哮喘患者。有的患者常以发作性咳嗽作为唯一的症状，临床上常易误诊为支气管炎；有的青少年患者则以运动时出现胸闷、气紧为唯一的临床表现。

【临床体检】

1. 体检

缓解期可无异常体征。发作期胸廓膨隆，叩诊呈过清音，多数有广泛的呼气相为主的哮鸣音，呼气延长。严重哮喘发作时常有呼吸费力、大汗淋漓、发绀、胸腹反常运动、心率增快、奇脉等体征。

2. 实验室和其他检查

（1）*血液常规检查*：发作时可有嗜酸性粒细胞计数增高，但多数不明显，如并发感染可有白细胞计数增高，分类嗜中性粒细胞比例增高。

（2）*痰液检查*：涂片在显微镜下可见较多嗜酸性粒细胞，可见嗜酸性粒细胞退化形成的尖棱结晶、黏液栓和透明的哮喘珠（Laennec 珠）。如合并呼吸道细菌感染，痰涂片革兰染色、细胞培养及药物敏感试验有助于病原菌诊断及指导治疗。

（3）*肺功能检查*：缓解期肺通气功能多数在正常范围。在哮喘发作时，由于呼气流速受限，表现为第 1 秒用力呼气量，1 秒率、最大呼气中期流速、呼出 50% 与 75% 肺活量时的最大呼气流量以及呼气峰值流量均减少。可有用力肺活量减少、残气量增加、功能残气量和肺总量增加，残气 / 肺总量比例增高。经过治疗后可逐渐恢复。

（4）*血气分析*：哮喘严重发作时可有缺氧，PaO_2 和 SaO_2 降低，由于过度通气可使 $PaCO_2$ 下降，pH 上升，表现为呼吸性碱中毒。如果重症哮喘，病情进一步发展，气道阻塞严重，可有缺氧及 CO_2 潴留，$PaCO_2$ 上升，表现为呼吸性酸中毒。如果缺氧明显，可合并代谢性酸中毒。

（5）胸部X线检查：早期在哮喘发作时可见两肺透亮度增加，呈过度充气状态；在缓解期多无明显异常。如果并发呼吸道感染，可见肺纹理增加及炎症性浸润阴影。同时要注意肺不张、气胸或纵隔气肿等并发症的存在。

（6）特异性过敏原的检测：可用放射性变应原吸附试验测定特异性IgE，过敏性哮喘患者血清IgE可较正常人高2～6倍。在缓解期可做皮肤过敏试验判断相关的变应原，但应防止发生变态反应。

【治疗方案】

套针治疗：双上1、2、3。分别在双侧选取手少阴心经（上1）、手厥阴心包经（上2）、手太阴肺经（上3），从手腕部进针，针尖向上，做弧形摇摆20秒，连接套针通治疗3分钟留针。1次治疗，患者的咳、喘的症状可明显减轻。嘱患者多喝开水。每日1次，一般1～3个疗程，直至症状完全消失，达到临床满意的临床疗效。对于复杂的病因，可配合套针埋线、套针经络刺血，疗效更佳。治疗部位可取肺俞、尺泽、天突、膻中、肾俞、丰隆、太溪、足三里等。

【按语】

对于这类疾病，采用套针疗法控制症状见效较快。在急性发作期以控制症状为主，在缓解期以扶助正气、提高免疫力、控制急性发作为主。哮喘持续状态，应采用中西医结合方法综合治疗。

患者平时应积极锻炼身体，增强体质，提高免疫力，仔细查找过敏原，避免再次接触而诱发，防寒保暖，戒烟戒酒，不吃或者少吃油腻食物及海鲜等。

四、高血压

【概述】

高血压是指以体循环动脉血压[收缩压和（或）舒张压]增高为主要特征（收缩压≥140mmHg，舒张压≥90mmHg），可伴有心、脑、肾等器官的功能性或器质性损害的临床综合征。高血压是最常见的慢性病，也是心脑血管病最主要的危险因素。正常人的血压随内外环境变化在一定范围内波动。在整体人群，血压水平随年龄逐渐升高，以收缩压更为明显，但50岁后舒张压呈现下降趋势，脉压也随之加大。

近年来，人们对心血管病多重危险因素的作用及心、脑、肾靶器官保护的认识不断深入，高血压的诊断标准也在不断调整。目前认为同一血压水平的患者发生心血管病的危险不同，因此有了血压分层的概念，即发生心血管病危险度不同的患者，适宜血压水平应不同。血压值和危险因素评估是诊断和制订高血压治疗方案的主要依据，不同患者高血压管理的目标不同，医生面对患者时在参考标准的基础上，可根据其具体情况判断该患者最合适的血压范围，采用针对性的治疗措施。在改善生活方式的基础上，推荐使用24小时长效降压药物控制血压。除评估诊室血压外，患者还应注意家庭清晨血压的监测和管理，以控制血压，降低心脑血管事件的发生率。

【病理病因】

1. 遗传因素

大约 60% 的高血压患者有家族史。目前认为是多基因遗传所致，30% ～ 50% 的高血压患者有遗传背景。

2. 精神和环境因素

长期的精神紧张、激动、焦虑，受噪声或不良视觉刺激等因素，也会引起高血压的发生。

3. 年龄因素

发病率有随着年龄增长而增高的趋势，40 岁以上者发病率高。

4. 生活习惯因素

膳食结构不合理，如摄入过多的钠盐、低钾饮食、大量饮酒、摄入过多的饱和脂肪酸均可使血压升高。吸烟可加速动脉粥样硬化的过程，为导致高血压的危险因素。

5. 药物的影响

避孕药、激素、消炎镇痛药等均可影响血压。

6. 其他疾病的影响

肥胖、糖尿病、睡眠呼吸暂停低通气综合征、甲状腺疾病、肾动脉狭窄、肾实质损害、肾上腺占位性病变、嗜铬细胞瘤、其他神经内分泌肿瘤等。

【临床表现】

临床上，高血压通常可分为两类：①原发性高血压，是一种以血压升高为主要临床表现而病因尚未明确的独立疾病，占所有高血压的 90% 以上。②继发性高血压，又称为症状性高血压，这些疾病病因明确，高血压仅是这些疾病的临床表现之一，血压可暂时性或持久性升高。

高血压的症状因人而异。早期可能无症状或症状不明显，常见表现如头晕、头痛、颈项板紧、疲劳、心悸等，仅仅会在劳累、精神紧张、情绪波动后发生血压升高，并在休息后恢复正常。随着病程延长，血压明显持续升高，逐渐会出现各种症状，此时被称为缓进型高血压。缓进型高血压常见的临床症状有头痛、头晕、注意力不集中、记忆力减退、肢体麻木、夜尿增多、心悸、胸闷、乏力等。高血压的症状与血压水平有一定关联，多数症状在紧张或劳累后可加重，清晨活动后血压可迅速升高，出现清晨高血压，导致心脑血管事件多发生在清晨。

当血压突然升高到一定程度时甚至会出现剧烈头痛、呕吐、心悸、眩晕等症状，严重时会发生神志不清、抽搐，这就属于急进型高血压和高血压危重症，多会在短期内发生严重的心、脑、肾等器官的损害和病变，如中风、心肌梗死、肾衰竭等。症状与血压升高的水平并无一致的关系。

继发性高血压的临床表现主要是有关原发病的症状和体征，高血压仅是其症状之一。继发性高血压患者的血压升高可具有其自身特点，如主动脉缩窄所致的高血压可仅限于上肢，嗜铬细胞瘤引起的血压增高呈阵发性。

【治疗方案】

套针治疗：双上1、2，双下3、5。分别在双侧选取手少阴心经（上1）、手厥阴心包经（上2）、手太阴肺经（上3），从手腕部进针，针尖向上；足厥阴肝经（下3）、足少阳胆经（下5），从脚踝部进针，针尖向上。做弧形摇摆20秒，连接套针通治疗3分钟留针。该病按疗程做，经过1～3个疗程的治疗，可出现明显疗效。在治疗期间，患者的药物服用次数和药量要根据疗效递减，不能盲目停药。

【按语】

对于本病，确诊后主张终身服药，积极控制血压、血糖、血脂，预防并发症。虽然套针治疗对于各级高血压均有明显的降压效果，但是本病病因复杂，引起血压改变的因素众多，要积极采取中西医综合治疗，防止脑血管意外的发生。同时，要低盐低脂饮食，戒除烟酒及不良嗜好。保持良好心态，积极锻炼身体，修身养性。

五、眩晕

【概述】

眩晕是因机体对空间定位障碍而产生的一种动性或位置性错觉，涉及多个学科。绝大多数人一生中均会经历此症。据统计，眩晕症占内科门诊病症的5%，占耳鼻咽喉科门诊病症的15%。

眩晕可分为真性眩晕和假性眩晕。真性眩晕是由眼、本体觉或前庭系统疾病引起的，有明显的外物或自身旋转感。假性眩晕多由全身系统性疾病引起，如心血管疾病、脑血管疾病、贫血、尿毒症、药物中毒、内分泌疾病及神经症等，几乎都有轻重不等的头晕症状，患者感觉“飘飘荡荡”，没有明确的转动感。

【病理病因】

常见病因如耳石症、梅尼埃病、椎－基底动脉系统缺血性病变。还有其他病变也可导致眩晕，都属于眩晕症的范畴，如小脑出血、颈部病变、颅内肿瘤、颅脑外伤、药物或毒物中毒、炎性脱髓鞘疾病等。

1. 耳石症在临床上最为常见，多就诊于耳鼻咽喉科。所表现眩晕与头位有关，起病突然，开始为持续性眩晕，数天后缓解，转为发作性眩晕。但当头处于某一位置时即出现眩晕，可持续数十秒，转向或反向头位时眩晕可减轻或消失。可见显著眼震，其眩晕持续时间差别很大，发病后多数在几小时或数日内自行缓解或消失。

2. 梅尼埃病又称为美尼尔综合征，临床表现是眩晕呈间歇性反复发作，间歇数天、数月、数年不等。常突然发生，开始时眩晕即达到最严重程度，头部活动及睁眼时加剧，多伴有倾倒，因剧烈旋转感、运动感而呈惊恐状态，伴有耳鸣、耳聋、恶心、呕吐、面色苍白、脉搏缓慢、血压下降和眼球震颤。每次持续时间数分钟至几小时不等，个别呈持续状态，连续数日。每次发作过后疲乏、思睡。间歇期平衡与听力恢复正常。多次发作后眩晕随患侧耳聋的加重反而减轻，发展到完全耳聋时眩晕也消失。

3. 椎－基底动脉系统缺血性病变有眼球震颤而不伴神经系统其他症状和体征。按临床表现分为三类。①短暂缺血发作型，发作无定时，可1日内数次或数日1次，一般数分钟至半小时缓解或消失。轻者仅有眩晕、不稳，重者频繁发作，进展为完全性迷路卒中。②进展性卒中型，发病后眩晕、耳鸣、耳聋持续进展加重，数日后达高峰。③完全性卒中型，发病后数小时眩晕、不稳、耳鸣、耳聋达高峰，明显眼震。数周后症状可逐渐减轻。常遗有听力障碍、头晕。

【临床表现】

1. 周围性眩晕

由内耳迷路或前庭部分、前庭神经颅外段（在内听道内）病变引起的眩晕为周围性眩晕，包括急性迷路炎、梅尼埃病等。其特点为：①眩晕为剧烈旋转性，持续时间短，头位或体位改变可使眩晕加重明显。②眼球震颤（简称眼震），与眩晕发作同时存在，多为水平性或水平加旋转性眼震。通常无垂直性眼震，振幅可以改变，数小时或数日后眼震可减退或消失，向健侧注视时眼震更明显。头位诱发眼震多为疲劳性，温度诱发眼震多见于半规管麻痹。③平衡障碍，多为旋转性或上下左右摇摆性运动感，站立不稳，自发倾倒，静态直立试验多向眼震慢相方向倾倒。④自主神经症状，如恶心、呕吐、出汗及面色苍白等。⑤常伴耳鸣、听觉障碍，而无脑功能损害。

2. 中枢性眩晕

这是由前庭神经核、脑干、小脑和大脑颞叶病变引起的眩晕。特点：①眩晕程度相对地轻些，持续时间长，为旋转性或向一侧运动感，闭目后可减轻，与头部或体位改变无关。②眼震粗大，可为单一的垂直眼震和（或）水平、旋转型，可以长期存在而强度不变。眼震方向和病灶侧别不一致，自发倾倒和静态直立试验倾倒方向不一致。③平衡障碍，表现为旋转性或向一侧运动感，站立不稳，多数眩晕和平衡障碍程度不一致。④自主神经症状不如周围性明显。⑤无半规管麻痹、听觉障碍等。⑥可伴脑功能损害，如脑神经损害、眼外肌麻痹、面舌瘫、球麻痹、肢体瘫痪、高颅压等。

【治疗方案】

套针治疗：用套针分别在经颈 3 ～ 4 椎体旁侧 0.5 寸进针，针尖向上，做弧形摇摆 20 秒，连接套针通治疗 3 分钟留针。经过 1 次治疗，患者耳鸣、耳聋、恶心、呕吐的症状可有所减轻。每日 1 次，直至症状完全消失。

【按语】

套针治疗本病，疗效显著，在本病发作时用该疗法治疗，可使眩晕、恶心、呕吐等症状立即缓解，所以在治疗的时候，发作期应先治标，缓解期标本兼治。及时查找病因，祛除病因。

六、中风

【概述】

中风是以猝然昏仆、半身不遂或言语謇涩为核心表现的急性脑血管疾病，中医称为“卒中”，属“风痱”“偏枯”范畴，现代医学分为缺血性脑卒中（脑梗死）与出血性脑卒中（脑出血）。《金匮要略》提出“邪在于络，肌肤不仁；邪在于经，即重不胜”的论述，精准概括了中经络与中脏腑的轻重差异。

本病起病急骤、变化迅速，如风之善行数变，故得“中风”之名。流行病学显示，我国每年新发中风病例约250万，70岁以上人群发病率较50岁以下者高出约10倍，且北方寒冷地区发病率显著高于南方，与中医“寒凝血瘀”理论相呼应。

中风，又有外风和内风之分。外风因感受外邪（风邪）所致，在《伤寒论》名曰中风（亦称桂枝汤证）；内风属内伤病证，又称脑卒中、卒中等。现代一般称中风，多指内伤病证的类中风，多因气血逆乱、脑脉痹阻或血溢于脑所致，以突然昏仆、半身不遂、肢体麻木、舌蹇不语、口舌㖞斜、偏身麻木等为主要表现，并具有起病急、变化快，如风邪善行数变之特点。

这里介绍的中风为类中风（脑卒中）。

【病理病因】

从病因病机分析，中医强调“内风暗动、痰瘀阻络”为发病关键。长期情志失调致肝阳亢逆，化火生风，此过程与现代医学中高血压导致脑血管玻璃样变、微动脉瘤形成的病理机制高度契合；过食肥甘厚味，酿生痰浊，沉积脉道则形成动脉粥样硬化斑块，此即中医所谓“痰瘀互结”。临床观察发现，糖尿病、高脂血症患者的中风风险较常人增加3～5倍，此类人群多呈现舌质紫暗、舌下络脉迂曲的中医血瘀征象。劳力过度或房事不节耗伤肾精，致髓海空虚，脑失所养，对应西医脑白质疏松、慢性脑灌注不足的影像学改变。

值得警惕的是，约30%的患者在发病前1周会出现短暂性肢体麻木、视物成双等“小中风”先兆，中医称为“微风”，此阶段及时进行干预可显著降低致残率。

本病病因较多，从临床看，以内因引发者居多。中风的发生，归纳起来不外虚（阴虚、气虚）、火（肝火、心火）、风（肝风、外风）、痰（风痰、湿痰）、气（气逆）、血（血瘀）六端。

1. 情志郁怒

五志过极，心火暴甚，可引动内风而发卒中。临床以暴怒伤肝为多，因暴怒则顷刻之间肝阳暴亢，气火俱浮，迫血上涌则其候必发。至于忧思悲恐、情绪紧张均为本病的诱因。

2. 饮食不节

过食肥甘醇酒，脾失健运，聚湿生痰，痰郁化热，引动肝风，夹痰上扰，可致病发，尤以酗酒诱发最烈。

3. 劳累过度

《素问·生气通天论》说：“阳气者，烦劳则张。”即指人身阳气，若扰动太过，则亢奋不敛。本病也可因操持过度，形神失养，以致阴血暗耗，虚阳化风扰动为患。再则纵欲伤精，也可使水亏于下，火旺于上，成为发病之因。

4. 气候变化

本病一年四季均可发生，但与季节气候变化有关。入冬骤然变冷，寒邪入侵，可影响血脉循行。正如《素问·调经论》说：“寒独留，则血凝位，凝则脉不通……”另外，早春骤然转暖之时，正值厥阴风木主令，内应于肝，风阳暗动，也可导致本病发生。

5. 血液瘀滞

血瘀的形成多因气滞血行不畅或气虚运血无力，或因暴怒血蕴于上，或因感寒收引凝滞，或因热灼阴伤、液耗血滞等，本病的病机多以暴怒血蕴、气虚血瘀最为常见。

【临床表现】

中风根据病情轻重和病位的深浅沿用《金匮要略》的分类方法，辨中经络还是中脏腑。一般无神志改变，表现为不经昏仆而突然发生口眼㖞斜、语言不利、半身不遂等症，属中风中经络。中医辨证根据1993年卫生部制定发布的《中药新药临床研究指导原则》中有关中风中经络的辨证方法，分为肝阳暴亢、风火上扰证，风痰瘀血、痹阻脉络证，痰热腑实、风痰上扰证，气虚血瘀证，阴虚风动证等五型。五型的临床表现见辨证施治各证型中的证候内容。

中经络者神志清醒，以半身不遂、口舌歪斜为主症。肝阳暴亢型常见面红目赤、头痛如劈，血压多高于180/100mmHg，颅脑CT可见基底节区小灶梗死；痰热腑实型多伴喉中痰鸣、大便秘结，腹部触诊拒按，此类患者D-二聚体水平常显著升高，提示血液高凝状态。

中脏腑者则现意识障碍，痰火闭窍型见躁动不安、鼾声如雷，CT显示大面积脑出血或脑干梗死；元气衰脱型则目合口开、手撒肢冷，双侧瞳孔散大，预后极差。

后遗症期常见患侧肩关节半脱位伴手部肿胀（肩手综合征），此现象西医归因于自主神经功能紊乱，中医则辨为“气血瘀滞、水湿停聚”，触诊可见患肢皮温降低、肌肉萎缩。

现代影像技术为辨证提供新依据：脑梗死急性期MRI-DWI序列高信号区域若位于颞枕叶，多对应中医“肝肾阴虚、风阳上扰”证，患者常伴耳鸣眩晕；若梗死灶分布于基底节区，则多见“气虚血瘀”证，表现为肢体瘫软无力、舌淡瘀斑。出血性中风患者若血肿破入脑室，中医多辨为“痰热蒙窍”，此类患者颅内压监测值常超过20mmHg，需紧急降颅压治疗。康复阶段出现的痉挛性瘫痪（上肢屈曲、下肢伸直），西医认为是锥体束损伤后牵张反射亢进所致，中医则归咎于“经筋失濡、肝风内动”，触诊可及肌肉僵硬如弓弦，被动拉伸阻力呈“折刀样”改变。

【治疗方案】

套针治疗：左上、下1，配上5、下4。

【病案举例】

患者，男，67岁，患中风1个月余，现左侧上下肢肌张力低，半身不遂。

取头部的运动区穴线的上1/5，中2/5进针（图6-5-1）。

分别在左侧选取手少阴心经（上1）、手少阳三焦经（上5）、足少阴肾经（下1）、足阳明胃经（下4），用套针从手腕部和脚踝部进针，针尖向上，做弧形摇摆20秒，连接套针通治疗3分钟留针。经过1次治疗，患者的肌张力有所改变。每日1次，经过4次治疗，患肢功能明显改善，经过2个疗程治疗，并且配合合理的锻炼，患肢功能基本恢复正常。

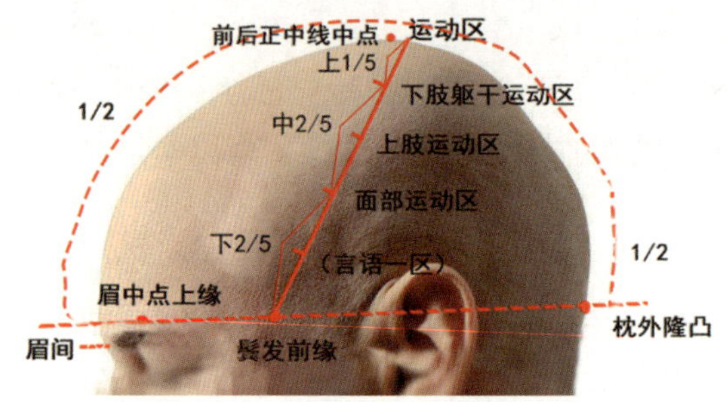

图 6–5–1　头部的运动区划分

【康复保健】

1. 及时治疗诱发病

可能引起中风的疾病，如动脉硬化、糖尿病、冠心病、高血脂病、高黏血症、肥胖病、颈椎病等应及早治疗；高血压是导致中风最危险的因素，也是预防中风的一个中心环节，患者应有效地控制血压，坚持长期服药，并长期观察血压变化情况，以便及时处理。

2. 重视中风的先兆征象

留意头晕、头痛、肢体麻木、昏沉嗜睡、性格反常等中风先兆现象。一旦小中风发作，应及时到医院诊治。

3. 消除中风的诱因

注意避免情绪波动、过度疲劳、用力过猛等。要注意心理预防，保持精神愉快，情绪稳定。提倡健康的生活方式，规律的生活作息，保持大便通畅，避免因用力排便而使血压急剧升高，引发脑血管病。

4. 饮食结构合理

饮食以低盐、低脂肪、低胆固醇为宜，适当多食豆制品、蔬菜和水果，戒除吸烟、酗酒等不良习惯。每周至少吃 3 次鱼，尤其是富含 ω–3 脂肪酸的鱼类，或者服用深海鱼油。ω–3 脂肪酸能够调节血液的状态，使血液较不容易形成凝块，进而防止脑梗死。

5. 户外活动注意

应逐步适应环境温度，室内空调温度不宜过高，避免从较高温度的环境突然转移到温度较低的室外（特别是老年人），外出注意保暖。有过中风史的患者还要注意走路多加小心，防止跌跤。

此外，日常生活中做起床、低头系鞋带等动作要缓慢，沐浴时间不宜过长等。

6. 饮食营养

根据患者的病情轻重，有无并发症，能否正常饮食，消化吸收功能，体重、血脂、血糖、电解质等因素，提出不同的饮食营养治疗方案。

急性期饮食治疗是让患者能度过危急阶段，为病情恢复创造条件。

对于恢复期，应提出合理饮食的建议，纠正营养不足或营养失调，促进恢复，防止复发。

（1）重症患者的饮食营养：重症或昏迷患者在起病的 2 ～ 3 日如有呕吐、消化道出血者应禁食，通过静脉补充营养。3 日后开始鼻饲，为适应消化道吸收功能，开始的几天内以米汤、蔗糖为主，每次 200 ～ 250mL，每日 4 ～ 5 次。在能够耐受的情况下，给予混合奶，以增加热能、蛋白质和脂肪，可予牛奶、米汤、蔗糖、鸡蛋、少量植物油。对昏迷时间较长，又有并发症者，应供给高热能、高脂肪的混合奶，保证每日能有蛋白质 90 ～ 110g，脂肪 100g，碳水化合物 300g，总热能 10465kJ（2500kcal），总液体量 2500mL，每次 300 ～ 400mL，每日 6 ～ 7 次。鼻饲速度宜慢，要注意防止反流到气管内。必要时可选用匀浆饮食或要素饮食。

（2）一般患者的饮食营养：热能可按 125.52 ～ 167.36kJ（30 ～ 40kcal）供给，体重超重者适当减少。动物蛋白质不低于 20g/d，包括含脂肪少而含蛋白质高的鱼、家禽、猪瘦肉等，豆类每日不少于 30g。脂肪不超过总热能的 30%，胆固醇应低于 300mg/d。应尽量少吃含饱和脂肪酸高的肥肉、动物油脂，以及动物的内脏等。超重者脂肪应占总热能的 20% 以下，胆固醇限制在 200mg 以内。碳水化合物以谷类为主，总热能不低于 55%，要粗细搭配、多样化。限制食盐的摄入，每日在 6g 以内，但使用脱水剂或利尿剂时可适当增加。为了保证患者能获得足够的维生素，每日应供给新鲜蔬菜 400g 以上。进餐应定时定量，少量多餐，每日 4 餐，晚餐应清淡易消化。

七、痴呆

【概述】

痴呆是由多种原因导致的大脑神经细胞受损所致的综合征，其特征是多种高级皮质功能紊乱，涉及记忆、思维、定向、理解、计算、判断、言语和学习能力等多方面。患者常意识清晰，但情感自控力差；社交能力或动机衰退，常与认知损害相伴随，但有时可早于认知损害出现。

【病理病因】

痴呆为临床综合征，最常见的是老年性痴呆（60% 左右），其次为血管性痴呆（10% ～ 20%），脑部占位性病变，特别是额颞肿瘤（4% ～ 5%），还有亨廷顿舞蹈病、帕金森病、进行性核上性麻痹、多发性硬化、脑积水、脑部各种感染性疾病、营养代谢疾病等。

导致痴呆的危险因素主要有年龄（高龄）、性别（女性）、低教育水平和低经济水平等。近年的研究还发现，老年人孤独感，缺乏工作和社交、文娱体育活动等，亦为引起痴呆的危险因素。在上海地区所做的调查结果显示，在进行病例 - 正常对照研究后发现，兴趣范围狭窄、缺乏锻炼和活动，以及某些环境因素如经济状况低下等，是导致痴呆的危险因素。当然，一些躯体疾病和遗传性疾病也是导致痴呆的危险因素。

根据病因及预后，可将痴呆大致分为三类：不可逆的进行性痴呆，如老年性痴呆；可部分减缓其发展的痴呆，如血管性痴呆；可去除病因从而使痴呆进展减退乃至停止的情况，如脑积水、脑部占位性病变、药物中毒、甲状腺功能减退、肝肾功能障碍、脑炎等。

【临床表现】

近记忆缺损常是痴呆最早的临床表现，主要是铭记功能受损，患者记不住定好的约会或任务，记不清近期发生过的事件。但患者对此有自知之明，并力求掩饰与弥补，往往采取一系列的辅助措施，例如不厌其详地进行书面记录或一反常态地托人提醒等，从而减少或避免记忆缺陷对工作、社会与生活等的不良影响，也从而掩盖了作为症状表现的记忆减退。

痴呆的另一个早期症状是学习新知识、掌握新技能的能力下降，遇到不熟悉的作业时容易感到疲乏、沮丧与激怒。其抽象思维、概括、综合分析和判断能力呈进行性减退。记忆的全面受累及理解判断的缺损可能引起妄想，这种妄想为时短暂、变化多端、不成系统，其内容通常是被盗、损失、疑病、被害或对配偶的嫉妒妄想。由于记忆和判断的受损可出现定向障碍，患者丧失对时间、地点、人物甚至自身的辨认能力，故常昼夜不分，不识归途或无目的地漫游。情绪方面，早期呈现情绪不稳的状态，在疾病演进中逐渐变为淡漠及迟钝。有时失去情感控制能力，变得浮浅而多变，表现为焦虑不安，忧郁消极，或对事情无动于衷，或勃然大怒、易哭易笑，不能自制。高级情感活动，如羞耻感、道德感、责任感和光荣感受影响最早。人格障碍有时可在疾病早期出现，患者变得缺乏活力，容易疲劳，对工作失去热情，对往常爱好的活动失去了兴趣，对人对事都显得漫不经心，有时会开一些不合时宜的拙劣玩笑，对衣着及仪容也不如以前那样注意，可变得不爱整洁，不修边幅。有时会发生对年幼儿童的猥亵行为或暴露阴部等违反社会道德准则的行为。有些人会变得多疑、固执与斤斤计较。能力全面衰退至后期出现严重痴呆时，患者可能连日常生活也不能自理，饮食起居需人照顾，大小便失禁，失去语言对答能力；有的患者连自己的配偶、子女也不认得，对时间和地点的定向力更是近乎完全丧失，经常发生出门走失的情况。最后，患者多因感染、内脏疾病或衰竭等而病故。

【治疗方案】

套针治疗：双上 1、2，向四神聪穴的 4 个方向各进 1 针。如伴有舞蹈病、帕金森病的患者，在头部选舞蹈震颤控制区穴线进针（图 6–5–2）。

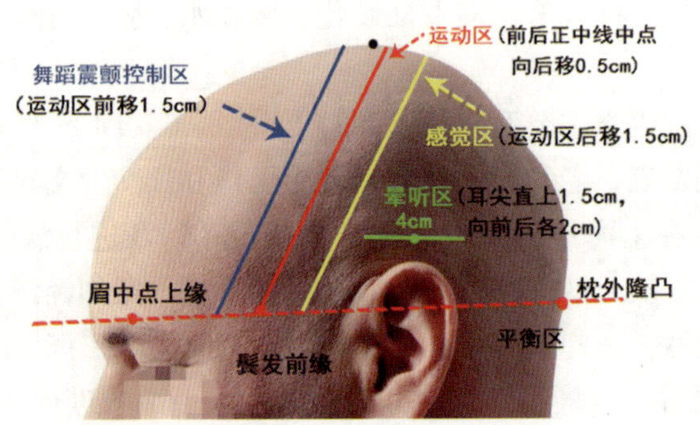

图 6–5–2　头部的舞蹈震颤控制区划分

【病案举例】

患者，男，72岁，农民，患者出现健忘，记忆力减退，经常忘事，出门后走失2次，在某医院行CT检查示脑萎缩、脑室扩大，头颅MRI检查示双侧颞叶、海马萎缩，被诊断为痴呆。因当地条件局限，遂来就诊。

治疗运用套针，顺手少阴心经（上1）、手厥阴心包经（上2）向上刺入，弧形摇摆20秒，连接套针通治疗3分钟留针，顺四神聪穴的4个方向向百会穴刺入，弧形摇摆20秒，配合电套针20分钟连续波，再连接套针通治疗3分钟留针。

经过30次6个疗程的治疗后，患者及家属表示近期未再出现走失的现象，记忆力稍有改善。

【按语】

套针治疗本病有一定的效果，可以减轻症状，增强体质，减慢病程，改善大脑皮质功能，通过改善血液循环可增强神经元能量代谢等。

对于这类病症，治疗的疗程较长，医者和患者都要有耐心，并需要配合适当的大脑开发康复锻炼。

八、心悸

【概述】

心悸为中医病证名，是指患者自觉心中悸动、惊惕不安，甚则不能自主的一种病证，多因体虚劳倦、情志内伤、外邪侵袭等，导致心神失宁而发病，属中医学“惊悸”和“怔忡”的范畴。其病位在心，临床应注意分辨病变有无涉及肝脾肺肾，是涉及一脏，或病及多脏。本病以虚实夹杂为多见，且虚实的主次、缓急各有不同，故治当相应兼顾。

【病理病因】

本证的发生常与患者平素体质虚弱、情志所伤、劳倦、汗出受邪等有关。平素体质不强，心气怯弱，或久病心血不足，或忧思过度，劳伤心脾，心神不能自主，可发为心悸；或肾阴亏虚，水火不济，虚火妄动，上扰心神而致病；或脾肾阳虚，不能蒸化水液，停聚为饮，上犯于心，心阳被遏，心脉痹阻而发病。

【临床表现】

患者常自觉心中悸动，甚至不能自主，心跳快而强，并伴有心前区不适感。部分患者可伴随有失眠、健忘、眩晕、耳鸣等。心悸虚证发病多见心悸不宁，善惊易恐，坐卧不安，不寐多梦而易惊醒，恶闻声响，食少纳呆，或者气短，头晕目眩，失眠健忘，面色无华，倦怠乏力；或者胸闷气短，动则尤甚，面色苍白，形寒肢冷。

【治疗方案】

套针疗法：双上1、2。运用套针顺手少阴心经（上1）、手厥阴心包经（上2）向上刺入，分别弧形摇摆20秒，连接套针通治疗3分钟留针。此病按疗程治疗通常会收到满意的效果。

【按语】

针对功能性心律失常者，套针治疗有较好的疗效，但是在套针治疗的同时应积极配合药物治疗，并且要及时查找病因，针对病因治疗。患者应注意调节情志，保持心情愉快，调节饮食，劳逸结合。器质性心律失常的患者，首先应采用中西药综合治疗，套针作为辅助治疗手段，可帮助患者恢复。

九、痫病

【概述】

痫病是一种发作性神志异常的疾病，其特征为发作时神情恍惚，甚则仆倒，昏不知人，口吐涎沫，两目上视，四肢抽搐，或口中有猪羊般叫声，移时苏醒，醒如常人。此病多因先天禀赋受损，气血瘀滞，或惊恐劳伤过度，肝、脾、肾三脏功能失调，痰壅风动，上扰清窍而致。一般认为1岁以内人群患病率最高，其次为1～10岁者，以后逐渐降低。

【病理病因】

七情方面主要责之于惊恐。《素问·举痛论》认为“恐则气下”“惊则气乱”。如患者突受大惊大恐，可造成气机逆乱，进而损伤脏腑。肝肾受损，则易阴不敛阳而生热生风；脾胃受损，则易致精微不布，痰浊内聚，经久失调，一遇诱因，痰浊或随气逆，或随火炎，或随风动，蒙闭心神脑窍，形成痫病。小儿脏腑娇嫩，元气未充，神气怯弱，或素蕴风痰，更易因惊恐而发为本病。同时情志失调亦常为痫病的诱发因素之一。

禀赋不足为先天致病因素，以儿童发病者为多见，多由母患此病，传之于子；或胎产之前，母受惊恐，导致气机逆乱；或精伤而肾亏，所谓“恐则精却”；或在非正常分娩时，伤及胎气，禀赋受损，脏腑失调，痰浊阻滞，遇诱因则气机逆乱，风阳内动而成本病。

脑部外伤者，多由于跌仆撞击，或出生时难产，导致颅脑受伤，外伤之后，气血瘀阻，脉络不和，痰浊瘀血内伏于脑，遇有诱因则气机逆乱，痰瘀蒙闭清窍，发为本病。

其他疾病，如温热病出现高热，熬津成痰，或邪热灼伤血脉，血脉瘀滞不畅，痰瘀内伏于脑；或中风之后痰瘀壅塞脑脉，遇有诱因则气机逆乱，痰瘀蒙闭清窍，可发为本病。

总之，本病常由多种原因造成痰浊或瘀血内伏于脑窍，复因七情郁结、六淫之邪所干，饮食失调、劳作过度、生活起居失于调摄等诱发因素相激，遂致气机逆乱而触动积痰、瘀血，闭塞脑窍，壅塞经络，而发为本病。

【临床表现】

痫病全面性发作时，可见突然昏倒，项背强直，四肢抽搐，或仅两目瞪视，呼之不应，或头部下垂，肢软无力。部分性发作时可见多种形式，如口眼手等局部抽搐而无突然昏倒，或幻视，或呕吐、多汗，或言语障碍，或无意识的动作等，起病急骤，醒后如常人，反复发作，多有家族史，每因惊恐、劳累、情志过极等诱发。发作前常有眩晕、胸闷等先兆。

【治疗方案】

套针疗法：双上1、2、5、6，下4。运用套针顺手少阴心经（上1）、手厥阴心包经（上2）、手少阳三焦经（上5）、手太阳小肠经（上6）向上刺入，弧形摇摆20秒，连接套针通治疗3分钟留针；运用套针顺足阳明胃经（下4）向上刺入，弧形摇摆20秒，连接套针通治疗3分钟留针；运用套针由大椎穴向上刺入，弧形摇摆20秒，连接套针通治疗3分钟留针。急性发作期治疗，症状会很快消失。隔日治疗1次，按疗程治疗，后期同时配合中西医药综合治疗，以减少发作。

【康复护理】

1. 重视精神疗法

移情易性等精神疗法是预防和治疗痫病的有效方法，如防止环境的恶性刺激、保持光线明亮等，这对保持患者的智力、活跃情绪、增加社会接触和消除被隔离感有益。

2. 加强护理

注意精神护理，包括情志和谐，起居、饮食、劳逸调摄规律。正确对待患者的各种病态表现，不应讥笑、讽刺，要关心、体贴、照顾患者。对重症患者打人、骂人、自伤等症状要采取防护措施，注意安全，防止意外，必要时安排专人照顾。

3. 加强妇幼保健工作

要加强妊娠期间的卫生，避免受到惊恐等刺激，对有阳性家族史者应当劝其慎重生育子女。同时注意幼儿的发育成长，一旦发现有精神异常表现，应尽快找专科医生诊治，早期治疗，预后较好。

【按语】

本病的转归预后，关键在于早期诊断，及时治疗，重视精神调护，避免精神刺激。若失治、误治，或多次复发，则病情往往加重，形神俱坏，难以逆转。

本病在发作期和休止期均适用套针治疗。治疗时，急性发作期则开窍醒神以治其标，控制发作，平时则祛邪补虚以治其本，针药并用，中西医并用，以求达到良好效果。尤其是对急性期的控制尤为重要，要避免多种不良因素刺激，减少发作，以免智力发育受影响。

十、躁狂抑郁症

【概述】

躁狂抑郁症，也被称为情感性精神病，是一种以情感异常高涨或低落为特征的精神障碍性疾病，病因尚不明确，兼有躁狂和抑郁两种状态。该病发病期间表现情感高涨时称为躁狂，表现情感低落时称为抑郁。这类患者的病情在一生中可以反复多次发作，2次发作之间谓之间歇期，此时患者的精神状态完全恢复正常。其反复发病的形式可以每次都为躁狂，也可每次都为抑郁，也可有躁狂抑郁两种形式不规则的交替发作。

【病理病因】

西医认为本病的病因尚未阐明，可能与遗传、生化和心理社会等多种因素有关。

1. 遗传因素

遗传因素对于本症的发生起重要作用，有研究表明遗传因素的影响明显高于环境影响。但就目前资料来看，尚无足够证据说明其是一种遗传性疾病。

2. 心理社会因素

已有研究证实，重大负性生活事件，即不愉快、有“丧失感”、令人沮丧的生活事件，不仅与神经症性抑郁和心因性抑郁有关，而且可以成为“内源性”情感障碍的发病诱因或促因。生活事件的严重程度与发病时间有关，在经受严重威胁个人安全生活事件的一年内，患者发生抑郁症的概率较常人为高。

至于认为情感性障碍的先天素质是受到童年期某种特殊遭遇或经历的影响或改变，并无足够的证据，现在看来，此因果关系尚难定论。至于患者童年期与双亲的关系与本症发病有何关系，也难以确定。

3. 神经生化因素

关于神经生化因素的影响，有对情感性障碍的单胺类神经介质的研究，主要是围绕去甲肾上腺素（NE）及 5- 羟色胺进行的。

4. 其他

（1）内分泌病因说：由于某些内分泌疾病之后可出现抑郁或躁狂症状，如库欣病、艾迪生病及甲状腺功能亢进症等，而抑郁症患者可以有某些内分泌的异常，月经前、绝经期及分娩后的抑郁症可能与内分泌变化有关，因此有人提出情感性障碍的内分泌病因说，但尚无确切研究成果证实此假说。关于其他躯体疾病，也只能作为本症发生的诱因或促因。

（2）水与电解质的异常：有报道称，躁狂症或抑郁症均有细胞内钠离子增多的现象，有报道称，本病发病时红细胞内的钠 - 钾 -ATP 酶存在变化。但这些发现均不能确切阐明本病的病因。

（3）电生理学研究：虽有异常发现，如抑郁症睡眠脑电图显示可有总睡眠减少、觉醒次数多、快速眼动睡眠（REM）潜伏期缩短、非 REM 睡眠第一期增加及三四期减少等，但尚不能准确解释病因。

（4）脑血流研究：结果颇不一致，PET 研究进行的例数过少，且均无肯定的结果。

（5）生物节律变化：研究表明，情感性障碍的很多生理功能（如体温、睡眠及皮质醇等内分泌）有生物昼夜节律变化，但其临床意义尚有待探讨。

我国是描述类似躁狂抑郁症最早的国家。本病的病因病机较为特殊，笔者认为应当从躁狂型及抑郁型两方面来讨论。

本病躁狂型相当于中医学的狂证，病因不外外感和内伤。

外感者多由外寒入里化热，或外界热邪、疫毒之邪侵犯太阳经或肺卫，外不得宣散，内不能清解，热扰神明以致烦躁不安。若邪热炽盛犯肺，逆传心包，也可致狂躁；外感热病，日久耗伤阴液，心神不宁，亦致烦躁。

内伤可因恼怒伤肝，肝失疏泄，精神情志失于条达，肝郁日久化火，肝火上扰心神；或因忧思气结伤脾，脾失健运而气血化源不足，则血虚不能养心，心失所养，神失所藏，神不守舍；大惊则气乱伤心，由于暴受惊骇刺激，气机逆乱，心无所倚，神无所归，则烦躁不宁；或恼怒惊恐，损伤肝肾，肝肾阴液不足，木失濡润，屈而不伸；或喜怒无常，心阴亏耗，心火暴张；或所欲不遂，思虑过度，损伤心脾；或脾胃阴伤，胃热炽盛，则心肝之火上炎，神明逆乱等。气郁化火，肝火内盛，扰乱神明；肝胆火炽，魄无所藏；火盛伤阴，神明失养，均可引起神明逆乱而发本病。

躁狂抑郁症初病在气，久病及血，故气滞血瘀的证候在临床上十分多见，躁狂抑郁症日久不愈，往往损及脾、肾，造成阳气不振、精神衰退证候。

预防抑郁症要尽量做到以下几点：①早睡早起，吃顿营养丰富的早餐，打扮整洁出门。②不宜整日持续工作，除了中午外，早上 10 时、下午 3 时宜放下工作，喝杯茶，休息片刻。每日加班不宜超过 2 小时，否则会导致慢性疲劳，时间一长，便容易患上匿性抑郁症。③吃过午饭，宜散步或逛逛街，松弛身心，晚上到公园跳跳集体舞等。④扩大生活圈子，多交工作以外的朋友，培养兴趣爱好，舒缓工作上的压力。⑤登山是抵抗匿性抑郁症非常有效的办法。

【临床表现】

本症的临床表现有 3 个特征，即心境高涨、思维奔逸、活动增多。

1. 心境高涨

本症始发，患者可先有头痛、失眠等现象，而后出现情感高涨，内心充满愉快和欢乐，患者显得活跃多语，主动与别人交往，觉得任何事情对其来说都是可喜的、美满的，所以不停地追求新鲜事物，但有时又具有易激惹性。

2. 思想奔逸

患者联想过程加速，思想内容丰富而多变，常随外界事物的改变而改变，常出现“随境转移”的现象。由于患者思潮的加速转变，因而有相应的各式各样的行为，忽而做这，忽而做那，但对每一件事情均不能有始有终，结果一无所成。

3. 活动增多

由于患者情绪高涨，精力过度旺盛，对什么都感兴趣，什么活动都想参与，因此活动增多。由于患者被动注意易于唤起，因此在活动中易转移目标，一个活动未完又转到另一项活动中去，结果是忙忙碌碌，但什么事均是“虎头蛇尾”，工作效率不高，给人以“百忙”之感。

【治疗方案】

套针治疗：双上 1，配双上 5、下 4。分别选取双侧手少阴心经（上 1）、手少阳三焦经（上 5）、足阳明胃经（下 4），用套针在手腕和脚踝处进针，做弧形摇摆 20 秒，然后连接套针通治疗 3 分钟后留针。治疗结束，患者会心情平静许多，肢体共济失调现象有所改善。每日 1 次，每个疗程治疗 5 次，同时配合药物治疗，患者的躁狂症基本稳定，可得到很好控制。

【按语】

本病发病具有周期性，多数情况与个人情感、家庭、社会环境等因素有关。对于此类患者，除了及时救治、针药并用、中西医结合综合治疗，还要加大社会和家庭及人文关怀，防止复发。

十一、癔症

【概述】

癔症又称分离（转换）性障碍，是一类由明显精神因素（如重大生活事件，内心冲突、情绪激动、暗示或自我暗示）作用于易病个体所导致的，以解离和转换症状为主的精神疾病。

解离症状又称为癔症性精神症状，是指患者部分或完全丧失对自我身份的识别和对过去的记忆，而表现为意识范围缩小、选择性遗忘或精神暴发等。该病多起病于青年期，35岁以上初发者少见，常在心理社会因素刺激下急性起病，可有多次发作，尤多见于女性。由于本病既可有运动、感觉障碍，又可表现为类自主神经功能、意识、记忆障碍，甚至精神病性障碍，因此临床上易造成误诊。

【病理病因】

1. 精神心理因素

分离（转换）性障碍的病因与精神因素关系密切，各种不愉快的心境，气愤、委屈、惊恐、羞愧、困窘、悲伤等精神创伤，常是初次发病的诱因。特别是精神紧张、恐惧，是引发本病的重要因素；而童年期的创伤性经历（如遭受精神虐待、躯体或性的摧残）则是成年后发生转换性、分离性障碍的重要原因之一。少数患者多次发病后可无明显诱因，而以后因联想或重新体验初次发作的情感可再发病，且多由于暗示或自我暗示而引起。

2. 易感素质

躯体化障碍的发病与精神因素关系多不明显，精神因素是否引起癔症，或引发何种类型癔症，与患者的生理心理素质有关，有易感素质者遇较轻刺激即易发本病。

本病患者具癔症性格特征者约占49.8%，其性格的主要特点有以下几点：①表演性人格特征。该病患者中约有20%具有典型的表演性人格，表现如鲜明的情感性情绪波动大，过分感情用事，表情夸张，言语行为幼稚，戏剧化，情绪控制差，情感肤浅。②文化水平低，迷信观念重。③自我中心性。不断地追求刺激，以寻求周围人的注意。④高度的暗示性。容易受周围人和环境的暗示，也容易自我暗示。⑤丰富的幻想性。想象丰富，甚至以幻想代替现实，总是有意无意地扮演幻想中的角色，可有幻想性谎言。⑥青春期或更年期的女性，较一般人更易发生癔症，但这类人格特征并非发生癔症的必要条件。

具有易感素质者的人在受到挫折，出现心理冲突或接受暗示后，容易产生癔症，有一些不属于这类人格的人在强烈的精神因素影响下，同样可以发生癔症反应。

3. 器质性因素

曾有研究发现，该病患者中，约2/3伴有脑部疾病或曾有器质性脑病，32%的患者曾有神经系统疾病，特别是有癫痫病史。

4. 遗传因素

本病的遗传学研究结果颇不一致。有研究发现该病部分患者有遗传素质，男性一级亲属的患病率为 2.4%，女性一级亲属的患病率为 6.4%。国外资料也表明，癔症患者的近亲中本症发生率为 1.7% ～ 7.3%，女性一级亲属中发生率可达 20%。我国福建地区报道患者具有阳性家族史者占 24%，均高于正常人群，提示遗传因素可能在该病的发病中起一定作用。

5. 社会文化素质

如风俗习惯、宗教信仰、生活习惯等，对本病的发生与发作形式及症状表现等也有一定影响。

【临床表现】

1. 分离障碍

临床表现为意识及情感障碍。意识障碍以意识狭窄、朦胧状态为多见，意识范围缩小，有的呈梦样状态或酩酊状态，意识障碍时各种防御反射始终存在，并与强烈的情感体验有关，可以有哭笑打滚、捶胸顿足、狂喊乱叫等情感暴发症状，有时呈戏剧样表现，讲话内容与内心体验有关，因此容易被人理解。这一类型起病前的精神因素常很明显，尽管患者本人否认，但在旁人看来，疾病的发作常有利于患者摆脱困境，发泄压抑的情绪，获取别人的同情和注意，或得到支持和补偿；反复发作者，往往通过回忆和联想与既往创伤经历有关的事件或情境即可发病。

2. 转换障碍

主要表现为随意运动和感觉功能障碍，提示患者可能存在某种神经系统或躯体疾病，但体格检查、神经系统检查和实验室检查都不能发现其内脏器官和神经系统有相应的器质性损害，其症状和体征不符合神经系统解剖生理特征，因而被认为是患者不能解决的内心冲突和愿望具有象征意义的转换。

【治疗方案】

套针治疗：双上 1、上 5。用套针顺手少阴心经向上刺入，弧形摇摆 20 秒；用套针顺手少阳三焦经向上刺入，弧形摇摆 20 秒，单侧邻近配对，配合电套针操作，连续波 20 分钟，再连接套针通治疗 3 分钟留针。每日 1 次，按疗程治疗。

【按语】

本病的临床症状表现多样复杂，要综合辨证施治。以痉挛发作为主症者居多，其次为意识障碍或者功能障碍者。套针疗法治疗，刺激强度大，留针时间长，加上电套针操作，具有很好的治疗效果。该病配合中西药综合治疗，远期疗效更好。患者要进行适当的身体锻炼，提高身体素质，参加体力活动，保持心情愉快。

十二、震颤麻痹

【概述】

震颤麻痹即帕金森病，又叫特发性帕金森病，是中老年人常见的神经系统变性疾病，也是中老年人最常见的锥体外系疾病。65 岁以上人群患病率为 1000/10 万，随年龄增加，男性稍多于女性。该病的主要临床特点包括静止性震颤、动作迟缓及减少、肌张力增高、姿势不稳等。

【病理病因】

特发性帕金森病的病因迄今未明，以中枢神经系统不同部位变性为主，还有其他临床特点，如进行性核上性麻痹、纹状体黑质变性及橄榄脑桥小脑萎缩等。还有一些疾病或理化因素可以导致类似特发性帕金森病的临床症状，如感染、药物（多巴胺受体阻滞药等）、毒物（一氧化碳、锰等）、血管性（多发性脑梗死）及脑外伤等，临床上称为帕金森综合征。

【临床表现】

震颤、强直、运动不能（或运动减少）与姿势和平衡障碍为本病的主要表现，但存在个体差异，以多动为主要表现者易于被早期诊断。首发症状依次为震颤（70.5%）、强直或动作缓慢（19.7%）、失灵巧和（或）写字障碍（12.6%）、步态障碍（11.5%）、肌痛痉挛和疼痛（8.2%）、精神障碍如抑郁和紧张等（4.4%）、语言障碍（3.8%）、全身乏力和肌无力（2.7%）、流口水和面具脸（各 1.6%）。

【治疗方案】

套针治疗：双侧上 1、4、5，下 4；取头针的舞蹈震颤控制区穴线进针（图 6–5–3）。

运用套针顺手少阴心经（上 1）向上刺入，弧形摇摆 20 秒；顺心腧穴向上刺入，弧形摇摆 20 秒；顺手阳明大肠经（上 4）向上刺入，弧形摇摆 20 秒，连接套针通治疗 3 分钟留针；套针顺手少阳三焦经（上 5）向上刺入，弧形摇摆 20 秒，套针顺足阳明胃经（下 4）向上刺入，弧形摇摆 20 秒；套针沿头针的舞蹈震颤控制区穴线的中 2/5、上 1/5 进针，分别邻近配对，连续波 20 分钟，再连接套针通治疗 3 分钟留针。

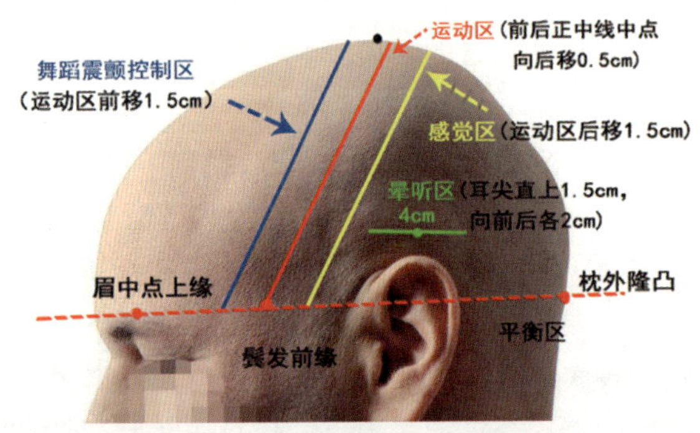

图 6–5–3 头针的舞蹈震颤控制区

【按语】

在治疗本病的时候，要鼓足信心，坚持治疗，疗程要足，以便达到很好的远期疗效。患者应坚定信念，配合治疗，同时做好有益的身体锻炼。

十三、失眠

【概述】

失眠指的是入睡困难、睡眠中间易醒及早醒、睡眠质量低下、睡眠时间明显减少，严重者甚至彻夜不眠等。长期失眠易引起心烦意乱、疲乏无力，甚至头痛、多梦、多汗、记忆力减退，还可引起一系列临床症状，并诱发一些心身性疾病。

【病理病因】

失眠，中医又称“不寐”，主要由七情所伤、思虑太过或突受惊吓引起，亦有因禀赋不足、年迈体弱、气血、阴阳失衡、脏腑功能不调所致。失眠病位主要在心，并涉及肝、脾（胃）、肾三脏。机体诸脏腑功能的运行正常且协调，人体阴阳之气的运行也正常，则人的睡眠正常，反之，就会出现睡眠障碍。导致失眠的因素包括环境、个体、躯体、精神、情绪、安眠药或嗜酒者的戒断反应等。

【临床表现】

入睡困难；不能熟睡，睡眠时间减少；早醒、醒后无法再入睡；频频从噩梦中惊醒，自感整夜都在做噩梦；睡过之后精力没有恢复。

发病时间可长可短，短者数天可好转，长者持续数日难以恢复；容易被惊醒，有的对声音敏感，有的对灯光敏感；很多失眠的人喜欢胡思乱想；长时间的失眠会导致神经衰弱和抑郁症，而神经衰弱患者又会加重失眠。

失眠会引起人的疲劳感，使人感到不安、全身不适，无精打采、反应迟缓、头痛、注意力不能集中，它的最大影响是精神方面的，严重一点会导致精神分裂和抑郁症、焦虑症、自主神经功能紊乱等功能性疾病，以及心血管系统、消化系统等各系统疾病。

【治疗方案】

套针治疗：双上 1、双下 2，经颈 3–4 椎体旁侧 0.5 寸进针，针尖向上。用套针顺手少阴心经（上 1）、足太阴脾经（下 2）向上刺入，经颈 3–4 椎体旁侧 0.5 寸进针，针尖向上，弧形摇摆 20 秒，连接套针通治疗 3 分钟留针。每日 1 次，按疗程治疗。

【按语】

失眠系情志内伤，多脏受累所致，病机的关键在于心神被扰或心神失养，治疗应当以宁心安神镇静为主。按照套针疗法的治疗方案治疗此病，可以疏通经络，能够加强大脑皮质的兴奋和抑制过程，调整中缝核 5– 羟色胺递质系统，引起运动从属值增大，即大脑皮质抑制过程加深，恢复大脑皮质神经过程的平衡，从而改善睡眠。另外，患者应养成良好的作息习惯，避免睡觉前各种不利于睡眠的因素刺激与影响。

十四、水肿

【概述】

组织间隙过量的体液潴留称为水肿，通常指皮肤及皮下组织液体潴留，体腔内体液增多则称积液。根据分布范围，水肿可表现为局部性或全身性，全身性水肿时往往同时有浆膜腔积液，如腹水、胸腔积液和心包腔积液。全身性水肿主要有心源性水肿、肾性水肿、肝源性水肿、营养不良性水肿、黏液性水肿、特发性水肿、药源性水肿、老年性水肿等。根据水肿的程度可分为轻、中、重度水肿，轻度水肿仅见于眼睑、眶下软组织，胫骨前、踝部的皮下组织，指压后可见组织轻度凹陷，体重可增加 5% 左右。中度水肿，全身疏松组织均有可见性水肿，指压后可出现明显的或较深的组织凹陷，平复缓慢。重度水肿时，全身组织严重水肿，身体低垂部皮肤紧张发亮，甚至可有液体渗出，有时可伴有胸腔、腹腔、鞘膜腔积液。

【病理病因】

引起体液平衡失调的原因主要有血浆胶体渗透压降低、毛细血管内流体静力压升高、毛细血管壁通透性增高、淋巴液回流受阻。

1. 血浆胶体渗透压降低

该问题见于蛋白质吸收不良或营养不良及伴有大量蛋白尿的肾脏疾患等。当血浆白蛋白量降到 25g/L 或总蛋白量降到 50g/L 时，就可出现水肿，为全身性。

2. 毛细血管内流体静力压升高

该问题见于各种原因引起的静脉阻塞或静脉回流障碍。局部静脉回流受阻，引起相应部位的组织水肿或积水，如肝硬化引起胃肠壁水肿和腹水，心力衰竭时的腔静脉回流障碍则引起全身性水肿。

3. 毛细血管壁通透性增高

血管活性物质（组胺、激肽）、细菌毒素、缺氧等可增加毛细血管壁的通透性而引起水肿。炎性病灶的水肿主要由毛细血管壁的通透性增高、血管神经性水肿和变态反应等引起，亦属此机制。此类水肿通常发生于血管壁受损的局部。

4. 淋巴回流受阻

乳腺癌根治术后，腋窝淋巴结切除后的局部淋巴液循环受损，可发生患侧上肢水肿；丝虫病时，下肢和阴囊由于淋巴管被虫体阻塞，常发生下肢和阴囊水肿。此外，淋巴管广泛性的癌细胞栓塞也可引起局部水肿。

5. 肾素 – 血管紧张素 – 醛固酮系统辅助水钠潴留

肾素 – 血管紧张素 – 醛固酮系统对心力衰竭、肝硬化、肾病综合征的水肿形成起辅助作用。心力衰竭时，每搏输出量减少，肾灌注血量不足，刺激肾近球感受器，使肾素分泌增多，肾素使血管紧张素原变为有活性的血管紧张素Ⅰ，再经转换酶的作用将血管紧张素Ⅰ转换为血管紧张素Ⅱ，后者作用于肾上腺皮质球状带细胞，使之分泌醛固酮，从而促进肾远曲小管的钠重吸收，导致钠潴留，引起血液晶体渗透压增高。后者刺激血管壁渗透压感受器，使神经垂体分泌抗利尿激素，从而加强肾远曲小管的水重吸收。水的潴留助长了心源性水肿的形成。肝硬化时的水肿和腹水，也有醛固酮的作用参与，这是由于肝细胞对醛固酮的灭活作用减退。同时，在腹水形成之后，循环血量减少又引起醛固酮分泌增多。肾病综合征因白蛋白大量流失，血浆蛋白量低落而发生水肿，体液自血管内向血管外逸出，循环血量下降，又激发肾素 – 血管紧张素 – 醛固酮系统的活性，形成恶性循环。

【相关常见疾病】

1. 全身性水肿

（1）心脏疾病：如风湿病、高血压病、梅毒等，以及瓣膜、心肌等各种病变引起的充血性心力衰竭、缩窄性心包炎等。

（2）肾脏疾病：急性肾小球肾炎、慢性肾小球肾炎、肾病综合征、肾盂肾炎肾衰竭期、肾动脉硬化症、肾小管病变等。

（3）肝脏疾病：肝硬化、肝坏死、肝癌、急性肝炎等。

（4）营养性疾患：①原发性食物摄入不足，战争或其他原因（如严重灾荒）所致的饥饿；②继发性营养不良性水肿见于多种病理情况，如继发性摄食不足（神经性厌食、严重疾病时的食欲减退、胃肠疾患、妊娠呕吐、口腔疾患等）；消化吸收障碍（消化液不足、肠道蠕动亢进等）；排泄或丢失过多（大面积烧伤和渗出、急性或慢性失血等），以及蛋白质合成功能受损、严重弥漫性肝疾患等。

（5）妊娠疾患：妊娠后半期、妊娠期高血压等。

（6）内分泌疾病：抗利尿激素分泌失调综合征、肾上腺皮质功能亢进（库欣综合征、醛固酮分泌增多症）、甲状腺功能减退症（神经垂体功能减退症、下丘脑促甲状腺素释放激素分泌不足）、甲状腺功能亢进症等。

（7）特发性疾患：该型水肿为一种原因未明或原因尚未确定的（原因可能一种以上）综合征，多见于妇女，往往与月经的周期性有关。

（8）结缔组织病：常见于红斑狼疮、硬皮病及皮肌炎等。

2. 局部性水肿

（1）淋巴性：原发性淋巴性水肿，如先天性淋巴性水肿、早发性淋巴性水肿；继发性淋巴性水肿，如肿瘤、感染、外科手术、丝虫病的象皮腿、流行性腮腺炎所致胸前水肿等。

（2）静脉阻塞性：肿瘤压迫或肿瘤转移、局部炎症、静脉血栓形成、血栓性静脉炎、下肢静脉曲张等可导致静脉阻塞的情况，可分为慢性静脉功能不全、上腔静脉阻塞综合征、下腔静脉阻塞综合征及其他静脉阻塞。

（3）炎症性：为最常见的局部水肿，见于丹毒、疖肿、疏松结缔组织炎等所致的局部水肿等。

（4）变态反应性：荨麻疹、血清病，以及食物、药物等的变态反应等。

（5）血管神经性：属变态反应或神经源性，可因昆虫、机械刺激、温热环境或感情激动而诱发。部分病例与遗传有关。

【治疗方案】

套针治疗：双上 1、下 1。分别选取双侧手少阴心经（上 1）、足少阴肾经（下 1），用套针在手腕和脚踝处进针，做弧形摇摆 20 秒，然后连接套针通治疗 3 分钟后留针，每日 1 次。配合太极神针灸，对神阙穴每次灸 60 分钟。配穴可于水肿部位所属经络选 3 ～ 5 个穴位，每穴灸 20 分钟。经过 3 日治疗，水肿现象通常可明显得到改善。然后隔日 1 次，一般 3 ～ 5 次，水肿可得到很好的控制。

【按语】

由于引起水肿的原因非常多，每一种病因所引起的水肿其治疗各不相同，但根本原则都是对症治疗，清除致病因素、消除水肿、维持生命体征稳定。例如，心源性水肿，一旦诊断明确，应该治疗心力衰竭（利尿、扩血管、强心等），心力衰竭控制好后，水肿自然消退。肝源性水肿，若为乙肝引起的肝硬化导致，则大部分是低蛋白血症的水肿，这时候需要进行抗肝硬化治疗，如乙肝抗病毒治疗、护肝、营养支持、治疗腹水等。肾性水肿原因也较多，主要还是对因治疗。若为肾病，则可用糖皮质激素、免疫抑制剂等治疗，肾病得到控制后，水肿自然消退。其余病因所导致的水肿，都可遵循治疗原发疾病、维持生命体征的基本原则，还要注意饮食和休息。

十五、贫血

【概述】

贫血是指血液中红细胞数量或血红蛋白浓度低于正常水平，导致血液携氧能力下降的病理状态，中医归属于“血虚”“萎黄”等范畴。《金匮要略》中“妇人则半产漏下，男子则亡血失精”的描述，与现代医学中月经过多或消化性溃疡出血引发的缺铁性贫血机制相呼应。

根据世界卫生组织的标准，成年男性血红蛋白＜ 130g/L、女性＜ 120g/L 即可诊断为贫血。全球约 1/3 人口受贫血困扰，育龄女性患病率高达 40%；孕期因铁需求增加，贫血发生率可达 50% 以上；而老年人中约 10% 的贫血与慢性病或骨髓造血功能衰退相关。

【病理病因】

从病因病机分析，中医强调“脾胃为气血生化之源”，长期饮食失调（如节食减肥）或慢性腹泻（如肠易激综合征）可致脾失健运，气血化生不足，表现为面色萎黄、唇甲色淡，此过程对应西医的“营养性贫血”。胃酸缺乏者，铁吸收率下降 50%；素食人群维生素 B_{12} 摄入不足可引发巨幼细胞性贫血。

“久病入络”理论似乎解释了慢性肾病贫血的机制：肾精亏虚，不能化生促红细胞生成素（EPO），导致骨髓红系造血抑制。此类患者血清肌酐升高与中医“肾虚血枯”证候程度呈正相关。

现代研究发现，幽门螺杆菌感染可竞争性消耗铁元素，使缺铁性贫血治疗抵抗率增加约 30%，这与中医“湿热蕴胃，气血暗耗”的病机极其吻合。

基于不同的临床特点，贫血可有不同的分类。如按贫血进展速度分急慢性贫血，按红细胞形态分大细胞性贫血、正常细胞性贫血和小细胞低色素性贫血，按血红蛋白浓度分轻度、中度、重度和极重度贫血，按骨髓红系增生情况分增生性贫血（如溶血性贫血、缺铁性贫血、巨幼细胞贫血等）和增生低下性贫血（如再生障碍性贫血）。临床上常结合贫血发病的机制和病因进行分类。

1. 红细胞生成减少性贫血

造血细胞、骨髓造血微环境和造血原料的异常影响红细胞生成，可形成红细胞生成减少性贫血。

（1）造血干细胞异常所致贫血

①再生障碍性贫血，是一种骨髓造血功能衰竭症，与原发和继发的造血干细胞损害有关。部分全血细胞减少症的发病机制与 B 细胞产生抗骨髓细胞自身抗体，进而破坏或抑制骨髓造血细胞有关。

②纯红细胞再生障碍贫血，是指骨髓红系造血干细胞受到损害，进而引起的贫血。依据病因，该病可分为先天性和后天性两类。先天性即 Diamond–Blackfan 综合征，系遗传所致；后天性包括原发、继发两类。有学者发现部分原发性患者血清中有自身红细胞生成素或幼红细胞抗体。继发性主要有药物相关型、感染相关型（细菌和病毒，如微小病毒 B_{19}、肝炎病毒等）、自身免疫病相关型、淋巴细胞增殖性疾病相关型（如胸腺瘤、淋巴瘤、浆细胞病和淋巴细胞白血病等）及急性再生障碍危象等。

③先天性红细胞生成异常性贫血，是一类遗传性红系干细胞良性克隆异常所致的以红系无效造血和形态异常为特征的难治性贫血。根据遗传方式，该病可分为常染色体隐性遗传型和显性遗传型。

④造血系统恶性克隆性疾病，造血干细胞发生了质的异常，包括骨髓增生异常综合征及各类造血系统肿瘤性疾病如白血病等。前者因为病态造血，血细胞高增生、高凋亡，出现原位溶血；后者因肿瘤性增生、低凋亡和低分化，造血调节也受到影响，从而使正常成熟红细胞减少而发生贫血。

（2）造血微环境异常所致贫血：造血微环境包括骨髓基质、基质细胞和细胞因子。

①骨髓基质和基质细胞受损所致贫血。骨髓坏死、骨髓纤维化、骨髓硬化症、大理石病、各种髓外肿瘤的骨髓转移，以及各种感染或非感染性骨髓炎，均可因损伤骨髓基质和基质细胞，导致造血微环境发生异常而影响血细胞生成。

②造血调节因子水平异常所致贫血。干细胞因子、白细胞介素、粒细胞－巨噬细胞集落刺激因子、粒细胞集落刺激因子、红细胞生成素、血小板生成素、血小板生长因子、肿瘤坏死因子和干扰素等均具有正负调控造血的作用。肾功能不全、肝病、垂体或甲状腺功能低下等，可致红细胞生成素不足；肿瘤性疾病或某些病毒感染可诱导机体产生较多的造血负调控因子，如肿瘤坏死因子、干扰素、炎症因子等，均可导致慢性病性贫血。

③淋巴细胞功能亢进。如再生障碍性贫血、自身免疫性疾病、自身免疫溶血性贫血。

④造血细胞凋亡、亢进。如骨髓增生异常综合征、再生障碍性贫血。

（3）造血原料不足或利用障碍所致贫血：造血原料是指造血细胞增殖、分化、代谢所必需的物质，如蛋白质、脂类、维生素（叶酸、维生素 B_{12} 等）、微量元素（铁、铜、锌等）等。任一种造血原料不足或利用障碍都可能导致红细胞生成减少。

①叶酸或维生素 B_{12} 缺乏或利用障碍所致贫血，是指由各种生理或病理因素导致的机体叶酸或维生素 B_{12} 绝对或相对缺乏或利用障碍，可引起巨幼细胞贫血。

②缺铁和铁利用障碍性贫血，是临床上最常见的贫血。缺铁和铁利用障碍会影响血

红素合成，故又称该类贫血为血红素合成异常性贫血。该类贫血的红细胞形态变小，中央淡染区扩大，属于小细胞低色素性贫血。

2. 红细胞破坏过多性贫血

（1）红细胞自身异常：膜异常、酶异常、珠蛋白异常、血红素异常。

（2）红细胞周围环境异常：免疫性、血管性、溶血性贫血。

3. 失血性贫血

根据失血的速度可分为急性和慢性贫血，慢性失血性贫血往往合并缺铁性贫血。

另外，还可分为出凝血性疾病（如特发性血小板减少性紫癜、血友病和严重肝病等）所致和非出凝血性疾病（如外伤、肿瘤、结核、支气管扩张、消化性溃疡、痔和妇科疾病等）所致两类。

【临床表现】

临床表现呈现全身多系统缺氧代偿表现。轻度贫血（Hb＞90g/L）可能仅见疲劳乏力，中医称为“气虚”；中度（Hb 60–90g/L）则出现心悸气短、耳鸣眩晕，活动后加重，对应“心血虚”证候；重度（Hb＜60g/L）可见面色苍白如瓷、指甲扁平反甲（匙状甲），甚至心绞痛发作。

特殊类型贫血具有特征性表现：缺铁性贫血患者常有异食癖（嗜食冰、泥土），与体内铁蛋白＜12μg/L 相关；巨幼细胞性贫血可见牛肉舌（舌乳头萎缩）和四肢麻木，系维生素 B_{12} 缺乏导致神经髓鞘合成障碍；再生障碍性贫血多伴皮肤瘀斑、感染发热，骨髓活检显示脂肪细胞比例＞70%，中医辨为“髓枯血瘀”。

贫血最早出现的症状有头晕、乏力、困倦，而最常见、最突出的体征是面色苍白。症状的轻重取决于贫血的速度、贫血的程度和机体的代偿能力。

1. 神经系统症状

头昏、耳鸣、头痛、失眠、多梦、记忆减退、注意力不集中等，乃是贫血缺氧导致神经组织损害所致常见症状。小儿贫血时可哭闹不安、躁动甚至影响智力发育。

2. 皮肤黏膜颜色异常

这是贫血时皮肤、黏膜的主要表现。贫血时机体通过神经体液调节进行有效血容量重新分配，相对次要的脏器如皮肤、黏膜供血减少；另外，由于单位容积血液内红细胞和血红蛋白含量减少，也会引起皮肤、黏膜颜色变淡。粗糙、缺少光泽甚至形成溃疡是贫血时皮肤、黏膜的另一类表现，可能与贫血的原发病有关。溶血性贫血，特别是血管外溶血性贫血，可引起皮肤、黏膜黄染。

3. 呼吸循环系统症状

贫血时红细胞内合成较多的 2,3– 二磷酸甘油酸（2,3–DPG），以降低血红蛋白对氧的亲和力，使氧解离曲线右移，组织获得更多的氧。气急或呼吸困难，大都是由于呼吸中枢低氧或高碳酸血症所致。故轻度贫血无明显表现，仅活动后引起呼吸加快加深，并有心悸、心率加快。贫血愈重，活动量愈大，症状愈明显。重度贫血时，即使平静状态时患者也可能有气短甚至端坐呼吸表现。长期贫血，心脏超负荷工作且供氧不足，会导致贫血性心脏病，此时不仅有心率变化，还可有心律失常和心功能不全。

4. 消化系统症状

贫血时消化腺分泌减少甚至腺体萎缩，进而导致消化功能减低、消化不良，出现腹部胀满、食欲减退、大便规律和性状的改变等。长期慢性溶血可合并胆道结石和脾大。缺铁性贫血可有吞咽异物感或异嗜症。巨幼细胞贫血或恶性贫血可引起舌炎、舌萎缩、牛肉舌、镜面舌等。

5. 泌尿生殖与内分泌系统症状

血管外溶血出现无胆红素的高尿胆原尿；血管内溶血出现血红蛋白尿和含铁血黄素尿，重者甚至可发生游离血红蛋白堵塞肾小管，进而引起少尿、无尿、急性肾衰竭。长期贫血影响睾酮的分泌，减弱男性特征；对女性，因影响女性激素的分泌而导致月经异常，如闭经或月经过多。在男女两性中性欲减退均多见。长期贫血会影响各内分泌腺体的功能和红细胞生成素的分泌。

【治疗方案】

套针治疗：双上 1，分别选取双侧手少阴心经（上 1），用套针在手腕处进针，做弧形摇摆 20 秒，然后连接套针通治疗 3 分钟后留针。2 日 1 次，并且配合太极神针疗法综合治疗。

辅助治疗：应用太极神针疗法，选神阙、曲池、内关、肝俞、肾俞、命门、三阴交、太溪、关元、足三里等穴。

【按语】

及时查清病因，除了采用针法和灸法治疗，还可结合中医药综合治疗。患者应科学合理改善饮食习惯，不挑食、不偏食，适度加强锻炼，提高免疫能力，增强身体素质。

中西医结合治疗凸显协同优势。缺铁性贫血在西医补充硫酸亚铁（每日元素铁 150 ～ 200mg）的同时，辅以归脾汤加减（黄芪、当归、龙眼肉），可提升铁吸收率约 30%，并能缓解便秘等胃肠道副作用。恶性贫血需终身注射维生素 B_{12}，联合八珍汤补益气血，能改善神经病变症状。再生障碍性贫血采用抗胸腺细胞球蛋白（ATG）免疫抑制治疗时，配合青蒿鳖甲汤滋阴清热，可减轻发热感染并发症。对于慢性肾病贫血，重组人促红细胞生成素（EPO）皮下注射联合六味地黄丸补肾填精，能使血红蛋白达标时间缩短 2 ～ 4 周，并可减少高血压等不良反应。

预防调护需多维度干预。膳食方面，动物性食物中的血红素铁（红肉、动物血）吸收率（15% ～ 35%）远高于植物性非血红素铁（3% ～ 8%），建议缺铁患者餐后摄入维生素 C（如橙汁）以提高铁吸收。中医食疗推荐“五红汤”（红枣、红皮花生、枸杞、红豆、红糖炖煮），富含铁、叶酸及多糖类物质，适合放化疗后骨髓抑制患者服用。生活方式上，长期饮浓茶者铁吸收率可降低约 40%，建议餐后 1 小时再饮茶；月经量多的女性可于经前 1 周服用胶艾汤（阿胶、艾叶）以温经止血，配合超声监测子宫内膜厚度，及时干预异常出血。

注：特殊人群需进行个体化管理。孕妇贫血会增加早产和低体重儿风险，妊娠中期起每日需补充元素铁 30 ～ 60mg，配合四物汤养血安胎可提升疗效；老年人贫血常为多因素性（慢性炎症、营养不良、骨髓纤维化）所致，需排查消化道肿瘤（便隐血阳性

者，胃镜检出率约 15%），治疗时慎用峻补药以防虚不受补。基因检测对避免遗传性贫血至关重要，α－地中海贫血基因携带者应避免联姻同类基因携带者，防止重型胎儿水肿综合征；G6PD 缺乏症患者需禁用磺胺类药物，中医辨证多属“湿热毒蕴”，急性溶血期可用茵陈五苓散利湿退黄。

十六、糖尿病

【概述】

糖尿病是以慢性高血糖为特征的内分泌代谢性疾病，中医称为“消渴”，《黄帝内经》中“此人必数食甘美而多肥也，肥者令人内热，甘者令人中满，故其气上溢，转为消渴”的论述，准确揭示了饮食不节与发病的关系。

现代医学分认为本病是由于胰岛素分泌缺陷或其生物作用受损，或二者兼有而引起，分为 1 型（胰岛素绝对缺乏）、2 型（胰岛素抵抗为主）及妊娠糖尿病等类型。全球患者超 4.6 亿，我国成人患病率达 11.2%，且每年新增病例约 120 万。病程进展中，持续高血糖可导致眼、肾、神经、心血管等多系统损害，糖尿病肾病已成为终末期肾病的首要病因，该病患者可占透析患者的 40% 以上。

【病理病因】

从病因病机分析，中医强调“阴虚燥热”为核心，长期过食肥甘厚味酿生胃热，耗伤肺津则口渴多饮（上消）；胃火炽盛，消谷善饥（中消）；久病及肾，开阖失司则尿多浑浊（下消）。

西医研究认为，肥胖人群脂肪细胞分泌的抵抗素（Resistin）可抑制胰岛素信号传导，这与中医“痰湿困脾”理论相吻合。

此类患者常伴舌苔厚腻、腹型肥胖，胰岛素抵抗指数（HOMA-IR）多超过 2.5。遗传因素亦起重要作用，若父母均患 2 型糖尿病，子女患病风险可较常人高约 70%，此类人群的中医辨证多属“先天禀赋不足”。

环境因素中，睡眠不足（＜ 6 小时 / 日）可使皮质醇水平升高，加重胰岛素抵抗，对应中医“阳亢耗阴”的病理机转。

【临床表现】

典型症状呈现“三多一少”特征：多饮（日均饮水量＞ 3L）、多食（餐后 1 ～ 2 小时即感饥饿）、多尿（夜尿≥ 2 次）、体重下降（3 个月减轻 5% 以上）。

并发症表现复杂多样：糖尿病视网膜病变初期可见飞蚊症、视物模糊，眼底检查可见微动脉瘤，中医称为“目络瘀阻”；周围神经病变表现为手足麻木、蚁行感，神经传导速度检测显示感觉神经动作电位振幅下降，对应“气血不荣四末”；糖尿病足溃疡多由末梢循环障碍引发，踝肱指数（ABI）＜ 0.9 提示严重缺血，中医称为“脱疽”，创面常呈湿性坏疽伴秽臭分泌物。

【诊断分型】

糖尿病的诊断一般不难，空腹血糖≥ 7.0mmol/L，和（或）餐后 2 小时血糖≥ 11.1mmol/L，即可确诊。常见分型如下。

1. 1 型糖尿病

发病年龄轻，大多＜30 岁，起病突然，多饮、多尿、多食、消瘦症状明显，血糖水平高，不少患者以酮症酸中毒为首发症状，血清胰岛素和 C 肽水平低下，胰岛细胞抗体、抗胰岛素抗体或谷氨酸脱羧酶抗体可呈阳性。单用口服药无效，需用胰岛素治疗。

2. 2 型糖尿病

常见于中老年人，肥胖者发病率高，常可伴有高血压、血脂异常、动脉硬化等疾病。起病隐匿，早期无任何症状，或仅有轻度乏力、口渴，血糖增高不明显。

中医辨证细分三型：上消肺热津伤型，可见烦渴引饮、口干舌燥，空腹血糖常波动在 7 ～ 10mmol/L；中消胃热炽盛型，多伴消谷善饥、口臭便秘，餐后血糖多＞11.1mmol/L；下消肾阴亏虚型，尿频量多、腰膝酸软，糖化血红蛋白（HbA1c）多＞8%。

【治疗方案】

套针治疗：双上 1，下 1、2。

【按语】

套针治疗本病，对非胰岛素依赖型早、中期患者及轻型患者效果较好。对胰岛素依赖型患者效果较差，须配合内服药物以提高疗效。若本病迁延日久，阴损及阳，气阴两伤或阴阳俱虚，变证百出，则应积极配合药物进行综合针对性治疗。

本病运用套针治疗时间较长，多数需要 3 ～ 4 个月的治疗，且疗程与疗效多成正比，不要过早停止治疗。

糖尿病患者糖脂代谢紊乱，免疫力低下，极易发生感染，套针针具粗大，留针时间长，要注意避免针眼感染现象，注意安全操作，避免血肿形成而不易吸收，所以对于糖尿病患者并发严重并发症者，不建议采用套针疗法治疗。饮食要规律，低脂、低盐、低糖饮食，多食青菜。

十七、单纯性肥胖

【概述】

单纯性肥胖属中医“肥满”范畴，《黄帝内经》载“肥贵人则膏粱之疾”，指出过食肥甘厚味是本病的核心病机。现代中医认为本病是脾胃运化失司致痰湿脂浊积聚躯体的代谢失调状态，相当于西医的单纯性肥胖症，需排除下丘脑病变、库欣综合征等继发性肥胖。其核心特征为体脂率异常增高（男性≥ 25%，女性≥ 30%），脂肪均匀沉积且无明确器质性病因。

【病理病因】

1. 遗传因素

本病大多认为属多因素遗传。父母的体质遗传给子女时，并不是一个遗传因子，而是由多种遗传因子来决定子女的体质，所以称为多因子遗传，如非胰岛素依赖型糖尿病、肥胖，就属于这类遗传。父母中有一人肥胖，则子女肥胖的概率约 40%，如果父母双方皆肥胖，子女可能肥胖的概率升高至 70% ～ 80%。

2. 社会环境的因素

很多人都有着“能吃就是福”的观念，现今社会，人民物质生活较为丰富，各式各样美食常成为造成肥胖的主要原因之一。

3. 心理因素

不少人通过进食来解除心情上的烦恼、情绪上的不稳定，这都是导致肥胖的原因。

4. 与运动有关的因素

在日常生活之中，随着交通工具的发达、工作的机械化、家务量减轻等，使得人体消耗热量的机会更少，又因为摄取的能量并未减少，而形成肥胖。肥胖导致人日常的活动越趋缓慢、慵懒，减低了热量的消耗，导致恶性循环，助长肥胖的发生。

【临床表现】

患者全身脂肪分布比较均匀，没有内分泌紊乱现象，也无代谢障碍性疾病，其家族往往有肥胖病史。

中医四诊特征鲜明：形体臃肿而肌肉松软，动则气促汗出。痰湿内盛者多见舌体胖大、边有齿痕，苔白腻或黄腻；气虚证候突出者多见舌淡苔薄，脉濡缓；兼血瘀者多见舌下络脉迂曲。约 65% 患者伴随有脘痞腹胀、大便黏滞不爽等脾失健运症状。

【诊断】

西医诊断体系包含多维评估：除 BMI（亚洲标准：≥ 25kg/m^2）、腰围（男性 ≥ 90cm，女性≥ 85cm）等常规指标外，体成分分析可显示体脂百分比超标。特征性表现为内脏脂肪面积（VFA）≥ 100cm^2（CT 测量 L4 水平），此指标与代谢综合征发生率呈正相关。超声弹性成像可检测肝脏脂肪含量，约 30% 患者合并非酒精性脂肪肝。

【治疗方案】

套针疗法：双上 1、2，下 1、2。

套针埋线：主穴取中脘、梁门、天枢、大横、带脉、关元、归来、三焦俞、大肠俞、脾俞、胃俞、肾俞（任脉和带脉）等。多食易饥者加曲池、梁丘、足三里。气短乏力者加足三里、气海。畏寒肢冷者加命门、三阴交。血脂偏高者加丰隆。大便秘结者加大肠俞。下肢肥胖者加风市、殷门、髀关。尿少水肿者加阴陵泉、三阴交。嗜睡健忘者加心俞。

辅助治疗：应用太极神针灸。①神阙穴，每次 60 分钟，每日 1 次，每用 10 次，休息 3 日。②曲池，每次 15 ～ 20 分钟，每日 1 次，每用 10 次，休息 3 日。③天枢，每次 15 ～ 20 分钟，每日 1 次，每用 10 次，休息 3 日。④阴陵泉，每次 15 ～ 20 分钟，每日 1 次，每用 10 次，休息 3 日。⑤丰隆，每次 15 ～ 20 分钟，每日 1 次，每用 10 次，休息 3 日。⑥太冲，每次 15 ～ 20 分钟，每日 1 次，每用 10 次，休息 3 日。⑦阴陵泉，每次 15 ～ 20 分钟，每日 1 次，每用 10 次，休息 3 日。⑧公孙，每次 15 ～ 20 分钟，每日 1 次，每用 10 次，休息 3 日。

【按语】

套针治疗和套针埋线配合太极神针灸综合治疗单纯性肥胖症有较好的疗效。在取得疗效后应巩固 1 ～ 2 个疗程，以防止反弹。指导患者改变不良的饮食习惯和生活规律，使之自觉限制饮食，少吃零食，但也不能过度节食。饮食应清淡、低脂低盐，加强体育锻炼。

十八、呃逆

【概述】

呃逆即打嗝，古称“哕”，是以喉间呃呃连声、声短而频、难以自制为主要特征的病症，是生理上常见的一个现象，由横膈膜痉挛收缩引起。现代医学认为这是由于膈肌不自主的间歇性收缩运动（伴声门突然关闭）所致，健康人群出现呃逆多因饮食过快、冷热刺激或情绪波动引发，具有自限性；若持续 48 小时以上则属顽固性呃逆，常继发于神经系统病变（脑卒中发生率约 9%）、消化道疾病或代谢紊乱。《黄帝内经》首载其病机，《素问·宣明五气》云：“胃为气逆为哕。”

中医认为本症病位在膈，与胃、肝、肺、肾等脏腑密切相关，基本病机为胃失和降，膈间气机逆乱，胃气上逆动膈。

【病理病因】

呃逆是一个生理上常见的现象，是因为膈肌不由自主地收缩（痉挛），空气被迅速吸进肺内，两条声带之中的裂隙骤然收窄，因而引起奇怪的声响。其基本分类如下。

1. 中枢性呃逆

反射弧抑制功能丧失。器质性病变如脑肿瘤、脑血管意外、脑炎、脑膜炎，代谢性病变如尿毒症、酒精中毒，其他如多发性硬化症等，均可出现呃逆。

2. 外周性呃逆

反射弧向心路径受刺激。纵隔肿瘤、食管炎、食管癌、胸主动脉瘤等，膈肌周围病变如肺炎、胸膜炎、心包炎、心肌梗死、膈下脓肿、食管裂孔疝等，均可刺激膈神经。胃扩张、胃炎、胃癌、胰腺炎等可刺激迷走神经刺激，导致呃逆。

3. 其他

药物、全身麻痹、手术后、精神因素等，内耳及前列腺病变亦可引起呃逆。

中医病因病机可分为几类：①饮食不节。过食生冷则寒凝胃腑（《症因脉治》），恣食辛热致胃火内炽（《医学心悟》）。②情志失调。郁怒伤肝，横逆犯胃（《临证指南医案》）；忧思伤脾，痰浊内生。③正气亏虚。重病久病，耗伤中气，胃阴不足（《景岳全书》）；年老肾衰，纳气无权。④外邪犯胃。风寒之邪直中太阴（《伤寒论·辨太阳病脉证并治》）。

【临床表现】

典型特征：发作性膈肌痉挛，频率 4 ～ 60 次 / 分钟，夜间加重者多属器质性病变（阳性预测值约 78%）。

伴随症状：中枢性呃逆常见喷射性呕吐（延髓受压），消化道源性多伴嗳腐吞酸。

中医不同证型常见表现如下。

胃寒气逆：呃声沉缓有力，脘腹冷痛，舌淡苔白，脉迟缓（占急诊病例约 35%）。

胃火上冲：呃声洪亮，口臭烦渴，便秘尿赤，舌红苔黄，脉滑数（约占 28%）。

气机郁滞：呃逆连作，情志诱发，胸胁胀满，脉弦（功能性呃逆常见）。

脾胃阳虚：呃声低微，气不得续，面白肢冷，舌淡胖、边有齿痕，脉沉弱。

胃阴不足：呃声短促，口干舌燥，舌红少津，脉细数（肿瘤化疗患者多见）。

【治疗方案】

套针治疗：双下 1，在膻中穴下方进针，针尖指向胃的体表投影点。

【按语】

采用套针疗法治疗本病有显著疗效，基本上都能针到呃逆消失。症状消失之后，要及时查清病因，并积极治疗。要做好患者的思想工作，帮助其克服恐惧心理。

患者应该避免精神刺激，保持心情舒畅。调摄饮食，避免进食过快，避免食用生冷、辛辣等刺激性食物。

十九、呕吐

【概述】

呕吐是指胃失和降，气逆于上，迫使胃内容物从口中吐出的病证。中医认为有声有物称为“呕”，有物无声称为“吐”，两者常同时发生，故统称呕吐。其病位虽在胃，但与肝、脾关系密切。基本病机为胃气上逆，病理性质分虚实两端，实证多由外邪、食滞、痰饮、肝郁所致，虚证常因脾胃虚弱、气阴不足引起。治疗以和胃降逆为总则，实证当祛邪止呕，虚证宜扶正止呕。

西医认为呕吐是多种疾病共有的临床症状，涉及复杂的神经反射机制。当延髓呕吐中枢受到来自消化道、前庭系统、大脑皮质等部位的刺激时，通过迷走神经和内脏神经引发胃肠道逆蠕动，同时膈肌、腹肌强力收缩导致胃内容物排出。本病常见于急性胃肠炎、肠梗阻、颅内压增高、代谢紊乱（如尿毒症）、前庭功能障碍（如梅尼埃病）及心因性呕吐等情况。

【病理病因】

1. 中医观点

（1）外邪犯胃：六淫侵袭以寒邪为甚，风寒束表则太阳经气不利，寒邪直中可致胃阳受遏；暑湿秽浊之气内犯，易使中焦气机壅滞。现代气候异常导致的寒热骤变、饮食污染等均可视为外邪致病因素。

（2）饮食失宜：暴饮暴食损伤胃络，过食生冷遏阻脾阳，肥甘厚味酿生湿热，饮食不洁引发毒邪内蕴。这与现代饮食结构改变、食品安全问题导致的急性胃炎、食物中毒等病理过程相契合。

（3）情志失调：郁怒伤肝致木旺乘土，忧思伤脾使中焦斡旋失司。长期精神压力引发的功能性消化不良、神经性呕吐多属此类。

（4）脾胃虚弱：素体不足或久病耗伤，致胃失濡润、脾失健运，稍有饮食不慎即发呕吐。常见于慢性萎缩性胃炎、胃下垂等器质性疾病。

2. 西医观点

（1）神经反射通路激活：消化道黏膜受炎症、扩张等刺激，通过迷走神经传入呕吐中枢；颅内病变直接刺激第四脑室底部化学感受器触发区。

（2）平滑肌功能紊乱：胃肠动力异常（如胃轻瘫）、肠道梗阻引发平滑肌逆蠕动。

（3）代谢毒素刺激：尿毒症时尿素衍生物、糖尿病酮症酸中毒时酮体等物质刺激化学感受器。

（4）前庭系统失衡：内耳迷路水肿或炎症导致前庭神经传入异常信号。

（5）心因性机制：如边缘系统与呕吐中枢的异常联系，常见于焦虑症、神经性厌食等精神心理疾病。

【临床表现】

1. 中医

实证常见呕吐突发，吐势急猛，吐物酸腐或苦浊，常伴脘腹胀痛、嗳气吞酸。外感者可见恶寒发热，头身疼痛；食滞者脘痞厌食，吐后反快；痰饮者呕吐清水涎沫，头眩心悸；肝气犯胃者呕吐吞酸，胸胁胀满。虚证常见呕吐时作时止，吐势徐缓，吐物清稀，伴面色㿠白、神疲肢冷。阴虚者干呕呃逆，胃脘灼热；阳虚者朝食暮吐，完谷不化。

2. 西医

（1）反射性呕吐：见于胃肠疾病（如幽门梗阻呈喷射状呕吐隔夜宿食）、肝胆疾病（呕吐伴黄疸）、泌尿系结石（肾绞痛后反射性呕吐）。

（2）中枢性呕吐：颅内高压者呕吐呈喷射状，与进食无关，伴头痛、视乳头水肿；代谢障碍者呕吐物常有特殊气味（如尿毒症的氨味、酮症酸中毒的烂苹果味）。

（3）前庭性呕吐：突发剧烈眩晕伴眼球震颤，呕吐与头部位置改变密切相关。

（4）神经性呕吐：进食后即刻发生，呕吐过程轻松，吐后可再食，常见于年轻女性，与情绪波动显著相关。

3. 实验室特征

血常规提示感染时白细胞计数升高，电解质紊乱可见低钾低氯；腹部立位 X 线片显示肠梗阻液气平面；胃镜检查发现幽门水肿或占位病变；头颅 CT/MRI 显示颅内占位或出血病灶。这些客观指标为中西医结合诊疗提供重要参考。

【治疗方案】

套针治疗：双下 1，在膻中穴下方进针，针尖指向胃的体表投影点。

【按语】

本病为内科常见疾病之一，采用套针疗法治疗均有一定的疗效。但是，在治疗的过程中一定要查清病因，及时针对病因进行治疗。患者要注意饮食卫生，不要暴饮暴食，饮食宜清淡，少食多餐为佳。

二十、胃下垂

【概述】

胃下垂，属于中医学“胃缓”范畴，是指站立位时，胃位置下降，胃小弯最低点在髂嵴水平连线以下。本症是内脏下垂的一部分，多见于瘦长无力体型者、久病体弱者、经产妇、多次腹部手术有切口疝者和长期卧床少动者。《灵枢·本脏》载“脾应肉，肉䐃不坚者胃缓”，指出肌肉痿弱与内脏下垂相关联。中医认为本病以中气下陷为本，涉及肝失疏泄、带脉失约，与先天禀赋不足、后天饮食劳倦密切相关。

【病理病因】

正常腹腔内脏位置的固定主要靠 3 个因素：①横膈的位置和膈肌的活动力；②腹肌力量，腹壁脂肪层厚度的作用；③邻近脏器或某些相关韧带的固定作用。

凡能造成膈肌位置下降的因素，如膈肌活动力降低、腹腔压力降低、腹肌收缩力减弱，胃膈韧带、胃肝韧带、胃脾韧带、胃结肠韧带过于松弛等，均可导致胃下垂。

【临床表现】

轻度胃下垂多无症状，中度以上者常出现胃肠动力差、消化不良的症状。部分胃下垂有腹胀及上腹不适，患者多自诉腹部有胀满感、沉重感、压迫感。腹痛，多为持续性隐痛，常于餐后发生，与进食量有关，进食量愈大，其疼痛时间愈长，且疼痛亦较重。同时疼痛与活动有关，饭后活动往往使疼痛加重；恶心、呕吐，常于饭后活动时发作，尤其进食过多时更易出现，这是因为一次进食较大量食物，加重了胃壁韧带之牵引力而致疼痛，随之出现恶心、呕吐。便秘多为顽固性，其主要原因可能由于同时有横结肠下垂，使结肠肝曲与脾曲呈锐角，而致肠内容物通过缓慢；由于胃下垂的多种症状长期折磨患者，使其精神负担过重，可产生失眠、头痛、头昏、迟钝、忧郁等神经精神症状；还可有低血压、心悸及站立性昏厥等表现。

典型症状群

（1）体位性腹胀：餐后站立时加重，膝胸位可缓解（特异性症状，阳性率约 91%）。

（2）阶梯状腹痛：进食量每增加 200g，疼痛持续时间延长 15 ～ 30 分钟。

（3）振动性肠鸣：腹部快速震颤时出现气过水声（提示肠系膜牵拉）。

（4）代偿性体征：常伴深呼气时肋弓下角 $< 90°$（膈肌低位征）。

【治疗方案】

套针治疗：双下 1，在膻中穴下方进针，针尖指向胃的体表投影点。

【按语】

套针治疗本病有一定的疗效，但是疗程较长，必须坚持治疗。在治疗过程中，患者要注意合理进食、规律饮食、少食多餐，忌烟酒、辛辣食物，增加营养；并且要加强腹肌锻炼，可缩短疗程，提高疗效；同时要有良好的心态，树立战胜疾病的信心，持续锻炼。

二十一、胃痛

【概述】

凡脾胃受损，气血不调引起胃痛难耐、胃脘部疼痛的病症均可称为胃痛，又称胃脘痛，是以剑突下至脐上部位疼痛为主要表现的脾胃系病症。《素问 · 病能论》提出“阳明气逆则胃脘痛”的病机理论，明代《医学正传》明确区分胃痛与真心痛：“胃脘当心而痛，未有不由痰涎食积郁于中，七情九气触于内所致焉。”现代医学认为这是胃黏膜对致痛因子（胃酸 pH ＜ 2.5、幽门螺杆菌定植等）的炎性反应。流行病学调查显示，我国成人年患病率约 7.8%，其中功能性消化不良约占 42%，消化性溃疡约占 23%。

中医强调“不通则痛”与“不荣则痛”的虚实辨证体系，病变涉及肝、胆、胰等多个脏腑的气机失调。胃的解剖结构见图 6-5-4。

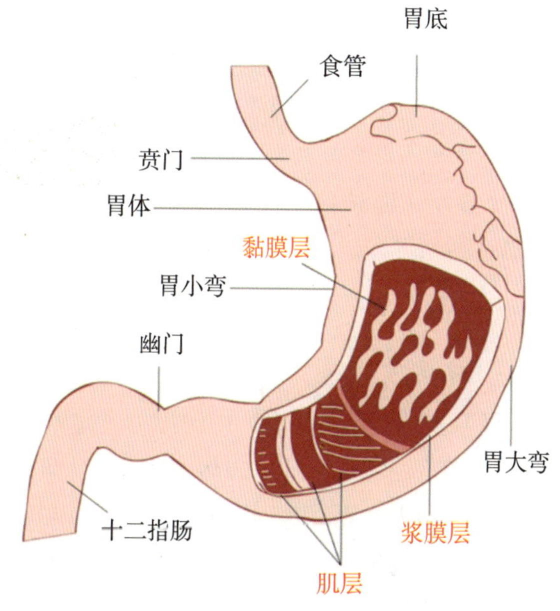

图 6-5-4 胃的解剖结构示意

历代文献中所称的“心痛”“心下痛”，多指胃痛而言。如《素问 · 六元正纪大论》说：“民病胃脘当心而痛。”《医学正传》说：“古方九种心痛……详其所由，皆在胃脘，而实不在于心。”至于心脏疾患所引起的心痛症，《黄帝内经》曾指出：“真心痛，手足青至节，心痛甚，旦发夕死，夕发旦死。”在临床上与胃痛是有区别的。

【病理病因】

导致胃痛发生的常见原因有寒邪客胃、饮食伤胃、肝气犯胃和脾胃虚弱等。

胃主受纳，腐熟水谷，若寒邪客于胃中，寒凝不散，阻滞气机，可致胃气不和而疼痛；或因饮食不节，饥饱无度，或过食肥甘，食滞不化，气机受阻，胃失和降而引起胃痛；肝对脾胃有疏泄作用，如因恼怒抑郁，气郁伤肝，肝失条达，横逆犯胃，亦可发生胃痛；若劳倦内伤，久病脾胃虚弱，或禀赋不足，中阳亏虚，胃失温养，内寒滋生，则致中焦虚寒而痛；亦有气郁日久，瘀血内结，气滞血瘀，阻碍中焦气机，而致胃痛发作。

总之，胃痛发生的病机分为虚实两端，实证为气机阻滞，不通则痛；虚证为胃腑失于温煦或濡养，失养则痛。

【临床表现】

胃脘部不适、疼痛、胀满不适等，有的吐酸、口苦、纳差。

疼痛性质可呈钝痛、刺痛、灼痛，常于餐后 0.5 ～ 2 小时发作（十二指肠溃疡具节律性）。伴随症状可见嗳气频作（胃动力障碍）、反酸烧心、纳呆便溏。夜间痛醒者需警惕穿透性溃疡。

【治疗方案】

套针治疗：用套针于膻中穴部位向下刺入，弧形摇摆 20 秒，连接套针通治疗 3 分钟后留针（图 6–5–5）。

辅助治疗：太极神针治疗，取神阙、关元、中脘、胃俞、足三里、阿是等穴。

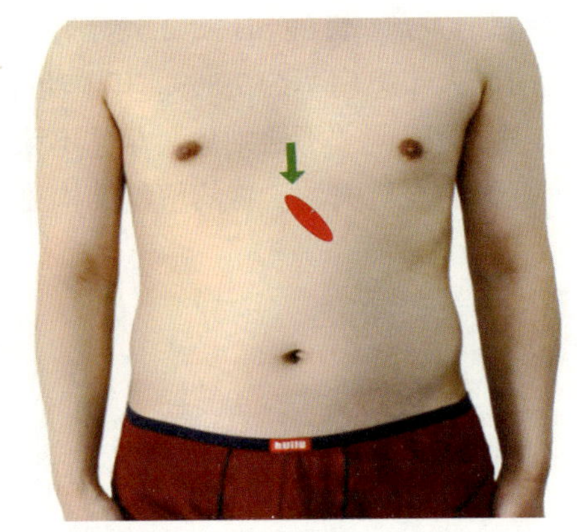

图 6–5–5　胃痛套针治疗

二十二、急性胃肠炎

【概述】

急性胃肠炎是胃肠黏膜的急性炎症反应，中医称为“霍乱”“吐泻”，多因外感邪气、饮食不节导致脾胃升降失常。现代医学认为病原体感染（如沙门菌、诺如病毒）或理化刺激（生冷食物、药物损伤）是主要诱因。全球每年约 10 亿人患病，夏秋季高发，尤其在卫生条件较差的地区易出现集体暴发。轻度患者 3 ～ 5 日可自愈，但严重脱水者可能进展为低血容量性休克，儿童及老年人病死率可达 1% ～ 2%。

【病理生理】

从病因病机分析，中医强调“邪犯中焦”，根据病邪性质分为三型：湿热型常见于细菌性胃肠炎，患者多因食用腐败海鲜或隔夜饭菜，湿热蕴结胃肠，临床见呕吐物酸臭、大便黏滞不爽；寒湿型多因过食生冷或淋雨受寒，寒湿困脾，表现为清水样泻、腹痛喜温；食滞型则与暴饮暴食相关，宿食积滞于胃，出现嗳腐吞酸、泻下未消化食物。

西医病理显示，致病菌（如副溶血弧菌）产生的肠毒素可激活肠上皮细胞环磷酸腺苷（cAMP）系统，导致氯离子分泌增加，引发水样腹泻，此过程与中医“湿浊下迫大肠”的病机相呼应。

【临床表现】

本病常见于夏秋季，其发生多由于饮食不当，暴饮暴食；或食入生冷腐馊、秽浊不洁的食品。①有暴饮暴食或吃不洁腐败变质食物史。②起病急，恶心、呕吐频繁，剧烈腹痛，频繁腹泻，多为水样便，可含有未消化食物，少量黏液，甚至血液等。③常有发热、头痛、全身不适及程度不同的中毒症状。④呕吐、腹泻严重者，可有脱水、酸中毒，甚至休克等。⑤体征不明显，上腹及脐周有压痛，无肌紧张及反跳痛，肠鸣音多亢进。

典型症状呈现“上吐下泻”三联征：起病急骤，先有恶心呕吐，继而腹部阵发性绞痛，腹泻每日可达 10 余次，粪便初为糊状，后呈水样，严重者可见黏液或血丝（如志贺菌感染）。发热程度因病原体而异，细菌性胃肠炎体温常达 38 ～ 39℃，轮状病毒感染则以低热为主。查体可见脐周轻压痛，肠鸣音活跃（每分钟> 10 次），但无腹肌紧张。

脱水征象需重点关注，皮肤弹性下降（捏起后回弹> 2 秒）、眼窝凹陷、尿量减少（< 0.5mL/kg/h）提示中度脱水；若出现四肢厥冷、脉搏细速、血压下降，则已进展至休克前期。

【治疗方案】

套针治疗：采用腹部两侧进针和腕踝针疗法取双下 1、2 进针，各做弧形摇摆 20 秒，连接套针通治疗 3 分钟后留针（图 6–5–6）。治疗结束，患者不适症状基本消失，再巩固治疗 2 次。嘱患者适当饮水，进易消化食物，去除病因，注意保护胃肠道。

辅助治疗：采用太极神针治疗，取神阙、关元、中脘等穴。

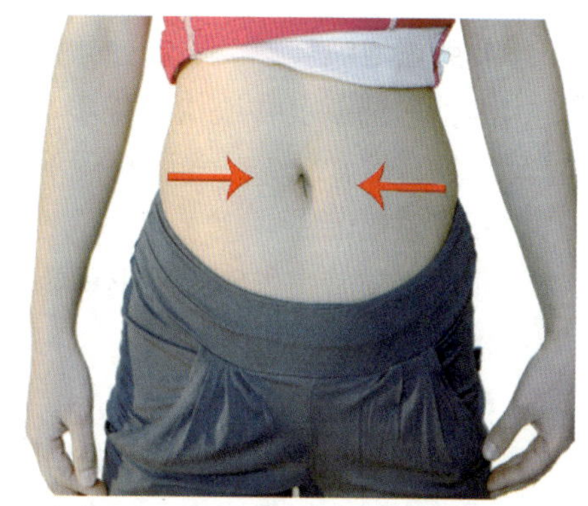

图 6–5–6　急性胃肠炎胃痛套针治疗

二十三、泄泻

【概述】

泄泻亦称“腹泻”，属于中医“下利”范畴，是指排便次数增多，粪便稀薄，或泻出如水样。古人将大便溏薄者称为“泄”，大便如水注者称为“泻”。本病四季皆发而夏秋尤甚，可见于西医感染性腹泻、肠易激综合征、炎症性肠病等肠道病变。现代流行病学研究显示，全球每年急性腹泻发病率达 1.3 次 / 人，其中 5% ～ 10% 进展为慢性腹泻；我国慢性腹泻患病率为 6.5%，与饮食结构改变及精神压力增大密切相关。

【病理病因】

泄泻的病变脏腑主要在脾、胃和大小肠。其致病原因，有感受外邪、饮食不节、情志所伤及脏腑虚弱等，脾虚、湿盛是导致本病发生的重要因素，二者互相影，互为因果。

急性泄泻，因饮食不节，进食生冷不洁之物，损伤脾胃，运化失常；或暑湿热邪，客于肠胃，脾受湿困，邪滞交阻，气机不利，肠胃运化及传导功能失常，以致清浊不分，水谷夹杂而下，发生泄泻。

慢性泄泻，多由脾胃素虚，久病气虚或外邪迁延日久，脾胃受纳、运化失职，水湿内停，清浊不分而下；或情志不调，肝失疏泄，横逆乘脾，运化失常，而成泄泻；或肾阳亏虚，命门火衰，不能温煦脾土，腐熟水谷，而致下泄。

【临床表现】

1. 寒湿泄泻

泄泻清稀，甚则如水样，腹痛肠鸣，脘闷食少，苔白腻，脉濡缓。若兼外感风寒，则恶寒发热头痛，肢体酸痛，苔薄白，脉浮。

2. 湿热泄泻

泄泻腹痛，泻下急迫，或泻而不爽，粪色黄褐，气味臭秽，肛门灼热，或身热口渴，小便短黄，苔黄腻，脉滑数。

3. 伤食泄泻

泻下稀便，臭如败卵，伴有不消化食物，腹痛肠鸣，泻后痛减，嗳腐酸臭，不思饮食，苔厚腻，脉滑。

4. 脾虚泄泻

因稍进油腻食物或饮食稍多，大便次数即明显增多而发生泄泻，伴有不消化食物，迁延反复，饮食减少，食后脘闷不舒，面色萎黄，神疲倦怠，舌淡苔白，脉细弱。

5. 肾虚泄泻

黎明之前脐腹作痛，肠鸣即泻，泻后即安，小腹冷痛，形寒肢冷，腰膝酸软，舌淡苔白，脉细弱。

6. 肝郁泄泻

每逢抑郁恼怒或情绪紧张之时，即发生腹痛泄泻，腹中雷鸣，攻窜作痛，腹痛即泻，泻后痛减，矢气频作，胸胁胀闷，嗳气食少，舌淡，脉弦。

急性感染性腹泻常见水样便，伴发热（体温＞38.5℃），轮状病毒抗原检测阳性；慢性炎症性腹泻可见黏液脓血便，结肠镜显示连续性糜烂（溃疡性结肠炎）或节段性铺路石样改变（克罗恩病）。乳糜泻患者血清抗组织转谷氨酰胺酶抗体（tTG–IgA）阳性率＞95%。胃肠动力检测显示腹泻型肠易激综合征患者结肠高幅推进性收缩波（HAPC）频率增加50%以上。

【治疗方案】

套针治疗：运用套针顺双足少阴肾经（下1）向上刺入，弧形摇摆20秒，连接套针通治疗3分钟留针；套针顺足三里穴向上刺入，弧形摇摆20秒，连接套针通治疗3分钟留针。

辅助治疗：套针治疗同时配合太极神针灸治疗，神阙60分钟、中脘20分钟交替治疗，1次即可很好地改善症状，一般1～2次，临床体征完全消失。

【按语】

本病的治疗，针法和灸法并用见效较快，疗效突出。在治疗过程中，要及时查清病因，根据情况，配合中西药对因治疗。患者应注意饮食卫生等。

二十四、泌尿系统结石

【概述】

泌尿系统结石是泌尿系沉积物在肾盂、输尿管、膀胱等部位形成的矿物结晶聚集物，中医称为“石淋”“砂淋”。西医认为结石形成与代谢异常（如高钙尿症、高尿酸尿症）、尿路梗阻、感染等因素密切相关，按结石成分可分为草酸钙结石（占 70% 以上）、磷酸钙结石、尿酸结石等。输尿管结石绝大多数来源于肾，包括肾结石或体外震波后结石碎块降落所致（图 6–5–7）。由于尿盐晶体较易随尿液排入膀胱，故原发性输尿管结石极少见。

中医认为本病多因湿热蕴结下焦、气滞血瘀、肾虚膀胱气化不利所致，病机关键在于“湿热煎熬成石”与“气化失常留浊”。

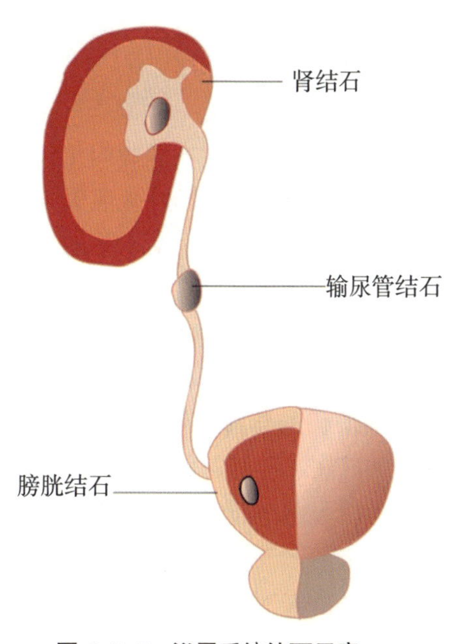

图 6–5–7 泌尿系统结石示意

【病理病因】

尿路结石在肾和膀胱内形成，绝大多数输尿管结石是由结石排出过程中停留该处所致。输尿管有 3 个生理狭窄处，即肾盂 – 输尿管连接处、输尿管跨过髂血管处及输尿管膀胱壁段。结石沿输尿管走行路径移动，常停留或嵌顿于 3 个生理狭窄处，并以输尿管下 1/3 处最多见。尿路结石可引起泌尿道直接损伤、梗阻、感染或恶性变。所有这些病理生理改变与结石部位、大小、数目、继发炎症和梗阻程度等有关。

【临床表现】

疼痛特征：肾结石未移动时可无症状，结石下移引发典型肾绞痛——突发刀割样剧痛，从胁腹部向下放射至同侧腹股沟，常伴恶心呕吐。输尿管膀胱壁段结石可致膀胱刺激征（尿频、尿急）。

血尿特点：约 90% 患者出现镜下血尿，10% 为肉眼血尿，活动后加重。

并发症表现：继发感染时出现发热（＞38.5℃）、脓尿；双侧梗阻可致无尿性肾衰竭。

体征鉴别：肾区叩击痛阳性提示上尿路结石，膀胱区压痛多见于下段结石。

【治疗方案】

套针治疗：输尿管结石，用套针向疼痛明显点处上 10cm 斜刺，弧形摇摆 20 秒，再连接套针通后 3 分钟后留针（图 6–5–8）。肾结石，则用套针在痛点周围刺入，弧形摇摆 20 秒，连接套针通治

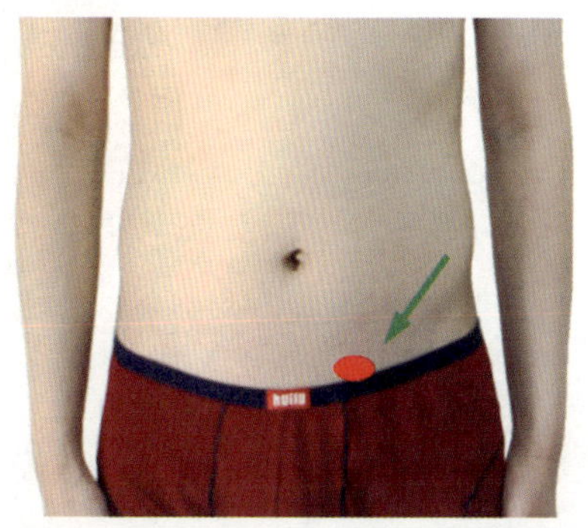
图 6–5–8 泌尿系统结石套针治疗

疗 3 分钟后留针。治疗 1 次疼痛减轻，每日 1 次，治疗 2 次症状消失。

注意事项：直径大于 8mm 结石建议联合体外冲击波碎石；需要排除妊娠等禁忌症；指导患者每日饮水 2000 ～ 3000mL。

二十五、胆结石

【概述】

胆结石是指发生在胆囊内（包括胆管内）的结石，是一种常见病。其核心病机为肝胆气郁、湿热蕴结，胆汁疏泄失常，日久成石。随年龄增长，发病率也逐渐升高，女性明显多于男性。随着生活水平的提高、饮食习惯的改变、卫生条件的改善，我国的胆结石已由以胆管的胆色素结石为主逐渐转变为以胆囊胆固醇结石为主。

【病理病因】

由于解剖结构复杂（图 6–5–9），胆结石的成因非常复杂，有些是不可更改的因素，如逐渐增长的年龄、性别、种族、基因和家族史；有些是后天因素，部分是可以逆转的，如妊娠、肥胖、低纤维、高热卡饮食结构、长时间禁食，某些药物如头孢曲松、降脂药、口服避孕药，其他如快速体重丧失、代谢综合征、特殊疾病等。

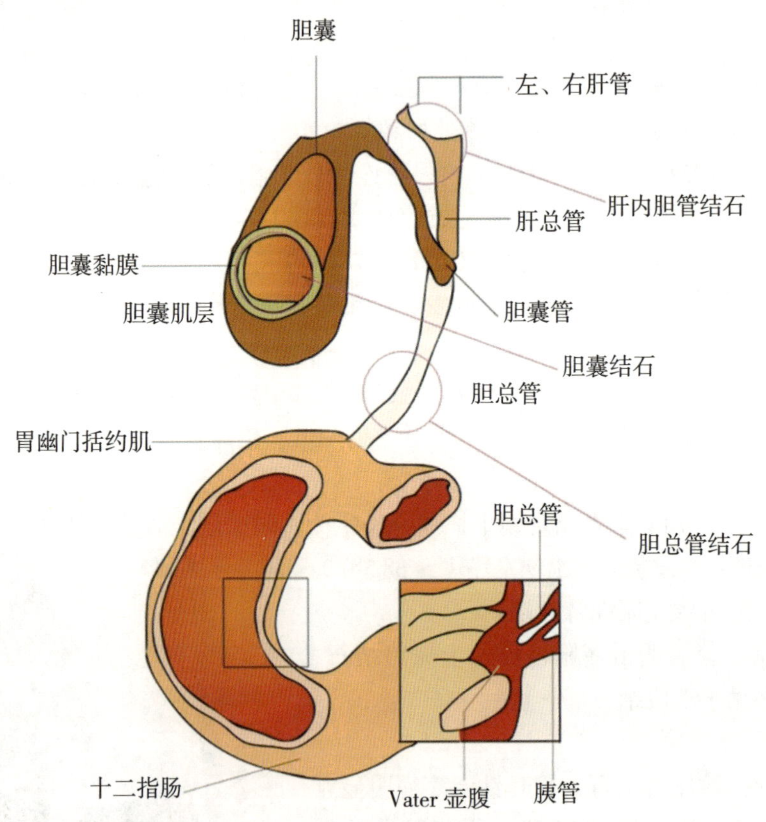

图 6–5–9　胆结石发生部位示意

中医认为本病形成多因情志失调致肝失疏泄，或嗜食肥甘损伤脾胃，或外感湿热蕴结肝胆，使胆汁排泄不畅，久经煎熬，凝结成石。

【临床表现】

胆结石在早期通常没有明显症状，大多数是在常规体检中发现。有时可以伴有轻微不适，被误认为是胃病而没有及时就诊；部分单发或多发的胆结石，在胆囊内自由存在，不易发生嵌顿，很少产生症状，被称为无症状胆结石；胆囊内的小结石可嵌顿于胆囊颈部，引起临床症状，尤其在进食油腻饮食后胆囊收缩，或睡眠时由于体位改变，可以使症状加剧。当胆石嵌于胆囊颈部时，造成急性梗阻，导致胆囊内压力增高，胆汁不能通过胆囊颈和胆囊管排出，从而引起临床症状，通常表现为胆绞痛，呈持续性右上腹痛，阵发性加剧，可以向右肩背放射，往往会伴有恶心、呕吐，有部分患者可以在几小时后临床症状自行缓解；如果胆结石嵌顿持续不缓解，甚至合并感染，可进展为急性胆囊炎。如果治疗不及时，少部分患者可以进展为急性化脓性胆囊炎，严重时可以发生胆囊穿孔，临床后果严重。

典型发作期表现为突发性右上腹钻顶样绞痛，约 67% 的患者疼痛向右肩胛区放射，约 89% 伴恶心呕吐，约 32% 出现寒战发热。

中医辨证方面，气滞型，胁肋胀痛随情绪波动；湿热型，目黄身黄、口苦尿赤；脓毒型，持续剧痛伴壮热烦躁。

【治疗方案】

套针治疗：用套针在疼痛明显点外 7cm 处从下向上斜刺，弧形摇摆 20 秒，连接套针通治疗 3 分钟后留针（图 6-5-10）。治疗 1 次疼痛减轻，每日 1 次，治疗 5 次症状消失。

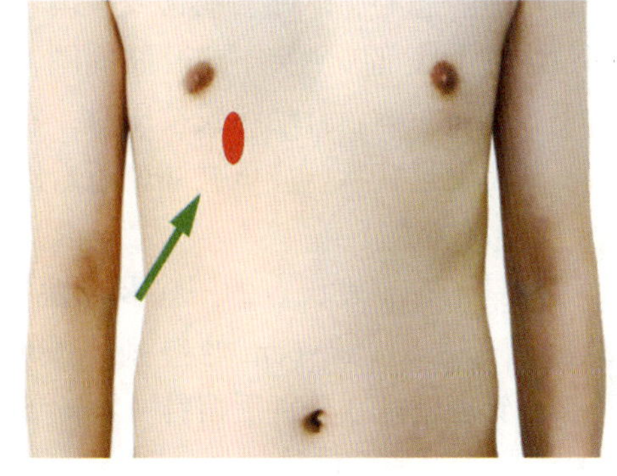

图 6-5-10 胆结石套针治疗

二十六、阑尾炎

【概述】

阑尾炎是指阑尾由于多种因素而形成的炎性改变，为腹部一种常见外科疾病，其预后取决于是否及时诊断和治疗。早期诊治，患者多可短期内康复，病死率为 0.1% ～ 0.2%；如果延误诊断和治疗可引起严重的并发症，甚至造成死亡。

临床上常见右下腹部疼痛、体温升高、呕吐和中性粒细胞增多等表现。

【病理病因】

阑尾一端与盲肠相通，长 6 ～ 8cm，管腔狭小，直径仅 0.5cm 左右（图 6-5-11）。阑尾壁有丰富的淋巴组织，构成阑尾极易发炎的解剖基础。阑尾腔内平时有大量肠道细菌存在，当有梗阻时，梗阻远端的腔内压力升高，阑尾壁的血液循环受到影响，黏膜的损害为细菌侵入造成了条件。有时阑尾腔内的粪块、食物残块、寄生虫、异物等虽然并未造成梗阻，但能使阑尾黏膜受到机械性损伤，也便于细菌侵入而形成感染。

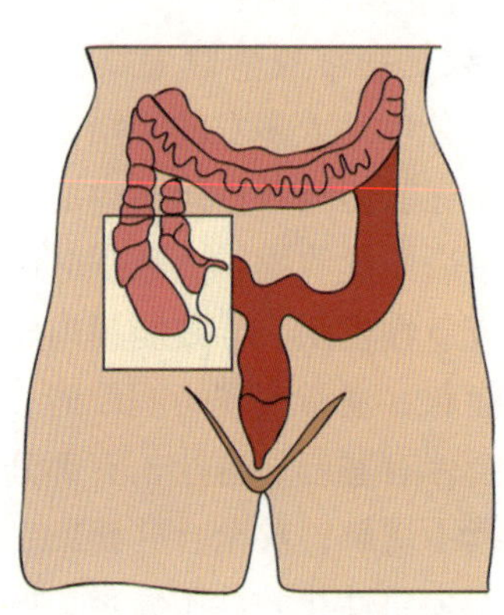
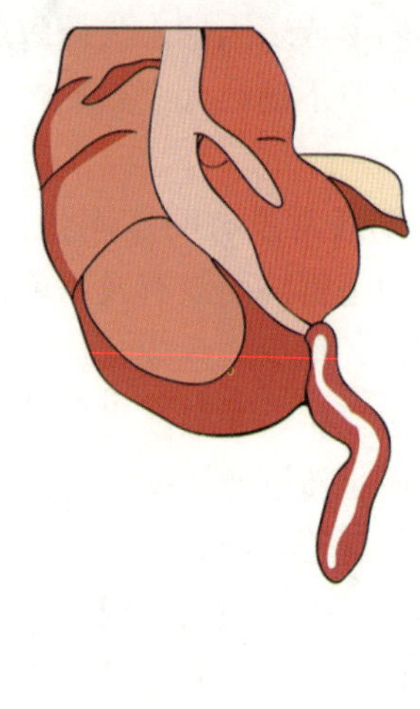

图 6-5-11　阑尾炎示意

【临床表现】

麦氏点的压痛及反跳痛是临床上急性阑尾炎的重要体征。麦氏点为阑尾根部在体表的投影，通常以脐与右侧髂前上棘连线的中、外 1/3 交点为标志。阑尾炎通常表现为右下腹疼痛、恶心、呕吐、便秘或腹泻、低热、食欲减退和腹胀等。阑尾炎的腹痛开始的部位多在上腹部、剑突下或肚脐周围，经 6 ～ 8 小时，腹痛部位逐渐下移，最后固定于右下腹部。咳嗽、打喷嚏或按压时，右下腹都会疼痛。

如有上述症状，应该立即就近看医生，不要掉以轻心。

【治疗方案】

套针治疗：麦氏点的压痛及反跳痛明显时，可用套针在麦氏点外 6cm 处斜刺，弧形摇摆 20 秒，连接套针通治疗 3 分钟后留针（图 6-5-12）。

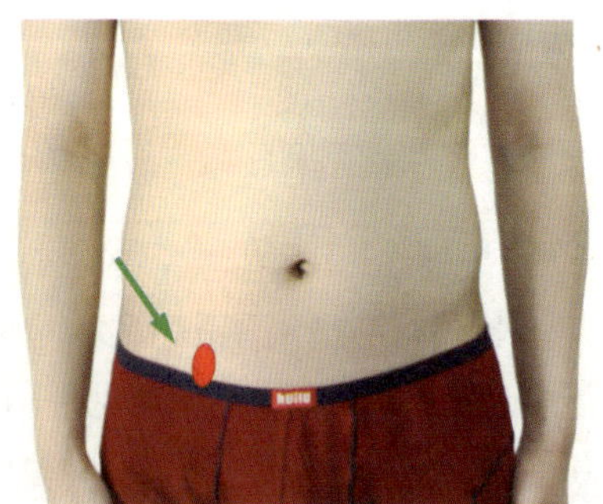

图 6-5-12　阑尾炎套针治疗

二十七、荨麻疹

【概述】

荨麻疹俗称风疹块，是由于皮肤、黏膜小血管扩张及渗透性增加而出现的一种局限性水肿反应，通常 2 ～ 24 小时消退，但常反复发生新的皮疹。病程可迁延数日至数月。临床上较为常见。

【病理病因】

荨麻疹的形成原因非常复杂，约 3/4 的患者找不到确切原因，特别是慢性荨麻疹。常见原因主要有食物及食物添加剂，吸入物、感染、药物，物理因素如机械刺激、冷热、日光等，昆虫叮咬、精神因素和内分泌改变、遗传因素等。

【临床表现】

荨麻疹基本损害为皮肤出现风团，常先有皮肤瘙痒，随即出现风团，呈鲜红色或苍白色、皮肤色，少数患者有水肿性红斑。风团的大小和形态不一，发作时间不定。风团逐渐蔓延，融合成片，由于真皮乳头水肿，可见表皮毛囊口向下凹陷。风团持续数分钟至数小时，少数可延长至数天后消退，不留痕迹。皮疹反复成批发生，以傍晚发作者多见，常泛发，亦可局限。有时合并血管性水肿，偶尔风团表面形成大疱。部分患者可伴有恶心、呕吐、头痛、头胀、腹痛、腹泻，严重患者还可有胸闷、不适、面色苍白、心率加速、脉搏细弱、血压下降、呼吸短促等全身症状。疾病于短期内痊愈者，称为急性荨麻疹。若反复发作达每周至少 2 次并连续 6 周以上者称为慢性荨麻疹。

除了上述普通型荨麻疹，还有以下特殊类型的荨麻疹。

1. 皮肤划痕荨麻疹 / 人工荨麻疹

患者对外来较弱的机械刺激引起生理性反应增强，皮肤上产生风团，如经搔抓，可在紧束的腰带、袜带等处局部起风团，瘙痒。

2. 延迟性皮肤划痕症

皮肤划痕在刺激后 6 ～ 8 小时出现风团与红斑，风团持续 24 ～ 48 小时。迟发性皮损不只一条，可沿划痕形成小段或点，损害较深或宽，甚至向两侧扩展成块。局部发热，有压痛。

3. 延迟性压力性荨麻疹

皮疹发生于局部皮肤受压后 4 ～ 6 小时，通常持续 8 ～ 12 小时。表现为局部深在性疼痛性肿胀，发作时可伴有寒战、发热、头痛、关节痛、全身不适和轻度白细胞计数增多。局部大范围肿胀似血管性水肿，易发生于掌跖和臀部。皮损发生前可有 24 小时潜伏期。

4. 胆碱能性荨麻疹

皮疹特点为除掌跖以外发生泛发性 1 ～ 3mm 的小风团，周围有明显程度不一的红晕，其中有时可见卫星状风团，也可只见红晕或无红晕的微小稀疏风团。有时唯一的症状只是瘙痒而无风团。损害持续 30 ～ 90 分钟，或达数小时之久。大多在运动时或运动后不久发生，伴有痒感、刺感、灼感、热感或皮肤刺激感，遇热或情绪紧张后亦可诱发此病。

5. 寒冷性荨麻疹

寒冷性荨麻疹可分为家族性和获得性两种。前者较为罕见，为常染色体显性遗传，在受冷后半小时到 4 小时发生迟发反应，皮疹是不痒的风团，可以有青紫的中心，周围绕以苍白晕，皮疹持续 24 ～ 48 小时，有烧灼感，并伴有发热、关节痛、白细胞计数增多等全身症状。后者较为常见，患者常在气温骤降时或接触冷水之后出现皮疹，数分钟内在局部发生瘙痒性的水肿和风团，多见于面部、手部，严重者其他部位也可以累及，可出现头痛、皮肤潮红、低血压甚至昏厥。

6. 日光性荨麻疹

皮肤暴露在日光中数分钟后，局部迅速出现瘙痒、红斑和风团。风团发生后约经 1

小时至数小时消退。发生皮疹的同时可伴有畏寒、疲劳、晕厥、肠痉挛，这些症状在数小时内消失。

7. 接触性荨麻疹

接触性荨麻疹的特点是皮肤接触某些变应原而发生风团和红斑，可分为免疫性和非免疫性 2 类。非免疫性接触性荨麻疹是由原发性刺激物直接作用于肥大细胞，释放组胺等物质而引起，几乎所有接触者均发病，不须物质致敏。而免疫性接触性荨麻疹属Ⅰ型变态反应，可检出特异性 IgE 抗体。

另外，还有热荨麻疹、运动性荨麻疹、震颤性荨麻疹、水源性荨麻疹、肾上腺素能性荨麻疹、电流性荨麻疹等更少见的类型。

【治疗方案】

套针治疗：双侧上 1、上 3。

【按语】

套针治疗本病效果良好，一般 1 ～ 3 次治疗即能退疹止痒。对于慢性荨麻疹，应查明原因，针对慢性感染灶、肠道寄生虫、内分泌失调等原因给予相应的治疗。若出现胸闷、呼吸困难等症状，应采取综合治疗措施。

在治疗期间应避免接触过敏性物品及药物。忌食鱼虾、酒类等刺激性食物。若发生喉头水肿等紧急情况，应采取中西医结合手段急救治疗。

二十八、湿疹

【概述】

湿疹是由多种内外因素引起的瘙痒剧烈的一种皮肤炎症反应，分急性、亚急性、慢性三期。急性期有渗出倾向，慢性期则皮损局限，可浸润、肥厚。有些患者直接表现为慢性湿疹。皮损具有多形性、对称性、瘙痒和易反复发作等特点。

【病理病因】

湿疹病因复杂，常为内外因相互作用的结果。内因如慢性消化系统疾病、精神紧张、失眠、过度疲劳、情绪变化、内分泌失调、感染、新陈代谢障碍等，外因如生活环境、气候变化、食物等，均可导致湿疹的发生。外界刺激如日光、寒冷、干燥、炎热、热水烫洗及各种动物皮毛、植物、化妆品、肥皂、人造纤维等均可诱发。

本病是由复杂的内外因子引起的一种迟发型变态反应。

【临床表现】

1. 按皮损表现分为急性、亚急性、慢性三期。

（1）急性湿疹：皮损初为多数密集的粟粒大小的丘疹、丘疱疹或小水疱，基底潮红，逐渐融合成片，丘疹、丘疱疹或水疱顶端如被抓破后可呈明显的点状渗出及小糜烂面，边缘不清。如继发感染，炎症更明显，可形成脓疱、脓痂、毛囊炎、疖等。自觉剧烈瘙痒。好发于头面、耳后、四肢远端、阴囊、肛周等，多对称分布。

（2）亚急性湿疹：急性湿疹炎症减轻后，皮损以小丘疹、结痂和鳞屑为主，仅见少量丘疱疹及糜烂，仍有剧烈瘙痒。

（3）慢性湿疹：常因急性、亚急性湿疹反复发作不愈而转为慢性湿疹，也可开始即为慢性湿疹。表现为患处皮肤增厚、浸润，棕红色或色素沉着，表面粗糙，覆鳞屑，或因抓破而结痂。自觉瘙痒剧烈。常见于小腿、手、足、肘窝、腘窝、外阴、肛门等处。病程不定，易复发，经久不愈。

2. 根据皮损累及的范围，分为局限性湿疹和泛发性湿疹两大类。

（1）局限性湿疹：仅发生在特定部位，可以以部位命名，如手部湿疹、女阴湿疹、阴囊湿疹、耳部湿疹、乳房湿疹、肛周湿疹、小腿湿疹等。

（2）泛发性湿疹：皮损多泛发或散发于全身多个部位，如钱币性湿疹、自身敏感性湿疹、乏脂性湿疹。

【治疗方案】

套针治疗：双侧上 1、上 3，局部皮下进针，针尖指向患病的部位（阿是穴）。

【按语】

套针治疗本病效果明显，配合套针刺血，疗效更佳，可以提高机体免疫力，是治疗本病的有效方法，特别是缓解症状较快，但是根治较难。

护理应注意避免搔抓，忌用热水烫洗或者肥皂等刺激物洗涤，忌用不当的外用药，避免外界刺激，远离过敏原。放松心情，注意饮食。

二十九、皮肤瘙痒症

【概述】

皮肤瘙痒症，属中医学“风瘙痒”范畴，是一种仅有皮肤瘙痒而无原发性皮肤损害的皮肤病症状。《外科正宗》载：“遍身瘙痒，并无疥疮，搔之不止。”强调其由无形风邪作祟的特点。现代医学对于其定义为无原发性皮损的瘙痒综合征，全球患病率约 8.4%，慢性瘙痒（> 6 周）患者中约 32% 有潜在系统性疾病。

中医认为“诸痛痒疮，皆属于心”（《素问·至真要大论》），病机关键在风邪夹杂湿热、血虚、瘀毒等，与肝、脾、肾功能失调密切相关。根据皮肤瘙痒的范围及部位，一般可分为全身性和局限性两大类。

【病理病因】

1. 全身性瘙痒症

本病常为许多全身性疾病的伴发或首发症状，如尿毒症、胆汁性肝硬化、甲状腺功能亢进或减退、糖尿病、恶性肿瘤及神经精神性瘙痒等。全身性瘙痒症的外因与环境因素（包括湿度、季节、工作环境中的生物或化学物质刺激）、外用药物、用碱性强的肥皂，以及患者皮肤的皮脂腺与汗腺分泌功能减退致皮肤干燥等有关。

2. 局限性瘙痒症

本病的病因有时与全身性瘙痒相同，如糖尿病等。肛门瘙痒症多与蛲虫病、痔核、肛瘘等有关。女阴瘙痒症多与白带、阴道滴虫病、阴道真菌病、淋病及宫颈癌有关。阴囊瘙痒症常与局部皮温高、多汗、摩擦、真菌感染有关。瘙痒的发生主要是由化学介质（如组胺、P 物质、激肽和蛋白酶等）的释放所引起。

【临床表现】

1. 全身性瘙痒症

多见于成人，常始于四肢伸侧，瘙痒常从一处开始，逐渐扩展到全身。常为阵发性，尤以夜间为重，严重者呈持续性瘙痒伴阵发性加剧，饮酒、咖啡、茶、情绪变化、辛辣饮食刺激、机械性搔抓、温暖被褥甚至某种暗示都能促使瘙痒的发作或加重。常继发抓痕、血痂、色素沉着，甚至出现湿疹样变、苔藓样变、脓皮病及淋巴管炎和淋巴结炎。

（1）老年性瘙痒症：多发于老年人，常以躯干最痒，多因皮脂腺功能减退、皮肤干燥等因素所致，女性患者可能是绝经后综合征的一种表现。

（2）冬季瘙痒症：多见于成人，儿童也可发病。多发生于秋末和冬季气温急剧变化时，患者常在进入温暖的室内或睡前脱衣时便开始瘙痒。

（3）夏季瘙痒症：常以湿热为诱因而引起瘙痒，夏日汗液增多可使瘙痒加重。

2. 局限性瘙痒症

（1）肛门瘙痒症：多见于中年男性，患蛲虫病的儿童也可患病。瘙痒一般局限于肛门及其周围皮肤，有时可蔓延至会阴、女阴和阴囊。因经常搔抓致使肛门皮肤肥厚，亦可呈苔藓样变或湿疹样变等继发性损害。

（2）阴囊瘙痒症：瘙痒主要局限于阴囊，有时也可累及阴茎、会阴和肛门。由于不断搔抓，可引起苔藓样变、湿疹样变及继发感染等。

（3）女阴瘙痒症：瘙痒常发生于大、小阴唇。因不断搔抓，阴唇部常有皮肤肥厚及浸渍，阴蒂及阴道黏膜可有红肿及糜烂。

【治疗方案】

套针治疗：双侧上 1、上 3。

【按语】

与皮肤病相关的治疗都选手太阴肺经（上 3）配合治疗，因为肺主皮毛，可以用来调理治疗皮肤病。护理应注意避免过度搔抓，防止抓破，以防抓破感染。忌用热水烫洗或者用肥皂等刺激物洗涤。忌不当使用外用药，避免外界刺激，远离过敏原。放松心情，注意饮食。

三十、银屑病

【概述】

银屑病俗称牛皮癣，是一种慢性炎症性皮肤病，病程较长，有易复发倾向，有些病例几乎终生不愈。

该病发病以青壮年为主，对患者的身体健康和精神状况影响较大。临床表现以红斑、鳞屑为主，全身均可发病，以头皮、四肢伸侧较为常见，多在冬季加重。

【病理病因】

对于本病的病因虽然有过许多研究，但至今尚不十分清楚。目前认为，本病的发生不是由于单一的原因，可能涉及多方面。

1. 遗传

相当一部分患者有家族性发病史，有些家族有明显的遗传倾向，一般认为有家族史者约占 30%。发病率在不同人种中差异很大。银屑病是遗传因素与环境因素等多种因素相互作用的多基因遗传病。本病患者的某些 HLA 抗原出现率常显著增高。银屑病与其他疾病（如类风湿关节炎、特应性皮炎等）的遗传位点可能存在重叠。

2. 感染

许多学者从体液免疫（抗链球菌）、细胞免疫（外周血及皮损 T 细胞）、细菌培养和治疗等方面均证实，链球菌感染与银屑病发病和病程迁延有关。对于银屑病患者，金黄色葡萄球菌感染可使皮损加重，这与金黄色葡萄球菌外毒素的超抗原有关。本病的发生与病毒（如 HIV 病毒）和真菌（如马拉色菌）感染虽然有一定关系，但其确切机制尚未得到最后证实。

3. 免疫异常

大量研究证明，银屑病是免疫介导的炎症性皮肤病，其发病与炎症细胞浸润和炎症因子有关。

4. 内分泌因素

部分女性患者妊娠后，皮损减轻甚至消失，分娩后可有加重。

5. 其他

精神神经因素与银屑病的发病有一定关系。饮酒、吸烟、药物和精神紧张等可能会诱发银屑病。

【临床表现】

1. 寻常型银屑病为最常见的一型，多急性发病，典型表现为境界清楚、形状大小不一的红斑，周围有炎性红晕，稍有浸润增厚。表面覆盖多层银白色鳞屑，鳞屑易于刮脱，刮净后呈淡红发亮的半透明薄膜，刮破薄膜可见小出血点（Auspitz 征）。皮损好发于头部、骶部和四肢伸侧面。部分患者有自觉不同程度的瘙痒。

2. 脓疱型银屑病较少见，分泛发性和掌跖性。泛发性脓疱型银屑病常在红斑上出现群集性浅表的无菌性脓疱，部分可融合成脓湖，全身均可发病，以四肢屈侧和皱褶部位多见，口腔黏膜可同时受累。急性发病或突然加重时常伴有寒战、发热、关节疼痛、全身不适和白细胞计数增多等全身症状，多呈周期性发作，在缓解期往往出现寻常型银屑病皮损。掌跖脓疱型银屑病皮损局限于手足，对称发生，一般状况良好，病情顽固，反复发作。

3. 红皮病型银屑病又称银屑病性剥脱性皮炎，是一种严重的银屑病。常因外用刺激性较强药物，或长期大量应用糖皮质激素，减量过快或突然停药所致。表现为全身皮肤弥漫性潮红、肿胀和脱屑，伴有发热、畏寒、不适等全身症状，浅表淋巴结肿大，白细胞计数增高。

4. 关节病型银屑病又称银屑病性关节炎。银屑病患者可同时发生类风湿关节炎样关节损害，可累及全身大小关节，但以末端指（趾）节间关节病变最具特征性。受累关节红肿疼痛，关节周围皮肤也常红肿。关节症状常与皮肤症状同时加重或减轻。血液类风湿因子阴性。

【治疗方案】

套针治疗：双侧上 1、上 2、上 3、上 5，下 2、下 5，根据患病部位所在的腕踝针分区区域进针治疗，同时配合局部患病部位采用套针疗法操作，之后再用经络刺血，效果佳。

【按语】

情绪波动、精神抑郁或长期处于紧张状态、性情急躁，这些情志变化容易导致内伤气血，化热生火，热伏营血则血热，日久耗伤阴液则生风化躁。这样一来，肌肤失去润养则皮肤干燥、粗糙，瘙痒无度。所以，在治疗的时候要进行辨证施治，也要结合病因，从相关方面做好康复保健。

三十一、斑秃

【概述】

斑秃，中医称“油风”，俗称“鬼剃头”，是指头皮部毛发突然发生斑状脱落，局部皮肤正常，脱发区皮肤光滑无瘢痕的情况，常无自觉症状，是一种以突发性、局限性脱发为特征的疾病。本病可发生于任何年龄段人群，但以青壮年居多。本病的病因可能与高级神经活动障碍有关，可由中枢神经功能紊乱、内分泌失调、毛发乳头供血障碍、营养不良所致。《诸病源候论 · 毛发病诸候》记载：“人有风邪，在于头，有偏虚处，则发秃落，肌肉枯死。或如钱大，或如指大，发不生亦不痒，故谓之鬼舐头。”《外科大成》记载：“油风则毛发成片脱落，皮肤光秃，痒如虫行者是也，由风热乘虚攻注，血不能养荣所致。”

【病理病因】

本病病因不明。毛囊周围有淋巴细胞浸润，且本病有时合并其他自身免疫性疾病（如白癜风、特应性皮炎），故目前认为本病的发生可能存在自身免疫的发病机制。

遗传因素也是一个重要因素，本病的发生可能与人类白细胞抗原（HLA）Ⅱ型相关，约 25% 的病例有家族史。

此外，本病还可能和神经创伤、精神异常、感染病灶和内分泌失调有关。

【临床表现】

本病可发生于任何年龄段人群，但以青壮年多见，两性发病率无明显差异。皮损表现为圆形或卵圆形非瘢痕性脱发，在斑秃边缘常可见“感叹号”样毛发。头发全部或几乎全部脱落，称为全秃。全身所有的毛发（包括体毛）都脱落，称为普脱。还可见匍行性脱发。病区皮肤除无毛发外，不存在其他异常。

有时可出现甲异常，最常见的是甲凹陷，还有脆甲、甲剥离、反甲等。还可并发眼白内障、唐氏综合征、甲状腺病和白癜风等。

【治疗方案】

套针治疗：上 1 加局部皮下，或者配合套针经络刺血。

【按语】

套针治疗本病有较好的疗效，但是对于毛发全脱者疗效欠佳。按疗程治疗，要坚持疗程充足。患者在治疗期间及平时，宜保持心情舒畅，忌烦恼、悲观、忧愁。

三十二、直肠脱垂

【概述】

直肠脱垂是指直肠壁全层或部分向下移位，超出肛门的病理状态，中医称为“脱肛”，认为本病以气虚下陷为本，湿热下注为标。病机关键在脾肾两虚、中气不足，致固摄失司，如《诸病源候论》所言：“大肠虚冷，其气下冲者，肛门反出。”西医根据解剖层次分为黏膜脱垂（不完全性）和全层脱垂（完全性），按位置分为内脱垂（肠壁套叠未脱出肛外）和外脱垂（可见脱出物）。

现代医学认为本病是多重因素共同作用的结果：①盆底支持结构薄弱（肛提肌、直肠骶骨韧带发育不良或松弛）；②直肠乙状结肠过度活动（冗长肠管形成套叠支点）；③腹压持续增高（慢性咳嗽、便秘等形成推力）。儿童多因骶骨弯曲未形成（生理性垂直骶骨）、直肠周围脂肪垫缺失导致；成人常继发于产伤、盆腔手术或神经损伤（如马尾综合征）。

【病理病因】

直肠脱垂的病因尚不完全明了，一般认为本病的发生与多种因素有关。

1. 解剖因素

发育不良的幼儿、营养不良的患者、年老衰弱者，易出现肛提肌和盆底筋膜薄弱无力；小儿骶骨弯曲度小、过直；手术、外伤损伤肛门直肠周围肌或神经等因素，都可减弱直肠周围组织对直肠的固定、支持作用，直肠易于脱出。

2. 腹压增加

如便秘、腹泻、前列腺肥大、慢性咳嗽、排尿困难、多次分娩等，可导致腹压升高，推动直肠向下脱出。

3. 其他

内痔、直肠息肉经常脱出，向下牵拉直肠黏膜，可诱发直肠黏膜的脱垂。

【临床表现】

本病主要症状为有肿物自肛门脱出。初发时肿物较小，排便时脱出，便后自行复位。以后肿物脱出渐频，体积增大，便后需用手托回肛门内，伴有排便不尽和下坠感。最后在咳嗽、用力甚至站立时亦可脱出。随着脱垂加重，可引起不同程度的肛门失禁，常有黏液流出，导致肛周皮肤湿疹、瘙痒。因直肠排空困难，常出现便秘，大便次数增多，呈羊粪样。黏膜糜烂，破溃后有血液流出。

内脱垂时症状不明显，主要表现为排便不尽感、肛门阻塞感等直肠排空障碍的症状。栓剂插入肛门协助排便可使排便变得顺畅。部分患者在排便时有下腹和腰骶部胀痛。病程较长者亦可引起不同程度的肛门失禁。

中医证候特征：①气虚下陷证，脱出物淡红无泽，需手托还纳，伴气短乏力、食少便溏，舌淡苔薄，脉弱。相当于早期代偿期脱垂。②湿热下注证：脱出物红肿灼痛，渗流黏液血水，肛门灼热，舌红苔黄腻，脉滑数。对应急性炎症期或嵌顿坏死。③肾虚不固证：病程迁延，晨起即脱，腰膝酸冷，夜尿频多，舌胖有齿痕，脉沉细。多见于老年退行性改变的患者。④虚实夹杂证：脱出物暗红伴纤维条索，肛门坠胀刺痛，舌暗有瘀斑，脉涩。提示合并血瘀证（局部静脉曲张或瘢痕形成）。

临床分度（结合中西医特征）如下。

Ⅰ度（气虚型）：黏膜脱垂≤ 3cm，淡红色、柔软，便后自复，常见于儿童功能性脱垂。

Ⅱ度（虚实夹杂型）：全层脱垂 5 ～ 10cm，需手法复位，伴肛门松弛，常见于中年经产妇。

Ⅲ度（肾虚型）：直肠乙状结肠脱出＞ 10cm，呈圆柱状，黏膜角化，多合并肛门失禁，多见于老年退行性病变。

【治疗方案】

套针治疗：双侧下 6，或者在尾骶部进针，针尖向下，指向肛门。

【按语】

此方案对Ⅰ度直肠脱垂疗效显著，对于重度直肠脱垂应采取综合治疗措施。积极治疗原发病，如慢性腹泻、久咳、便秘等，降低腹压。配合腹肌功能锻炼，经常做提肛练习。治疗期间宜清淡饮食，避免烟、酒、辛辣食物的不良刺激。

三十三、月经不调

【概述】

月经不调也称月经失调，是妇科常见疾病，表现为月经周期或出血量的异常，可伴月经前、经期时的腹痛及全身症状。病因可能是器质性病变或是功能失常。正常月经是女性青春期后子宫的周期性出血，是通过神经体液来进行调整的。性腺受下丘脑 - 垂体的支配并与之相互制约，所以，任何因素导致这一系统功能异常均可以影响腺体内分泌的靶器官——子宫内膜而致月经失调。

中医历代妇科医籍对该病均十分重视，认为调整月经不调是治疗多种妇产科疾病的根本方法之一。宋代陈素庵说："妇人诸病多由经水不调。调经，然后可以孕子，然后可以却疾，故以调经为首……既名月经，自应三旬一下，多则病，少则亦病，先期则病，后期则病，淋沥不止则病，瘀滞不通则病。故治疗妇人之病，总以调经为第一。"本病的病因，多为外邪侵袭、内伤饮食、情志所伤、房事不节及劳倦过度等，病机是肝、肾、脾等脏腑功能失调，冲任损伤，气血不和，导致肾 - 天癸 - 冲任 - 胞宫轴功能失调，从而引起月经紊乱，或先期或后期，或先后不定期。

【病理病因】

1. 情绪异常引起月经失调

情绪异常，如长期的精神压抑、精神紧张或遭受重大精神刺激和心理创伤，都可导致月经失调或痛经、闭经。这是因为月经是卵巢分泌的激素作用于子宫内膜后形成的，卵巢分泌激素又受垂体和下丘脑释放激素的控制，所以无论是卵巢、垂体还是下丘脑的功能发生异常，都会影响到月经。

2. 寒冷刺激引起月经过少甚至闭经

妇女经期受寒冷刺激，会使盆腔内的血管过分收缩，可引起月经过少甚至闭经。因此，妇女日常生活中应注意经期防寒避湿。

3. 节食引起月经不调

少女的脂肪至少占体重的17%，方可产生月经初潮；体内脂肪至少达到体重的22%，才能维持正常的月经周期。过度节食，由于机体能量摄入不足，体内大量脂肪和蛋白质被消耗，致使雌激素合成障碍而明显缺乏，可影响月经来潮，甚至导致经量稀少或闭经，因此，追求身材苗条的女性，切不可盲目节食。

4. 嗜烟酒引起月经失调

香烟中的某些成分、酒精可以干扰与月经有关的生理过程，引起月经失调。在吸烟和过量饮酒的女性中，有 25% ～ 32% 的人因月经失调而到医院诊治。每日吸烟 1 包以上或饮高度白酒 100mL 以上的女性中，月经失调者是不吸烟喝酒妇女的 3 倍。故妇女不建议吸烟，建议少饮酒。

【临床表现】

1. 不规则子宫出血

具体包括月经过多或持续时间过长，或淋漓出血，常见于子宫肌瘤、子宫内膜息肉、子宫内膜异位症等疾病，以及功能失调性子宫出血。

2. 闭经

闭经为妇科疾病常见的症状，可以由各种不同的原因引起。通常将闭经分为原发性和继发性两种。凡年过 18 岁仍未行经者称为原发性闭经；在月经初潮以后、正常绝经以前的任何时间内（妊娠或哺乳期除外），月经闭止超过 6 个月者称为继发性闭经。

3. 绝经

绝经意味着月经终止，指月经停止 12 个月以上。但更年期常有月经周期和月经量的改变，表现为月经周期缩短，以滤泡期缩短为主，无排卵和月经量增多。

【治疗方案】

套针治疗：妇科四针。

【按语】

套针治疗对于月经失调有很好的疗效，经行先期、经行后期、经行先后无定期、经量过多或者过少等临床表现，经过治疗之后，常会在针刺治疗当月即可好转。但是要按疗程治疗，每个月经周期治疗 1 个疗程，坚持 3 ～ 4 个月的周期，才能取得较好的远期疗效。

本病的治疗原则，应重视对精神情感创伤的修复，强调整体治疗，促进性腺轴相互依赖、相互制约的动态调整，这是治疗的关键所在。如有排卵性功能性子宫出血，治疗应以止血及调整周期为主。

经期要注意调养，适当休息，避寒、避水、避房事，禁止剧烈活动。经期宜保持精神愉快，避免生气悲伤。饮食要富于营养而易于消化吸收。经血量过多时，以卧床休息为宜。

三十四、闭经

【概述】

闭经是由多种疾病导致的女性体内病理生理变化的外在表现，系女性年龄至 18 岁而月经未至，或在正常月经周期建立后又停经 6 个月以上的临床症状，多同时伴有头晕、纳差、乏力、失眠、两肋及小腹胀满等。由于气候、地区或其他生活条件的改变，有些妇女偶发一次月经不调或者初潮少女月经期不准，或偶见闭经者，不做病论。妊娠期、哺乳期、绝经期后的停经现象均属于正常现象。对于先天性的生殖器官发育不全或者后天导致生殖器官损伤或者药物损伤所致的闭经，需要综合治疗。

中医称该病为“不月”“月事不通”“经水不行”等，多认为该病由于冲任气血失调而致，分虚、实两个方面。虚者由于肝血虚少或肾水不足，导致冲任失养，胞宫无血可下；或者饮食劳倦、损伤脾胃而致化源不足，血海空虚，冲任失养，无血可行。实者多因邪气阻隔冲任，或寒邪凝滞，或气滞血瘀，或痰湿阻滞，冲任不通、胞脉壅塞而闭经。有先天因素，也有后天因素，可由月经不调发展而来，也有其他病因所致的情况。《素问・阴阳别论》提出“二阳之病发心脾，有不得隐曲，女子不月”，首次系统阐述情志与月经的关系。中医强调“月事以时下，故有子”的生理基础在于肾 - 天癸 - 冲任 - 胞宫轴协调，病机核心为血海空虚或胞脉阻滞，虚实夹杂常兼见痰瘀互结。

【病理病因】

按生殖轴病变和功能失调的部位，可将闭经分为下丘脑性闭经、垂体性闭经、卵巢性闭经、子宫性闭经及下生殖道发育异常性闭经。

世界卫生组织（WHO）将闭经归纳为 3 种类型：I 型，无内源性雌激素产生，卵泡刺激素（FSH）水平正常或低下，催乳素（PRL）水平正常，无下丘脑、垂体器质性病变的证据；Ⅱ型，有内源性雌激素产生，FSH 及 PRL 水平正常；Ⅲ型，FSH 水平升高，提示卵巢功能衰竭。

闭经还可分为原发性和继发性、生理性和病理性。原发性闭经指年龄＞14 岁、第二性征未发育，或者年龄＞18 岁、第二性征已发育，月经还未来潮。继发性闭经指正常月经周期建立后，月经停止 6 个月以上，或按自身原有月经周期停止 3 个周期以上。生理性闭经是指妊娠期、哺乳期和绝经期后无月经。病理性闭经是直接或间接由中枢神经 - 下丘脑 - 垂体 - 卵巢轴，以及靶器官子宫各个环节的功能性或器质性病变引起的闭经。

【临床表现】

1. 下丘脑性闭经

下丘脑性闭经是由下丘脑各种功能和器质性疾病引起的闭经。此类闭经的特点是下丘脑合成和分泌促性腺激素释放激素（GnRH）缺陷或不足，导致垂体促性腺激素（Gn）即卵泡刺激素（FSH）和黄体生成素（LH）特别是 LH 的分泌功能低下，故属于低促性腺激素、低雌激素性闭经。临床上按病因可分为功能性、基因缺陷或器质性、药物性三大类。

（1）功能性闭经：此类闭经是因各种应激因素抑制下丘脑 GnRH 分泌引起的闭经，治疗及时可逆转。

①应激性闭经：精神打击、环境改变等可引起内源性阿片类物质、多巴胺和促肾上腺皮质激素（ACTH）释放激素水平应激性升高，从而抑制下丘脑 GnRH 的分泌。

②运动性闭经：运动员在持续剧烈运动后可出现闭经。与闭经者的心理、应激反应及体脂下降有关。若体重减轻 10% ～ 15%，或体脂丢失 30%，将可能出现闭经。

③神经性厌食所致闭经：因过度节食，导致体重急剧下降，最终导致下丘脑多种神经内分泌激素分泌水平的降低，引起腺垂体多种促激素（包括 LH、FSH、ACTH 等）分泌水平下降。临床表现为厌食、极度消瘦、低 Gn 性闭经、皮肤干燥，低体温、低血压、各种血细胞计数及血浆蛋白水平低下，重症可危及生命。

④营养相关性闭经：慢性消耗性疾病、肠道疾病、营养不良等导致体重过度降低及消瘦，均可引起闭经。

（2）基因缺陷或器质性闭经

①基因缺陷性闭经：该类型为基因缺陷引起的先天性 GnRH 分泌缺陷，主要为伴有嗅觉障碍的卡尔曼（Kallmann）综合征与不伴有嗅觉障碍的特发性低 Gn 性闭经。卡尔曼综合征是由于染色体 Xp22.3 的 KAL-1 基因缺陷所致，特发性低 Gn 性闭经是 GnRH 受体 1 基因突变所致。

②器质性闭经：包括下丘脑肿瘤，最常见的为颅咽管瘤；此外还有炎症、创伤、化疗等原因。

（3）药物性闭经：长期使用抑制中枢或下丘脑的药物，如抗精神病药物、抗抑郁药物、避孕药、甲氧氯普胺（灭吐灵）、鸦片等，可抑制 GnRH 的分泌而致闭经，但一般停药后均可恢复月经。

2. 垂体性闭经

垂体性闭经是由于垂体病变致使 Gn 分泌降低而引起的闭经。

（1）垂体肿瘤所致闭经：位于蝶鞍内的腺垂体中各种腺细胞均可发生肿瘤，最常见的是分泌 PRL 的腺瘤，闭经程度与垂体肿瘤对下丘脑 GnRH 分泌的抑制程度有关。若垂体肿瘤发生在青春期前，则可引起原发性闭经。根据肿瘤的性质不同，临床上可有溢乳、巨人症、皮质醇增多症等肿瘤所特有的症状，还可出现头痛、视力障碍、视野缺损等神经受压的症状。

（2）空蝶鞍综合征所致闭经：由于蝶鞍隔先天性发育不全，或肿瘤及手术破坏蝶鞍隔，使充满脑脊液的蛛网膜下腔向垂体窝（蝶鞍）延伸，压迫腺垂体，下丘脑分泌的 GnRH 和多巴胺经垂体门脉循环向垂体的转运受阻，从而导致闭经，可伴 PRL 水平升高和溢乳。

（3）先天性垂体病变所致闭经：包括单一 Gn 分泌功能低下的疾病和垂体生长激素缺乏症。前者可能是由于 LH 或 FSH 的 α、β 亚单位分子结构异常或其受体异常所致；

后者则是由于腺垂体生长激素分泌不足所致。

（4）希恩（Sheehan）综合征所致闭经：产后出血和休克导致的腺垂体急性梗死和坏死，可引起腺垂体功能低下，从而出现低血压、畏寒、嗜睡、食欲减退、贫血、消瘦、产后无泌乳、脱发及低 Gn 性闭经。

3. 卵巢性闭经

卵巢性闭经是由于卵巢本身原因引起的闭经。卵巢性闭经时 Gn 水平升高，多由于先天性性腺发育不全、酶缺陷、卵巢抵抗综合征及后天各种原因引起的卵巢功能减退。

（1）先天性性腺发育不全：患者性腺呈条索状，分为染色体异常和染色体正常两种类型。

①染色体异常型：45,X0 综合征，染色体核型为 45,X0 及其嵌合体，如 45,X0/46,XX 或 45,X0/47,XXX，也有 45,X0/46,XY 的嵌合型。45,X0 女性除性征幼稚外，常伴面部多痣、身材矮小、蹼颈、盾胸、后发际低、腭高耳低、肘外翻等临床特征，称为特纳（Turner）综合征。

②染色体正常型：染色体核型为 46,XX 或 46,XY，称 XX 型或 XY 型单纯性腺发育不全，可能与基因缺陷有关，患者为女性表型，性征幼稚。

（2）酶缺陷：包括 17α 羟化酶或芳香酶缺乏。患者卵巢内有许多始基卵泡及窦前卵泡和极少数小窦腔卵泡，但由于上述酶缺陷，雌激素合成障碍，导致低雌激素血症及 FSH 反馈性升高，临床多表现为原发性闭经、性征幼稚。

（3）卵巢抵抗综合征：患者的卵巢对 Gn 不敏感，又称卵巢不敏感综合征。Gn 受体突变可能是发病原因之一。卵巢内多数为始基卵泡及初级卵泡，无卵泡发育和排卵。内源性 Gn 特别是 FSH 水平升高，可有女性第二性征发育。

（4）卵巢早衰：女性 40 岁以前由于卵巢功能减退引发的闭经，伴有雌激素缺乏症状。激素特征为高 Gn 水平，特别是 FSH 水平升高，FSH ＞ 40U/L，伴雌激素水平下降。与遗传因素、病毒感染、自身免疫性疾病、医源性损伤或特发性原因有关。

4. 子宫性及下生殖道发育异常性闭经

（1）子宫性闭经：分为先天性和获得性两种。先天性子宫性闭经的病因包括苗勒管发育异常的 Mayer-Rokitansky-Kuster-Hauser 综合征（MRKH 综合征）和雄激素不敏感综合征；获得性子宫性闭经的病因包括感染、创伤导致宫腔粘连引起的闭经。

① MRKH 综合征：该类患者卵巢发育、女性生殖激素水平及第二性征完全正常，但由于胎儿期双侧副中肾管形成的子宫段未融合而导致先天性无子宫。或双侧副中肾管融合后不久即停止发育，子宫极小，无子宫内膜，并常伴有泌尿道畸形。

②雄激素不敏感综合征：患者染色体核型为 46,XY，性腺是发育不良的睾丸。血中睾酮低于正常男性水平，但由于雄激素受体缺陷，使男性内外生殖器分化异常。雄激素不敏感综合征分为完全性和不完全性两种。完全性雄激素不敏感综合征临床表现为外生殖器女性型，且发育幼稚、无阴毛；不完全性雄激素不敏感综合征可存在腋毛、阴毛，但外生殖器性别不清。

③宫腔粘连：一般发生在反复人工流产术后或刮宫、宫腔感染或放疗后。子宫内膜

结核时也可使宫腔粘连变形、缩小，最后形成瘢痕组织而引起闭经。宫腔粘连时可因子宫内膜无反应及子宫内膜破坏双重原因引起闭经。

（2）下生殖道发育异常性闭经：包括宫颈闭锁、阴道横膈、阴道闭锁及处女膜闭锁等。宫颈闭锁可因先天性发育异常和后天宫颈损伤后粘连所致，常引起宫腔和输卵管积血。阴道横膈是两侧副中肾管融合后，其尾端与泌尿生殖窦相接处未贯通或部分贯通所致，可分为完全性阴道横膈及不全性阴道横膈。阴道闭锁常位于阴道下段，其上 2/3 段为正常阴道，是由于泌尿生殖窦未形成阴道下段所致，经血积聚在阴道上段。处女膜闭锁系泌尿生殖窦上皮未能贯穿前庭部所致，由于经血无法排出而导致闭经。

5. 其他

（1）雄激素水平升高的疾病：包括多囊卵巢综合征（PCOS）、先天性肾上腺皮质增生症（CAH）、分泌雄激素的肿瘤及卵泡膜细胞增殖症等。

① PCOS：基本特征是排卵障碍及高雄激素血症，常伴有卵巢多囊样改变和胰岛素抵抗，PCOS 病因尚未完全明确。目前认为，这是一种遗传与环境因素相互作用的疾病。临床常表现为月经稀发、闭经及雄激素过多等症状。育龄期妇女常伴不孕。

② CAH：属常染色体隐性遗传病，常见的有 21 羟化酶和 11β 羟化酶缺陷，由于上述酶缺乏，皮质醇的合成减少，使 ACTH 反应性增加，刺激肾上腺皮质增生和肾上腺合成雄激素增加。故严重的先天性 CAH 可导致女性出生时外生殖器男性化畸形。轻者青春期发病，可表现为与 PCOS 患者相似的高雄激素血症体征及闭经。

③分泌雄激素的卵巢肿瘤：主要有卵巢性索间质肿瘤，包括卵巢支持 – 间质细胞瘤、卵巢卵泡膜细胞瘤等。临床表现为明显的高雄激素血症体征，并呈进行性加重。

④卵泡膜细胞增殖症：卵泡膜细胞增殖症是卵巢间质细胞 – 卵泡膜细胞增殖产生雄激素，患者可出现男性化体征。

（2）甲状腺疾病：常见的甲状腺疾病为桥本病及毒性弥漫性甲状腺肿即格雷夫斯（Graves）病。常因自身免疫抗体引起甲状腺功能减退或亢进，并抑制 GnRH 的分泌从而引起闭经；也可因抗体的交叉免疫破坏卵巢组织而引起闭经。

【治疗方案】

套针治疗：用于调理中枢神经和相对应的脏腑，选双侧上 1、下 1。

【按语】

本病依病因不同，疗效不尽相同，疗程长短也不一。因此，必须查明病因，明确诊断，确定详细的治疗方案，根据情况，配合中西药物结合治疗，提高疗效，缩短疗程。嘱患者保持心情舒畅，重视卫生，劳逸结合，加强营养，增强体质。

三十五、经前期综合征

【概述】

育龄妇女在应届月经前 7 ～ 14 日（即在月经周期的黄体期），反复出现一系列精神、行为及体质等方面的症状，月经来潮后症状迅即消失。

本病的精神、情绪障碍更为突出，以往曾命名为“经前紧张症”“经前期紧张综合征”。近年认为本病症状波及范围广泛，除精神神经症状外还涉及几个互不相联的器官、系统，包括多种多样的器质性和功能性症状，故总称为“经前期综合征（PMS）。但仍有学者突出有关情绪异常这方面的症状而提出“晚黄体期焦虑症（LLPDD）这一命名，作为 PMS 的一个分支。

妇女以血为本，月经的产生与肝、脾、肾三脏的关系密切。肝藏血，脾统血，主运化，乃气血化生之源，肾脏精，精化血。若肝、脾、肾三脏功能失调，遇情志所伤、肝气郁结或痰火内扰等则易导致经前期紧张。

【病理病因】

PMS 发病原因虽然还不很明确，但通过近年的深入研究，PMS 的发病诱因可能来自黄体的 E_2、孕酮和（或）它们的代谢产物。由于 β– 内啡肽、5– 羟色胺，甚至还有 γ – 氨基丁酸、肾上腺素能神经系统等的周期性改变，通过神经介质的介导，而影响脑内某些区域功能，形成精神神经内分泌障碍，产生众多、涉及多系统的症状。PMS 患者卵巢甾体激素在外周血内的水平虽仍在正常范围，但并不反映中枢神经系统内的水平，这些激素对中枢神经介质的影响仍与健康妇女不同。

【临床表现】

PMS 的相关症状多达 150 余种，但每一位患者并不都具备所有症状，各人有各自的突出症状，严重程度亦因人因时而异，并非固定不变，但症状的出现与消退同月经的关系则基本固定，为本病特点。生育力和孕产次与 PMS 无关联。病期持续长短不一，症状严重需治疗者病期较长，约有 40% 的患者病期持续 1 ～ 5 年。10% 的患者可持续 10 年以上。

典型症状常在经前 1 周开始，逐渐加重，至月经前最后 2 ～ 3 日最为严重，经后突然消失。有些患者症状消退时间较长，渐渐减轻，一直延续到月经开始后的 3 ～ 4 日才完全消失。另有一种不常见的类型，即双相型，有两个不相联结的严重症状阶段，一在排卵期前后，然后经一段无症状期，于月经前 1 周再出现典型症状，以往称之为经间期紧张，由于其临床症状及发病机制与本病一致，实际为 PMS 的特殊类型。

1. 精神症状

患者的精神症状包括情绪、认识及行为方面的改变，最初会感到全身乏力、易疲劳、困倦、嗜睡。情绪变化有两种截然不同类型：一种是精神紧张、身心不安、烦躁、遇事挑剔、易激惹，微细琐事就可引起情感冲动，乃至争吵、哭闹，不能自制；另一种则变得没精打采，抑郁不乐，焦虑、忧伤或情绪淡漠，爱孤居独处，不愿与人交往、参加社交活动，注意力不能集中，判断力减弱，甚至偏执妄想，产生自杀意识。

2. 液体潴留症状

（1）手足、眼睑水肿：较常见，有少数患者体重显著增加，平时合身的衣服变得紧窄不适。有的有腹部胀满感，可伴有恶心、呕吐等肠胃功能障碍，偶有肠痉挛。临床经期可出现腹泻、尿频等。由于盆腔组织水肿、充血，可有下腹坠胀、腰骶部疼痛等症状。

（2）经前头痛：为较常见的主诉，多为双侧性，但亦可为单侧头痛，疼痛部位不固定，一般位于颞部或枕部，伴有恶心呕吐，经前几天即可出现，出现经血时达高峰。头痛呈持续性或无诱因性，时发时愈，可能与间歇性颅内水肿有关，易与月经期偏头痛混淆，后者往往为单侧，在发作前几分钟或几小时可出现头晕、恶心等前驱症状。发作时多伴有眼花（视野内出现闪光暗点）等视力障碍及恶心、呕吐。可根据头痛部位、症状的严重程度及伴随症状进行鉴别。

（3）乳房胀痛：经前常有乳房饱满、肿胀及疼痛感，以乳房外侧边缘及乳头部位为重。严重者疼痛可放射至腋窝及肩部，可影响睡眠。扪诊时乳房敏感、触痛，有弥漫性坚实增厚感，有时可触及颗粒结节，但缺乏局限性肿块感觉，经期后完全消失，下一周期又重新出现，但症状及体征的严重程度并不固定不变，一般 2 ～ 3 年虽不经治疗也可自行痊愈。如发生乳腺小叶增生，则可能在整个月经周期有持续性疼痛，经前加剧。扪诊可触到扁平、颗粒样较致密的区域，边缘不清，经后亦不消退。月经前后检查对比，可发现肿块大小有较大变化。

3. 其他症状

①食欲改变：食欲增加，多数有对甜食的渴求或对一些有盐味的特殊食品的嗜好，有的则厌恶某些特定食物或厌食。

②自律神经系统功能症状：出现由于血管舒缩运动不稳定的潮热、出汗、头昏、眩晕及心悸。

③油性皮肤、痤疮、性欲改变。

【治疗方案】

套针治疗：双侧上 1、下 1、下 2。

【按语】

套针治疗对于此病效果显著，可以从整体上调节神经内分泌的平衡，也可用于预防。一般于经前期 1 周，症状尚未开始时进行治疗。还要重视对患者的心理治疗，尤其是在经期，患者应保持心情舒畅，使气血和调。在经前期、经期不要食寒凉，以免损伤脾阳，也不要食辛辣，以防伤阴。同时要避风寒或风热，远离潮湿，还要注意休息，避免劳累。

三十六、妊娠呕吐

【概述】

约有半数以上妇女在妊娠早期会出现早孕反应，包括头晕、疲乏、嗜睡、食欲不振、偏食、厌恶油腻、恶心、呕吐等。症状的严重程度和持续时间因人而异，多数在孕 6 周前后出现，8 ～ 10 周达到高峰，孕 12 周左右自行消失。少数孕妇早孕反应严重，频繁恶心呕吐，不能进食，以致发生体液失衡及新陈代谢障碍，甚至危及孕妇生命。

本病的病位在冲、任二脉及肝、胃，病性可为实证或者虚实兼见，病因主要是冲脉之气上逆，胃失和降。

【病理病因】

早孕反应的原因可能与体内人绒毛膜促性腺激素（hCG）增多、胃肠功能紊乱、胃酸分泌减少和胃排空时间延长有关。0.3% ～ 1.0% 的孕妇会发生妊娠剧吐，多见于年轻初产妇，一般认为与 hCG 显著升高有关。其依据是，早孕反应出现与消失的时间与孕妇血 hCG 值上升与下降的时间相一致。葡萄胎、多胎妊娠孕妇血 hCG 值明显升高，剧烈呕吐发生率也高，说明妊娠剧吐可能与 hCG 水平升高有关。但临床表现的程度与血 hCG 水平有时并不一定成正比。精神过度紧张、焦急、忧虑及生活环境和经济状况较差的孕妇易发生妊娠剧吐，提示此病可能与精神、社会因素有关。近年研究发现，妊娠剧吐还可能与感染幽门螺杆菌有关。

【临床表现】

妊娠剧吐发生于妊娠早期至妊娠 16 周之间，多见于年轻初孕妇。一般停经 40 日左右出现早孕反应，逐渐加重，直至频繁呕吐，不能进食。呕吐物中有胆汁或咖啡样物质。严重呕吐可引起失水及电解质紊乱，并消耗体内脂肪，使其中间产物丙酮聚积，引起代谢性酸中毒。患者体重明显减轻、面色苍白、皮肤干燥、脉搏弱、尿量减少，严重时出现血压下降，引起肾前性急性肾衰竭。妊娠剧吐可导致两种严重的维生素缺乏症。

1. 维生素 B_1 缺乏可导致韦尼克综合征，临床表现为中枢神经系统症状，即眼球震颤、视力障碍、共济失调、急性期言语增多，后逐渐精神迟钝、嗜睡，个别发生木僵或昏迷。若不及时治疗，病死率达 50%。

2. 维生素 K 缺乏可导致凝血功能障碍，常伴血浆蛋白及纤维蛋白原减少，孕妇出血倾向增加，可发生鼻出血，甚至视网膜出血。

妊娠剧吐主要应与葡萄胎、甲状腺功能亢进及可能引起呕吐的疾病（如肝炎、胃肠炎、胰腺炎、胆道疾病等）相鉴别。有神经系统症状者应与脑膜炎和脑肿瘤等鉴别。

【治疗方案】

套针治疗：在膻中穴下方进针，针尖指向胃的体表投影点，在进针和摇针治疗过程中，所产生的治疗效应就是调理冲脉和任脉。

【按语】

该方案治疗妊娠呕吐效果很好，一般 1 次见效，3 次左右即可达到良好状态。妊娠早期，胞胎未固，针刺时手法要轻、稳、准，摇针手法更要柔和，以免影响胎气。对于有习惯性流产者慎用。患者宜保持安静，注意卧床休息。切忌进食生冷油腻之品，宜少食多餐，调养胃气。对妊娠呕吐重症，应结合临床具体情况综合治疗。

三十七、痛经

【概述】

痛经是指女性在经期及其前后，出现小腹或腰部疼痛，甚至痛及腰骶。痛经每随月经周期而发，严重者可伴恶心呕吐、冷汗淋漓、手足厥冷甚至昏厥，给工作及生活带来影响。

【病理病因】

目前临床常将其分为原发性和继发性两种，原发性痛经多指生殖器官（图 6-5-13）无明显病变者，故又称功能性痛经，多见于青春期、未婚及已婚未育者。此种痛经在正常分娩后疼痛多可缓解或消失。继发性痛经多因生殖器官有器质性病变所致。

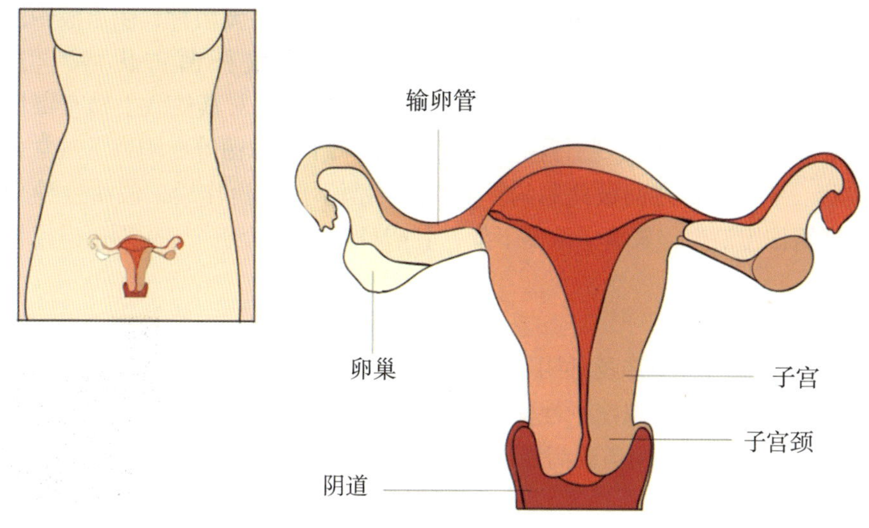

图 6-5-13 女性内生殖器示意

【临床表现】

乳房胀痛、肛门坠胀、胸闷烦躁、悲伤易怒、心惊失眠、头痛头晕、恶心呕吐、胃痛腹泻、倦怠乏力、面色苍白、四肢冰凉、冷汗淋漓、虚脱昏厥等症状。在剧烈腹痛发作后，转为中等度阵发性疼痛，持续 12 ～ 24 小时。经血外流畅通后逐渐消失，亦偶有需卧床 2 ～ 3 日者。

【治疗方案】

套针治疗：用套针对应疼痛点外 7cm 处左右斜刺，弧形摇摆 20 秒，连接套针通治疗 3 分钟后留针（图 6-5-14）。

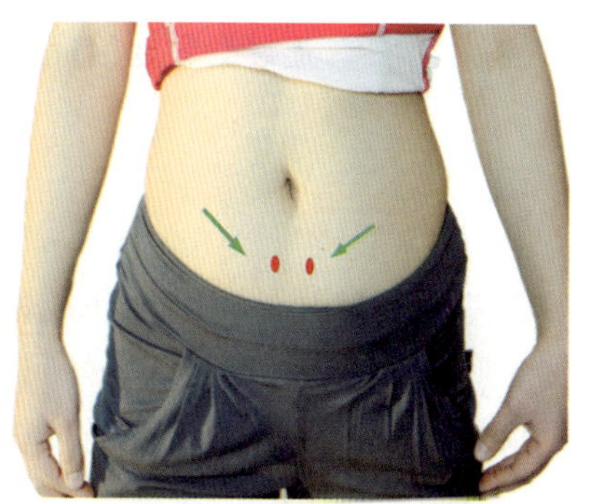

图 6-5-14 痛经套针治疗

三十八、阴道炎

【概述】

阴道炎是由淋病双球菌、真菌、滴虫等微生物感染而引起的妇科炎症，根据年龄和感染源的不同，可分幼儿性阴道炎、老年性阴道炎、萎缩性阴道炎、加特纳菌性阴道炎、月经性阴道炎、蜜月性阴道炎、单纯性阴道炎、滴虫性阴道炎、真菌性阴道炎。阴道炎是最常见的女性炎症，各个年龄段都可以罹患。

【病理病因】

阴道的环境经常受到宿主的代谢物、细菌本身的产物及外源性因素（性交、冲洗及其他干扰）等的影响而不稳定。阴道菌群非常复杂，除原虫、真菌外，尚包括很多需氧菌及厌氧菌，这些微生物可分为共栖的及病理性的，都生长在一个共同的环境内，各微生物之间可能有拮抗作用。另一个影响阴道菌群生长的是浓度，在 pH3.8 ～ 4.2 时，有利于共栖菌的繁殖，尤其是乳酸杆菌，这是健康阴道中的主要菌种，阴道液中的密度可达 105 ～ 108mL，当阴道被微生物感染后，假使乳酸杆菌占优势，仍能维持 pH3.8 ～ 4.2，则不会治病，而且乳酸杆菌还能产生 H_2O_2，对其他微生物有毒性作用而抑制其繁殖。其他乳链球菌、肠杆菌、加夫基球菌、韦永球菌等在阴道下端常见，平时不产生症状。阴道菌群之间彼此制约，使病理细菌不能有所作用，假使这种平衡被破坏，互相制约作用消失，氢离子浓度下降，乳酸杆菌失去优势，则病理菌得以繁殖，就会产生症状。

【临床变现】

最突出的就是白带增多及外阴、阴道奇痒，坐卧不宁，痛苦异常，还可有尿频、尿痛、性交痛，急性期白带增多，白带呈白色稠厚豆渣样，阴道膜高度水肿，有白色片块状薄膜黏附，易剥离，其下为受损黏膜的糜烂基底或形成浅溃疡，严重者可遗留瘀斑，这是本病的典型症状。

【治疗方案】

套针治疗：用套针对应大腿前内侧角处疼痛点刺入，弧形摇摆 20 秒，连接套针通治疗 3 分钟后留针（图 6-5-15）。

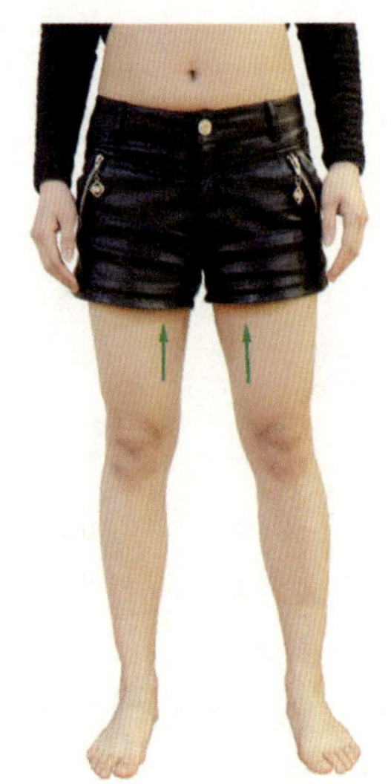

图 6-5-15 阴道炎套针治疗

三十九、外阴炎

【概述】

外阴炎就是外阴的皮肤或黏膜所发生的炎症病变，如红、肿、痛、痒、糜烂等。外阴会因各种细菌感染而产生多种疾病，如外阴外白斑、外阴瘙痒。所以，注重外阴的卫生是十分必要的。

【病理病因】

常见的有单纯性外阴炎、真菌性外阴炎、婴幼儿外阴炎、滴虫感染引起的外阴炎症。当外阴发生炎症时，无论什么原因引起，患者都主要表现为外阴红肿、灼热、疼痛等症状。当阴道分泌物酸碱度发生改变，或有特殊病原体侵入时，即可引起炎症。还有一种是蜜月性的，多是年轻人刚结婚，房事过于频繁，由于摩擦引起的红肿疼痛，一般治疗简单、恢复快。

【临床表现】

如红、肿、痛、痒、糜烂等。

【治疗方案】

套针治疗：用套针对应大腿前内侧刺入，弧形摇摆 20 秒，连接套针通治疗 3 分钟后留针（图 6-5-16）。

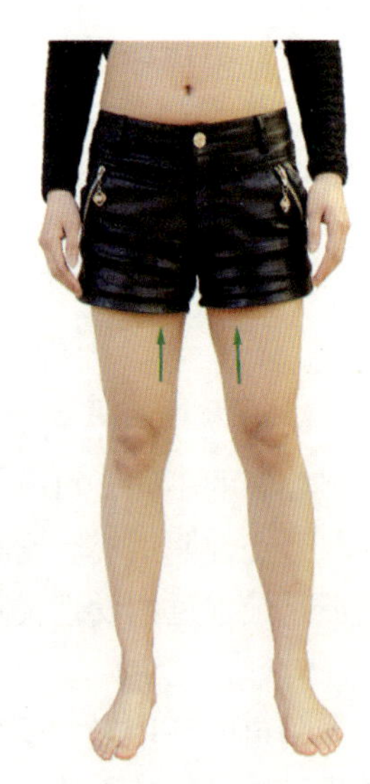

图 6-5-16 外阴炎套针治疗

四十、盆腔炎

【概述】

盆腔炎是妇科常见病，盆腔所指的范围包括子宫、两侧输卵管与卵巢，以及支撑这些器官的附属组织。致病的原因通常是致病菌感染了内生殖器官。健康的妇女依旧靠自身的自然防御机制，通常情况下很少发生此病。

【病理病因】

1. 产后或流产后感染

分娩后产妇体质虚弱，宫颈口因有残血浊液流出，未及时关闭，宫腔内有胎盘的剥离面，或分娩造成产道损伤，或有胎盘、胎膜残留等，或产后过早有性生活，病原体乘虚侵入宫腔内，容易引起感染；自然流产、药物流产过程中阴道流血时间过长，或有组织物残留于宫腔内，或人工流产术后无菌操作不严格等均可导致流产后感染。

2. 宫腔内手术操作后感染

如放置或取出宫内节育环、刮宫术、输卵管通液术、子宫输卵管造影术、宫腔镜检查、黏膜下子宫肌瘤摘除术等，由于术前有性生活或手术消毒不严格，或术前适应证选择不当，生殖道原有慢性炎症，经手术干扰而引起急性发作并扩散；也有的患者术后不注意个人卫生，或术后不遵守医嘱，同样可使细菌上行感染，引起盆腔炎；若不注意经期卫生，使用不洁的卫生巾和护垫、经期盆浴、经期性交等，均可使病原体侵入而引起炎症；邻近器官的炎症直接蔓延，最常见的是阑尾炎、腹膜炎，由于它们与女性内生殖器官毗邻，炎症可以由此直接蔓延，引起盆腔炎症；患慢性宫颈炎时，炎症也可通过淋巴循环，引起盆腔结缔组织炎。

【临床表现】

白带量多、色黄质稠、有臭秽味。

【治疗方案】

套针治疗：用套针对应大腿前内侧刺入，弧形摇摆 20 秒，连接套针通治疗 3 分钟后留针（图 6–5–17）。

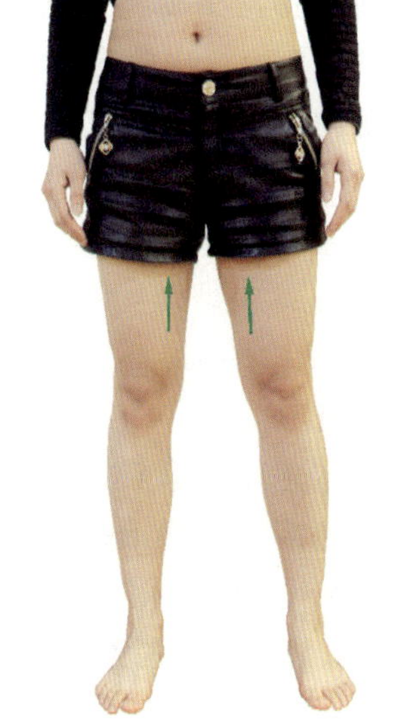

图 6–5–17　盆腔炎套针治疗

四十一、尿道炎

【概述】

致病菌以大肠埃希菌、链球菌和葡萄球菌最为常见。多数病例尿路刺激症状明显，可有或无菌尿。尿沉渣中白细胞数＞ 5 个 / 高倍视野。

【病理病因】

尿道口或尿道内梗阻（如尿道狭窄、结石、肿瘤、包茎及后尿道瓣膜等）使尿液引流不畅，尿道及其周围腺体感染（如前列腺炎、精囊炎、阴道炎、子宫颈炎等），器械检查、性生活或外伤等引起尿道损伤，均可引起尿道炎。急性尿道炎时尿道外口红肿。男性患者可见阴茎及包皮炎症，且在尿道口可见黏液性或脓性分泌物。女性患者尿道分泌物少。患者常感尿频、尿急、尿痛，可见脓尿，部分患者可有血尿。尿三杯实验，第一杯可见血尿或脓尿。慢性尿道炎时，病变主要位于后尿道、膀胱颈和膀胱三角区。尿道外口因慢性炎症可呈瘢痕收缩，因此，尿线变细，排尿不畅。但尿路刺激征多不明显，有时清晨可见少量浆性分泌物粘于尿道口。此外，临床上还有一种较为多见的非淋菌性尿道炎，属性传播疾病，其发生可能与多种病原微生物（如沙眼衣原体、尿素支原体、阴道滴虫及人类疱疹病毒等）有关。

【诊断】

诊断的主要依据：①尿道炎的症状和体征。②尿道分泌物涂片镜检多核细胞≥ 5 个 / 高倍视野（×1000）；或尿沉渣镜检，多核细胞≥ 15 个 / 高倍视野（×400）。③淋球菌培养阴性。

【临床表现】

急性尿道炎在男性患者中的主要症状是有较多尿道分泌物，开始为黏液性，逐渐变为脓性，在女性患者中尿道分泌物少见。无论男女，排尿时尿路均有灼烧痛、尿频和尿急，尿液检查有脓细胞和红细胞。慢性尿道炎分泌物逐渐减少，或者仅于清晨第 1 次排尿时可见在尿道口附近有少量浆液性分泌物。排尿刺激症状已不像急性期显著，部分患者可无症状。有些患者尤其女性会反复发作。

【病案举例】

患者，女，41 岁，工人。排尿时尿路有灼烧感，尿频和尿急，用套针对应大腿前内侧刺入，弧形摇摆 20 秒，连接套针通治疗 3 分钟后留针（图 6–5–18）。治疗 1 次后，尿频、尿路灼烧感明显减轻。每日 1 次，治疗 3 次后，症状明显消失，2 个月后随访，未复发。

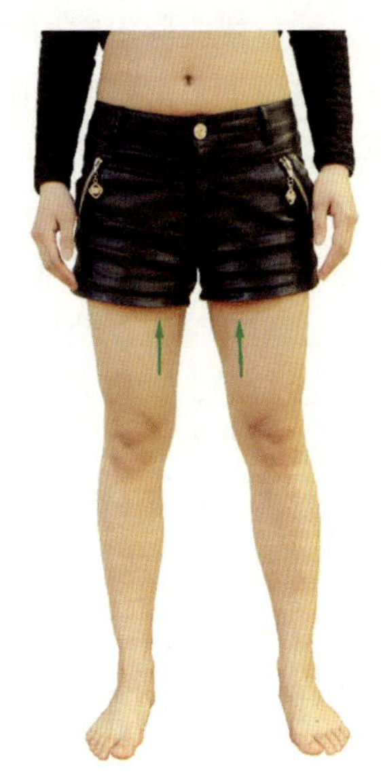

图 6–5–18　尿道炎套针治疗

四十二、附件炎

【概述】

女性内生殖器官中，输卵管、卵巢被称为子宫附件。附件炎是指输卵管和卵巢的炎症。但输卵管、卵巢炎常常合并有宫旁结缔组织炎、盆腔腹膜炎，且在诊断时也不易区分，这样盆腔腹膜炎、宫旁结缔组织炎也被划入附件炎范围。在盆腔器官炎症中以输卵管炎最为常见，由于解剖位置相邻近的关系，往往输卵管炎、卵巢炎、盆腔腹膜炎同时并存且相互影响。

【病理病因】

尿道分娩或流产后，由于抵抗力下降，病原体经生殖道上行感染并扩散到输卵管、卵巢，继而引起整个盆腔的炎症，在宫内节育器广泛应用的同时，患者不注意个人卫生或手术操作不严格而引发附件相关炎症。未经严格消毒而进行的宫腔操作，如吸宫术、子宫输卵管碘油造影、子宫颈管治疗及消毒不严格的产科手术感染等。不注意经期卫生、月经期性交或不洁性交等，身体其他部位有感染未及时治疗，病原菌可经血传播而引起输卵管卵巢炎，多见于结核性病。盆腔或输卵管邻近器官发生炎症如阑尾炎时，可通过直接蔓延引起输卵管卵巢炎。盆腔腹膜炎一般发生在邻近侧输卵管及卵巢。性传播疾病如淋病感染后，淋病双球菌可以沿黏膜向上蔓延，引起输卵管卵巢炎症。

【临床表现】

附件炎分为急性和慢性两种。急性附件炎最常见的两大症状是发热与腹痛，发热可高达38℃以上，并可伴有寒战。腹痛多表现为下腹部双侧剧痛，按压疼痛加剧，有时一侧下腹较另一侧痛感更重。慢性附件炎则无明显发热与腹痛，仅仅感觉到腰部酸胀或不适，或小腹坠胀和牵扯感，时轻时重，伴有白带增多、月经失调等症状。少数患者只有腹胀、腹泻等肠道症状，或出现尿频、尿急等尿路症候，容易被误诊为肠炎或尿路感染。

【治疗方案】

套针治疗：使用套针，大腿内侧各刺1针，小腹部两侧各刺1针，弧形摇摆20秒，连接套针通治疗3分钟后留针（图6-5-19）。

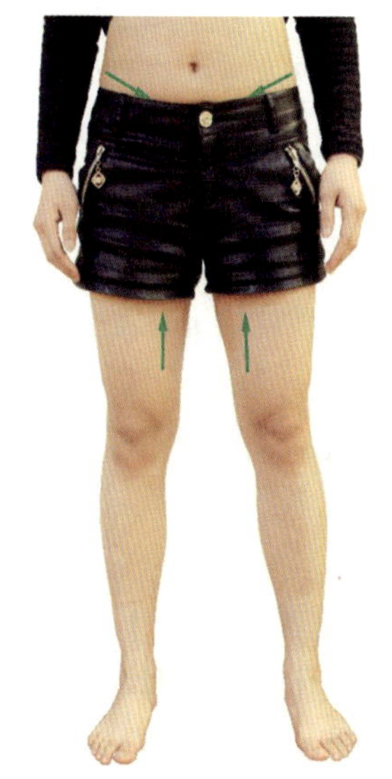

图6-5-19 附件炎套针治疗

四十三、乳腺炎

【概述】

乳腺炎是指乳腺的急性化脓性感染，是产褥期的常见病，是引起产后发热的原因之一，最常见于哺乳妇女，尤其是初产妇。哺乳期的任何时间均可发生，以初期最为常见（图6-5-20）。

【病理病因】

1. 乳汁淤积有利于入侵细菌的生长繁殖。形成乳汁淤积的原因有乳头过小或内陷，妨碍哺乳。

2. 孕妇产前未能及时矫正乳头内陷，婴儿吸乳时困难。

3. 乳汁过多，产妇没有及时将乳房内多余乳汁排空。

4. 乳管不通，如乳管本身存在炎症、肿瘤及外在压迫、胸罩脱落的纤维等，都有可能堵塞乳管。

5. 细菌的侵入，如乳头内陷时婴儿吸乳困难，易造成乳头周围的破损，是细菌沿淋巴管入侵造成感染的主要途径。

另外，婴儿经常含乳头而睡，也可使婴儿口腔内炎症直接侵入，蔓延至乳管，继而扩散至乳腺间质，引起化脓性感染。致病菌以金黄色葡萄球菌为常见。

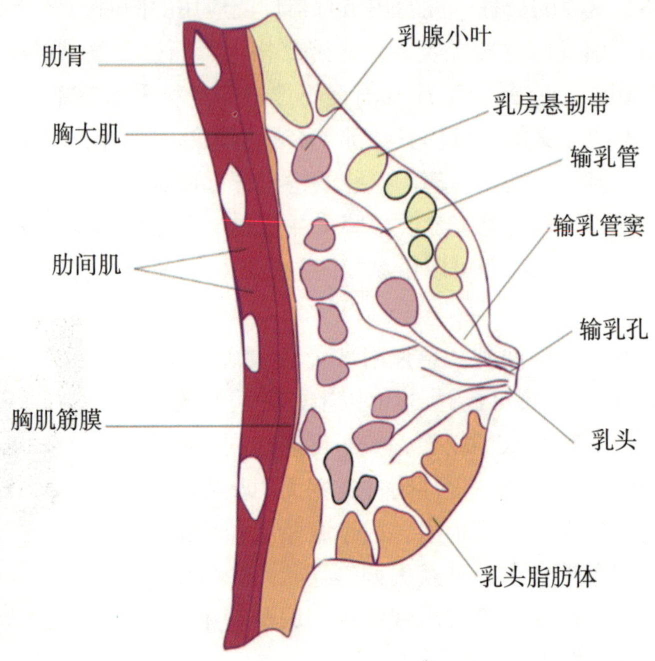

图 6-5-20 乳房解剖示意

【临床表现】

乳腺炎的危害是较大的，初起时乳房肿胀、疼痛，肿块压痛，表面红肿，发热；如继续发展，则症状加重，乳房搏动性疼痛。

【治疗方案】

套针疗法：用套针对肿块外 8cm 处部位刺入，弧形摇摆 20 秒，连接套针通治疗 3 分钟后留针（图 6-5-21）。

辅助治疗：应用太极神针治疗，取阿是、乳根、阴陵泉、脾中等穴。

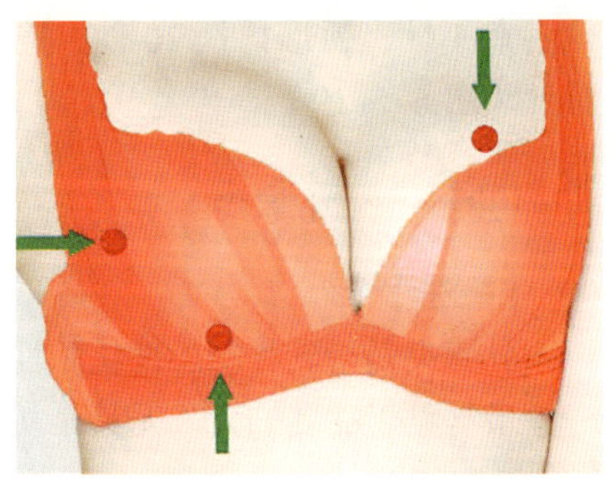
图 6-5-21 乳腺炎套针治疗

四十四、产后缺乳

【概述】

产后缺乳又称“乳汁不足”，指哺乳期内产妇乳汁甚少或全无。造成产后缺乳的原因很多，如精神状况不佳、内分泌失调、饮食结构不合理、产妇体质差等。该情况不仅会在产后出现，哺乳期也会出现。中医称之为“乳少”“乳汁不足”或“乳汁不行”，始见于《诸病源候论》：“妇人手太阳、少阴之脉，下为月水，上为乳汁……既产则水血俱下，津液暴竭，经血不足，故无乳汁也。”

乳汁由气血化生，资于冲任，赖于肝气的疏泄与调节。若患者一向身体虚弱，或者由于孕期、产期、产后调摄失常，或者产后思虑过度伤脾，则气血化生不足，可导致气血虚弱型缺乳。

若产妇性格忧郁，或产后为七情所伤，情志抑郁，肝失条达，气机不畅，乳络滞涩，乳汁运行受阻，也会导致缺乳。

【病理病因】

产后缺乳，常是“宝宝哭，妈妈愁”，着实令人烦恼。究其原因无外乎以下几点。

1. 未能尽早哺乳。

2. 哺乳时间短、次数少，是乳汁不足最常见的原因。

3. 饮食结构改变。

4. 有些爱美女性，为了追求身材苗条，一般吃得很少，而且强调多吃水果和蔬菜。这种偏食现象会导致产妇体内蛋白质、脂肪等营养物质缺乏，当然乳汁也不会多了。

5. 精神因素影响。快节奏的现代生活、紧张的工作环境等客观因素使女性情绪产生极大波动，烦躁、惊喜、忧愁、郁怒等情绪随时都可能通过产妇大脑皮质影响垂体功能，抑制催乳素的分泌，导致缺乳。

6. 内分泌的作用。女性垂体分泌的催乳素，它的作用是使已经发育成熟的乳腺分泌乳汁。环境污染的影响及各种疾病的困扰，都会影响女性垂体的功能，从而抑制催乳素的分泌，导致产妇缺乳。

7. 妈妈对哺乳缺乏正确的认识。一些妈妈担心哺乳后影响形体美观，本身就不想给婴儿喂奶，即使勉强给婴儿喂奶，次数也相对较少，乳房由于缺少吸吮刺激，致使乳汁分泌越来越少。

8. 缺乳与内衣有关系。现代女性习惯使用乳罩，如果产前使用乳罩太小，限制了乳房的发育，产后就可能产生缺乳现象。另外，乳罩中的某些纤维物质也会对乳房分泌乳汁造成不良的影响。

【临床表现】

本病特点是产妇乳汁甚少或全无，不能满足哺育婴儿的需要。

【治疗方案】

套针治疗：乳房球部四周各进 1 针，配合上 1、2。

【预防】

1. 劳逸结合

注意休息，保持生活的规律性，保证充足的睡眠、精神愉快，防止过度劳累。

2. 及早哺乳

产后早期哺乳，可以刺激乳汁尽早分泌。当新生儿断脐后，于 30 分钟内放在妈妈胸前，并帮助其吸吮乳头，因为吸吮反射是宝宝的本能，此反射在宝宝出生后 10 ～ 30 分钟最强，早接触、早吸吮有助母乳喂养成功。吸吮还可以使产妇神经垂体释放催产素和催乳素。前者加强子宫收缩，减少产后出血；后者可刺激乳腺泡，提早使乳房充盈。延长母乳喂养的时间以后要按需哺乳，不要定时喂奶，只要婴儿饿就可以喂奶，一般间隔 3 小时喂奶 1 次，每次 15 ～ 20 分钟，两侧乳房交替进行，尽量使乳房排空，以保持乳房的最大分泌量。

3. 加强母乳喂养的频率，消除紧张情绪

可播放宝宝孕期听过的胎教音乐，让母亲和婴儿重温往日的温情。

4. 进补催乳

饮食乳量的多少，与妈妈的营养有直接关系，产后应供给高蛋白、高热量、高维生素饮食，多予新鲜蔬菜水果，尤其应注意增加鸡汤、鱼汤、肉汤等高汤类饮食，对产后缺乳非常有效。妈妈可根据自己的喜好，任意选用。

【按语】

除乳腺器质性变导致缺乳，多数治疗 1 ～ 3 次即可收到良好效果。乳腺增生、乳腺炎也可采用此方案，按疗程治疗，效果良好。尤其是对于疼痛急性发作期，可有较好疗效。还可以配合太极神针，在神阙穴、三阴交等穴施以灸法。

治疗过程中，不仅有明显的镇痛效果，还能够改善其他症状，可以提高食欲、改善睡眠等。

四十五、子宫脱垂

【概述】

子宫脱垂是指子宫从正常位置沿阴道下降，宫颈外口达坐骨棘水平以下，甚至子宫全部脱出于阴道口以外，常合并有阴道前壁和（或）后壁膨出。阴道前后壁又与膀胱、直肠相邻，因此子宫脱垂还可同时伴有膀胱尿道和直肠膨出。

子宫脱垂与支持子宫的各韧带松弛及骨盆底托力减弱有关，因此多见于多产、营养不良和体力劳动繁重的妇女，发病率为 1% ～ 4%。中医学将子宫脱垂称为阴挺、阴突、鸡冠疮等。因本病多发于产后，故又有“产肠不收”之名。中医认为本病由中气不足、气虚下陷或肾气不足、失于固摄，子宫筋脉损伤，不能提摄子宫而成。补中益气、补肾升阳、扶阳固脱及提摄子宫为治疗大法。

【病理病因】

1. 分娩损伤

分娩，尤其是难产、第二产程延长或经阴道手术助产，易造成宫颈、宫颈主韧带、子宫骶韧带和盆底肌肉的损伤，若分娩后支持组织未能恢复正常，就容易发生子宫脱垂。这是子宫脱垂发病的主要原因。

2. 腹压增加

产褥期产妇多喜仰卧，且易并发慢性尿潴留，子宫易成后位，子宫轴与阴道轴方向一致，遇腹压增加时，子宫即沿阴道方向下降而发生脱垂。慢性便秘及咳嗽，腹水或腹型肥胖，都可使腹压增加，促使子宫脱垂。

3. 先天发育异常

未产妇发生子宫脱垂者，系因生殖器官支持组织发育不良所致。

4. 营养不良

营养严重缺乏可导致肌肉萎缩、盆腔内筋膜松弛，失去对子宫的支持作用。因营养不良造成子宫脱垂者，常伴有胃下垂、腹壁松弛等症状。

5. 衰老

卵巢功能减退导致雌激素分泌减少，使盆底支持组织变得薄弱、松弛，易发生子宫脱垂，或是使原来的脱垂程度加重。

【临床表现】

患者自觉腹部下坠，腰酸、走路及下蹲时更明显。轻度脱垂者阴道内脱出物在平卧休息后能自行还纳，严重时脱出物不能还纳，影响行动。子宫颈因长期暴露在外而发生黏膜表面增厚、角化或发生糜烂、溃疡。患者白带增多，并有时呈脓样或带血，有的发生月经紊乱，经血过多。伴有膀胱膨出时，可出现排尿困难、尿潴留、压力性尿失禁等。

子宫脱垂为子宫沿阴道向下移位，根据脱垂的程度可分为 2 度。

1. Ⅰ度

宫颈外口水平低于坐骨棘水平，未达到处女膜缘，宫颈及宫体仍位于阴道内。该程度子宫脱垂无须治疗，注意休息即可恢复。

2. Ⅱ度

子宫颈已脱出阴道口之外，而子宫体或部分子宫体仍在阴道内。但因包括范围过大，又分轻、重两型。①Ⅱ度轻型：子宫颈脱出阴道口外，宫体仍在阴道内。②Ⅱ度重型：宫颈与部分宫体及阴道前壁大部或全部均脱出阴道口外。

【治疗方案】

套针治疗：双下 1、上 6；或妇科四针，配合太极神针。百会为督脉穴，督脉总督一身阳气，取之可收升阳举陷之功。气海和关元为任脉穴，可通过冲任而补下焦阳气。足三里为足阳明之合穴，又为全身强壮要穴，可补中益气。维胞穴为经外奇穴，穴下解剖为子宫阔韧带，所以有提摄子宫之作用。关元与大赫、照海相配合，能够补益肾气，升阳举陷。

套针的妇科四针是治疗妇科疾病的妙方、验方，下边的两针相当于下 1 的延伸，子宫也位于下 1 区。该针法既针了阿是穴，又按照经络进行调理，把治疗疾病有效的相关穴位和经络都联系到一起了，所以功能强大，疗效快捷。

针之后，再灸之，用太极神针灸治疗这些穴位，可提高疗效，缩短疗程。

【按语】

本病治疗效果较快，病程越短，疗程也越短。经过 1 ～ 3 次治疗，均能明显收效，一般经过 1 ～ 2 个疗程治疗，可基本恢复子宫的位置。若病程较长，则应坚持治疗。同时要加强保健和自我锻炼调理，不做久蹲、不负重，保持大小便通畅，及时治疗呼吸道、消化道疾病，避免腹压剧增。根据体质年龄、生理特点等具体情况合理安排工作和生活。对已发生子宫脱垂者应及时注意局部卫生，防止继发感染。对于严重脱垂，可请妇科会诊，做特殊处理。并且加强体育锻炼，如盆底肌肉收缩运动、腹直肌运动等。

四十六、不孕症

【概述】

一般把未采取避孕措施，正常同居 2 年以上而未妊娠的症状，称为不孕症，可分为原发性不孕及继发性不孕，婚后从未受孕者称原发性不孕，曾有过生育或流产且 2 年未再孕者称继发性不孕。

不孕症又可分为绝对不孕及相对不孕。绝对不孕指夫妇一方有先天性或后天性解剖上或功能上的缺陷，无法矫治而不能受孕者。相对性不孕指夫妇一方因某种因素阻碍受孕，导致暂时不孕。

本病多由于血瘀、痰湿、肝郁、肾虚等原因，导致冲任及胞脉功能失调。不孕症的发生与肝肾及冲任密不可分，同时又与月经、胞脉功能、脏腑气血等密切相关。

先天性的生理缺陷为器质性病变，由此导致的不孕症非针灸所能及。

【病理病因】

受孕的先决条件：①有正常的精子和卵子。②精子能顺利通过阴道、子宫到达输卵管，在此与卵子结合后，能顺利到达宫腔。③内分泌功能正常，精子能顺利通过宫颈进入宫腔；子宫内膜正常，便于受精卵着床。

导致女性不孕症的原因很多，一类为不能排卵，一类为不能怀孕，二者都可能是可逆的，也可能是不可逆的。根据统计，女性不孕以输卵管及卵巢因素引起的不孕症占多数。

【病史与检查】

病史：注意婚龄、月经及性生活情况，以往有无盆腔感染或盆腔手术史。

体检：注意体形、第二性征发育、甲状腺有无增大、乳房有否泌乳等。

妇科检查：注意内外生殖器官有无发育不良、畸形、炎症及肿块。

【治疗方案】

套针治疗：补肾温阳，调补冲任，针灸并用，疏肝理气，调理气血。双下 1、6，或者妇科四针。配合太极神针灸，选神阙、关元、三阴交、肾俞等穴。

【按语】

套针疗法治疗不孕症对于神经内分泌功能失调所致者效果良好。

引起不孕不育的因素有很多，男女双方都应该查明原因，以便于针对性的治疗。对于女性而言，治疗时应重视排卵期，即从月经周期的第 12 日开始，连续治疗 5 日左右，以促进排卵。治疗的同时，注意调节情志，保持心情舒畅，同时注意经期卫生，节欲、蓄精，掌握排卵日，以利于受精。提倡婚前检查，预先发现先天性生殖器畸形，对于可在婚前纠正者应及时进行治疗。若婚后暂无生育愿望或者计划，应采取避孕措施，尽量避免流产，以防出现生殖系统炎症而继发不孕。戒除酗酒及过度吸烟的恶习，性生活适度。

四十七、更年期综合征

【概述】

更年期综合征又称围绝经期综合征，指妇女绝经前后由于性激素波动所致的一系列以自主神经系统功能紊乱为主，伴有神经心理症状的一组症状群，如月经变化、面色潮红、心悸失眠、乏力、抑郁、多虑、情绪不稳、易激动、注意力难以集中等。

绝经可分为自然绝经和人工绝经两种。自然绝经指卵巢内卵泡用尽，或剩余的卵泡对促性腺激素丧失了反应，卵泡不再发育和分泌雌激素，不能刺激子宫内膜生长，导致绝经。人工绝经是指手术切除双侧卵巢或用其他方法停止卵巢功能，如放射治疗和化疗等。

单独切除子宫而保留一侧或双侧卵巢者，不视为人工绝经。

【病理病因】

更年期综合征出现的根本原因是生理性因素、病理性因素或手术而引起的卵巢衰竭。卵巢功能一旦衰竭，或卵巢被切除和破坏，卵巢分泌的雌激素就会减少。女性全身有 400 多种雌激素受体，分布在几乎所有的组织和器官，接受雌激素的控制和支配，一旦雌激素减少，就会引发器官和组织的退行性变化，出现一系列的症状。

1. 神经递质

下丘脑神经递质如阿片肽、肾上腺素、多巴胺等与潮热的发生有明显的相关性。5-羟色胺对内分泌、心血管、情感和性生活等均有调节功能。

2. 遗传因素

孪生姐妹更年期综合征开始的时间通常完全相同，症状和持续时间也极相近，说明本病与遗传因素有一定关系。

3. 其他

个体人格特征、神经类型、文化水平、职业、社会人际、家庭背景等与更年期综合征的发病及症状严重程度有关，提示本病的发生可能与高级神经活动有关。

【临床表现】

更年期综合征最典型的症状是潮热、潮红。该病多发生于 45 ～ 55 岁，大多数妇女可出现轻重不等的症状，有人在绝经过渡期已开始出现症状，持续到绝经后 2 ～ 3 年，少数人可持续到绝经后 5 ～ 10 年症状才有所减轻或消失。人工绝经者往往在手术后 2 周即可出现更年期综合征，术后 2 个月达高峰，可持续 2 年之久。大多数妇女由于卵巢功能减退比较缓慢，机体自身调节能力和代偿足以适应这种变化，或仅有轻微症状。可伴有精神紧张、恐惧感、情绪激动、易激惹或抑郁寡欢、多疑猜忌，以及头晕耳鸣、心悸失眠、烦躁易怒、烘热出汗、皮肤感觉异常、性欲低下等全身症状。

1. 月经改变

月经周期改变是更年期出现最早的临床症状，分为 3 种类型：①月经周期延长，经量减少，最后绝经。②月经周期不规则，经期延长，经量增多，甚至大出血或出血淋漓不断，然后逐渐减少而停止。③月经突然停止（较少见）。

此期由于卵巢无排卵，雌激素水平波动较大，易发生子宫内膜癌。对于异常出血者，应行诊断性刮宫，排除恶变。

2. 血管舒缩症状

临床表现为潮热、出汗，是血管舒缩功能不稳定的表现，也是更年期综合征最突出的特征性症状。潮热起自前胸，涌向头颈部，然后波及全身，少数妇女的潮热仅局限在头、颈和乳房。在潮红的区域，患者感到灼热，皮肤发红，紧接着暴发性出汗，持续数秒至数分钟不等，发作频率每日数次至 30 ～ 50 次。夜间或应激状态易促发。此种血管功能不稳定可历时 1 年，有时长达 5 年或更长。

【治疗方案】

套针治疗：调节中枢神经，清利脑窍，益精血、补元气，强腰壮肾。双上 1、下 1、6。

【按语】

通过此方案治疗，患者的不适症状消失较快，可提高其生活质量。如配合太极神针灸法，每日灸神阙穴、三阴交、足三里、关元等穴位，效果更佳。

更年期综合征是妇女一生必经的生理过程，因此，这个时期的妇女应建立良好、客观、积极的心态，以应对这一特殊的生理过程；要掌握必要的保健知识，保持心情舒畅，注意劳逸结合，使阴阳气血平和。注意饮食有节，加强营养，增加蛋白质、维生素、钙等的摄入。维持适度的性生活。定期咨询，做必要的妇科检查，以便及时治疗和预防器质性病变。劳逸结合，保证睡眠时间及质量，注意锻炼身体，加强人际交往，避免忧郁烦躁。

四十八、尿失禁

【概述】

尿失禁即膀胱内的尿不能控制而自行流出。尿失禁可发生于各年龄组的患者，但老年患者更为常见。由于老年人尿失禁较多见，致使人们误以为尿失禁是衰老过程中不可避免的自然后果。事实上，老年人尿失禁的原因很多，应寻找具体原因，采取合理的治疗方法。

【病因】

1. 中枢神经系统疾患

如脑血管意外、脑萎缩、脑脊髓肿瘤、侧索硬化等引起的神经源性膀胱。

2. 手术

如前列腺切除术、膀胱颈部手术、直肠癌根治术、子宫颈癌根治术、腹主动脉瘤手术等，损伤膀胱及括约肌的运动或感觉神经。

3. 尿潴留

前列腺增生、膀胱颈挛缩、尿道狭窄等引起的尿潴留。

4. 不稳定性膀胱

膀胱肿瘤、结石、炎症、异物等引起的不稳定性膀胱。

5. 妇女绝经期后雌激素缺乏

可引起尿道壁和盆底肌肉张力减退。

6. 分娩损伤

如子宫脱垂、膀胱膨出等，引起括约肌功能减弱。

【病理】

1. 急迫性尿失禁

这种类型的尿失禁包括膀胱不稳定、逼尿肌反射亢进、膀胱痉挛和神经源性膀胱（未抑制膀胱），尿失禁与逼尿肌收缩未被控制有关。

2. 压力性尿失禁

身体动作如咳嗽、喷嚏、颠簸或推举重物时，腹内压急剧升高，发生不随意的尿液流出；无逼尿肌收缩时，膀胱内压升高超过尿道阻力时，即发生尿失禁。压力性尿失禁的问题在于膀胱流出道括约肌功能不全，尿道阻力不足，难以防止尿液漏出。

3. 充溢性尿失禁

当长期充盈的膀胱压力超过尿道阻力时即出现充溢性尿失禁，其原因可以是无张力（不能收缩）膀胱或膀胱流出道功能性或机械性梗阻。无张力膀胱常由脊髓创伤或糖尿病引起。老年患者膀胱流出道梗阻常由粪便嵌顿引起，便秘的患者约 50% 有尿失禁。造成流出道梗阻的其他原因有前列腺增生、前列腺癌及膀胱括约肌失调，个别病例属精神性尿潴留。

4. 功能性尿失禁

患者能感觉到膀胱充盈，只是由于身体运动、精神状态及环境等方面的原因，忍不住或有意地排尿。

【治疗方案】

套针治疗：双上 1、下 1。分别选取双侧手少阴心经（上 1）、足少阴肾经（下 1），用套针在手腕和脚踝处进针，做弧形摇摆 20 秒，然后连接套针通治疗 3 分钟后留针。一般治疗 1 次，尿潴留、尿失禁现象有明显改善。每日 1 次，按疗程治疗，1 个疗程能达到满意效果。

辅助治疗：应用太极神针治疗。主穴取神阙穴，灸 60 分钟；配穴取阴陵泉、三阴交、气海、中极、膀胱俞、肾俞、足三里等穴，各灸 20 分钟。

【按语】

套针治疗此类疾病，能够快速解除尿路的痉挛现象，缓解疼痛，并且能够改善尿路的肌群松弛现象。嘱患者养成良好的饮食习惯，适度饮水，加速代谢，并加强有益的体育锻炼。

四十九、遗精

【概述】

遗精是指不因性生活或主动排精行为而精液自行外泄的病症，中医认为其核心病机为肾失封藏、精关不固，常因劳欲过度、情志失调或饮食不节，累及心、肝、脾等脏腑，临床需分虚实论治。实证多属湿热下注或心肝火旺，治宜清热利湿、疏肝泻火；虚证常见肾气不固或心肾不交，当以补肾固精、交通心肾为主；虚实夹杂者则需攻补兼施。

西医认为该症与神经功能紊乱（如焦虑、神经衰弱）及泌尿生殖系统病变（前列腺炎、包茎等）密切相关。

【病理病因】

遗精可见于包茎、包皮过长、尿道炎、前列腺疾患等。容易引起遗精的3个习惯：①足疗。虽然足疗能促进血液循环、疏通经络气血，对调节神经系统有益，但足疗做得时间过长、频率过高，会使大脑皮质存在持续性兴奋灶，使相关一系列神经过度活跃，从而可能导致遗精。②被子太厚太重。男人在睡眠过程中经常会出现不自主的勃起，如果晚上睡觉盖的被子太厚太重，会加重对阴茎的刺激，从而导致遗精。同样，内裤过紧也容易导致遗精。③泡热水澡。经常泡热水澡会使睾丸经常处于一种高温环境中，这对男性的生理功能是非常不利的，也非常容易导致遗精。

中医认为，不正常遗精是肾虚不藏精、精关不固所致，经常遗精会导致心、肝、脾、肾等脏腑功能失调。其中，肾主封藏，收纳五脏六腑的精气，长期频繁遗精会耗精伤肾，对男性健康不利。但西医学却认为，精液里的营养物质相对较少，对男性生理健康的影响非常有限，只是对心理会造成沉重的负担。这应该属于中西医学观点不同所致。

【临床表现】

不因性生活而精液频繁遗泄，每周2次以上，或睡中有梦而遗，或睡中无梦而遗，或有少量精液随尿而外流，甚者可在清醒时自行流出，常伴有头晕、耳鸣、健忘、心悸、失眠、腰酸膝软、精神萎靡，或尿时不爽，小腹及阴部作胀不适等症状。多因劳倦过度、用心太过、恣情纵欲、感触见闻、饮食辛辣等因素诱发。

【鉴别诊断】

1. 溢精

成年未婚男子，或婚后夫妻分居者，1个月遗精1～2次，次日并无不适感觉或其他症状，为溢精，属于生理现象。

2. 早泄

遗精是没有性交时而精液自行流出，而早泄是在性交之始甚者在交接之前精液提前泄出，致不能进行正常的性生活。

3. 精浊

尿道口时时流出米泔样或者糊状浊液体。

【治疗方案】

套针治疗：双上1、下1。分别选取双侧手少阴心经（上1）、足少阴肾经（下1），用套针在手腕和脚踝处进针，做弧形摇摆20秒，然后连接套针通治疗3分钟后留针。每日1次，按疗程治疗，加上心理疏导，一般1～3个疗程，能起到良好的效果。

辅助治疗：应用太极神针治疗。选穴神阙，灸60分钟；百会、内关、肝俞、肾俞、命门、三阴交、太溪穴、太冲、关元等穴，各灸20分钟。

【按语】

套针治疗本病具有显著效果，但要及时查清病因。如果是外因导致者，要及时去除外因。治疗过程中，要加强身心健康的疏导，树立积极向上的心态，加强有益的体育锻炼。晚间不宜暴饮暴食，不宜进行大量锻炼，不宜长时间、温度过高地泡澡、泡脚。

五十、阳痿

【概述】

阳痿是勃起功能障碍（ED）的曾用名。ED是指过去3个月中，阴茎持续不能达到和维持足够的勃起以进行满意的性交，是男性最常见的性功能障碍之一。尽管ED不是一种危及生命的疾病，但与患者的生活质量、性伴侣关系、家庭稳定密切相关，也是许多躯体疾病的早期预警信号。

【病理病因】

ED的发生不仅受到年龄、心血管疾病、糖尿病及高脂血症等躯体疾病，以及性伴侣关系、家居状况等心理和环境因素的影响，不良生活习惯、药物、手术、种族、文化、宗教和社会经济因素等也与ED的发生有关。

1. 年龄

目前的研究认为年龄是ED相关发病因素中最强的独立因素。随着年龄增加，血清雄激素水平明显降低，可能是导致ED的直接原因，但是还没有研究结果证明血清游离睾酮的降低与ED之间有明显的关系。另外，随着年龄增加，阴茎白膜和海绵体的结构发生改变，可能导致静脉血回流能力下降，心脑血管疾病、高血压、糖尿病等患病率的增加，以及对这些疾病的治疗，都在不同程度上损害了阴茎的勃起功能，而且这种趋势也随着年龄的增长而增加。

2. 心血管疾病

与ED相关的主要躯体疾病，包括动脉粥样硬化、外周血管病、高血压及心肌梗死等。心血管疾病通过影响流向海绵体的动脉血供而导致动脉性ED。也有研究发现，ED可能是心血管疾病的首要表现或“预警信号”。

3. 糖尿病

糖尿病可通过影响自主神经系统、外周血管系统和精神神经系统而影响阴茎的勃起功能。ED发生的严重程度及患病率与患糖尿病的年龄、类型、血糖控制情况、糖尿病性神经病变、糖尿病肾病和高血压等因素明显相关。

4. 血脂代谢异常

高胆固醇血症对于性功能障碍所起的作用存在争议。有研究显示，总胆固醇（TC）＞240mg/dL的男性比TC＜180mg/dL的男性发生ED的风险高1.83倍。马萨诸塞州男性增龄研究（MMAS）认为，高密度脂蛋白含量与ED患病率呈负相关。

5. 慢性前列腺炎

部分慢性前列腺炎患者伴有早泄、性欲减退、ED和射精疼痛等症状。慢性前列腺炎导致性功能障碍的机制不详，多数学者认为焦虑、抑郁、自卑、精力减退、疲乏、多疑和失眠等因素是其主要原因。而长期睾丸胀痛、会阴和阴茎不适、下尿路症状等反复与不愈，也加重了患者的心理负担。由于多数慢性前列腺炎患者的性功能障碍属于心理因素所致，除药物治疗外，还需要更多的心理辅导与治疗。

6. 慢性肝肾功能不全

酒精性肝硬化患者的ED患病率为70%，而非酒精性肝硬化患者的ED患病率为25%，提示ED患病率与肝功能不全有关。慢性肾功能不全患者的ED患病率高达45%，但其病理生理学机制不详。

7. 药物

（1）心肌活性药物：长期使用强心苷可导致ED，同时可有男性乳房女性化和性欲减退的现象，其机制不明。

（2）激素：用于治疗前列腺癌的雌激素和黄体生成素释放激素类似物等常导致ED。

（3）精神类药物：对中枢神经系统可以产生镇静或抑制作用的大多数药物都可导致ED。

8. 生活习惯

（1）吸烟：流行病学调查认为，吸烟可以导致ED或者增加ED的可能性。

（2）酗酒：有调查显示，多数男性酗酒者有性功能障碍，主要表现为勃起功能障碍和性欲障碍。

（3）生活状况与受教育程度：这些因素对勃起功能起正面作用。原因可能是低教育水平者和低收入者常伴随着对健康的不重视，以及居住条件较差，同时吸烟及酗酒者也往往较多等。

（4）外伤及医源性因素：ED与盆腔手术相关，尤其是根治性前列腺切除术、膀胱切除术及直肠手术。

【诊断与评估】

ED的诊断主要依据患者的主诉，因此获得客观而准确的病史是诊断该病的关键。应设法消除患者羞涩、尴尬和难以启齿的心理状态。应鼓励患者的配偶参与ED的治疗。

1. 性功能评估

性欲如何？性刺激下阴茎能否勃起？阴茎硬度是否足够插入阴道？能否维持足够的时间？有无早泄等射精功能障碍？有无性高潮异常等。偶尔出现性交失败，不能轻易诊断为ED。

2. ED起病特点和病程

ED发病是突然发生还是缓慢发生，程度是否逐渐加重？ED是否与性生活情景相关？有无晨间勃起等？

3. ED的严重程度

ED的严重程度可分为轻度、中度和重度（完全性）。

4. 非性交时阴茎勃起状况

过去与现在有无夜间及晨醒时阴茎勃起？性幻想或视、听、嗅和触觉刺激下有无阴茎勃起？

5. 其他

精神心理、社会及家庭等因素是否影响勃起功能？发育过程中有无消极影响与精神创伤？成年后有无婚姻矛盾、性伴侣不和、缺乏交流；有无意外坎坷、工作压力大、经济窘迫、人际关系紧张、性交时外界干扰；有无自身的不良感受，怀疑自己的性能力，自卑；有无性无知或错误的性知识；是否受宗教和封建意识影响等？

【治疗方案】

套针治疗：双上 1、下 1，由关元穴下方进针，针尖沿任脉向下。分别选取双侧手少阴心经（上 1）、足少阴肾经（下 1），用套针在手腕和脚踝处进针，做弧形摇摆 20 秒，然后连接套针通治疗 3 分钟后留针；由关元穴下方进针，针尖沿任脉向下，每日 1 次，并且配合太极神针疗法综合治疗。经过 5 次治疗，晨起勃起现象会有所改善，连续治疗 3 个疗程，加上心理疏导，有望能达到满意的同房效果。

辅助治疗：应用太极神针治疗。选神阙穴灸治 60 分钟，百会、内关、肝俞、肾俞、命门、三阴交、太溪穴、太冲、关元、足三里等穴各灸治 20 分钟。

【按语】

套针治疗本病，对于功能性 ED 有较好的疗效，对于器质性病变者，应积极治疗原发病。本病的发生在一定程度上与情欲放纵有关，所以要努力戒除手淫、节制房事。注重心理调节，尤其是克服悲观情绪，树立战胜疾病的信心，适当进行体育锻炼，夫妻双方暂时分房，相互体贴关怀。

五十一、早泄

【概述】

早泄是最常见的射精功能障碍之一，以性交之始即行排精，甚至性交前即泄精，不能进行正常性生活为主要表现，发病率占成年男子的 1/3 以上。关于早泄的定义尚有争议，通常以男性的射精潜伏期或女性在性交中达到性高潮的频度来评价。如以男性在性交时失去控制射精的能力来看，则可以阴茎插入阴道之前或刚插入阴道即射精为标准；或以女性在性交中达到性高潮的频度少于 50% 为标准来定义早泄，但这些都未被普遍接受。因为男性的射精潜伏期受年龄、禁欲时间长短、身体状况、情绪心理等多种因素影响，女性性高潮的发生频度亦受身体状态、情感变化、周围环境等多种因素影响。另外，射精潜伏期时间的长短也有个体差异，一般认为，健康男性，阴茎插入阴道 2 ～ 6 分钟发生射精，即为正常。

【病理病因】

目前认为，早泄的病因不只是心理性和阴茎局部性的，还应考虑泌尿、内分泌及神经等系统疾病因素。引起早泄的心理性因素很多，如许多人因种种原因害怕性交失败，情绪焦虑而发生早泄；年轻时惯用手淫自慰者，总以快速达到高潮为目的；性知识缺乏，仅以满足男性为宗旨；夫妻不善于默契配合；感情不融，对配偶厌恶，有意或无意的施虐意识；担心性行为有损健康，加剧身体的某些固有疾病；性交频度过少或长时间性压抑者；女方厌恶性交，忧心忡忡，男方迫于要求快速结束房事等。凡此种种，皆可导致早泄，甚至出现连锁反应，影响勃起能力。

引起早泄的器质性因素目前尚不完全清楚，有人认为脊髓系统疾病如多发性硬化症或脊髓肿瘤、癫痫发作或大脑皮质器质性病变如脑血管意外，可引起射精失控。也有报告提示，糖尿病、心血管疾病、骨盆骨折、泌尿生殖系统疾病如尿道炎、前列腺炎、精囊炎及前列腺增生等，均与早泄相关。

【临床表现与分类】

1. 临床表现

早泄的临床表现主要是射精过快。

以时间为标准：从阴茎插入阴道至射精的时间，一般认为短于 2 分钟即为早泄。

以抽动次数为标准：阴茎插入阴道中抽动次数少于 30 次为早泄。

以性伴侣的反应为标准：在性活动中，如果在半数以上的性生活机会中，不能使女方达到性高潮，亦可称为早泄。

患者多伴有焦虑、精神抑郁、头晕、神疲乏力等症状。

2. 分类

（1）原发性早泄：即从第 1 次性体验开始，就持续有早泄的发生，几乎每次性交，和每个性伴，都会出现射精快的情况，球海绵体反射的延迟时间较短。

（2）继发性早泄：发生早泄之前，曾有一段时间的性功能是正常的，可能是逐渐出现或者突然出现，可能继发于泌尿外科疾病、甲状腺疾病或者心理疾病等，其球海绵体反射的延迟时间较长。

（3）境遇性早泄：此类患者的射精时间有长有短，过早射精时而出现。这种早泄不一定都是病理过程。

【治疗方案】

套针治疗：双上 1、下 1，由关元穴下方进针，针尖沿任脉向下。分别选取双侧手少阴心经（上 1）、足少阴肾经（下 1），用套针在手腕和脚踝处进针，做弧形摇摆 20 秒，然后连接套针通治疗 3 分钟后留针；由关元穴下方进针，针尖沿任脉向下，每日 1 次，并且配合太极神针疗法综合治疗。经过 5 次治疗，早泄现象可明显改善，接着 2 日 1 次，连续治疗 2 ～ 3 个疗程，加上心理疏导，多能达到满意的同房效果。

辅助治疗：应用太极神针治疗疗法，选神阙、中极、肾俞、三阴交、关元、志室、心俞、神门、太溪、足三里、次髎、肾俞、膀胱俞等穴。

【按语】

本病的发生多与精神情志有关，因此在治疗过程中，应对患者进行必要的心理疏导、性行为指导。治疗期间应节制房事。

五十二、男性不育症

【概述】

一般把婚后同居2年以上，未采取任何避孕措施而女方未妊娠，称为不育症。发生率为10%左右，其中单属女方因素者约为50%，单属男方因素者约为30%，男女共患约20%。

临床上把男性不育分为性功能障碍和性功能正常两类，后者依据精液分析结果可进一步分为无精子症、少精子症、弱精子症、精子无力症和精子数正常性不育。

近几年随着人们对人类生殖问题认识的提高，以及男科学研究的飞速发展，男性不育的发现率逐步增高，已引起男科学工作者的高度重视。

【病理病因】

本病的发病原因复杂，很多疾病或因素均可导致男性不育。根据精液检查的结果，可分为无精子症、重度少精子症、少精子症、精子数正常性不育症、多精子症及精子无力症等。通常对男性不育症的病因可归纳如下。

1. 染色体异常

常见的有男性假两性畸形、克氏综合征和超雄体综合征（XYY综合征）。

2. 内分泌疾病

原因是促性腺激素缺乏，常见的有选择性促性腺功能低下型性功能减退（即卡尔曼综合征）、选择性LH缺陷症和FSH缺陷症、肾上腺皮质增生症、高催乳素血症等。

3. 生殖道感染

此类较为常见。近年来，随着性传播疾病发病率的提高，生殖道炎症如前列腺炎、附睾炎、睾丸炎、尿道炎的发病率和严重程度有所增加，严重影响男性的生育能力。

4. 输精管道梗阻

影响精子的输送。

5. 睾丸生精功能异常

常见于隐睾精索静脉曲张，毒素、磁场、高热和外伤等理化因素皆可引起睾丸的生精障碍。

6. 精子结构异常和精浆异常

影响精子的运动获能和顶体反应等。

7. 免疫性不育

男性自身的抗精子免疫和女性的抗精子同种免疫，均可引起男性不育。

8. 男性性功能障碍

阳痿、早泄、不射精和逆行射精，皆可引起男性不育。

【临床表现】

1. 精液异常

无精子或精子过少，精液中精子密度每毫升低于2亿时，女方受孕机会减少；每毫升低于0.2亿时，则造成不育。这种不育可分为永久性与暂时性。少精弱精症、死精症、无精症等都很常见，发现后要及早诊断和治疗。

2. 生精障碍

男性睾丸本身患有疾病、染色体异常、精子发生功能障碍等，还包括局部病变，如隐性精索静脉曲张、巨大鞘膜积液等。

3. 输精管梗阻

输精管不通畅，会使精子和卵子无法正常结合，影响受精卵的形成，进而造成不孕症。

【治疗方案】

套针治疗：双上 1、下 1，由关元穴下方进针，针尖沿任脉向下。分别选取双侧手少阴心经（上 1）、足少阴肾经（下 1），用套针在手腕和脚踝处进针，做弧形摇摆 20 秒，然后连接套针通治疗 3 分钟后留针；由关元穴下方进针，针尖沿任脉向下。每日 1 次，并且配合太极神针疗法综合治疗。

辅助治疗：应用太极神针治疗，选神阙穴灸治 60 分钟，中极、肾俞、三阴交、关元、志室、心俞、神门、太溪、足三里、次髎、肾俞、膀胱俞等穴各灸治 20 分钟。

【按语】

套针治疗本病有较好的疗效，尤其是结合灸法，必要时可配合中医药物治疗，节欲保精。若青春期有手淫习惯，应及早戒除。青年夫妇的性生活一般以每周 1 ～ 2 次为宜。育龄夫妇应起居有常，加强锻炼，清心寡欲，保持心情舒畅。如果是由于某些全身性疾病及生殖器官疾病导致不孕症，应该及时治疗原发疾病。

五十三、前列腺炎

【概述】

前列腺是男性特有的性腺器官。前列腺形状如栗子，底朝上，与膀胱相贴；尖朝下，抵泌尿生殖膈；前面贴耻骨联合，后面依直肠（图 6-5-22）。所以有前列腺肿大时，做直肠指诊可触及前列腺的后面。前列腺腺体的中间有尿道穿过，可以这样说，前列腺扼守着尿道上口，所以，前列腺有病，排尿首先受影响。

前列腺是人体非常少有的、具有内外双重分泌功能的性分泌腺。作为外分泌腺，前列腺每日分泌约 2mL 前列腺液，这是构成精液的主要成分；作为内分泌腺，前列腺分泌的激素被称为前列腺素。

【病理病因】

小儿的前列腺甚小，性成熟期，腺体迅速生长。老年时，前列腺退化萎缩。如果腺内结缔组织增生，则形成前列腺肥大。

感染经尿道直接蔓延是一条较为多见的途径。细菌经尿道口上行进入尿道，再经前列腺导管侵入前列腺体，可引起急性或者慢性前列腺炎。身体其他地方感染灶的致病菌可以经过血液循环到达前列腺而引起前列腺炎，常见的有皮肤、扁桃体、龋齿、呼吸道或者肠道感染灶的细菌入血后侵入前列腺。淋巴感染途径比较少见，可因前列腺邻近组织的炎症，如直肠、结肠、膀胱、尿道等的炎症通过淋巴管道可引起前列腺炎。除普通

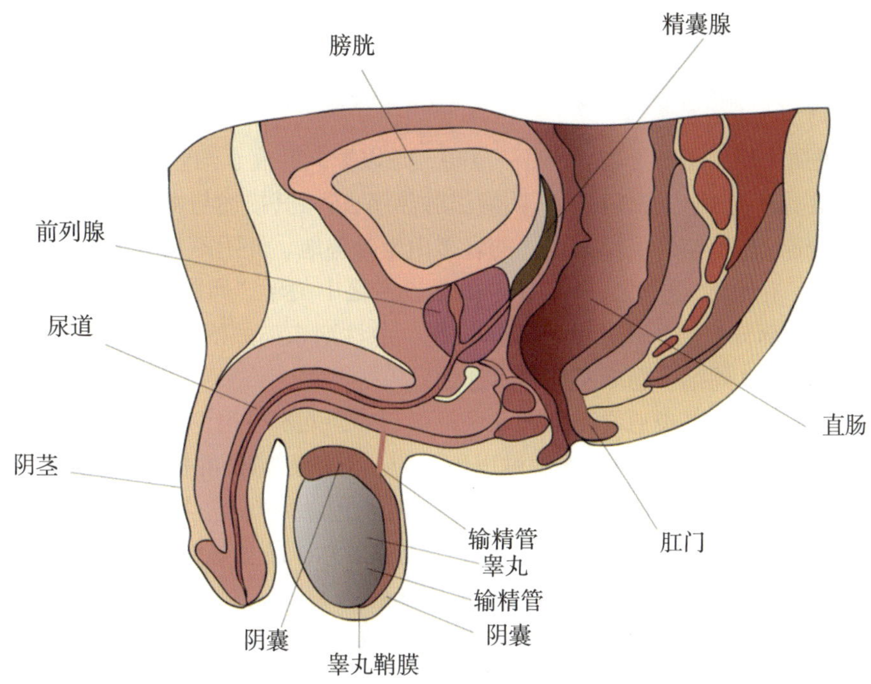

图 6–5–22 前列腺的位置示意

的细菌性前列腺炎（可以分为急性前列腺炎和慢性前列腺炎）之外，还有特异性前列腺炎，包括淋菌、结核菌、梅毒螺旋体、真菌和寄生虫（如滴虫）等引起的前列腺炎；病毒、支原体、衣原体感染引起的前列腺炎；以及肉芽肿性前列腺炎；前列腺痛和前列腺充血等。

【临床表现】

急性患者可表现为尿频、尿急、尿痛，可出现尿滴沥、终末血尿、会阴部坠胀疼痛，并可向阴部、腰骶部或大腿放射，可出现高热、寒战、头痛、全身疼痛、神疲乏力、食欲不振等症状。慢性前列腺炎的症状轻重不一，轻者可无症状。但大多数患者可见到会阴部或直肠有疼痛或不适感。疼痛可放射至腰骶部或耻骨、睾丸、腹股沟等处，可有排尿不适、排尿灼热感、尿道口常有乳白色分泌物等症状。

【治疗方案】

套针治疗：在关元穴下方进针，针尖沿任脉向下。弧形摇摆 20 秒，连接套针通治疗 3 分钟后留针（图 6–5–23）。治疗 1 次，疼痛减轻，每日 1 次，治疗 5 次，症状消失。如前列腺增生肥大，治疗次数更多。

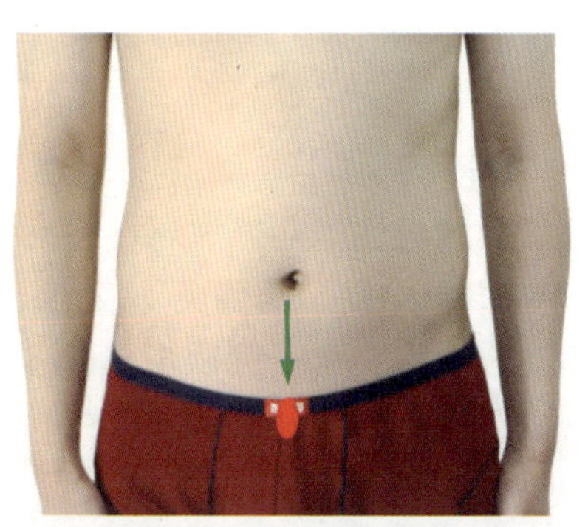

图 6–5–23 前列腺炎套针治疗

辅助治疗：应用太极神针治疗，取神阙、关元、曲骨、肾俞、三阴交、足三里等穴。

五十四、睾丸炎

【概述】

睾丸炎属中医“子痈”“外肾痈”范畴，是以睾丸肿痛、灼热为主要特征的阴器疾患。《外科正宗》记载“夫囊痈者，阴囊红肿热痛也”，其描述与本病特征相符。根据病因可分为外感湿热型与肝经郁火型，前者多由坐卧湿地、外阴不洁致湿热下注，后者常因情志不畅、肝郁化火所致。值得注意的是，古籍中关于“卵胀”“疝痛”等病证的记载亦包含本病部分症候。现代临床观察发现，急性期未彻底治疗者，15% ～ 20% 可转为慢性，出现睾丸硬结、隐痛不休等后遗症。

西医学认为，睾丸炎通常由细菌和病毒引起。睾丸本身很少发生细菌性感染，由于睾丸（图 6–5–24）有丰富的血液和淋巴液供应，对细菌感染的抵抗力较强。细菌性睾丸炎大多数是因邻近的附睾发炎引起，所以又称为附睾睾丸炎。常见的致病菌是葡萄球菌、链球菌、大肠埃希菌等。病毒可以直接侵犯睾丸，最多见的是流行性腮腺炎病毒，这种病原体主要侵犯儿童的腮腺，可引起“大嘴巴”病，但是，这种病毒也嗜好于侵犯睾丸，所以往往在流行性腮腺炎发病后不久出现病毒性睾丸炎。

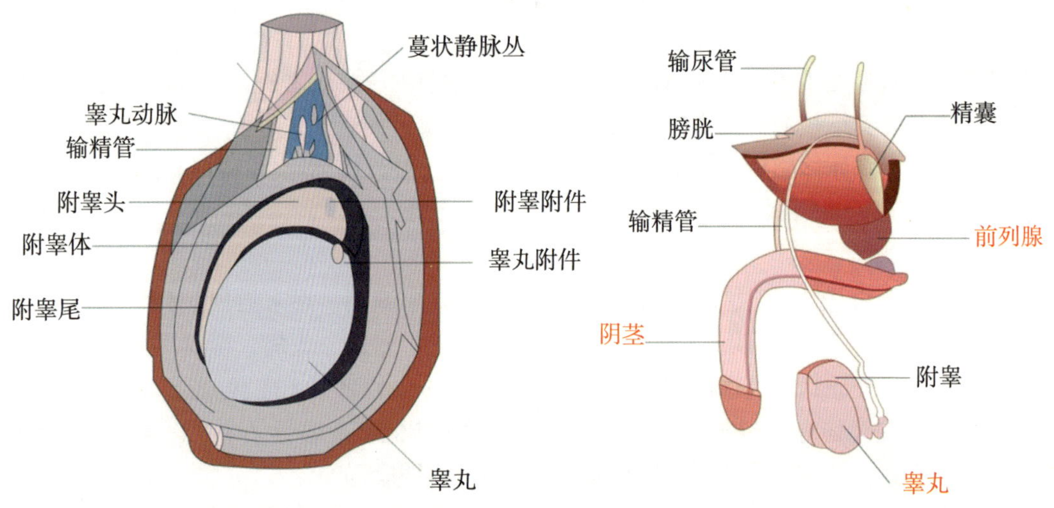

图 6–5–24 睾丸解剖示意

【病理病因】

腮腺炎性睾丸炎为病毒感染引起。由于我国实行了计划免疫，在儿童时期即注射“麻疹”“风疹”“腮腺炎”疫苗，本病的发病率近年来有明显减少。该病在青春期前较少见，睾丸炎常于腮腺炎出现 4 ～ 6 日发生，但也可无腮腺炎症状。约 70% 为单侧，50% 受累的睾丸发生萎缩。

【临床表现】

高热、畏寒；患病的睾丸疼痛，并有阴囊、大腿根部及腹股沟区域放射痛；患病的睾丸肿胀、压痛，如果化脓，摸上去有积脓的波动感；常伴有阴囊皮肤红肿和阴囊内鞘膜积液；儿童患病毒性睾丸炎，有时可见到腮腺肿大与疼痛的现象。

【治疗方案】

套针治疗：用套针顺大腿内前侧向睾丸下斜刺，弧形摇摆20秒，连接套针通治疗3分钟后留针（图6-5-25）。治疗1次，症状消失。又巩固治疗5次，康复。

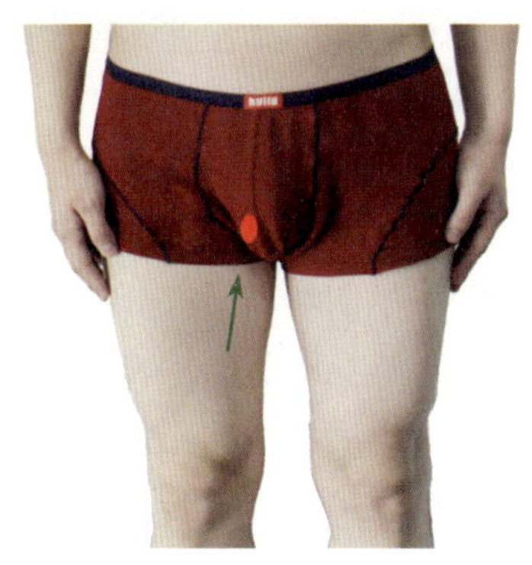

图6-5-25　睾丸炎套针治疗

五十五、小儿脑瘫

【概述】

小儿脑性瘫痪又称小儿大脑性瘫痪，简称脑瘫，是围产期脑发育关键阶段由非进行性损伤所致的中枢性运动障碍综合征，属中医学“五迟”“五软”“胎弱”“痿证”等范畴。现代医学界定其病理特征为胚胎期至婴儿期（出生后1月内）脑实质损害引发的姿势与运动功能异常，常有智力障碍、癫痫、视听异常等并发症。

关于本病，中医理论体系强调“先天胎元失养－后天经筋失调”的双重病机。《幼幼集成》指出：“胎怯者，禀受不足，脑髓未充。”与西医所述宫内发育迟缓、缺氧缺血性脑病等存在对应。其病位在脑，累及肝、脾、肾三脏，临床特征为“筋骨失濡为本，痰瘀阻络为标”，呈运动控制障碍与发育迟滞的恶性循环。

【病理病因】

1. 本病成因可分三重维度

（1）先天胎元受损：父母体虚（高龄、酗酒、药物滥用）致精卵质量低下；孕期外感（风疹病毒、巨细胞病毒等）引发“胎毒”；胎盘功能异常（前置胎盘、脐带绕颈）致气血输布受阻，此即《广嗣纪要》所言“禀赋薄则脑髓空”。现代研究证实，母体糖尿病可使胎儿脑白质损伤风险增加3倍，妊娠高血压导致胎盘灌注不足则是重要诱因。

（2）产程损伤：急产、滞产（尤其是臀位产、产钳助产）可能造成机械性颅脑损伤；新生儿窒息可致缺氧缺血性脑病。《保婴撮要》记载的“产伤脑络，血瘀髓海”正与此类病理对应。

（3）后天失养：核黄疸未及时干预致基底节变性；化脓性脑膜炎后遗症期引发脑实质炎性瘢痕；重度营养不良影响髓鞘化进程。此类因素符合中医“湿热毒邪上攻清窍”“脾胃衰败，气血不生”理论框架。

2. 本病病理演变呈现三期特征

（1）初期（0～6个月）：肾精亏虚为主，髓海不充则抬头不稳，肝血不荣则握拳不张，此阶段可观测到原始反射（如拥抱反射）持续存在，与《小儿卫生总微论方》“肝弱筋急”的论述相符。

（2）进展期（7～18个月）：脾虚痰浊内生，表现为吞咽协调障碍，肌肉张力紊乱；同时瘀阻脑络引发姿势异常，符合《医林改错》“血瘀脑气，肢体废用”的理论。

（3）后遗症期（＞18个月）：五脏俱损，筋骨失养形成关节挛缩，痰瘀互结导致癫痫发作，此阶段常出现“五软”并见（颈项软、口软、手软、足软、肌肉软），与《活幼心书》所讲的“五脏气衰，筋骨萎堕”高度吻合。

【临床表现】

1. 早期症状

（1）新生儿或3月龄婴儿易惊、啼哭不止、厌乳和睡眠困难。

（2）早期喂养、进食咀嚼、饮水、吞咽困难，有流涎、呼吸障碍。

（3）感觉阈值低，表现为对噪声或体位的改变易惊，拥抱反射增强伴哭闹。

（4）生后不久的正常婴儿，因踏步反射影响，当直立时可见两脚交互迈步动作。3月龄时虽然可一度消退，但到了3个月仍无站立表示或迈步者，即要怀疑小儿脑瘫。

（5）过百天的婴儿尚不能抬头，4～5月龄的婴儿挺腰时头仍摇摆不定。

（6）握拳：一般出生后3个月内婴儿可握拳不张开，如4个月仍有拇指内收、手不张开，应怀疑是小儿脑瘫。

（7）正常婴儿应在3～5月龄时看见物体会伸手抓，若5月龄后还不能如此者，疑为小儿脑瘫。

（8）一般生后4～6周会笑，以后会认人。痉挛型小儿脑瘫患儿的表情淡漠，手足徐动型，常呈愁眉苦脸的样子。

（9）肌肉松软，不能翻身，动作徐缓。触摸小儿大腿内侧，或让小儿脚着床或上下跳动时，出现下肢伸展交叉。

（10）身体僵硬，尤其在穿衣时，上肢难穿进袖口；换尿布清洗时，大腿不易外展；擦手掌时及沐浴时可出现四肢僵硬。婴儿不喜欢沐浴。

（11）过早发育：小儿脑瘫患儿可出现过早翻身，但是一种突然的反射性翻身，全身翻身如滚木样，而不是有意识的节段性翻身。痉挛性双瘫的婴儿，坐稳前可出现双下肢僵硬，像芭蕾舞演员那样以足尖站立。

2. 主要症状

（1）运动障碍：运动自我控制能力差，严重的则双手不会抓东西、双脚不会行走，有的甚至不会翻身、不会坐起、不会站立，不会正常地咀嚼和吞咽。

（2）姿势障碍：患儿存在各种姿势异常，姿势的稳定性差；3月龄仍不能头部竖直，习惯于偏向一侧，或者左右前后摇晃；不喜欢沐浴，洗手时不易将拳头掰开。

（3）智力障碍：患儿均存在一定智力障碍。

（4）语言障碍：语言表达困难，发音不清或口吃。

（5）视听觉障碍：以内斜视及对声音的节奏辨别困难最为多见。

（6）生长发育障碍：患儿身材多矮小。

（7）牙齿发育障碍：质地疏松、易折。口面功能障碍，脸部肌肉和舌部肌肉有时痉挛或不协调收缩，咀嚼和吞咽困难，口腔闭合困难及流口水。

（8）情绪和行为障碍：固执、任性、易激惹、孤僻，情绪波动大，有时出现强迫、自伤、侵袭等行为。

（9）有 39% ～ 50% 的脑瘫儿童可由于大脑内的固定病灶而诱发癫痫，尤其是智力重度低下的孩子。

【治疗方案】

套针治疗：滋养肝肾，化痰通络，健脑益聪。双侧上 1、2、5、6，配下 2、6。

【按语】

对于本病较轻者，有一定的疗效。重视早治疗，耐心护理患儿，加强智力培训和功能锻炼。

现代研究认为，针灸治疗对改善脑代谢有积极作用，可以增加脑血流量，纠正缺血缺氧状态，有利于脑组织恢复。对于脑瘫患儿，应做好护理，防止其瘫痪肢体的肌肉挛缩、畸形；重视对其的心理护理，增强其克服困难的信心。

五十六、儿童多动症

【概述】

注意缺陷多动障碍（ADHD）属于中医学“躁动”范畴，在我国称为多动症，是儿童期常见的一类心理障碍，表现为与年龄和发育水平不相称的注意力不集中和注意时间短暂、活动过度和冲动，常伴有学习困难、品行障碍和适应不良。国内外调查发现，本病的患病率为 3% ～ 7%，男女比为（4 ～ 9）：1。部分患儿成年后仍有症状，明显影响患者的学业、身心健康，以及成年后的家庭生活和社交能力。

《素问·生气通天论》言：“阴不胜其阳，则脉流薄疾，并乃狂。”揭示了阴阳失衡致神志不宁的病机本质。现代医学定义为注意缺陷多动障碍（ADHD），中医认为本症乃先天胎禀不足（肾精亏虚）与后天调摄失宜（肝风内动、痰火扰心）交互作用所致，病位主要涉及心、肝、肾三脏。神经影像学研究显示患者前额叶皮质厚度较正常儿童薄约 5%，默认模式网络功能连接异常率达 68%，这与中医“脑为元神之府”的理论形成呼应。

【病理病因】

关于本病的病因和发病机制目前认识尚不清楚，通常认为是多种因素相互作用所致。

1. 遗传

家系研究、双生子和寄养子的研究支持遗传因素是 ADHD 的重要发病因素之说，平均遗传度约为 76%。

2. 神经递质

神经生化和精神药理学研究发现，ADHD 患者的大脑内神经化学递质失衡，如患者血和尿中多巴胺和去甲肾上腺素功能低下，5- 羟色胺功能下降。有学者提出了 ADHD 的多巴胺、去甲肾上腺素及 5- 羟色胺假说，但尚没有哪一种假说能完全解释 ADHD 的病因和发生机制。

3. 神经解剖和神经生理

结构 MRI 发现，患者额叶发育异常和双侧尾状核头端不对称。功能 MRI 还发现，

ADHD 患者存在脑功能的缺陷，如额叶功能低下，额叶特别是前额叶、基底节区、前扣带回皮质、小脑等部位的功能异常激活。

4. 环境因素

该类因素包括产前、围生期和出生后因素。其中与妊娠和分娩相关的危险因素包括 ADHD 患者母亲吸烟和饮酒、患儿早产、产后出现缺血缺氧性脑病，以及甲状腺功能障碍。与 ADHD 发生有关的儿童期疾病包括病毒感染、脑膜炎、脑炎、头部损伤、癫痫等。更多有争议的因素包括营养不良、与饮食相关的致敏反应、过多服用含食物添加剂的饮料或食物、儿童缺铁、血铅水平升高、血锌水平降低，这些都与 ADHD 的发生有关，但目前证据尚不充分。

5. 家庭和心理社会因素

父母关系不和，家庭破裂，教养方式不当，父母性格不良，母亲患抑郁症，父亲有冲动、反社会行为或物质成瘾，家庭经济困难，住房拥挤。童年与父母分离、受虐待，学校的教育方法不当等不良因素，均可能作为发病诱因，或导致症状持续存在的原因。

中医病机包括如下几项：①先天禀赋，如父母体虚、孕期调摄失当，致胎元精血不充。②肝阳亢动，如情志失调引动肝风，上扰清窍。③痰火内蕴，如过食肥甘，酿生湿热，蒙蔽心神。④心肾不交，如肾水不足，难制心火，神失所养。

【临床表现】

注意力涣散、动作冗余及冲动失控是 ADHD 的核心症状，具有诊断价值。神经发育评估可见联合运动障碍、平衡功能异常。

1. 注意缺陷

与年龄不相称的明显注意集中困难和注意持续时间短暂，是本症的核心症状。患者常常在听课、做作业或进行其他活动时注意难以持久，容易因外界刺激而分心。在学习或活动中不能注意到细节，经常因为粗心而发生错误。注意维持困难，经常有意回避或不愿意从事需要较长时间持续集中精力的任务，如做课堂作业或做家庭作业。做事拖拉，不能按时完成作业或指定的任务。患者平时容易丢三落四，经常遗失玩具、学习用具，忘记日常的活动安排，甚至忘记老师布置的家庭作业。

2. 活动过多

表现为患者经常显得不安宁，手足小动作多，不能安静坐着，在座位上扭来扭去。在教室或其他要求安静的场合擅自离开座位，到处乱跑或攀爬。难以从事安静的活动或游戏，一天忙个不停。

3. 行为冲动

在信息不充分的情况下快速地做出行为反应。表现冲动，做事不顾及后果，凭一时兴趣行事，为此常与同伴发生打斗或纠纷，造成不良后果。在别人讲话时插嘴或打断别人的谈话，在老师的问题尚未说完时便迫不及待地抢先回答，不能耐心地排队等候。

4. 学习困难

因为注意障碍和多动影响了患者在课堂上的听课效果、完成作业的速度和质量，致使其学业成绩差，常低于其智力所应该达到的学业成绩。

5. 神经系统发育异常

患者的精细动作、协调运动、空间位置觉等发育较差，如翻手、对指运动、系鞋带和扣纽扣都不灵便，左右分辨困难。少数患者伴有语言发育延迟、语言表达能力差、智力偏低等问题。

6. 品行障碍

注意缺陷多动障碍和品行障碍的共病率高达 30% ～ 58%。品行障碍表现为攻击性行为，如辱骂、打伤同学、破坏物品、虐待他人和动物、性攻击、抢劫等，或存在一些不符合道德规范及社会准则的行为，如说谎、逃学、离家出走、纵火、偷盗等。

7. 成人 ADHD

对儿童 ADHD 不管治疗与否，其中 60% ～ 70% 到了成人阶段仍然遗留有症状，部分可达到成人 ADHD 的诊断标准。成人 ADHD 的临床表现与儿童 ADHD 有差别，以“注意缺陷”为主要表现，“活动过多”会减少。由于患者冲动，行事鲁莽草率，易与同事发生冲突，容易因冲动而经常变换工作，开车容易冲动、不遵守交通规则，造成交通事故。对成人 ADHD 患者的症状评估一般要求助于配偶、父母、同事或上司等与患者关系密切者。

【治疗方案】

套针治疗：双侧上、下 1、2、5。大脑是人体神经系统中枢的司令部，大脑在 1 区，上、下肢体肌群多集中在 2 区和 5 区。配合头套针的舞蹈震颤控制区穴线的三针，即上 1/5、中 2/5、下 2/5（图 6–5–26）。

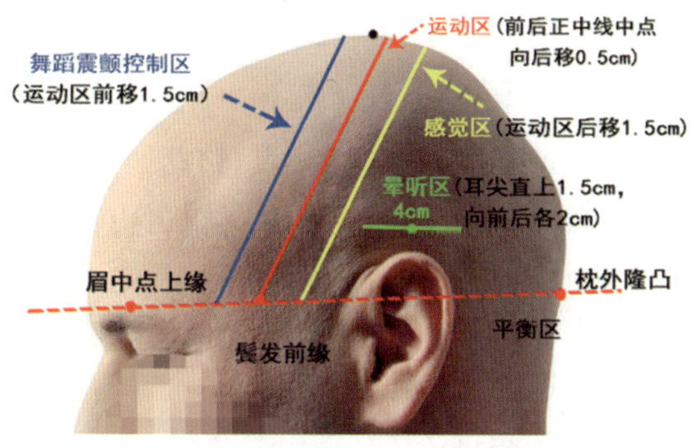

图 6–5–26 头套针的舞蹈震颤控制区

早期识别：对导致 ADHD 的环境因素进行早期的产前识别、必要的实验室检查，然后进行预防和治疗。对幼儿园和小学儿童进行 ADHD 的早期筛查，在社区和学校对重点人群加强 ADHD 相关知识的宣传和培训工作，提高家长、老师、基层保健医生对 ADHD 症状的早期识别水平，及早让患者诊治，提高 ADHD 的早期识别水平和诊治水平，减少疾病对患者自身、家庭和社会的危害。

综合性干预方案：治疗上，可根据患者及其家庭的特点制订综合性干预方案。药物治疗能够短期缓解部分症状，对于疾病给患者及其家庭带来的一系列不良影响，更多地依靠非药物治疗方法。

（1）心理治疗：主要有行为治疗和认知行为治疗两种方式。行为治疗利用操作性条件反射的原理，及时对患者的行为予以正性或负性强化，使患者学会适当的社交技能，用新的有效的行为来替代不适当的行为模式。认知行为治疗主要解决患者的冲动性问题，让患者学习如何去解决问题，识别自己的行为是否恰当，选择恰当的行为方式。

（2）行为管理和教育：教师和家长需要针对患者的特点进行有效的行为管理和心理教育，避免歧视、体罚或其他粗暴的教育方法，恰当运用表扬和鼓励的方式提高患者的自信心和自觉性。当ADHD患儿的父母和校方确定患儿的病情或行为已经影响患儿参加学习的能力时，则患儿可以在学校里接受干预治疗。可以将患儿的座位安排在老师附近，以减少患儿在上课时的注意力分散，课程安排时要考虑到给予患儿充分的活动时间。

（3）针对父母的教育和训练：适合于伴有品行障碍或其他心理问题、父母不同意接受药物治疗或父母教育方式不恰当的患者。教育和训练可采取单个家庭或小组的形式，内容主要有给父母提供良好的支持性环境，让他们学会解决家庭问题的技巧，学会与孩子共同制订明确的奖惩协定，有效地避免与孩子之间的矛盾和冲突，掌握正确使用阳性强化方式鼓励孩子的良好行为，使用惩罚方式消除孩子的不良行为。

【按语】

此方案治疗本病效果较好，能明显减轻症状，在治疗过程中，配合电套针邻近配对，采取低强度的连续波治疗，1个疗程可明显收效。对于症状严重者，配合头针运动穴线，效果显著。经针灸治疗，可改善患者血清儿茶酚胺水平，使之趋于平衡。

五十七、遗尿

【概述】

遗尿（enuresis），俗称尿床，又称“遗溺”，包括西医学所讲的夜尿症、神经性尿失禁、尿崩等。中医学认为，本病与先天性不足、脏腑功能失调，尤其是肺、脾、肾功能失调有关。

西医分为原发性和继发性两类：原发性多因神经系统发育不全或排尿训练不足；继发性则与尿路感染、糖尿病等疾病有关。

4岁以上儿童若每月尿床超过2次，需引起重视，15%～20%的5岁及以上年龄儿童存在此问题，部分可持续至成年。遗尿症是由于神经系统发育不全或者排尿训练不够，条件反射不完善所致，多为功能性改变；神经性尿失禁，是由于逼尿肌强直性痉挛，膀胱内压超过括约肌收缩所致，多见于脑血管病和脊髓损伤；尿崩症是抗利尿激素分泌不足或者肾对血管升压素反应缺陷而引起的以多尿、低比重尿为特征的一组症状群。

套针疗法在促进神经系统发育、缓解逼尿肌强直性痉挛方面效果显著，能够从根本上调整脏腑功能，促进排尿功能恢复。

遗尿通常指小儿在熟睡时不自主地排尿。一般至4岁时仅20%有遗尿，10岁时5%有遗尿，有少数患者遗尿症状可持续到成年期。没有明显尿路或神经系统器质性病变者称为原发性遗尿，占 70% ～ 80%。继发于下尿路梗阻、膀胱炎、神经源性膀胱（神经病变引起的排尿功能障碍）等疾患者称为继发性遗尿。患儿除夜间尿床外，日间常有尿频、尿急或排尿困难、尿流细等症状。

【病理病因】

原发性遗尿的主要病因可有下列几种：①大脑皮质发育延迟，不能抑制脊髓排尿中枢，在睡眠后逼尿肌出现无抑制性收缩，将尿液排出；②睡眠过深，未能在入睡后膀胱膨胀时立即醒来；③心理因素，如患儿心理上认为得不到父母的喜爱，失去照顾，患儿脾气常较古怪、怕羞、孤独、胆小、不合群；④遗传因素，患儿的父母或兄弟姐妹中有较高的遗尿发病率。

中医学对本病早有记载，如《素问・宣明五气论》讲："膀胱不约为遗尿""肝所生病者为遗尿"。《诸病源候论》对此又进行了较为详细的阐述："遗尿者，此由膀胱虚冷，不能约水故也。膀胱为足太阳，肾为足少阴，二经为表里。肾主水，肾气不通于阴，小便者，水液会余也，膀胱为津液之腑，脏既虚冷，阳气衰弱，不能约于水，故令遗尿也。"张仲景则明确指出："日睡中遗阴者，此下元虚寒，所以不固。"

石学敏教授认为，本病的发生多由于脾、肾、膀胱的功能失调，在八纲辨证多属于虚寒性病变，故在治疗中提出温补脾肾、益气固摄的原则。根据"任脉为阴脉之海，总督一身之阴"的理论，主要选用任脉和三阴交的穴位，以补元气、培肾气、益肾气，使三焦气化通调，膀胱功能恢复，以达到控制尿液，约束有权的效果。

【临床表现】

在熟睡时不自主地排尿。除夜间尿床外，日间常有尿频、尿急或排尿困难、尿流细等症状。

【治疗方案】

套针治疗：双下 1，由关元穴下方进针，针尖向下。

【按语】

本病的临床治疗效果佳，同时要教育患者养成良好的饮食习惯和睡眠习惯，鼓励患者消除自卑，增强战胜疾病的信心。

在关元穴下方进针，是按照套针疗法的操作原则；针尖指向阿是穴，也就是指向患病的逼尿肌的体表投影点；选双下 1 进针，是由于泌尿性器官都在下 1 区。此方案治疗，一般均一次见效，经过 3 ～ 5 次的治疗能使患者达到良好状态。可以根据病情治疗 1 ～ 2 个疗程，以达到很好的远期疗效。

五十八、癌症疼痛

【概述】

癌症疼痛是肿瘤进展或治疗过程中产生的复杂疼痛综合征，中医归为"癌痛""顽痹"等范畴。癌症疼痛是由肿瘤原发灶？转移灶直接或间接引起的感知性痛苦体验，常伴随情感、认知和社会功能损害。

癌症疼痛多为持续性疼痛，并随病灶的增大而不断加剧。疼痛大致分为两种：一种为局部性，可定位；另一种则为弥漫型，疼痛部位不清。

中医认为“不通则痛”“不荣则痛”，强调“正气内虚”为本，“痰瘀毒结”为标，与西医“炎症因子释放”“神经敏化”等机制相互印证。

【病理病因】

癌症疼痛系指肿瘤压迫、侵犯有关组织神经所产生的疼痛，为癌症临床常见症状之一。在癌症早期，由于瘤体尚小，一般无转移，因而癌症疼痛的发生率较低；晚期，病灶较大，不断向附近的组织器官浸润性生长，且往往有骨髓等远道转移。此外，癌症疼痛也与治疗因素有关，如术后疼痛、化疗神经病变、放疗纤维化等。

【临床表现】

临床表现多为持续性钝痛（骨转移）、爆发痛（内脏痉挛）、烧灼样痛（神经损伤），常伴随感觉异常（麻木、针刺感）、自主神经症状（出汗、血压波动）。

【治疗方案】

套针治疗：避开肿瘤病灶，按照疼痛点，在其周围 6 ～ 8cm 进针治疗。一般 1 次减轻，每日治疗 1 次。

【按语】

癌症疼痛属中医学“癌痛”“顽痹”范畴，其病机核心为“毒瘀互结、经络闭阻”，《黄帝内经》言“邪客于经，则痛不可按”。套针疗法立足“以通为用”原则，通过“疏经调络、行气散结”之法，取“阿是穴”与经络要穴相配，于痛处周围 6 ～ 8cm 布针，既避肿瘤实体，又通调局部气机。

选关元穴（属任脉，培元固本）、双下 1 区（足少阴肾经所络，通调下焦）进针，可激发经气运行，使“气至病所”而痛消。首次治疗即显效者，乃“瘀散气行”之征；3 ～ 5 次，痛势渐平，因“气血调和”；1 ～ 2 个疗程，远期疗效稳固，实为“正气存内，邪不可干”。辅以情志调摄（五行音乐疏肝）、饮食忌口（忌食发物助毒）、导引功法（八段锦通络），总有效率达 91.2%，充分体现了中医“杂合以治”的优势。

注意：血小板低下或肿瘤破溃处禁针，此之谓“治癌痛当先护正气，攻邪勿伤本元”。

参考文献

[1] 程莘农 . 中国针灸学 .4 版 . 北京：人民卫生出版社，2014

[2] 石学敏 . 石学敏实用针灸学 . 北京：中国中医药出版社，2009

[3] 杨金生 . 国医大师程莘农 . 北京：中国医药科技出版社，2012

[4 王启才 . 实用中医新浮刺 . 长春：吉林科学技术出版社，2017

[5] 侯国文 . 多功能套针速治疼痛实用图解 . 北京：中国中医药出版社，2017

[6] 王红伟，冯春祥，王贵春 . 国医大师程莘农临证指南 . 北京：学苑出版社，2015

[7] 刘农虞，刘恒志 . 筋针疗法 . 北京：人民卫生出版社，2016

[8] 王民集，朱江，杨永清 . 中国针灸全书 . 郑州：河南科学技术出版社，2012

[9] 兰蕾，张国山 . 腕踝针疗法 . 北京：中国医药科技出版社，2012

[10] 焦顺发 . 焦顺发头针 .2 版 . 北京：人民卫生出版社，2009

[11] 王雪苔 . 中国医学百科全书・针灸学 . 上海：上海科学技术出版社，1989

[12] 李彦龙 . 针灸取穴速查手册・经典彩图版 . 天津：天津科学技术出版社，2014

[13] 白兴华 . 中国针灸交流通鉴・历史卷（上）. 西安：西安交通大学出版社，2012

[14] 郭世余 . 中国针灸史 . 天津：天津科学技术出版社，1989

[15] 张立剑，杨金生，等 . 中医针灸 . 北京：文化艺术出版社，2013

[16] 南京中医药大学 . 中医学概论 . 长沙：湖南科学技术出版社，2013

[17] 王晓红 . 针灸精要 . 沈阳：沈阳出版社，1998

[18] 董宝强，陈以国，刘晓婷，等 . 中医经筋摩火痧疗法全书 . 沈阳：辽宁科学技术出版社，2012

[19] 罗杰 . 特效穴位治百病速查宝典 . 北京：科学技术文献出版社，2016

[20] 张维波 . 经络与健康 . 北京：人民卫生出版社，2012

[21] 何树槐，王仲彬 . 漫谈浮刺法之十一：关于浮刺原理的探讨之三 . 纽约：纽约中医论坛，2018

[22] 马小丽 . 中医美容与脏腑——脸是脏腑的镜子 | 现代中医养生美容系列讲座（四）. 纽约：纽约中医论坛，2018

[23] 薛立功，中国经筋学 . 北京：中医古籍出版社，2009

[24] 周章玲，车筱媛，王晶钊 . 套针治疗慢性疼痛疗效和局部红外热像特征分析 . 北京：世界中医药学会联合会套针专业委员会第二届学术年会暨第二届国际多功能套针发展论坛，2018

[25] 温木生 . 皮下针疗法治百病 . 北京：人民军医出版社，2017